KONSTITUTIONSPATHOLOGIE
IN DEN MEDIZINISCHEN SPEZIALWISSENSCHAFTEN
HERAUSGEGEBEN VON JULIUS BAUER-WIEN
3. HEFT

# KONSTITUTIONSPATHOLOGIE IN DER ORTHOPÄDIE

## ERBBIOLOGIE DES PERIPHEREN BEWEGUNGSAPPARATES

VON

DR. BERTA ASCHNER UND DR. GUIDO ENGELMANN
WIEN PRIVATDOZENT IN WIEN

MIT 80 ABBILDUNGEN

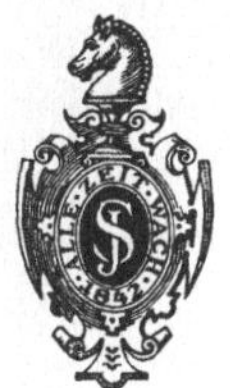

SPRINGER-VERLAG BERLIN HEIDELBERG GMBH
1928

ISBN 978-3-7091-5277-5 ISBN 978-3-7091-5425-0 (eBook)
DOI 10.1007/978-3-7091-5425-0


URSPRÜNGLICH ERSCHIENEN BEI VERLAG VON JULIUS SPRINGER, BERLIN 1928
SOFTCOVER REPRINT OF THE HARDCOVER 1ST EDITION 1928

# Vorwort.

Die Pathologie des peripheren Bewegungsapparates ist eine wahre Fundgrube für die Vererbungswissenschaft. Kaum ein Band einer orthopädischen Zeitschrift oder eines orthopädischen Archivs, der nicht eine in dieser Hinsicht bemerkenswerte kasuistische Mitteilung enthielte! Die wissenschaftliche Auswertung dieses überreichen Materials müssen sich aber gerade diejenigen entgehen lassen, die es zur Verfügung haben: die Orthopäden. Denn die für eine solche Auswertung erforderliche gründliche Schulung in der Vererbungslehre geht ihnen naturgemäß ab, sie sich eines oder des anderen selbstbeobachteten Falles wegen anzueignen, fehlt ihnen Zeit und Gelegenheit.

Diese Gelegenheit nun soll ihnen durch die vorliegende Monographie geboten werden, die ihnen auch zeigen soll, welch ungeahnte Probleme und Perspektiven sich der wissenschaftlichen Orthopädie eröffnen, wenn sie ihnen nur ihr Augenmerk zuwendet. Die Fragestellungen der Vererbungslehre sind bei weitem nicht mit der Frage nach dem evtl. Erbgang einer hereditären Deformität erschöpft, wie vielfach angenommen wird. Der Leser des folgenden Buches wird vielmehr sehr rasch erfahren, wo die Hauptprobleme zu suchen sind und worauf künftighin sein Augenmerk zu lenken ist. Die Zurückführung des Phänotypus auf seine genotypischen Grundlagen, die Herausarbeitung und Isolierung bestimmter Erbeinheiten und die Erkenntnis ihrer gegenseitigen Zusammenhänge, deren Physiologie wir nur aus den uns von der Natur zufällig gebotenen pathologischen Abweichungen zu ergründen vermögen, das sind fundamentale Dinge, um die sich die Orthopäden bislang nicht gekümmert haben, weil sie sie gar nicht kannten. Und wenn nun heute der Versuch zum erstenmal unternommen wird, das bisher vorliegende, in der Weltliteratur weit und breit verstreute Material an solchen Naturexperimenten zu sammeln, die Richtlinien seiner Verarbeitung aufzuzeigen und Schlußfolgerungen daraus abzuleiten, so wird wohl niemand eine irgendwie endgültige Lösung aller dieser Probleme erwarten wollen. Es sollte eben erst der künftigen Forschung auf diesem Gebiet der Weg gewiesen und hierzu das bis heute vorhandene Material gründlich gesichtet und bereitgestellt werden. Nichts Abgeschlossenes, aber etwas durchaus Grundlegendes wird hier geboten, und niemand wird es verabsäumen können, sein eigenes, ihm zufällig zu Gebote stehendes kasuistisches Material an der Hand dieses Buches zu studieren und zu analysieren, will er nicht mit verbundenen Augen ein Paradies durchwandern.

Meine langjährige Mitarbeiterin und jetzige Assistentin, Frau Dr. Aschner, hat diese ungeheuer mühselige und unentbehrliche Arbeit mit höchster Gründlichkeit und Sachkenntnis auf sich genommen, und die Orthopäden, welche nach wissenschaftlichen Fragestellungen suchen, werden es ihr danken. Aber auch die allgemeine Erbbiologie und die spezielle Vererbungslehre des Menschen werden, wie ich glaube, manch wertvolle Ergebnisse aus dieser Arbeit entnehmen können. Herr Dozent Dr. ENGELMANN, der selbst schon durch frühere Veröffentlichungen auf dem Gebiete der konstitutionellen Veranlagung zu orthopädischen Erkrankungen hervorgetreten ist, stand als Mitarbeiter und orthopädisch-fachmännischer Berater Frau Dr. ASCHNER zur Seite.

Februar 1928.

JULIUS BAUER.

# Inhaltsverzeichnis.

Einleitung.



Erstes Kapitel.

Zahlenmäßige Varianten des Skelettsystems (B. ASCHNER).



Zweites Kapitel.

Störungen des enchondralen Knochenwachstums (B. ASCHNER).



Anhang:

Quantitative Anomalien der Knochenkernbildung.



Drittes Kapitel.

Erworbene Epiphysenstörungen (B. ASCHNER).



Viertes Kapitel.

Störungen des periostalen und endostalen Knochenwachstums (B. ASCHNER).



Fünftes Kapitel.

Wachstumsstörungen der Belegknochen (B. ASCHNER).

# Einleitung.

Wir hatten es uns zur Aufgabe gemacht, in dem vorliegenden Heft den Anteil der Konstitution an der Ätiologie und Pathogenese orthopädischer Leiden klarzulegen. Was unter Orthopädie zu verstehen ist, darüber sind sich die Autoren im wesentlichen einig. HAGLUND definiert sie treffend als Pathologie und Therapie der Haltungs- und Bewegungsorgane. Widersprechender sind schon die Definitionen des Konstitutionsbegriffes bei den verschiedenen Forschern. Wir halten uns im folgenden an die Begriffsbestimmung J. BAUERS, welcher als Konstitution eines Individuums die „Summe der durch das Keimplasma übertragenen, also schon im Momente der Befruchtung anlagemäßig gegebenen Merkmale und Eigenschaften“ bezeichnet, mithin „den Gesamtkomplex von Erbanlagen, der die Zugehörigkeit des werdenden Individuums zu seiner Spezies, Rasse und Familie sowie zu seinem Sexus bestimmt und bei der ungeheuren Mannigfaltigkeit und praktisch absoluten Originalität der Erbanlagenmischung den Grundstock der persönlichen Individualität ausmacht[1]“. Unsere Fragestellung spitzt sich demnach dahin zu, daß wir uns die Erforschung der *Erbbiologie des peripheren Bewegungsapparates* zum Ziele setzten.

## 1. Erbbiologische Vorbemerkungen.

Die Ergründung der Konstitution eines Individuums setzt stets eine Abstraktion voraus, da sie niemals isoliert klinisch faßbar ist. Ist doch der werdende und fertige Organismus vom Momente der Befruchtung an bis zu seinem Tode den mannigfachen Einflüssen der Umwelt, des Milieus unterworfen, deren Auswirkungen wir im Gegensatz zur Konstitution als *Kondition* bezeichnen. Aus der Interferenz beider entsteht die Gesamtheit der Merkmale und Eigenschaften des Individuums, welche wir beobachten können, seine *Körperverfassung*. Letztere bezeichnet man auch als *Phänotypus*, die Summe dessen, was daran durch Umwelteinflüsse bedingt ist, als *Paratypus*, die Konstitution auch als *Genotypus* oder *Idiotypus*. Dieser wieder setzt sich aus den einzelnen *Erbanlagen*, *Genen*, *Iden* oder *Determinanten* zusammen. Die Gene sind für uns nicht unmittelbar sinnlich wahrnehmbar, sie sind potentielle Energien, deren materielles Substrat wir nicht kennen, deren Existenz und Wesenheit wir nur aus ihren Auswirkungen im Phänotypus durch Abstraktion erschließen können. Trotzdem sind sie absolut denk-

[1] Bezüglich der Begründung dieser Definition, auf welche wir hier nicht eingehen können, verweisen wir auf BAUER, J.: Konstitutionelle Disposition zu inneren Krankheiten, 3. Aufl. Berlin: Julius Springer 1924.

notwendige Begriffe, ganz ebenso wie etwa die Atome. Ebensowenig wie der Chemiker, der mit Atomen rechnet, obwohl er diese selbst nie gesehen hat, ebensowenig verlassen wir den Boden naturwissenschaftlicher Tatsachen, wenn wir aus denkmethodischen Gründen mit dem Begriff von Erbeinheiten, Genen operieren, um gewisse Gesetzmäßigkeiten unseres empirischen Beobachtungsmaterials ausdrücken zu können.

Bevor wir auf unseren Spezialfall, die genotypische Repräsentation des Bewegungsapparates näher eingehen, müssen wir uns erst über die Methoden und Wege klar werden, wie man denn überhaupt die genotypische Komponente eines gegebenen Phänotypus von der paratypischen abgrenzen und analysieren kann. Den wichtigsten und hauptsächlichsten Beweis für die konstitutionelle Natur eines Merkmals, also dafür, daß es schon im Keimplasma angelegt war und nicht durch irgendwelche Einflüsse der Umwelt, durch *exogene*, außerhalb des Individuums selbst gelegene Faktoren hervorgerufen wurde, bildet der Nachweis seiner Vererbbarkeit.

Wir wollen also zunächst in möglichster Kürze und nur, soweit es zum Verständnis des Folgenden unbedingt notwendig ist, die *Grundtatsachen der heutigen Vererbungslehre* erläutern und eine Reihe von Begriffen erklären, mit welchen in dem vorliegenden Heft häufig operiert werden mußte.

Im Jahre 1865 entdeckte Gregor Mendel auf rein empirischem Wege an Pflanzen die Grundgesetze der Vererbung, welche, wie wir heute wissen, für alle Lebewesen mit geschlechtlicher Fortpflanzung Geltung haben. Wir wollen sie zunächst an einem Beispiel erläutern: Kreuzt man je ein Exemplar der bei fortgesetzter Inzucht stets weiß und der stets rot blühenden Rasse von Mirabilis Jalappa miteinander, so haben sämtliche Nachkommen dieser sogenannten Parentalgeneration ($P$) rosa Blütenfarbe. Kreuzt man nun die einzelnen Individuen dieser rosa blühenden sogenannten ersten Filialgeneration ($F_1$) untereinander, so erhält man in der zweiten Filialgeneration ($F_2$) zur Hälfte rosa blühende, ferner ein Viertel rot und ein Viertel weiß blühende Exemplare. Die Hälfte der Individuen zeigt also die Blütenfarben der Großeltern.

Auch die Deutung dieses Versuches wurde schon von Mendel richtig gegeben. Jedes Individuum erhält für jedes genotypisch bedingte Merkmal zwei Erbanlagen, eine vom Vater und eine von der Mutter. Sind diese beiden ererbten Anlagen für ein beliebiges Merkmal gleich, so nennen wir das Individuum in bezug auf dieses Merkmal *homozygot*. Phänotypisch gleicht es dann seinen Eltern. Das gilt z. B. für die beiden Mirabilis Jalappa-Exemplare unserer Parentalgeneration. Das eine entstammt einer stets rot blühenden Rasse und hat von seinen beiden Eltern in gleicher Weise die Anlage für rote Blütenfarbe geerbt, besitzt also diese Anlage in doppelter Ausfertigung. Das andere Individuum ist in analoger Weise in bezug auf weiße Blütenfarbe homozygot. Die Nachkommen dieser Kreuzung nun müssen durchweg von dem einen Elter die Anlage für rot, vom andern die für weiß erben, werden also alle für die Blütenfarbe zwei verschiedene Erbanlagen besitzen oder, wie wir das nennen, in bezug auf das Merkmal Blütenfarbe *heterozygot* sein.

Das phänotypische Resultat dieser Heterozygotie ist in diesem Fall ein Interferenzprodukt der beiden elterlichen Anlagen, nämlich die Blütenfarbe rosa.

Kreuzt man diese heterozygoten Individuen der $F_1$-Generation untereinander, so ergeben sich vier verschiedene Möglichkeiten, welche untereinander gleich wahrscheinlich sind. Das Individuum kann nämlich erben:

| | | | | | | | | | |
|---|---|---|---|---|---|---|---|---|---|
| 1. | Anlage f. rot | v. Vater | + | Anlage f. rot | v. d. Mutter | . . . | phänotypisch | rot |
| 2. | ,, ,, ,, | ,, ,, | + | ,, ,, weiß | ,, ,, ,, | . . . | ,, | rosa |
| 3. | ,, ,, weiß | ,, ,, | + | ,, ,, rot | ,, ,, ,, | . . . | ,, | ,, |
| 4. | ,, ,, ,, | ,, ,, | + | ,, ,, weiß | ,, ,, ,, | . . . | ,, | weiß. |

Wie man sieht, entstehen auf diese Art in der zweiten Filialgeneration zur Hälfte heterozygote, rosa blühende, zur Hälfte homozygote, und zwar ein Viertel rot, ein Viertel weiß blühende Exemplare, wie es das Experiment gezeigt hat.

In anderen Fällen, und zwar sogar in der überwiegenden Mehrzahl, stellen die Heterozygoten nicht ein Intermediärprodukt der beiden elterlichen Erbanlagen dar, sondern sie gleichen dem einen Elter derart, daß sie sich phänotypisch von einem homozygoten Individuum nicht unterscheiden lassen. Man spricht in einem solchen Falle von einem *Prävalenzverhältnis* zwischen den beiden Erbanlagen und bezeichnet diejenige Anlage, welche in heterozygotem Zustande phänotypisch durchdringt, als *dominant*, die andere, in heterozygotem Zustande verdeckte als *recessiv*. Ein derartiges Beispiel stellt die Blütenfarbe des Löwenmauls (Antirrhinum majus) dar. Kreuzt man hier ein Exemplar der stets rot blühenden mit einem der stets weiß blühenden Rasse, so sind alle Individuen der $F_1$-Generation rot und unterscheiden sich phänotypisch nicht von dem einen Elter. Trotzdem sind sie genotypisch von ihm durchaus verschieden. Kreuzt man sie nämlich untereinander, so entstehen drei Viertel rote und ein Viertel weiße Individuen. Auch diese drei Viertel roten Pflanzen sind untereinander genotypisch verschieden. Ein Viertel der Individuen ist nämlich homozygot und sie ergeben miteinander gekreuzt stets rote Blüten, zwei Viertel sind heterozygot und verhalten sich bei Kreuzung untereinander ganz ebenso wie die Individuen der $F_1$-Generation.

Rot ist hier über weiß dominant; am heterozygoten Individuum wird nur die Anlage für rot manifest, die für weiß bleibt latent und kann sich nur in homozygotem Zustande, also in doppelter Ausfertigung manifestieren. Zwei derartige verschiedene Erbanlagen, welche aber der Ausbildung ein und desselben Merkmals dienen, wie in den obigen Beispielen die Anlage für rote und weiße Blütenfarbe, nennt man *Paarlinge, allelomorphe Erbfaktoren oder Allelomorphe.* Es gibt gewisse Merkmale und Eigenschaften des tierischen bzw. pflanzlichen Organismus, für welche sich mehr als zwei derartige Allelomorphe nachweisen lassen. Das gilt z. B. von der Augenfarbe der Tau- oder Obstfliege (Drosophila melanogaster). Man spricht in solchen Fällen von *multiplem Allelomorphismus.* Natürlich kann ein einzelnes Individuum immer nur höchstens zwei dieser multiplen Allelomorphen enthalten, da es ja für jedes Merkmal nur zwei

Anlagen, eine vom Vater und eine von der Mutter erbt. Aber es kann bei multiplem Allelomorphismus ein anderes Individuum wieder zwei von den ersten grundsätzlich verschiedene Anlagen für das gleiche Merkmal enthalten.

Wie verhalten sich nun die Anlagen für verschiedene Merkmale zueinander? Schon GREGOR MENDEL zog aus seinen Versuchen den Schluß, daß die Spaltungserscheinungen der einzelnen Faktorenpaare völlig unabhängig voneinander verlaufen. Bis jetzt war nur von Elternpaaren die Rede, welche sich in bezug auf *ein* Merkmal (Blütenfarbe) voneinander unterscheiden. Man spricht da von *monohybrider Kreuzung*, dagegen von *di-*, *tri-* und *polyhybrider*, wenn die Eltern in bezug auf zwei, drei oder viele Merkmale different sind. Drücken wir das in sogenannten Erbformeln aus und verwenden wir, wie es allgemein üblich ist, zur Bezeichnung der verschiedenen Erbanlagen verschiedene Buchstaben, für je zwei Allelomorphe jedoch den gleichen, wobei Dominanz durch den Großbuchstaben, Recessivität durch den kleinen ausgedrückt wird, so stellt sich eine dihybride Kreuzung etwa folgendermaßen dar: $A\,A\,B\,B\,C\,C\,d\,d \ldots \times a\,a\,b\,b\,C\,C\,d\,d \ldots$ Die $F_1$-Generation enthält lauter Individuen von der Struktur $A\,a\,B\,b\,C\,C\,d\,d \ldots$ Kreuzt man diese untereinander, so ergeben sich bei unabhängiger Spaltung 16 Möglichkeiten, welche im nachstehenden Schema dargestellt sind. Unter diesen 16 Fällen ist bloß einer in bezug auf beide Merkmale homozygot dominant und einer in bezug auf beide homozygot recessiv. Bei trihybridem Erbgang ist die Zahl der möglichen Kombinationen bei Kreuzung zweier heterozygoter Individuen 64 usw.

*Schema einer dihybriden Kreuzung.*

| | AB | Ab | aB | ab |
|---|---|---|---|---|
| AB | AB<br>AB<br>= AB 1, ho | Ab<br>AB<br>= AB 5 | aB<br>AB<br>= AB 7 | ab<br>AB<br>= AB 9 |
| Ab | AB<br>Ab<br>= AB 2 | Ab<br>Ab<br>= Ab 1, ho | aB<br>Ab<br>= AB 8 | ab<br>Ab<br>= Ab 3 |
| aB | AB<br>aB<br>= AB 3 | Ab<br>aB<br>= AB 6 | aB<br>aB<br>= aB 1, ho | ab<br>aB<br>= aB 3 |
| ab | AB<br>ab<br>= AB 4 | Ab<br>ab<br>= Ab 2 | aB<br>ab<br>= aB 2 | ab<br>ab<br>= ab 1, ho |

Diese Ableitung gewinnt eine besondere Bedeutung für diejenigen gar nicht seltenen Fälle, wo ein einziges phänotypisches Merkmal durch das Zusammenwirken von zwei, drei oder mehreren voneinander unabhängig mendelnden Erbfaktoren bedingt ist. Diesen Erbmodus nennen wir *digen*, *trigen* bzw. *polygen*. Nehmen wir an, ein bestimmtes Merkmal sei digen recessiv, es müßten also zwei verschiedene Erbanlagen in homozygotem Zustande vorhanden sein, damit das Merkmal phänotypisch manifest werden kann, so wäre also unter 16 Kindern eines heterozygoten Elternpaares nur ein Merkmalsträger zu erwarten, bei trigen recessivem Erbgang sogar nur einer unter 64! Man sieht also, wie selten ein re-

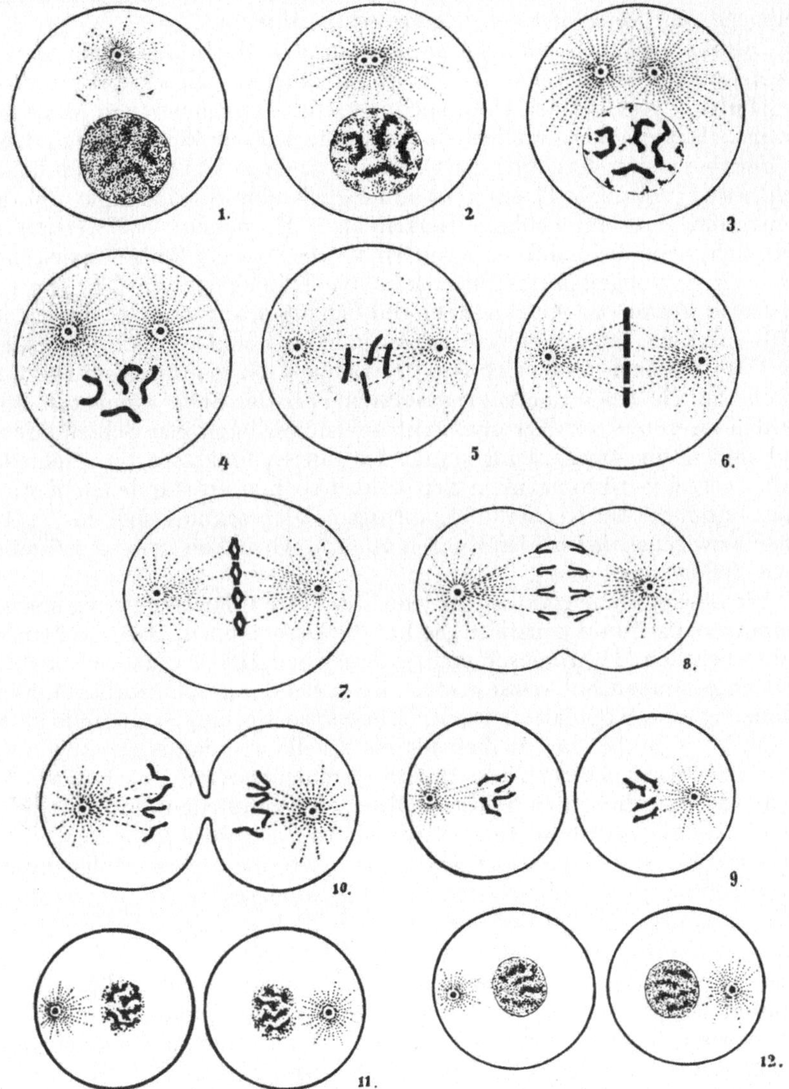


Abb. 1. Schema der mitotischen Zellteilung. 1—3 Bildung der Chromosomen im Kern. 4. Auflösung des Kerns. 5, 6 Bildung der Äquatorialplatte. 7, 8, 10 Auseinanderweichen der Tochterplatten. 9, 11, 12 Rekonstruktion der Tochterkerne. (Nach R. GOLDSCHMIDT.)

cessives Merkmal bei polygenem Erbgang erwartungsgemäß „herausmendelt" und wie selten wir demnach solche Merkmale trotz ihrer genotypischen Bedingtheit familiär gehäuft antreffen können. Wenn die einzelnen Erbanlagen, die ein polygenes Merkmal bedingen, untereinander gleichsinnig wirken und sich zur Erreichung des Endeffektes quantitativ summieren, so sprechen wir von *Polymerie.* Diese wurde von Nilsson-Ehle auf rein empirischem Wege bei seinen Kreuzungsversuchen an verschiedenen Haferrassen entdeckt.

Die im vorangehenden besprochenen, aus Züchtungsexperimenten abgeleiteten Grundgesetze der Vererbung wurden viel später durch die Ergebnisse cytologischer Untersuchungen in weitgehendstem Maße bestätigt. Wir meinen nämlich die Vorgänge bei der Zellteilung und besonders bei der Reifeteilung der Geschlechtszellen. Bei der gewöhnlichen *Zellteilung* (vgl. Abb. 1) entsteht anfänglich eine Strahlenfigur um das Centrosom, ein dem Zellkern benachbartes Körnchen. Das Centrosom teilt sich, seine beiden Teile wandern an die Pole der Zelle. Inzwischen hat sich das sogenannte Chromatin der Kernsubstanz, d. h. ihr gut färbbarer Anteil zu einer Anzahl von Schleifen angeordnet, die in der Mitte der Zelle liegenbleiben. Diese Schleifen nennt man *Chromosomen.* Die Chromosomen teilen sich nun der Länge nach jedes in zwei Hälften, welche an die beiden entgegengesetzten Pole der Zelle wandern. Dort werden sie von neuer Kernmasse umgeben, verlieren ihre Schleifenform und stellen, wie am Ausgangspunkt des ganzen Prozesses, nur mehr das diffus verteilte Chromatin in den beiden so neu entstandenen Kernen dar. Damit ist die Kernteilung vollzogen. Nun schnürt sich das Protoplasma zwischen den beiden Kernen ab, und wir haben zwei selbständige neue Zellen vor uns.

Die Chromosomenzahl ist für jede Tier- oder Pflanzengattung absolut charakteristisch und konstant. So hat die Drosophila z. B. 8, der Mensch wahrscheinlich 24 Chromosomen in jeder Körperzelle usw. Diese Konstanz der Chromosomenzahl würde gestört, wenn bei der geschlechtlichen Fortpflanzung eine Kopulation der unveränderten Ei- und Samenzelle stattfände, da in diesem Fall die befruchtete Eizelle und damit alle Zellen des werdenden Organismus die doppelte Chromosomenzahl hätten wie die Zellen der elterlichen Individuen. Dies wird vermieden durch die sogenannte *Reduktionsteilung.* Im Verlaufe der der Befruchtung vorangehenden sogenannten Reifeteilung der Ei- sowie der Samenzellen erfolgt einmal keine Teilung der Chromosomenschleifen, sondern die Hälfte von ihnen wandert zum einen, die Hälfte zum andern Pol, so daß jeder Kernkörper nur von der halben Chromosomenanzahl umgeben ist. Dabei erfolgt dieses Abwandern der einzelnen Schleifen an die beiden Zellpole nicht wahllos, sondern nach einer bestimmten Gesetzmäßigkeit. Es gibt nämlich gewisse niedere Organismen, welche voneinander schon rein morphologisch verschiedene Chromosomen besitzen, von welchen aber immer je zwei einander völlig gleichen. Die Reduktionsteilung erfolgt nun so, daß stets von je zwei solchen korrespondierenden Chromosomen das eine nach dem einen, das andere nach dem andern Zellpol wandert, daß also die gesamte Chromosomenmasse in zwei möglichst gleiche Hälften geteilt erscheint und daß jede Zellhälfte alle Arten der bei der betreffenden Organismenart vorkommenden Chromosomen enthält, aber nur in einfacher Anzahl. Man spricht von der *haploiden* Chromosomenzahl der reifen Geschlechtszellen im Gegensatz zur *diploiden* der Somazellen. Das eine haploide Chromosomensortiment wird abgestoßen, das andere bildet den Chromosomenbestand der reifen Keimzelle. Bei der Befruchtung treffen also zwei Zellen mit haploider Chromosomenzahl zusammen, so daß die befruchtete Eizelle und alle aus ihr durch mitotische Teilung entstandenen Somazellen wieder die normale diploide Chromosomenzahl enthalten.

Nun kann es heute als sichergestellt gelten, daß die Chromosomen, wenn auch wahrscheinlich nicht die ausschließlichen, so doch die Hauptträger der Vererbungspotenzen sind. Eine Reihe von biologischen Versuchen vor allem BOVERIS berechtigt uns ferner zu der Annahme, daß das haploide Chromosomensortiment sämtliche Anlagen enthält, welche zur Entwicklung des Individuums notwendig sind. Von den paarweise analogen Chromosomen der Somazellen ist immer das eine vom Vater, das andere von der Mutter ererbt. Jedes Individuum erbt also für jedes seiner Merkmale und Eigenschaften zwei Anlagen, eine vom Vater und eine von der Mutter, die beiden Allelomorphe. Welches der beiden korrespondierenden Chromosomen, ob das vom Vater oder von der Mutter ererbte, das Individuum nun seinerseits weitervererbt und welches bei der Reifeteilung eines bestimmten Gameten abgestoßen wird, hängt vom Zufall ab und ist naturgemäß für die einzelnen Chromosomenpaare verschieden. Die Zahl der möglichen Kombinationen ist eine so große, daß praktisch die Möglichkeit, zwei Kinder desselben Elternpaares könnten zufällig den gleichen Chromosomenkomplex erben, gar nicht in Betracht kommt. Die ungeheure Mannigfaltigkeit der Kombinationsmöglichkeiten bringt es sohin mit sich, daß jedes Lebewesen in seinem Genbestande eine absolut originelle und nicht wiederkehrende Individualität darstellt. Die einzige Ausnahme bilden die eineiigen Mehrlinge, von denen weiter unten die Rede sein soll.

Gegenüber der geringen Anzahl von Chromosomen ist die Zahl der fiktiven Erbeinheiten oder Gene, welche eine besondere Funktion besitzen, eine noch nicht übersehbare und jedenfalls ganz ungleich größere. Es folgt daraus, daß jedes Chromosom zahlreiche Gene enthalten muß. Dieser Umstand bedingt eine wichtige Ausnahme von der MENDELschen Regel, daß die einzelnen Erbmerkmale unabhängig voneinander spalten. Es ist nämlich klar, daß alle in ein und demselben Chromosom lokalisierten Gene untrennbar zusammen vererbt werden. Mit anderen Worten: Überträgt ein Individuum auf einen seiner Nachkommen ein bestimmtes mütterliches Chromosom, so erhält der neue Organismus *alle* in dem betreffenden Chromosom verankerten Erbmerkmale von der Großmutter und nicht etwa einen Teil von ihr und einen Teil vom Großvater. Diesen Vorgang nennt man *Genkoppelung*.

MORGAN und seiner Schule ist es gelungen, mit Hilfe der gekoppelten Vererbung und ihrer sogleich zu besprechenden Ausnahmen bei der Drosophila regelrechte topographische Chromosomenkarten zu entwerfen, indem er nicht nur die Lokalisation bestimmter Gene in bestimmten Chromosomen, sondern sogar die Lage der Gene zueinander innerhalb desselben Chromosoms mehr oder minder genau feststellen konnte.

Naturgemäß spielt die Koppelung auch beim Menschen eine große Rolle, deren Bedeutung uns um so klarer werden wird, je mehr verschiedene Erbeinheiten wir aus dem Gesamtgenbestand werden isolieren können. Im folgenden werden wir häufig auf das Prinzip der Koppelung zurückkommen.

Wie überall in der Natur gibt es auch da Ausnahmen, d. h. es werden in gewissen Fällen gekoppelte Anlagen auch getrennt vererbt. Morgan nennt diese Erscheinung *Crossing-over* und erklärt sich ihr Zustandekommen so, daß es vor der Reduktionsteilung zu einem gegenseitigen Austausch mehr oder minder ausgedehnter korrespondierender Teile der beiden homologen Chromosomen kommt. J. Bauer hat nun mit Recht darauf hingewiesen, daß diese übrigens noch nicht in allen Stücken begründete Hypothese zur Erklärung des Faktorenaustausches vielleicht gar nicht nötig ist. Sei es doch viel wunderbarer, daß bei der Formierung der Chromosomenschleifen aus dem diffus verteilten Chromatin des Kernes immer wieder die Träger derselben Vererbungspotenzen sich zu einem Chromosom zusammenfinden, als daß es hier gelegentlich Ausnahmen gibt und auf diese Art der Faktorenaustausch zustande kommt.

Auch für diese, wie es scheint sehr plausible Erklärung gilt offenbar dasselbe wie für die Morgansche Vorstellung, daß nämlich ein Faktorenaustausch um so leichter möglich ist, je weiter die beiden Gene im Chromosom voneinander entfernt sind, mit anderen Worten: je näher zwei Gene im selben Chromosom zueinander liegen, desto enger werden sie auch gekoppelt sein, d. h. desto seltener werden sie getrennt vererbt werden. Es gibt mithin quantitative Unterschiede der Koppelung. Bauer hat auch schon darauf hingewiesen, daß zwei Erbanlagen, je enger sie gekoppelt sind, auch desto mehr Chance haben, gleichzeitig pathologisch verändert zu sein. Das wäre so zu verstehen: Tritt aus irgendwelchen Gründen an einer bestimmten Stelle eines Chromosoms eine pathologische Veränderung auf, so wird sie natürlich die dieser Stelle am nächsten liegenden Gene zunächst treffen, während weiter davon entfernte Erbanlagen des gleichen Chromosoms gar nicht verändert sein müssen. Sind also zwei Erbanlagen einander eng benachbart, so wird bei pathologischer Veränderung der einen sehr häufig auch die andere pathologisch verändert sein, und die beiden abnormen Gene werden gekoppelt vererbt werden. Dagegen gibt es andere, weiter entfernt liegende Anlagen, die wohl auch mit der ersten gekoppelt vererbt werden, aber von pathologischen Störungen viel seltener gleichzeitig betroffen sind. Dieser Umstand ist besonders in der menschlichen Vererbungspathologie von Wichtigkeit und wird später noch Erwähnung finden.

Eine zweite Form einer gegenseitigen erbanlagemäßigen Bindung von Merkmalen stellt die sogenannte *Pleiotropie* dar. Pleiotrop nennen wir Erbfaktoren, welche am Phänotypus in mehrfacher Weise, sogar an ganz verschiedenen Stellen manifest werden, mit anderen Worten: ein einziges Gen bedingt mehrere, phänotypisch verschiedene Merkmale. Johannsen hat das in sehr einleuchtender Weise durch einen Vergleich mit der Chemie anschaulich zu machen gesucht. Ebenso wie nämlich bei den komplexen Verbindungen der organischen Chemie ein und dasselbe Radikal, etwa eine Carboxylgruppe die allerverschiedensten Reaktionen hervorrufen kann, je nachdem an welche andere Gruppen sie gebunden wird, so kann auch ein und derselbe Erbfaktor in phänotypisch ganz verschiedener Weise manifest werden, je nachdem, in welcher Umgebung und Bindung er sich auswirkt.

Aber nicht nur das Milieu der Auswirkung, sondern auch seine eigene Quantität kann für ganz verschiedene phänotypische Effekte eines Erbfaktors maßgebend sein. Es gibt z. B. gewisse pathologische Erbanlagen, welche in homozygotem Zustande überhaupt die Entwicklung des Individuums verhindern, seine Lebensfähigkeit ausschließen. Man spricht in diesem Falle von *Letalfaktoren.* Es liegt in der Natur der Sache, daß diese Wirkung quantitative Unterschiede zeigt. In manchen Fällen wird schon die Entwicklung des Keimes unmöglich gemacht, homozygote Individuen kommen überhaupt nicht zur Welt, in anderen Fällen entstehen ausgetragene, aber nur kurze Zeit lebensfähige Mißgeburten. Ein solches Beispiel werden wir im folgenden noch kennenlernen (vgl. S. 82).

Nicht nur allelomorphe Anlagen können zueinander in einem Prävalenzverhältnis stehen, sondern auch gewisse nichtallelomorphe Erbfaktoren können einander überdecken. Man spricht dann von *Heterostasis* und bezeichnet den überdeckenden Faktor als *epistatisch,* den überdeckten als *hypostatisch.* Auch hierbei spielen quantitative Momente insofern eine Rolle, als gewisse Faktoren wohl in heterozygotem Zustande anderen gegenüber hypostatisch sind, in homozygotem dagegen nicht.

Wir sehen also, daß dieses Prävalenzverhältnis kein absolutes und von der Quantität der beiden Faktoren abhängig ist. Ähnliches gilt auch von dem Prävalenzverhältnis der Allelomorphen. Nirgends finden wir — auch in der menschlichen Vererbungspathologie — absolute Dominanz in dem Sinne, daß eine bestimmte Anlage über ihren Paarling immer und unter allen Umständen dominieren würde. Auch durch äußere Faktoren läßt sich im Experiment eine Änderung des Prävalenzverhältnisses herbeiführen. In der Regel dominante Anlagen können sich ausnahmsweise recessiv verhalten und umgekehrt. Wir werden das im folgenden an Einzelbeispielen immer und immer wieder finden. Auch beim selben heterozygoten Individuum ist die Dominanz eines Merkmals im Laufe des Lebens nicht immer konstant. Es kann z. B. ein Kind in bezug auf irgendeine Eigenschaft zunächst dem Vater nachgeraten, in späteren Jahren aber in den Typus der Mutter umschlagen. Man nennt diese Erscheinung *Dominanzwechsel.*

Diese letzten Tatsachen sind gut vereinbar mit den Vorstellungen GOLDSCHMIDTS über die *Natur der Gene.* Daß wir darüber nichts Sicheres wissen und daß der Begriff Gen eine denknotwendige Fiktion darstellt, deren materielles Substrat wir nicht fassen können, wurde schon erwähnt. Nach den experimentell gut fundierten Theorien GOLDSCHMIDTS haben wir uns die Erbanlagen am ehesten als enzymartig wirkende Substanzen zu denken, deren Wirksamkeit sehr bedeutend von ihrer gegenseitigen quantitativen Abstufung abhängt, welche natürlich allenthalben fließende Übergänge zeigt.

Wie kommt es überhaupt zur Bildung abnormer Erbanlagen? Für die erstmalige Entstehung neuer, im Genotypus der betreffenden Spezies bis dahin noch nicht vorhandenen Gene kennen wir bis jetzt zwei verschiedene Wege, die *Mutation* und die *Keimänderung* bzw. *Keimschädigung*. Unter ersterer verstehen wir das plötzliche, sprunghafte Auftreten eines neuen, im Genotypus der Eltern nicht repräsentierten Erbfaktors. Eine Keimänderung liegt dann vor, wenn die Keimzellen durch irgendwelche exogene Einflüsse — seien es nun chemische, toxische oder aktinische Schädigungen, seien es im Laufe von Generationen wirksam werdende Veränderungen des Milieus —, wenn die Keimzellen durch solche Einflüsse direkt mitbetroffen und abgeändert werden. Phänotypisch neue, endogen bedingte Merkmale können auch durch Interferenz zweier, selbst nicht neuer, dagegen in ihrer gegenseitigen Kombination noch nicht dagewesener elterlicher Erbanlagen zustande kommen. Man spricht da von *Amphimixis* oder *Mixovariation*.

Gehen wir nun an die Anwendung der im vorigen besprochenen Gesetzmäßigkeiten auf die menschliche Pathologie. In keinem anderen biologischen Wissenszweige sind wir aus leicht begreiflichen Gründen so sehr darauf angewiesen, bei der Forschung am Menschen das Experiment durch Erfahrungen der Pathologie zu ersetzen wie in der Vererbungslehre. Besteht doch das Wesen der experimentellen Vererbungsforschung in Züchtungsversuchen, während wir in der menschlichen Vererbungsbiologie die von der Natur selbst gegebenen Kreuzungsexperimente zu beobachten und zu analysieren haben und versuchen müssen, aus krankhaften Abweichungen auf die physiologischen Vererbungsverhältnisse zu schließen.

Dabei verstehen wir unter Vererbungsbiologie nicht nur das Problem, ob ein bestimmtes Merkmal erbanlagemäßig bedingt ist oder nicht, und welchem Erbmodus es folgt. J. Bauer hat seit dem Jahre 1923 eine Fragestellung von weit prinzipiellerer Bedeutung aufgeworfen und damit die Vererbungsforschung am Menschen in neue Bahnen gelenkt. Wir meinen die Frage nach der Struktur des Genotypus, welcher offenbar nach ganz anderen Gesetzen aufgebaut ist als der fertige Organismus. Haben wir doch schon gehört, daß einer phänotypischen Einheit eine genotypische Vielheit (polygener Erbgang) entsprechen kann, und umgekehrt (Pleiotropie), daß Erbanlagen gegenseitig aneinander gebunden sein können und dergleichen. Wir wissen heute, daß es einheitliche Erbanlagen bzw. zusammengehörige Erbanlagenkomplexe für manchmal phänotypisch an verschiedenen Stellen zum Ausdruck kommende Reaktionsweisen und Funktionen des Organismus gibt. So besitzt der Kohlenhydrat- und Fettstoffwechsel, das Wachstum, ja das Tempo der Entwicklungs- und Rückbildungsprozesse jedes ihre einheitliche genotypische Repräsentation.

Wir sehen es als die Hauptaufgabe des vorliegenden Heftes an, in diesem Sinne den Genotypus des peripheren Bewegungsapparates, vor allem des Skelettsystems in seiner Physiologie und Pathologie zu erforschen und seinen Aufbau zu erschließen, mit anderen Worten: nach Möglichkeit klarzulegen, welche Eigenschaften und Merkmale des menschlichen Bewegungsapparates im Genotypus eine besondere Repräsentation besitzen, inwieweit die einzelnen derartigen Gene und Gengruppen zueinander in Beziehung stehen usf.

Wir wollen nun die Untersuchungsmethoden im einzelnen besprechen, welche uns in der menschlichen Vererbungslehre im allgemeinen und zur Lösung unserer besonderen Fragestellung zur Verfügung stehen. Wir wenden uns zunächst der Auswertung der *Stammbaumbeobachtungen*, und zwar zuerst der Analyse des Erbmodus zu. Das Schema Abb. 2 zeigt alle Kreuzungsmöglichkeiten bei einfach dominanter Vererbung.

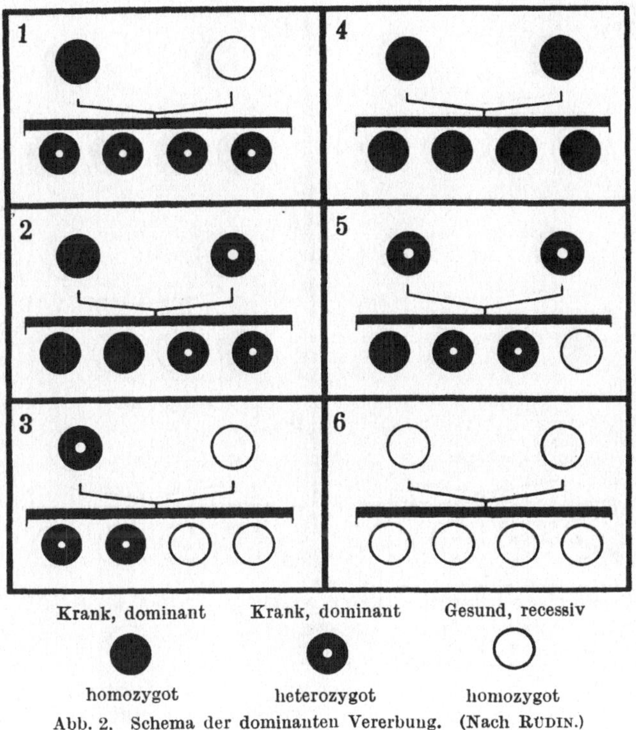


Krank, dominant homozygot — Krank, dominant heterozygot — Gesund, recessiv homozygot

Abb. 2. Schema der dominanten Vererbung. (Nach RÜDIN.)

Als Hauptkennzeichen des dominanten Erbganges läßt sich daraus ableiten, daß phänotypisch gesunde Individuen, welche ja auch die pathologische Erbanlage nicht besitzen, das Merkmal nicht weitervererben können, daß also dort, wo eine Generation frei ist, auch deren ganze Nachkommenschaft frei bleiben muß oder, wie man dies auszudrücken pflegt, daß keine Generation übersprungen wird. Aus der Ehe eines Kranken mit einem Gesunden gehen, je nachdem ob der kranke Teil homo- oder heterozygot ist, lauter kranke oder zur Hälfte kranke, zur Hälfte gesunde Kinder hervor. Bei Kreuzung zweier kranker Eltern sind alle Nachkommen auch krank, wenn mindestens der eine Elter homozygot war, wenn sie aber beide heterozygot sind, so ist ein Viertel der Kinder gesund.

Das Schema Abb. 3 zeigt diese Verhältnisse für den einfach recessiven Erbgang. Sein wesentlichstes Merkmal für die Stammbaumbegutachtung ist, daß phänotypisch gesunde Eltern, sofern sie nur beide in bezug auf das Merkmal heterozygot sind, kranke Nachkommen haben können, daß also Merkmale der Großeltern bei den Eltern fehlen und bei den Kindern wieder auftauchen können. Man sagt, das Merkmal hat eine Generation übersprungen und spricht auch von *indirekter Vererbung* im Gegensatz zur *direkten* bei dominantem Erbmodus. Wir kommen darauf sogleich zurück. Ferner entnehmen wir unserem Schema noch einige

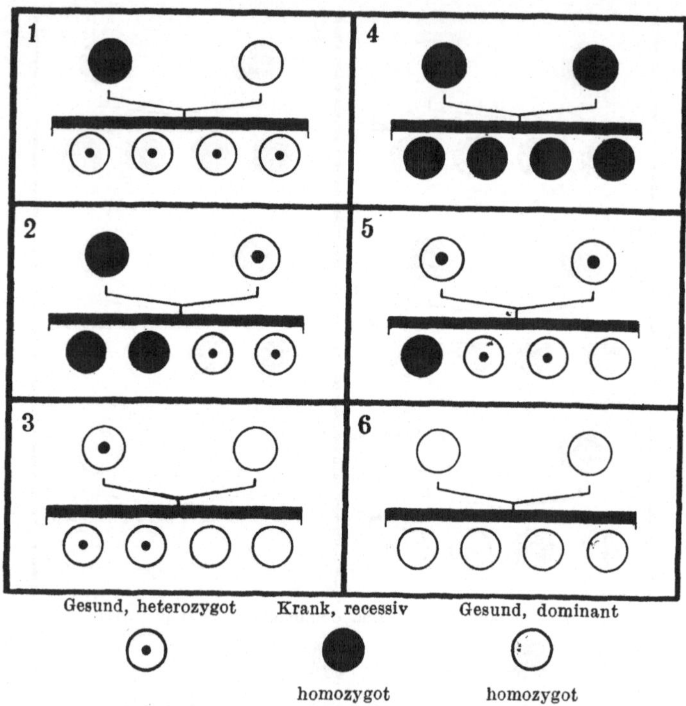


Abb. 3. Schema der recessiven Vererbung. (Nach RÜDIN.)

Charakteristica des recessiven Erbganges: kranke Nachkommen können überhaupt nur resultieren, wenn beide Eltern die Erbanlage in mindestens heterozygotem Zustande besessen haben. Die relative Zahl der kranken Kinder beträgt, wenn beide Eltern gesund sind, 25%, wenn ein Elter gesund und einer krank ist, 50% aller Kinder, und wenn beide Eltern krank, also recessiv-homozygot sind, so müssen auch sämtliche Kinder (100%) krank sein, da sie ja von beiden Eltern nur die pathologische Anlage erben können.

Die Möglichkeit des Überspringens von Generationen ist für die Beurteilung der endogenen Bedingtheit eines Merkmals von so eminenter Bedeutung, daß wir einen Augenblick dabei verweilen müssen: Es ist ja klar, daß sich ein recessiv mendelndes Merkmal nicht nur durch eine, sondern unter Umständen durch viele Generationen latent forterben kann, bis durch zufälliges Zusammentreffen eines solchen Heterozygoten mit einem in bezug auf dasselbe Merkmal auch heterozygoten Ehepartner die Möglichkeit der Entstehung homozygoter, also manifest kranker Nachkommen gegeben ist. Das beifolgende Schema von LENZ (vgl. Abb. 4) zeigt sehr anschaulich, wie eine solche Anlage durch 8 Generationen vererbt und trotzdem nur bei einem einzigen Individuum manifest werden kann. In diesem Falle würde also das Merkmal bei Erhebung der Familienanamnese bzw. bei klinischer Untersuchung der Angehörigen des erkrankten Individuums als sporadisch und nicht familiär imponieren. Je seltener nun ein recessives Merkmal in der Population vorkommt, um so

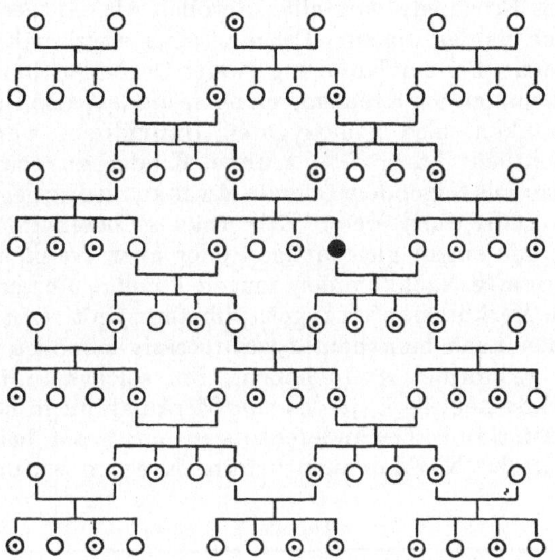

Abb. 4. Erbgang einer recessiven Anlage mit isoliertem Auftreten des durch Zusammentreffen zweier derartiger Anlagen bedingten Merkmals. (Nach LENZ.)

geringer ist naturgemäß die Wahrscheinlichkeit einer Heirat von Heterozygoten, und um so schwerer wird der Nachweis der Vererbbarkeit gelingen. Das heißt mit anderen Worten: Ein genotypisch bedingtes Merkmal kann, wenn es recessiv mendelt, sehr häufig sporadisch ohne weitere ähnliche Fälle in der Familie angetroffen werden, ja, falls es in der Gesamtbevölkerung selten ist, wird sein familiär gehäuftes Vorkommen geradezu unwahrscheinlich und muß auf Ausnahmen beschränkt bleiben. *Während der positive Nachweis der Vererbbarkeit immer für genotypische Bedingtheit beweisend ist, spricht also Seltenheit oder gar Fehlen von Beobachtungen über familiäres Vorkommen nicht gegen sie.*

Es gibt nun einen Fall, wo die Wahrscheinlichkeit einer Heterozygotenehe auch bei seltenen Merkmalen groß ist, nämlich bei Verwandtenehen. Können doch bei Heiraten innerhalb derselben Familie, in welcher die betreffende Anlage sich forterbt, leicht zwei heterozygote Träger derselben zusammenkommen. Daher hat LENZ mit Recht darauf hingewiesen, daß das relativ häufige Auftreten bei Nachkommen aus Verwandtenehen für recessive Merkmale charakteristisch sei und daß dies um so auffallender sein muß, je seltener das Merkmal in der Gesamtpopulation beobachtet wird.

Noch seltener als die einfach recessiv mendelnden Merkmale können natürlich diejenigen mit polygen recessivem Erbgang manifest werden. Wir haben schon auseinandergesetzt, daß bei digenem Erbmodus unter den Nachkommen zweier Heterozygoter nur $^1/_{16} = 6{,}25\%$ kranke Kinder zu erwarten sind. Da die empirische Relativzahl der Kranken unter sämtlichen Nachkommen eines bestimmten Kreuzungstypus, wie wir noch erfahren werden, eine außerordentlich wichtige Handhabe für die Analyse des Erbganges darstellt, so wollen wir die theoretisch zu erwartende Ziffer für den digenen Erbgang einer etwas näheren Betrachtung unterziehen. Bei der Kreuzung zweier Gesunder finden wir 6,25% kranke Nachkommen, bei Kreuzung eines Gesunden, also Heterozygoten, mit einem kranken, also homozygoten Individuum wären, wie aus Tabelle 1 ersichtlich, $^1/_4 = 25\%$ kranke Kinder zu erwarten. Diese Zahlen sind aber aus folgendem Grunde etwas zu niedrig gegriffen. Unter den gesunden Individuen, deren Erbformel so beschaffen ist, daß sie bei Kreuzung mit einem gleichartigen oder aber kranken Individuum homozygot-recessive Nachkommen zeugen können, müssen nicht alle in bezug auf beide Merkmale heterozygot, „diheterozygot“ (*AaBb*) sein, sondern sie können auch monohomozygot-recessiv-monoheterozygot sein, also z. B. die Erbformel *Aabb* haben. Ein solches Individuum wird selbst nicht erkranken, da es ja das eine Merkmal nur in heterozygotem Zustand enthält, kann aber andererseits in bezug auf beide Merkmale homozygot-recessive Nachkommen liefern. Kreuzen wir nun (s. Tab. 1)

Tabelle 1.

| Aus der Kreuzung | zweier Diheterozygoter<br>Aa Bb × Aa Bb | 1 Diheterozygoten mit 1 Monohomozygot-recessiven-monoheterozygoten<br>Aa Bb × Aa bb | zweier Monohomozygot-recessiver-monoheterozygoter<br>α) Aa bb × Aa bb | 1 Diheterozygoten mit 1 Dihomozygot-recessiven<br>Aa Bb × aa bb | 1 Monohomozygot-recessiven-monoheterozygoten mit einem Dihomozygot-recessiven<br>Aa bb × aa bb |
|---|---|---|---|---|---|
| ergeben sich die Bastardtypen | AA BB . . . 1 | AA Bb | AA bb | Aa Bb | Aa bb |
| | AA Bb . . . 2 | AA bb | Aa bb | Aa bb | *aa bb* |
| | AA bB . . . 3 | Aa Bb | aA bb | aa Bb | |
| | AA bb . . . 4 | Aa bb | *aa bb* | *aa bb* | |
| | Aa BB . . . 5 | aA Bb | β) Aa bb × aa Bb | | |
| | Aa Bb . . . 6 | aA bb | | | |
| | Aa bB . . . 7 | aa Bb | Aa bB | | |
| | Aa bb . . . 8 | *aa bb* | Aa bb | | |
| | aA BB . . . 9 | | aa bB | | |
| | aA Bb . . . 10 | | *aa bb* | | |
| | aA bB . . . 11 | | | | |
| | aA bb . . . 12 | | | | |
| | aa BB . . . 13 | | | | |
| | aa Bb . . . 14 | | | | |
| | aa bB . . . 15 | | | | |
| | *aa bb* . . . 16 | | | | |

zwei Diheterozygote, so erhalten wir $^1/_{16} = 6{,}25\,\%$, kreuzen wir einen Diheterozygoten mit einem Monohomozygot-Recessiv-Monoheterozygoten, so bekommen wir $^1/_8 = 12{,}5\,\%$, und kreuzen wir schließlich zwei Individuen, welche in bezug auf das eine Merkmal homozygot-recessiv, in bezug auf das andere aber heterozygot sind, miteinander, so erhalten wir $^1/_4 = 25\,\%$ kranke Kinder.

Um nun beurteilen zu können, wieviel kranke Nachkommen aus Ehen gesunder Eltern unter Berücksichtigung dieser Monohomozygoten-Kreuzungen zu erwarten sind, müssen wir uns vor allem über das gegenseitige Häufigkeitsverhältnis der Diheterozygoten und der Monohomozygot-Recessiven ein Bild zu machen suchen. Zu diesem Zwecke werden wir von der Kreuzung zweier Diheterozygoter ausgehen, „denn es ist eine Konsequenz der mathematischen Wahrscheinlichkeitsgesetze, daß nach dem Polymerieprinzip bei sogenannter Panmixie, d. h. bei einer ohne Ausmerzung oder Begünstigung durch Selektion frei durcheinander bastardierenden Population, die Typen der Bastardkombinationen in den gleichen Zahlenverhältnissen vorkommen müssen wie in einer $F_2$-Generation" (J. BAUER). Unter den 16 verschiedenen Kombinationsmöglichkeiten, welche bei Kreuzung zweier Diheterozygoter entstehen, befinden sich, wie Tab. 1 zeigt, 4 diheterozygote (6, 7, 10, 11) und 4 monohomozygot-recessiv-monoheterozygote (8, 12, 14, 15) Individuen. Die beiden Typen sind demnach gleich häufig. Wir sind berechtigt, gleiche Zahlen für diese beiden Typen als Grenzfall anzunehmen, da die Zahl der Monohomozygot-Recessiven-Monoheterozygoten niemals größer sein kann als die der Diheterozygoten. Der andere Grenzfall, nämlich die Vernachlässigung der Monohomozygoten-Kreuzungen überhaupt, wobei wir alle gesunden Eltern als diheterozygot betrachten, ist schon oben besprochen worden. Unter der Annahme gleicher Häufigkeit dieser beiden Typen wäre es wahrscheinlich, daß sich unter den Ehen gesunder Eltern ein Drittel Kreuzungen zweier Diheterozygoter, ein Drittel Kreuzungen zwischen Monohomozygoten und ein Drittel Kreuzungen eines Diheterozygoten mit einem Monohomozygoten befinden. Wir müssen dann als Zahl der kranken Kinder das arithmetische Mittel von 6,25%, 12,5% und 25%, das ist 14,58% erwarten. Für die Kreuzungen eines kranken mit einem gesunden Elter wäre dann die Hälfte als Kreuzungen eines Homozygot-Recessiven mit einem Diheterozygoten, die Hälfte als Kreuzungen eines Homozygot-Recessiven mit einem Monohomozygoten anzusehen. Im ersteren Falle werden 25%, im zweiten 50% der Nachkommen homozygot-recessiv sein. Demnach müßten wir $\frac{25\% + 50\%}{2} = 37{,}5\,\%$ kranke Kinder finden. Diese Zahlen haben für den dihybriden Erbgang im Gegensatz zu den Minimalzahlen von 6,25% und 25% als Maximalzahlen zu gelten, da sie ja für den oberen Grenzfall der größtmöglichen relativen Monohomozygoten-Häufigkeit berechnet sind.

Wir kommen nunmehr zur Besprechung der Kriterien der Genkoppelung. Werden zwei oder mehrere verschiedene Merkmale stets gemeinsam weitervererbt, so müssen wir annehmen, daß sie gekoppelt, im gleichen Chromosom lokalisiert sind. Gelegentlich beobachtete Ausnahmen sind durch den Faktorenaustausch erklärt. Dabei müssen aber solche gekoppelte Merkmale durchaus nicht immer gleichzeitig vorhanden sein. Wären z. B. die pathologischen, dominanten Anlagen $A$ und $B$ gekoppelt, so wird es eine Reihe von Individuen geben, welche nur die Anlage $A$, von $B$ aber sein normales Allelomorph $b$ haben, und auch solche, welche nur $B$ und $a$ besitzen. Dort aber, wo beide Merkmale im selben Individuum vereinigt sind, müssen sie zusammen weitervererbt werden. Hingegen hätten wir in einem Falle, wo zwei verschiedene Erbmerkmale stets gleichzeitig und nie oder nur ganz ausnahmsweise isoliert auftreten, eine pleiotrope Anlage anzunehmen.

Einen sehr wichtigen Spezialfall der Genkoppelung stellt die sogenannte geschlechtsgebundene Vererbung dar. Wir wissen heute über die Vererbung des Geschlechtes folgendes: Während das eine Geschlecht — in den meisten Fällen und wahrscheinlich auch beim Menschen das männliche — in bezug auf die geschlechtsbestimmende Anlage heterogamet ist, ist das andere Geschlecht homogamet. Es tritt daher bei der Nachkommenzeugung immer ein in bezug auf die Geschlechtsanlage heterogametes mit einem homogameten Individuum zusammen. Bezeichnen wir die beiden Gameten mit $D$ und $R$, so läßt sich diese Kreuzung formelmäßig ausdrücken als $DR$ (heterogamet) $\times$ $RR$ (homogamet). Da die Kinder nun von dem einen Individuum nur den Faktor $R$ erben können, von dem anderen aber mit gleich großer Wahrscheinlichkeit entweder $D$ oder $R$, so müssen wir erwarten, daß die Hälfte der Nachkommenschaft die Erbstruktur $DR$ (heterogamet), die Hälfte aber die Struktur $RR$ (homogamet) haben wird. Im Phänotypus hat das zu bedeuten, daß die Hälfte männlich, die Hälfte weiblich ist, d. h. daß beide Geschlechter etwa gleich häufig entstehen, wie es ja den Erfahrungen entspricht. Geschlechtsbestimmend wirkt, wie aus der obigen Formel klar ersichtlich, nur das Geschlecht, welches verschiedenartige Gameten produziert. Dort, wo dies für das männliche Geschlecht zutrifft, spricht man auch vom *Drosophilatypus*, dort hingegen, wo das weibliche Geschlecht heterogamet und das männliche homogamet ist, vom *Abraxastypus* nach dem Schmetterling Abraxas.

Die mikroskopische Chromosomenforschung hat nun auch die Theorie der Geschlechtsvererbung durchaus bestätigt. Bei der Drosophila z. B. (vgl. Abb. 5) haben die Weibchen neben drei Chromosomenpaaren, welche auch das männliche Geschlecht besitzt, ein viertes, in seiner Gestalt von den übrigen gut unterscheidbares. Von dieser letzteren Chromosomensorte besitzen die Männchen nur ein einziges unpaares Stück. Dafür findet sich bei ihnen noch ein weiteres einzelnes, von allen anderen morphologisch verschiedenes Chromosom, welches den Weibchen überhaupt fehlt. Diese Chromosome, welche offenkundig der Geschlechtsbestimmung dienen, stellt man auch als *Heterochromosome* den stets paarweise vorhandenen *Autochromosomen* gegenüber. Das beim einen Geschlecht in doppelter Ausfertigung vorhandene Chromosom heißt $X$-Chromosom, das andere, nur unpaar vorkommende heißt $Y$-Chromosom. Letzteres fehlt bei einer ganzen Reihe von Organismenarten, wahrscheinlich auch beim Menschen überhaupt, so daß sich dann das heterogamete vom homogameten Geschlecht in seiner Erbstruktur nur dadurch unterscheidet, daß es statt zweier bloß ein $X$-Chromosom hat. Wäre die haploide Zahl der Autochromosomen $n$, so hätte demnach z. B. beim Menschen das männliche Geschlecht die Erbstruktur $2n + X$, das weibliche $2n + 2X$. Bei der Reifeteilung bildet das Weibchen lauter Gameten $n + X$, die Männchen aber zur Hälfte solche von der Struktur $n + X$ und zur Hälfte solche von der Formel $X$. Bei der Kopulation sind folgende Möglichkeiten gleich wahrscheinlich:

Spermie $n$ + Eizelle $(n + X) = 2n + X$ (männlich),
„ $(n + X)$ + „ $(n + X) = 2n + 2X$ (weiblich).

Das Männchen erhält sein $X$-Chromosom immer von der Mutter, das Weibchen erhält ein solches von beiden Eltern.

Nun dient aber das Geschlechtschromosom nicht ausschließlich der Geschlechtsbestimmung und es ist klar, daß die übrigen Merkmale

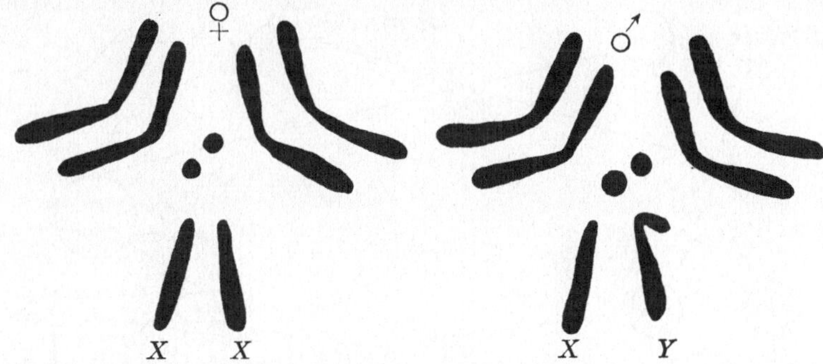


Abb. 5. Die Chromosomen der Drosophila in beiden Geschlechtern, schematisch dargestellt. (Nach MORGAN.)

und Eigenschaften, deren Anlagen daselbst lokalisiert sind, mit dem Geschlecht gekoppelt vererbt werden. Dies gilt z. B. für die Hämophilie und die Rot-Grünblindheit des Menschen u. v. a.

Die Gesetzmäßigkeiten dieses „geschlechtsgebundenen“ Erbganges lassen sich an Hand des Gesagten leicht ableiten. Setzen wir den Fall einer Tierspezies ohne $Y$-Chromosom, bei welcher das Männchen geschlechtsbestimmend ist, so wie wir es beim Menschen zu supponieren haben, und nehmen wir an, die im $X$-Chromosom lokalisierte Anlage zu einem bestimmten Merkmal sei recessiv, so ist folgendes ohne weiteres klar: Männliche Individuen werden das Merkmal immer dann aufweisen, wenn sie die Anlage dazu in ihrem $X$-Chromosom besitzen, wenn sie sie also von ihrer Mutter, von welcher ja ihr einziges $X$-Chromosom stammen muß, geerbt haben. Weibliche Individuen dagegen werden nur dann Merkmalsträger sein, wenn sie die Anlage in beiden $X$-Chromosomen, mithin von beiden Eltern geerbt haben. Dagegen werden weibliche Individuen, bei welchen die betreffende Anlage nur in einem ihrer $X$-Chromosomen vertreten ist, das phänotypische Merkmal nicht aufweisen, da die recessive Anlage ja durch das Allelomorph im anderen $X$-Chromosom überdeckt ist, wohl aber können sie es auf ihre Nachkommenschaft übertragen; sie sind sogenannte *Konduktoren*. Bei der Kreuzung eines solchen weiblichen Konduktors mit einem normalen Mann (vgl. Schema Abb. 6), muß erwartungsgemäß die Hälfte der Söhne, welche nämlich das veränderte $X$-Chromosom von der Mutter erhalten, das Merkmal aufweisen, die andere Hälfte ist phänotypisch und genotypisch normal. Die Töchter hingegen werden sämtlich phänotypisch normal, zur Hälfte aber mit dem abnormen $X$-Chromosom in einfacher Ausfertigung ausgestattet, mithin Konduktoren sein. Aus der Ehe eines mit dem Merkmal behafteten Mannes und einer auch genotypisch diesbezüglich normalen Frau werden lauter phänotypisch und genotypisch normale Söhne und lauter mit dem veränderten $X$-Chromosom des Vaters, aber gleich-

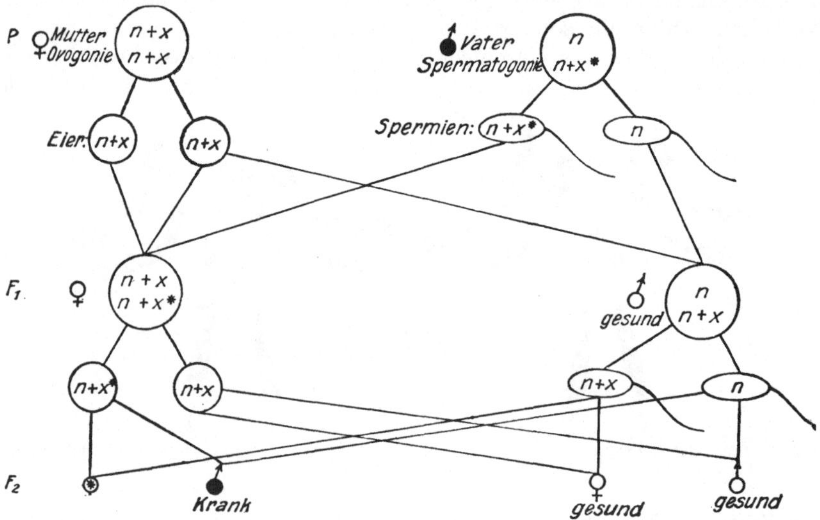


Abb. 6. Schema der gynephoren Vererbung. $n$ Autochromosomen, $x$ Chromosomen ohne Krankheitsanlage, $x^*$ Chromosomen mit der Krankheitsanlage. (Nach WILSON.)

zeitig mit einem normalen $X$-Chromosom von der Mutter her ausgestattete Töchter resultieren. Diese letzteren werden also sämtlich Konduktoren sein. Die Nachkommenschaft eines männlichen Merkmalsträgers mit einem weiblichen Konduktor wird sich aus zur Hälfte abnormen, zur Hälfte normalen Söhnen zusammensetzen (ganz als ob der Vater normal wäre, da dieser ja sein $X$-Chromosom auf männliche Nachkommen nicht überträgt) und aus Töchtern, die zur Hälfte Konduktoren sind (abnormes $X$-Chromosom vom Vater und normales von der Mutter) und zur Hälfte selbst phänotypische Merkmalsträger (abnormes $X$-Chromosom von beiden Eltern). Bei Kreuzung eines solchen weiblichen Merkmalsträgers mit einem normalen Mann wiederum müssen lauter abnorme Söhne entstehen, da die Mutter ja nur veränderte $X$-Chromosomen besitzt, die Töchter hingegen werden sämtlich Konduktoren sein. Heiraten schließlich ein männlicher und ein weiblicher Merkmalsträger, so müssen alle Kinder ebenfalls mit dem Merkmal behaftet sein, wie das ja für den recessiven Erbgang überhaupt charakteristisch ist. Die Kriterien des recessiv geschlechtsgebundenen Erbganges im Stammbaum sind demnach: 1. Männer wesentlich häufiger betroffen als Frauen. 2. Niemals Übertragung durch phänotypisch normalen Mann, wohl aber durch phänotypisch normale Frau. 3. Ein gesunder Mann hat niemals kranke Töchter. 4. Ein kranker Mann mit kranker Frau hat nur kranke Kinder.

Die Regeln des dominant geschlechtsgebundenen Erbganges ergeben sich aus dem Gesagten von selbst. 1. Frauen sind doppelt so oft betroffen als Männer, da sie eine zweimal so große Chance haben, unter ihren beiden $X$-Chromosomen ein pathologisch verändertes zu haben. 2. Übertragung durch phänotypisch normale Individuen erfolgt nicht. 3. Ein kranker Mann kann nur kranke Töchter, eine gesunde Frau nur gesunde Söhne haben. 4. Zwei kranke Eltern können zur Hälfte gesunde Söhne haben, wenn nämlich die Mutter heterozygot ist.

Ein genotypisch bedingtes Merkmal kann aber auch, ohne daß seine Erbanlage im Geschlechtschromosom lokalisiert ist, also geschlechtsgebunden übertragen wird, bei dem einen Geschlecht häufiger vorkommen als beim anderen. In diesen Fällen ist zumeist die Manifestation der betreffenden Erbanlage bei dem einen Geschlecht verhindert, weil sie gegenüber dem Geschlechtsfaktor hypostatisch ist. Man spricht von *geschlechtsbegrenztem Erbgang*. Es ist übrigens möglich, daß auch Anlagen, die in keinem Prävalenzverhältnis zu den geschlechtsbestimmenden Genen stehen, aus äußeren Gründen bei einem Geschlecht gar nicht oder schwer manifest werden können. So war es schon Darwin bekannt, daß ein Stier die Milchergiebigkeit seiner Mutter auf seine weiblichen Nachkommen übertragen kann. Es ist selbstverständlich, daß das Merkmal Milchergiebigkeit nur beim weiblichen Geschlecht manifest werden kann. In weniger ausgesprochenem Maße finden wir ähnliche Beispiele auch am Skelettsystem. Die angeborene Hüftluxation z. B. ist bei der Frau weit häufiger als beim Mann. Aus rein mechanischen Gründen disponiert nun die weibliche Beckenform viel eher zur Hüftluxation als die männliche. Es ist also die phänotypische Manifestation der Anomalie bei der Frau wesentlich erleichtert.

Alle zahlenmäßigen Beziehungen, die wir im vorhergehenden kennengelernt haben, sind den Gesetzen des Zufalls unterworfen und haben daher nur für entsprechend große Zahlen Geltung. Wenn wir z. B. gehört haben, daß bei Kreuzung zweier in bezug auf ein bestimmtes Merkmal heterozygoter Individuen unter den Nachkommen die Hälfte Heterozygote, ein Viertel Homozygot-Dominante und ein Viertel Homozygot-Recessive zu erwarten sind, so bedeutet das natürlich nicht, daß jedes derartige Elternpaar, welches 4 Kinder besitzt, darunter 2 heterozygote, 1 homozygot-dominantes und 1 homozygot-recessives haben muß. Dies ist bloß die wahrscheinlichste Verteilung. Zufällig aber wäre es in einem besonderen Falle auch möglich, daß etwa alle 4 Kinder heterozygot oder alle dominant-homozygot, oder alle recessiv-homozygot sind usw. Untersucht man aber die Nachkommen einer entsprechend großen Anzahl gleichartiger Kreuzungen, so gleichen sich diese zufälligen Unregelmäßigkeiten aus, und wir finden Zahlenverhältnisse, welche den theoretisch geforderten von 2 : 1 : 1 um so näher kommen, je größer das Material ist. Dieses Walten des Zufalls, welcher mitunter die Gesetzmäßigkeiten verschleiert, macht es besonders bei häufigeren Merkmalen, bei denen selbst das familiäre Auftreten gelegentlich durch zufälliges Zusammentreffen und nicht durch Vererbung zustande kommen kann, notwendig, die Stammbaumbeobachtungen durch die *mathematisch-statistischen Methoden der Vererbungsforschung* zu ergänzen.

Unter diesen haben wir zunächst die *Fehlerrechnung* zu besprechen. Finden wir empirisch ein bestimmtes Ereignis oder Merkmal mit einer bestimmten Häufigkeit und haben wir, wie ja meistens, nicht die Gesamtpopulation, sondern nur einen Teil derselben daraufhin untersucht, so ist es durch das Walten des Zufalls möglich, daß wir statt der richtigen, in der Gesamtbevölkerung bestehenden Häufigkeit des Merkmals unter den von uns untersuchten Individuen eine etwas größere oder kleinere Zahl finden. Dieser Wert wird dem wahren naturgemäß um so näher kommen, je größer das von uns untersuchte Material ist. Nun läßt sich bei gegebener Anzahl der untersuchten Individuen und für eine gegebene Häufigkeit der mögliche Fehler berechnen, welcher durch die Kleinheit des Beobachtungsmaterials zustande kommen kann. D. h. finden wir unter $q$ Fällen $p$ Träger eines bestimmten Merkmals, ist also die empirische Häufigkeit dieses Merkmals $\frac{p}{q}$ und berechnen wir die Größe des möglichen Fehlers $V$, so kann die tatsächliche Häufigkeit des Merkmals in der betreffenden Population jeden Wert zwischen $\frac{p}{q} + V$ und $\frac{p}{q} - V$ haben. Handelt es sich etwa um einen Vergleich mit einer anderen Beobachtungsreihe, in welcher dasselbe Merkmal die Häufigkeit $\frac{p_1}{q_1}$ hätte, und liegt dieses $\frac{p_1}{q_1}$ innerhalb der oben genannten Grenzwerte, d. h. $\left(\frac{p}{q} + V\right) > \frac{p_1}{q_1} > \left(\frac{p}{q} - V\right)$, so kann die Differenz der Häufigkeit in den beiden Beobachtungsreihen auf bloßem Zufall beruhen, und wir sind nicht berechtigt, daraus irgendwelche Schlüsse zu ziehen. Beim Vergleich mehrerer statistischer Beobachtungsreihen ist die Berechnung der Fehlergrenzen unbedingt notwendig, wenn die Resultate verwertbar sein sollen.

Die Formel für die Größe des möglichen Fehlers, welche wir im folgenden stets angewendet haben und welche J. HIRSCHBERG entnommen ist, lautet: $V = \pm \sqrt{\frac{8p(q-p)}{q^3}}$, wobei $q$ die Anzahl der überhaupt untersuchten Fälle, $p$ die Zahl der Merkmalsträger bedeutet. Sie soll nur angewendet werden, wenn $q$ mindestens gleich 100 ist. Diese Formel gilt für die Wahrscheinlichkeit $W = 0{,}9953$, d. h. finden wir empirisch die relative Häufigkeit eines Merkmals in einer Beobachtungsreihe $\frac{p}{q}$, dann besteht die Wahrscheinlichkeit 0,9953 (mithin eine sehr hohe Wahrscheinlichkeit, da $W = 1$ Gewißheit bedeutet) oder mit anderen Worten: ich kann 212 gegen 1 wetten, daß die relative Häufigkeit des Merkmals nicht kleiner als $\frac{p}{q} - V$ und nicht größer als $\frac{p}{q} + V$ ist, wenn wir für $V$ die oben angegebene Formel einsetzen. Weiter ergibt die Formel, daß mit wachsendem $q$ der Nenner immer größer, daher der Wert für $V$ immer kleiner wird, daß also, wie selbstverständlich, die Fehlergrenzen immer geringer werden, je größer das Beobachtungsmaterial ist. Mit Hilfe dieser Berechnung ist der Wert des Resultates bis zu einem gewissen Grade unabhängig von der Zahl der untersuchten Fälle.

Es gibt noch andere Methoden zur Berechnung der Fehlergrenzen, so z. B. den sog. mittleren Fehler. Wir haben hier der Kürze wegen nur diejenige Formel besprochen, welche im folgenden stets verwendet ist.

Eine zweite wichtige statistische Methode gestattet es, eine vermutete Korrelation zwischen zwei Merkmalen zahlenmäßig zu verifizieren oder auszuschließen. Zu diesem Zweck berechnet man den sogenannten *Korrelationskoëffizienten* nach BRAVAIS.

Wir können auf die BRAVAISsche Formel und ihre mathematische Ableitung hier nicht näher eingehen und wollen nur so viel sagen, als zur Deutung der mit dieser Berechnung gewonnenen Resultate notwendig ist. Der Korrelationskoëffizient schwankt seinem Werte nach zwischen $+1$ und $-1$. Ist er gleich 0 bzw. sein absoluter Wert sehr nahe an 0, so bedeutet das, daß zwischen den beiden untersuchten Merkmalen keine Korrelation besteht, daß sie also unabhängig voneinander variieren. Ist sein absoluter Wert dagegen nahe an 1, so besteht eine weitgehende Korrelation zwischen den beiden Merkmalen. Bei einem Koëffizienten von 1 — ein Wert, der natürlich praktisch nie erreicht wird — wäre die Korrelation eine vollkommene. Diese Korrelation ist nun bei positivem Vorzeichen des Koëffizienten eine gleichsinnige, d. h. die beiden Merkmale variieren in derselben Richtung, bei negativem Vorzeichen variieren sie in entgegengesetzter Richtung.

Neben diesen bei statistischen Vergleichen im allgemeinen notwendigen mathematischen Kautelen müssen wir uns noch mit den Methoden befassen, welche speziell der Vererbungsstatistik dienen. Für kongenitale oder in frühester Kindheit manifest werdende Merkmale, wie sie uns im folgenden vorwiegend beschäftigen werden, kommt hier nur die WEINBERGsche sog. *Probanden- und Geschwistermethode* zur Analyse des Erbmodus in Betracht. Diese beruht auf folgender Überlegung: Wollen wir den Erbgang eines Merkmals genau studieren, so müssen wir, wie oben auseinandergesetzt, das Verhältnis der kranken zu den gesunden Individuen unter den Nachkommen der verschiedenen Kreuzungstypen kennen. Bei der Kleinheit der menschlichen Familie genügen aber entsprechend dem Gesetz der großen Zahlen hierfür nicht einzelne Beispiele, sondern wir müssen trachten, die Nachkommenschaft einer möglichst großen Anzahl gleichartiger Kreuzungen zu untersuchen. Nun geht man aber in der Mehrzahl der Fälle aus praktischen Gründen nicht von einem bestimmten Kreuzungstypus, d. h. von einer Summe diesbezüglich gleichartiger Elternpaare aus, deren sämtliche Kinder untersucht werden, sondern man geht von einzelnen manifesten Merkmalsträgern, die unseren ärztlichen Rat suchen, den sog. *Probanden* aus und erhebt bei diesen die Familienanamnese. Je nach Beschaffenheit der Eltern des Probanden reiht man den Fall einem bestimmten Kreuzungstypus ein, er selbst und seine Geschwister bilden die zu untersuchende Nachkommenschaft.

Wenn wir nun auf diese Art die Zahl der Merkmalsträger unter den Nachkommen eines bestimmten Kreuzungstypus berechnen, so werden wir stets zu hohe Zahlen finden. Den Grund dafür erkannte WEINBERG darin, daß von der Auslese nur Familien erfaßt werden, in welchen mindestens ein Kind das Merkmal besitzt, während eine Reihe von Familien übergangen wird, in welchen nur wegen der zu geringen Kinderzahl ein solches Individuum überhaupt nicht vorkommt. Auf diese Weise wird eine Anzahl merkmalsfreier Individuen von der Berechnung ausgeschlossen, während die Behafteten sämtlich mit einbezogen werden, so daß sich dann das gegenseitige Häufigkeitsverhältnis zugunsten der letzteren verschieben muß. Die Geschwistermethode korrigiert diesen Fehler in der Weise, daß sie die Teilzahl der behafteten Individuen unter den Geschwistererfahrungen (= Summe aller Geschwister) sämtlicher Merkmalsträger berechnet, wobei aber immer der jeweilige Proband von der Berechnung ausgeschlossen wird. Es läßt sich nämlich mathematisch beweisen (vgl. WEINBERG: Auslesewirkungen bei biologisch-statistischen Problemen. Arch. f. Rassen- u. Gesellschaftsbiol. 1913, Heft 4, S. 445 u. 446), daß das gesuchte Verhältnis der manifest Kranken zu sämtlichen Nachkommen aus gleichartigen Kreuzungen der Gesamtpopulation gleich ist dem Quotienten aus der Summe der erkrankten Geschwister sämtlicher kranker Individuen dieser Generation und aus der Summe aller Geschwister dieser kranken Individuen. Finden wir z. B. unter $p$ Kindern $r$ Merkmalsträger, so hat deren jeder $p - 1$ Geschwister im ganzen und $r - 1$ kranke Geschwister. Sämtliche Merkmalsträger haben folglich $r$mal so viel Geschwister, also $r(r - 1)$ behaftete und $r(p - 1)$ Geschwister überhaupt. Wir müssen daher nur diese beiden Zahlen durcheinander dividieren, um das gesuchte Verhältnis zu finden. Die Rechnung gestaltet sich folgendermaßen: Hätten wir eine Reihe von Familien mit den Kinderzahlen $p_1$, $p_2$, $p_3$ usw., worunter sich $r_1$, $r_2$, $r_3$ usw. Merkmalsträger befänden, so berechnen wir das Verhältnis der letzteren zur Gesamtzahl der Individuen nicht $(r_1 + r_2 + r_3 + \ldots) : (p_1 + p_2 + p_3 + \ldots)$, sondern korrigiert:

$$[r_1(r_1 - 1) + r_2(r_2 - 1) + r_3(r_3 - 1) + \cdots] :$$
$$[r_1(p_1 - 1) + r_2(p_2 - 1) + r_3(p_3 - 1) + \cdots].$$

Doch sind auch die Resultate der Geschwistermethode nur dann verläßlich, wenn sich die statistischen Erhebungen auf eine ganze Population oder aber auf eine sogenannte repräsentative Auslese derselben erstrecken. Darunter verstehen wir eine Auslese, deren Zusammensetzung nur vom Zufall abhängt und welche daher ein möglichst getreues Abbild der Verhältnisse in der Gesamtbevölkerung darstellt. Gehen wir nun z. B.

vom Krankenmaterial einer Anstalt aus, so ist diese Auslese — vorausgesetzt, daß wir wahllos alle Merkmalsträger verwenden — wohl in bezug auf unsere „Probanden", nicht aber in bezug auf deren Familien repräsentativ, da ceteris paribus für eine Familie mit mehreren Merkmalsträgern eine größere Wahrscheinlichkeit besteht, durch einen davon in unsere Statistik zu gelangen, als für Familien mit nur einem Merkmalsträger. Diesen Fehler korrigiert die WEINBERGsche „*Probandenmethode*", welche darin besteht, daß nur die Geschwistererfahrungen der Probanden, also der durch die Statistik persönlich erfaßten Merkmalsträger berücksichtigt werden dürfen, nicht aber die der sog. Sekundärfälle, d. h. der positiven Geschwistererfahrungen, von welchen wir nur durch unsere Probanden erfahren, welche aber in unserer Auslese selbst nicht vorkommen. Hätten wir also eine Reihe von Familien mit $p_1$, $p_2$, $p_3$ Kindern, unter welchen $r_1$, $r_2$, $r_3$ mit dem Merkmal behaftet sein mögen, unter welch letzteren wiederum $P_1$, $P_2$, $P_3$ Probanden wären, so gilt für die Berechnung des Verhältnisses aller Merkmalsträger zu sämtlichen Nachkommen gleichartiger Kreuzungen in der Population nach der Probandenmethode die Formel:

$$[P_1(r_1-1)+P_2(r_2-1)+P_3(r_3-1)+\ldots]:$$
$$[P_1(p_1-1)+P_2(p_2-1)+P_3(p_3-1)+\ldots].$$

Bezüglich der näheren mathematischen Begründung der Methode verweisen wir wieder auf WEINBERG (l. c. S. 450 und 451).

Setzen wir nun den besonderen Fall, daß sämtliche Merkmalsträger der von unserer Auslese erfaßten Familien auch gleichzeitig Probanden wären, daß wir es mithin mit einer repräsentativen Auslese zu tun hätten, da dann alle positiven Fälle des statistischen Materials von uns zufällig erfaßt worden wären, so ist es klar, daß in diesem Falle überall $P = r$ ist und daß damit die allgemeinere Formel der Probandenmethode in die speziellere der Geschwistermethode übergeht. Stellen hingegen unsere Probanden nur einen sehr kleinen Bruchteil der kranken Individuen der Gesamtpopulation dar, so ist es wahrscheinlich, daß keine Familie durch mehr als einen Probanden in unserer Statistik vertreten sein wird; wir werden also in jeder Familie nur einen Probanden und eine wechselnde Anzahl von Sekundärfällen haben. Für diesen zweiten Spezialfall ist dann immer $P = 1$, und wir bekommen demnach die Formel:

$$[(r_1-1)+(r_2-1)+(r_3-1)+\ldots]:$$
$$[(p_1-1)+(p_2-1)+(p_3-1)+\ldots].$$

Hier noch einige Worte über das Anwendungsbereich der beiden Methoden, obwohl sich das bei genauer Berücksichtigung der dadurch vermiedenen Fehlerquellen von selbst ergibt. Unbedingt immer anzuwenden ist die Geschwistermethode bei recessivem Erbgang, da hier die Ehen zweier normaler Induviduen als Heterozygotenkreuzungen bzw. die Ehen eines Normalen mit einem Merkmalsträger als Kreuzungen eines Heterozygoten mit einem recessiven Homozygoten erst daran zu erkennen sind, daß unter ihren Nachkommen homozygot recessive Individuen, also Merkmalsträger vorkommen. Es können daher immer nur Kreuzungen berücksichtigt werden, unter deren Nachkommen sich mindestens ein Merkmalsträger befindet, daher ist die Anwendung der Geschwistermethode unbedingt nötig. Bei dominantem Erbgang ist sie in der Mehrzahl der Fälle ebenfalls anzuwenden, nämlich dort, wo man von Merkmalsträgern ausgeht und die Zahl der behafteten und freien unter ihren Geschwistern erfragt oder durch Untersuchung bestimmt. Denn selbstverständlich können auch hier nur solche Geschwisterschaften erfaßt werden, unter welchen sich wenigstens ein Merkmalsträger befindet. Eine Reihe von Geschwisterschaften aber, die ebenfalls aus gleichartigen Kreuzungen stammen, unter denen sich aber zufällig kein behaftetes Individuum befindet, bleibt auf diese Art ebenso unberücksichtigt wie beim recessiven Erbgang, und wir würden daher einen Fehler zugunsten der behafteten Individuen machen, wollten wir auf die Geschwistermethode verzichten. Nun ist es aber beim dominanten Erbgang, wo doch mindestens ein Elter auch behaftet sein muß, wo also die beiden Kreuzungstypen: behaftet $\times$ frei und behaftet $\times$ behaftet in Betracht kommen, auch möglich, von diesen Kreuzungen selbst auszugehen. Sammeln wir nun ohne Auslese eine größere Zahl von Ehen eines Trägers eines bestimmt dominant mendelnden Merkmals mit einer von dem Merkmal freien Person und notieren die Anzahl der behafteten und der freien unter den Kindern all dieser Ehen, wobei natürlich unter den Nachkommen mancher Ehen nur normale, bei manchen nur behaftete und bei den meisten beiderlei Kinder vorkommen werden, so dürfen wir diese Zahlen direkt und ohne Geschwistermethode verwenden. Handelt es sich nun überdies um eine repräsentative Auslese, so haben wir überhaupt keine Fehlerquelle zu berücksichtigen, sondern einfach die behafteten Nachkommen einerseits, die normalen andererseits zu addieren. Ein solches Beispiel werden wir im folgenden bei der Brachydaktylie, einem einfach dominant mendelnden Merkmal, kennenlernen. Hier gingen FARABEE sowohl wie DRINKWATER bei Berechnung des Verhältnisses der brachydaktylen zu den normalfingrigen Nachkommen aus $DR \times RR$ Kreuzungen von sämtlichen Ehen eines kurzfingrigen mit einem normalen Individuum in ihrem Gesamtmaterial aus, unter deren Kindern sie das gesuchte Verhältnis berechneten. Da überdies eine repräsentative Auslese vorlag, weil es sich jedesmal nur um einen einzigen weitverzweigten und bis in seine äußersten Ausläufer verfolgten Stammbaum handelte, mithin nicht die Gefahr bestand, daß Familien mit zahlreichen Merkmalsträgern relativ zu häufig in der Statistik vertreten wären, erübrigte sich die Anwendung der WEINBERGschen Methoden in diesen Fällen gänzlich.

Die dritte wesentliche Methode der menschlichen Vererbungsforschung, welche uns außer den Stammbaumbeobachtungen und den statistischen Methoden zur Verfügung steht, ist die *Zwillingsforschung*. Eineiige Zwillinge also solche, welche aus derselben befruchteten Eizelle hervorgegangen sind, bzw. überhaupt eineiige Mehrlinge (z. B. Vierlinge bei den Dasypodiden) sind nämlich die einzigen Individuen, welche einander genotypisch völlig gleichen (gleiches Ovulum und gleiches Spermatozoon, also vollkommen gleicher Chromosomenbestand), und erscheinen daher zum Studium dessen, was genotypisch und was paratypisch bedingt ist, geradezu ideal geeignet. Demgegenüber ist unter zweieiigen Zwillingen, welche ja aus zwei verschieden befruchteten Eizellen hervorgehen, in bezug auf genotypisch bedingte Merkmale keine größere Ähnlichkeit zu erwarten als sonst zwischen Geschwistern. Dies führte auch dazu, daß man die Diagnose der Eineiigkeit dort, wo man über die Eihautverhältnisse nichts mehr erfahren kann, aus der frappanten Ähnlichkeit der Individuen stellt. Sind Zwillinge einander in bezug auf die kleinsten Details des Körperbaues, der Gesichtsform, Haar- und Augenfarbe usw. zum Verwechseln ähnlich, derart, daß sie oft sogar von nahestehenden Personen immer wieder verwechselt werden und nur etwa durch bestimmte Zeichen in der Kleidung auseinandergehalten werden können, dann kann man sie mit Sicherheit als eineiige ansehen. Daß eineiige Zwillinge stets gleichgeschlechtlich sein müssen, ergibt sich aus dem Gesagten von selbst. SIEMENS, der sich besonders eingehend mit dem Zwillingsproblem befaßt hat, ist sogar so weit gegangen, die Eineiigkeitsdiagnose aus der Ähnlichkeit bestimmter somatischer Merkmale über die Eihautdiagnose zu stellen. Dem ist jedoch jüngst von maßgebender gynäkologischer Seite (G. A. WAGNER, P. KLEIN) entschieden widersprochen worden, und wir werden gut tun, diese Frage vorläufig offenzulassen.

Wir können also sagen, daß Merkmale und Eigenschaften, welche bei beiden Eineiern in identischer oder ähnlicher Weise ausgebildet sind, sofern wir ein zufälliges Zusammentreffen und die Entstehung durch gleiche Umweltbedingungen ausschließen können, schon keimplasmatisch angelegt sind. Der wesentliche Vorzug dieser Methode ist der, daß sich die in Frage kommenden Merkmale naturgemäß bei beiden Zwillingen viel häufiger wiederholen als sonst bei zwei Mitgliedern derselben Familie und daß unsere Aufmerksamkeit durch die oft verblüffende Ähnlichkeit zwischen den Eineiern auf zahlreiche feinere und feinste Einzelheiten gelenkt wird, die wir sonst gar nicht beachtet hätten, die uns aber doch interessante Aufschlüsse über die Struktur des Genotypus geben können[1].

Und nun zu den Grenzen der Methode. SIEMENS schließt aus dem häufigen dissoziierten Auftreten von Merkmalen bei dem einen Teil von eineiigen Zwillingspaaren auf nicht erbliche Bedingtheit des betreffenden Merkmals. Dieser Schluß ist trotz der Erbgleichheit der Eineier unrichtig, wie das schon J. BAUER gezeigt und kürzlich wieder VERSCHUER betont hat. Die Ergebnisse der Familienforschung und Vererbungsstatistik lassen sich durch das Verhalten eineiiger Zwillinge

[1] Bezüglich der zahlreichen sehr interessanten Beispiele von vollkommen gleichartigem Habitus und Morbidität bei eineiigen Zwillingen verweisen wir auf J. BAUER: Vorlesungen über allgemeine Konstitutions- und Vererbungslehre, ferner auf H. W. SIEMENS: Zwillingspathologie, auf DAHLBERG: Twin births and twins from a hereditary point of view, und auf v. VERSCHUER: Die vererbungsbiologische Zwillingsforschung.

nicht einfach umstoßen, vielmehr ergibt sich daraus eine neue Fragestellung, nämlich: Warum müssen genotypisch bedingte Merkmale bei erbgleichen Individuen nicht immer in gleicher Weise ausgebildet sein? Den Grund dafür sehen wir darin, daß jede einzelne Anlage ja nur im Rahmen der Umwelt und umgeben und beeinflußt von einer ganzen Reihe anderer Anlagen zur Wirkung gelangen kann und daß daher die phänotypische Manifestation einer vorhandenen Erbanlage noch von einer ganzen Anzahl während der Entwicklung wirksamer Faktoren in mehr minder hohem Maße abhängig ist, welche phänotypische Differenzen zwischen erbgleichen Individuen auch in bezug auf endogene Merkmale erklären können. Interessant ist es nun, daß vor allem asymmetrische Merkmale bei eineiigen Zwillingen diskordant auftreten. J. Bauer hat als erster darauf hingewiesen, daß dies eigentlich von vornherein nicht anders zu erwarten war, da die beiden Individuen eines eineiigen Zwillingspaares ungefähr den beiden symmetrischen Körperhälften bei normaler Entwicklung der befruchteten Eizelle zu einem einzigen Individuum entsprechen. Merkmale, welche in der Regel nur eine Körperhälfte betreffen (gewisse Formen von Naevi u. dgl.), werden wir also auch nicht bei beiden Zwillingen in gleicher Weise erwarten dürfen. Dabei sind es durchaus nicht nur paratypische Faktoren, welche diese Differenzen bedingen, wie Verschuer anzunehmen geneigt ist, sondern physiologische und pathologische Asymmetrien kommen typisch familiär vor, müssen also als solche im Keimplasma angelegt sein.

Wir werden mithin daran festhalten, daß Beobachtungen über isoliertes Auftreten eines Merkmals bei einem Teile eines eineiigen Zwillingspaares kein Beweis gegen seine genotypische Bedingtheit sind.

Die Manifestation genotypisch bedingter Merkmale und Eigenschaften kann unter Umständen auch von äußeren Momenten in mehr minder hohem Maße abhängig sein, so daß das Merkmal durch die Interferenz endogener und exogener Faktoren zustande kommt, welche dabei eine jeweils verschieden große Rolle spielen können. Hingegen ist es absolut unbegründet, wenn vielfach für ein und dasselbe Merkmal einmal ausschließlich exogene, das andere Mal, wo vielleicht zufällig Vererbung nachweisbar ist, nur endogene Ursachen angenommen werden.

Ehe wir den Abschnitt über die Methodik der Vererbungsforschung am Menschen schließen, wollen wir noch einige Worte über die Sammlung des Materials sagen. Selbstverständlich wird man immer trachten, eine möglichst große Zahl von Individuen auch in den Familien der Probanden selbst und mit allen uns zu Gebote stehenden klinischen Methoden zu untersuchen. Leider ist es aber nicht immer möglich, ganze Generationen einer Familie selbst zu Gesicht zu bekommen, und so ist man vielfach auf anamnestische Angaben angewiesen, deren Verwendung von manchen Autoren wegen ihrer angeblichen Unzuverlässigkeit überhaupt abgelehnt wird. Demgegenüber möchten wir bemerken, daß entsprechend sorgfältig und objektiv aufgenommene Anamnesen besonders bezüglich äußerer Merkmale, wie sie im folgenden hauptsächlich besprochen werden, meist richtig und von größtem Wert sind und daß kleinere Irrtümer, wie sie dabei vielleicht manchmal unterlaufen, sich im Gesamtmaterial gewiß ausgleichen. Wir halten die anamnestische Methode einerseits für unentbehrlich, andererseits aber bei Anwendung der nötigen Kautelen für durchaus erlaubt und verläßlich.

Wir haben bis jetzt erfahren, wie man das Vorhandensein einer bestimmten Erbanlage, ihren Erbgang und ihre Beziehungen zu anderen Genen feststellen kann. Damit ist aber die Analyse einer Anlage noch nicht vollkommen erschöpft. J. BAUER und ASCHNER unterschieden nämlich seinerzeit neben der *Qualität* einer Erbanlage, d. h. der Art und Weise ihrer Wirksamkeit, und neben ihrer *Intensität*, d. h. ihrer Durchschlagskraft, von welcher das Prävalenzverhältnis gegenüber ihren Allelomorphen, also der Erbgang des betreffenden Merkmals abhängig ist, noch zwei weitere variable Größen, nämlich ihre *Quantität* und ihre *Extensität*. Unter ersterer verstehen wir den jeweiligen Grad ihrer phänotypischen Wirksamkeit in dem Sinne, daß z. B. eine Anlage für Verdoppelung eines Fingers das eine Mal bloß zu einer Verbreiterung der Endphalanx mit Andeutung von Spaltung führt, das andere Mal hingegen zur Ausbildung zweier vollkommen selbständiger Finger, von welchen jeder einzelne einen Metakarpalknochen, drei Phalangen und die zugehörigen Weichteile besitzt. Das eine Mal ist die Quantität der Anlage zum Doppelfinger sehr gering, das andere Mal groß, dazwischen gibt es alle Übergänge. Als *Extensität* einer Erbanlage bezeichnen wir ihre Ausbreitung im Phänotypus. Um bei obigem Beispiel zu bleiben, wäre es in diesem Falle eine Frage der Extensität der Anlage zum Doppelfinger, ob dieser nur an einer Extremität oder an allen vier Extremitäten auftritt. Es hat sich uns im folgenden als zweckmäßig erwiesen, hier noch eine weitere Unterteilung zu machen und *Grad und Art der Extensität* zu unterscheiden. Der erstere bezieht sich auf das Ausmaß der Ausbreitung des Merkmals im Organismus, die Art der Extensität dagegen auf seine besondere Lokalisation. Es hinge also bei unserem Doppelfinger vom Grad der Extensität ab, wie viele Finger bzw. Zehen überhaupt verdoppelt sind, von der Art der Extensität dagegen, welche Finger von der Anomalie betroffen sind, ob der Daumen oder der kleine Finger usw.

*Der Weg, welchen wir zur Erforschung der genotypischen Repräsentation der einzelnen Anomalien des peripheren Bewegungsapparates anwenden wollen, wird also im Prinzip folgender sein: Zunächst die Feststellung, ob und inwieweit eine bestimmte Anomalie erbanlagemäßig bedingt ist, sodann ob ihr im Genotypus eine oder mehrere besondere Erbeinheiten entsprechen bzw. welche Wirksamkeit die betreffenden Anlagen sonst noch im Phänotypus entfalten, also die Qualität der Erbanlage. Dann werden wir ihre Quantität, den Grad und die Art ihrer Extensität sowie ihre Intensität studieren und zu ergründen trachten, wovon diese Faktoren abhängen. Schließlich werden wir noch die eventuellen Beziehungen zu anderen abnormen Erbanlagen zu erforschen versuchen, indem wir zusehen, ob die betreffende Anomalie mit irgendwelchen anderen auch endogen bedingten Merkmalen typisch kombiniert vorkommt und wie sich diese Kombinationen bei der Vererbung verhalten. Natürlich werden wir trachten, aus dieser Analyse der verschiedenen pathologischen Erbfaktoren auch einen möglichst weitgehenden Einblick in die Physiologie der genotypischen Repräsentation des Skelettsystems zu gewinnen.* Da die erbbiologischen Zusammenhänge das Leitmotiv des vorliegenden Heftes bilden, haben wir uns auch bei der Disposition hauptsächlich daran gehalten und uns bemüht, die Einteilung des Stoffes nach Möglichkeit vom Gesichtspunkte der genotypischen Zusammengehörigkeit vorzunehmen. Auch bezüglich der Ausführlichkeit, mit welcher wir die einzelnen Kapitel behandelten, war es für uns vor allem maßgebend, inwieweit die Analyse der in dem betreffenden Gebiet eine Rolle spielenden Erbfaktoren möglich war und zu neuen Ergebnissen führte. So ist es zu erklären, daß manche Anomalien, welchen vom Standpunkt der praktischen Orthopädie eine nur geringe Bedeutung zukommt, wie z. B. die Polydaktylie, Spalthand oder Brachydaktylie ebenso ausführlich oder sogar ausführlicher bearbeitet wurden als eine Reihe viel häufigerer und praktisch wichtigerer Deformitäten. Von dem gleichen Gesichtspunkte aus haben wir die zahlenmäßigen Varianten des Skelettsystems an die Spitze der Arbeit gestellt, weil hier eine besonders weitgehende Analyse der genotypischen Grundlagen möglich und dieses Kapitel am geeignetsten schien, in die Methodik und den Gedankengang unserer Arbeitsrichtung einzuführen.

Daß gewisse Kapitel der Orthopädie, vor allem die primär durch nervöse Störungen oder bloß durch Traumen zustande gekommenen Deformitäten, manche infektiöse Prozesse usw. für unsere Fragestellung überhaupt nicht in Betracht kamen, ist wohl selbstverständlich.

Zum Schlusse noch einige Bemerkungen über die biologische Bedeutung und Wertigkeit der Deformitäten. Hierbei sei zunächst nicht von eigentlichen Krankheiten, sondern nur von Anomalien die Rede. Nach J. Bauer bezeichnen wir alles, „was von der durchschnittlich häufigsten Beschaffenheit der Spezies, vom Arttypus abweicht“[1], als *Abartung* oder *Degeneration.* In diesem Sinne enthält der Begriff Degeneration zunächst kein Werturteil, sondern bedeutet lediglich das Andersbeschaffensein gegenüber dem normalen Durchschnitt. Einzelne solcher Degenerationszeichen finden sich wohl bei den meisten Menschen. Treten aber derartige Abartungszeichen bei einem und demselben Individuum gehäuft auf, so sprechen wir nach Bauer von einem *Status degenerativus,* und dieser bedeutet allerdings eine gewisse biologische Minderwertigkeit für seinen Träger. Nun finden sich alle Abartungszeichen am häufigsten in einem allgemein degenerativen Milieu, was der Ausdruck dafür ist, daß abnorme Veränderungen an bestimmten Stellen des Genotypus häufig gleichzeitig mit weitergehenden Störungen auch an anderen Stellen des Genotypus einhergehen. Je seltener nun eine Anomalie ist, desto regelmäßiger werden wir sie mit einem allgemeinen Status degenerativus vergesellschaftet finden, je häufiger sie ist, desto öfter werden wir sie als alleiniges Abartungszeichen antreffen. In diesem Sinne kommt also den einzelnen degenerativen Stigmen auch

[1] Selbstverständlich sind hier nur extreme Abweichungen gemeint und zwar solche, die bei nicht mehr als 4,5 % der Gesamtbevölkerung vorkommen.

eine bestimmte Wertigkeit zu, indem sie um so eher einen Hinweis auf eine bestimmte biologische Inferiorität ihres Trägers bilden, je seltener sie vorkommen.

Nachdem wir das Wesen und die Bedeutung der konstitutionellen Faktoren für die Entstehung von Krankheiten und Anomalien auseinandergesetzt haben, wollen wir, ehe wir auf den Bewegungsapparat im speziellen eingehen, noch kurz diejenigen exogenen Faktoren Revue passieren lassen, welche während des intrauterinen Lebens als Ursachen von Deformitäten in Frage kommen.

## 2. Intrauterin wirksame exogene Faktoren als Ursache von Deformitäten.

Für die Ätiologie und Pathogenese angeborener Deformitäten wurden folgende äußere Momente bisher in der Literatur angeführt:

1. *Druck der Uteruswand* (schon bei Hippokrates erwähnt, vgl. ferner LUECKE, BANGA, KOCHER u. a.) bei gleichzeitigem Fruchtwassermangel (vgl. MARTIN).
2. *Aktive Kontraktionen des Uterus*: bei spärlichem Fruchtwasser (BREISKY).
3. *Allgemeine Amnionenge.*
4. *Amnionverwachsungen* und Verklebungen infolge von mangelhafter Absonderung von Fruchtwasser oder infolge von Entzündungen (vgl. EWALD).
5. *Amniotische Fäden und Stränge.*
6. *Umschlingungen der Nabelschnur.*
7. *Einklemmung zwischen Nabelschnur und Amnion* (HEUSNER).
8. *Extrauteringravidität* oder Gravidität in einem Horn eines Uterus bicornis (LAZARUS, v. WINCKEL).
9. *Uterustumoren* (Myome).
10. *Mehrlingsschwangerschaft.*
11. *Raumbeengung durch Beckentumoren.*
12. *Infektionskrankheiten der Mutter.*

Bevor wir uns darüber klar zu werden suchen, inwieweit diese hier angeführten äußeren Einflüsse für die Entstehung der angeborenen Deformitäten überhaupt in Betracht kommen können, müssen wir uns zuerst über das Verhältnis der Frucht zu seiner Umgebung ein Bild machen. Nur so können wir uns eine halbwegs richtige Vorstellung von der Wirkung der äußeren Momente auf die Frucht und die Gebärmutter machen. Theoretisch sind folgende Möglichkeiten in Betracht zu ziehen:

1. eine normale (gut entwickelte, wohlgestaltete, genügend kräftige) Frucht befindet sich bei gehöriger Fruchtwassermenge in genügend großem Amnion in einem in seiner Gestalt nicht beeinflußten Uterus, also normale Frucht in normalem Fruchthalter;
2. eine normale Frucht in abnormer Umgebung (zuwenig Fruchtwasser, totaler Fruchtwassermangel bei extrachorialer Fruchtentwicklung, amniotische Verwachsungen und Verklebungen, Stränge und Fal-

ten, Mehrlingsschwangerschaft, Uterustumoren, Beckentumoren, Extrauteringravidität usw.);

3. kann eine abnorme Frucht in normaler Umgebung sich finden. Ein Fetus mit pathologischer Keimanlage oder ein Fetus, welcher eine intrauterine Erkrankung aufweist. Und schließlich gibt es sicherlich auch Fälle, wo

4. eine abnorme Frucht sich in abnormer Umgebung befindet.

Gehen wir nun auf die einzelnen äußeren Einflüsse näher ein:

Ad 1. Druck der Uteruswand: Bevor wir vom pathologischen intrauterinen Druck sprechen, müssen wir uns zuerst darüber klar werden, was wir unter normalem intrauterinen Druck verstehen. Dieser setzt ein normales Verhältnis zwischen dem Volumen des Fetus einerseits zur Fruchtwassermenge, andererseits zur Größe und Gleichmäßigkeit der Gestalt des Uterus bei physiologischem Muskeltonus voraus.

Unter abnormem intrauterinen Druck können wir uns wohl nur einen gesteigerten intrauterinen Druck vorstellen. Wir glauben, daß dieser nur bei einer wesentlichen Verminderung der Fruchtwassermenge zustande kommen kann, wobei dann die Uteruswand direkt den Fetus beengt. Solange die Fruchtwassermenge groß genug ist, daß der Fetus darin schwimmen kann, ist eine Druckwirkung auf einzelne seiner Teile physikalisch gar nicht vorstellbar. Bei extrachorialer Fruchtentwicklung findet sich nach den Ausführungen von LINZENMEYER und BRANDES durch den totalen Mangel des Fruchtwassers erstens Zunahme des Spannungsdruckes in utero durch das Wachstum der Frucht, zweitens Zunahme des Tonus der Uterusmuskulatur vom fünften Schwangerschaftsmonat an, weil von diesem Zeitpunkt an die Größenzunahme des Uterus mehr durch Dehnung seiner Wand als durch das Wachstum der Frucht erklärt wird. Außerdem kommen noch gleichfalls vom selben Zeitpunkt an vermehrte Uteruskontraktionen als Noxen für solche Feten in Betracht, welche durch akzidentelle Momente in ihrer Bewegungsfreiheit eingeschränkt sind. Es ist klar, daß diese Noxen sich am häufigsten an den Extremitäten auswirken können. LINZENMEIER und BRANDES beobachteten bei ihren Fällen von extrachorialerFruchtentwicklung am häufigsten Contracturen, und zwar vor allem Klumpfuß, oft auch mehrere Deformitäten gleichzeitig, z. B. multiple Contracturen. Niemals sahen sie vollkommene Luxationen. Bei schlaffem Uterus wird es nach Ansicht der genannten Autoren nicht zur Bildung von angeborenen Deformitäten kommen.

Ad 2. Aktive Kontraktionen des Uterus: Bei intaktem Amnion, welches mit dem in genügender Menge vorhandenen Fruchtwasser einen inkompressiblen Körper darstellt, in welchem der Fetus schwimmt, sind aktive Uteruskontraktionen auf diesen selbst wirkungslos, kämen also überhaupt nur bei Fruchtwassermangel in Betracht.

Sowohl der abnorme Druck der Uteruswand wie die aktiven Uteruskontraktionen können also kaum einen die Frucht deformierenden Einfluß ausüben. Sie könnten höchstens das einzig Kompressible am Uterusinhalt, die Größe der strömenden Blutmenge irgendwie beeinflussen, also nur von vorübergehender, nicht aber von bleibender Wirkung sein.

Es ist hier am Platze, auf die Theorie MURK JANSENS näher einzugehen, welcher sich das Zustandekommen einer Reihe angeborener Deformitäten und auch angeborener Systemerkrankungen, wie vor allem der Chondrodystrophie, neben mechanischer Raumbeengung hauptsächlich durch Zirkulationsstörungen während des Fetallebens infolge erhöhten intrauterinen Druckes erklärte. Je nach dem Zeitpunkt des Einsetzens dieser Schädigung sollen dann die verschiedenartigen Deformitäten zustande kommen. Das gleichzeitige Auftreten mehrerer angeborener Anomalien gilt ihm als Bestätigung seiner Hypothese. Das typisch familiäre Auftreten zahlreicher der hier in Betracht kommenden Anomalien erklärt sich nach MURK JANSEN durch eine Vererbung der abnormen Amnionverhältnisse.

Die Unhaltbarkeit der letzteren Ansicht wird an anderer Stelle noch ausführlicher auseinandergesetzt (vgl. S. 37). Es ist ohne weiteres klar, daß die Hypothese MURK JANSENS, für die der Autor selbst übrigens keine einzige beweiskräftige Tatsache vorzubringen vermochte, so geistvoll sie aufgebaut erscheint, eines realen Fundamentes entbehrt. Es wäre ja vollkommen unvorstellbar, daß z. B. eine so hochgradige und dauernde Zirkulationsstörung, wie sie zur Entstehung der Chondrodystrophie nötig wäre, nicht auch Schädigungen des übrigen Organismus machen sollte. Ebenso unerklärlich wären die einseitigen oder asymmetrisch ausgebildeten Fälle der hier in Betracht kommenden Deformitäten. Unerklärlich wäre es weiter, daß namentlich Anomalien mit sehr frühzeitiger teratogenetischer Terminationsperiode nicht regelmäßig mit zahlreichen und schweren anderen Mißbildungen kombiniert sind. Denn gerade eine in den ersten Embryonalwochen wirksame Zirkulationsstörung könnte ja gewiß nicht eine einzelne besondere Anomalie hervorrufen, sondern höchstens schwere Allgemeinschädigungen der sich entwickelnden Frucht. Die Hilfshypothese MURK JANSENS ist nicht bloß vollkommen unhaltbar, sondern sie ist auch angesichts der heute schon naturwissenschaftlich feststehenden Tatsachen der modernen Vererbungslehre zur Erklärung der von uns beobachteten Erscheinungen völlig überflüssig.

Ad 3 und 5. Das Vorkommen von amniotischen Verwachsungen und Verklebungen infolge von mangelhafter Fruchtwasserabsonderung oder infolge von Entzündungen ist in manchen Fällen strikt beweisbar. Aber selbst da läßt sich eine gleichzeitig beobachtete Anomalie bei weitem nicht immer ursächlich darauf zurückführen. Wir verweisen auf unsere näheren Ausführungen im Kapitel Polydaktylie (vgl. S. 36.)

Ad 6 und 7. Nabelschnurumschlingung: Die Nabelschnurumschlingung kommt bei Tieren sehr häufig vor, macht jedoch hier keine Deformitäten. In Einzelfällen mag sie immerhin als begünstigendes Moment gewisser kongenitaler Deformitäten in Betracht kommen. Die von HEUSNER angenommene Einklemmung zwischen Nabelschnur und Amnion spielt ätiologisch bei der Genese der angeborenen Deformitäten keine Rolle.

Ad 8 und 10. Extrauteringravidität und Mehrlingsschwangerschaft sind kaum zu berücksichtigen, weil das Austragen einer Extrauteringravidität sehr selten vorkommt und die Mehrzahl der Zwillingskinder ja gar keine Deformität aufweist.

Ad 9 und 11. Uterustumoren und Infektionskrankheiten der Mutter werden wohl öfters beobachtet. Sie für einige Fälle von angeborenen Deformitäten als ursächliches Moment anzusprechen, ist immerhin denkbar, so bei abnorm großen, nach innen wachsenden Uterustumoren, bei nachweislicher Lues oder Typhus der Mutter.

Ad 12. Der Einfluß der Raumbeengung durch Beckentumoren auf die Frucht ist nur bei sehr umfangreichen, ins große Becken sich ausbreitenden oder weiter in den oberen Bauchraum wachsenden Tumoren möglich.

Und nun wollen wir noch auf den *Zeitpunkt* des Einwirkens dieser äußeren Kräfte näher eingehen. Die Zeit der Entwicklung der angeborenen Deformitäten reicht zumeist in die *ersten zwei Schwangerschaftsmonate* zurück. Wie können wir uns nun während dieser Zeit die Wirkung der hier angeführten exogenen Faktoren auf den Fetus vorstellen?

Abnorme Druckverhältnisse, aktive Kontraktionen des Uterus bei spärlichem Fruchtwasser wirken in der Zeit der ersten 2 Schwangerschaftsmonate am ausgesprochensten, aber auch Amnionenge kann sich schon in dieser Periode auswirken. Amniotische Verwachsungen und Verklebungen sowie amniotische Stränge können nach der heutigen Auffassung der Entstehung des Amnions *spontan* ebenfalls nur in der allerersten Zeit der Schwangerschaft entstehen, in welcher die Amnionhöhle durch Verflüssigung des Epithels zustande kommt, also nur in den ersten zwei Wochen. *Artifiziell* durch vergebliche Abortusversuche (Kermauner) entstandene amniotische Verwachsungen kann man sich wohl nur in den ersten 6 Wochen vorstellen. Denn bis zur 6. Woche liegt das Amnion noch ziemlich knapp der Frucht an, und diese schwimmt damit im Magma reticulare innerhalb der weit größeren Chorionmembran. Nabelschnurumschlingungen, Extrauteringravidität oder Gravidität in einem Horn eines Uterus bicornis, Uterustumoren sowie Mehrlingsschwangerschaften hingegen können selbstverständlich während der ganzen Schwangerschaft sich als störend erweisen. Ihre vielfach angenommene Wirkung dürfte aber im Zeitabschnitt vom 2. bis 6. Monat durch die physiologische Zunahme der Fruchtwassermenge bedeutend abnehmen. Vom 2. bis 6. Monat nimmt ja die Fruchtwassermenge ständig zu, so daß der Fetus im 6. Monat im Fruchtwasser am besten schwimmt. Wohl erst nach dem 6. Schwangerschaftsmonat zur Zeit der relativen Verringerung der Fruchtwassermenge könnte sich der Druck der Uteruswand abermals auswirken und in dieser Zeit auf diese Weise wohl Haltungsanomalien, aber kaum schwerere Deformierungen der Knochen hervorrufen. In der Zeit vom 6. bis 10. Schwangerschaftsmonat kann man sich sehr gut ein Caput obstipum, einen leichten Klumpfuß, eine Beugecontractur der Hüfte oder etwa eine Streckcontractur des Kniegelenks entstanden denken, aber niemals eine Chondrodystrophie usw.

Bei all diesen Möglichkeiten müßte man als Grundprinzip gelten lassen, daß der von außen auf die Frucht ausgeübte Druck stärker sein müsse als der die inneren, physiologischen, das Wachstum bestimmenden Kräfte bedingende Innendruck, also größer als die innere Wachstumsenergie der Knochen, Bänder, Gelenkkapseln, Fascien und Muskeln.

Erstes Kapitel.

# Zahlenmäßige Varianten des Skelettsystems.

## 1. Polydaktylie.

Zu den Mißbildungen im Bereiche des Extremitätenskelettes, deren heredofamiliäres Vorkommen von altersher als typisch bekannt war, für deren Entstehen wir also nach unseren heutigen Kenntnissen eine abnorme Beschaffenheit des Keimplasmas verantwortlich machen müssen, gehört vor allem die Polydaktylie (Hyperdaktylie, Vielfingerigkeit).

Die in der Literatur niedergelegten Beobachtungen über Heredität dieser Mißbildung sind so zahlreich, daß wir unmöglich auch nur die wichtigsten im einzelnen berücksichtigen können. HENNIG konnte schon im Jahre 1880 77 Familien zusammenstellen, in welchen die Polydaktylie erblich war und alle Autoren, welche sich eingehender mit der Hyperdaktylie des Menschen befaßt haben, bezeichnen ihre Vererbbarkeit als häufiges Vorkommnis. (GRUBER, ZANDER, BATESON, KÜMMEL, PFITZNER, BOINET, JOACHIMSTHAL, KLAUSSNER, BALLOWITZ, SCHWALBE, SLINGENBERG, LEWIS, POHL, GROTE, KÖHLER, u. a.)

Das berühmteste Beispiel sind wohl die von POTTON beschriebenen Bewohner des französischen Gebirgsdorfes *Izeaux* im Departement de l'Isère, unter welchen Hexadaktylie auftrat und die lange Zeit hindurch nur untereinander Ehen eingingen, so daß schließlich sämtliche Bewohner hexadaktyl waren. Als dann bessere Verkehrsbedingungen Heiraten in die umgebenden Orte ermöglichten, verlor sich die Polydaktylie allmählich. VAN DERBACH berichtet über die spanische Familie Los Pedagos, in welcher 40 Mitglieder diese Anomalie aufwiesen.

Statt weiterer Beispiele, von welchen das eine oder andere später von besonderen Gesichtspunkten aus noch besprochen werden soll, bilden wir zur Illustration des Gesagten nur noch den Stammbaum von Lukas ab (vgl. Abb. 7).

Im Tierreich finden wir die Polydaktylie speziell unter den domestizierten Tieren nicht allzu selten. Auch da tritt sie häufig erblich auf und kann sogar zum Rassenmerkmal werden, wie bei den Houdan- und Dorking-Hühnern oder die „doppelte Wolfsklaue" der Bernhardinerhunde (RUBELI). Unter den Säugetieren bezeichnet SCHLEGEL als besonders häufig polydaktyl Pferd, Schwein und Wiederkäuer, BATESON erwähnt noch die Katze, unter den frei lebenden Wiederkäuern besonders Rehe und Damwild. POULTON beschreibt eine polydaktyle Katzenfamilie, GOODMAN ein dreizehiges Rind, in dessen Familie die Dreizehigkeit den Nachforschungen BATESONS zufolge durch

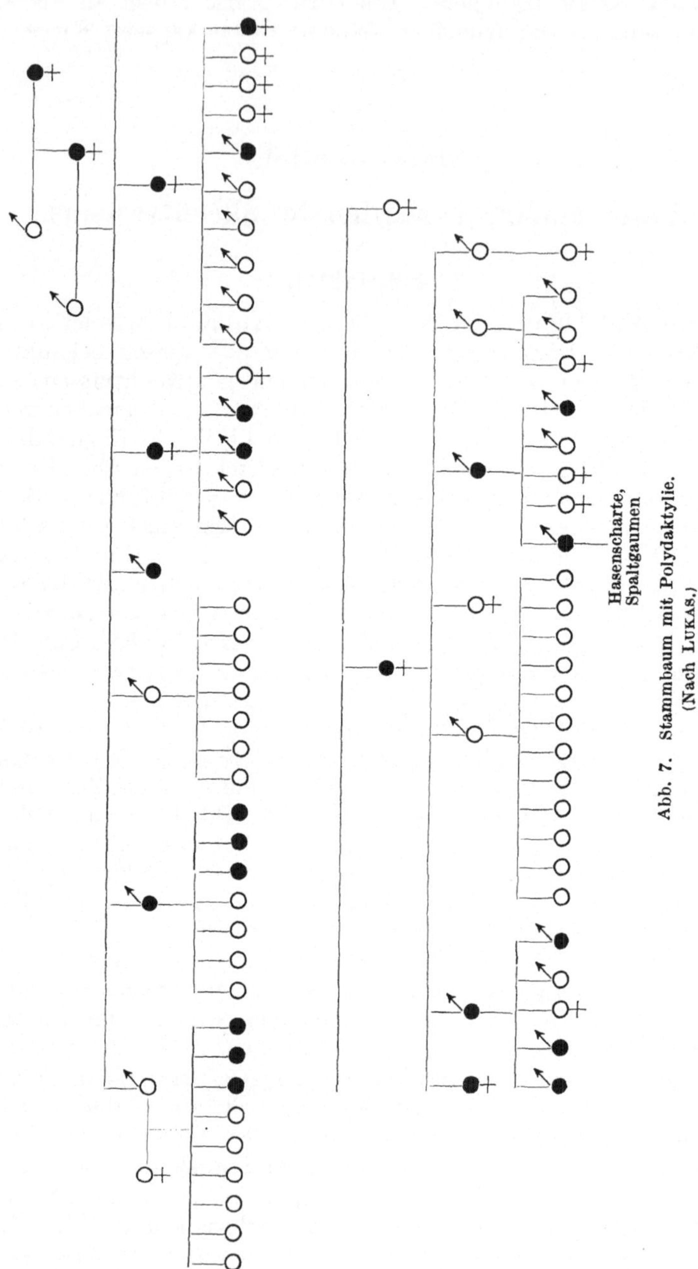


Abb. 7. Stammbaum mit Polydaktylie.
(Nach LUKAS.)

10 Generationen vererbt worden war. Ein besonders interessantes, ebenfalls schon von Bateson entsprechend gewürdigtes Beispiel unter den Reptilien stellen die bereits den Schlangen sehr nahestehenden Chalciden dar, welche nur stummelartige Extremitäten besitzen, die — wie alle rudimentären Organe — großen Variationen unterworfen sind. So unterscheiden sich die einzelnen Vertreter der Gattung zum Teil durch ihre Zehenzahl; Chalcides ocellatus und Ch. bedriagae haben relativ gut entwickelte Extremitäten mit je 5 Zehen, Ch. tridactylus 3 Zehen und Ch. Guentheri überhaupt nur ganz kleine konische Gliedmaßenstummel. Aber auch die einzelnen Individuen zeigen auffallend oft Abweichungen von der Norm ihrer Art nach der Plus- und Minusseite hin. Wir finden also Polydaktylie und Oligodaktylie bei den Chalciden besonders häufig, mithin eine große individuelle Variabilität der Zehenzahl gerade dort, wo sie auch zwischen einander sehr nahestehenden Arten Verschiedenheiten aufweist.

Die spontane Polydaktylie ist demnach beim Menschen und im Tierreich vererbbar. Hier noch einige Worte über die Beweiskraft derartiger Beispiele: Im allgemeinen können wohl selbst die bestechendsten kasuistischen Mitteilungen über familiäre Häufung eines Merkmals seine endogene Bedingtheit nicht beweisen. Es sind Auslesefälle, für welche sich ein bloß zufälliges Zusammentreffen in derselben Familie nicht ohne weiteres sicher ausschließen läßt. Erst ein an größerem Materiale und mit allen Kautelen der Wahrscheinlichkeitsrechnung durchgeführter statistischer Vergleich zwischen den Familien von Merkmalsträgern und Nichtmerkmalsträgern kann hier in der Regel Klarheit schaffen. Anders in unserem vorliegenden Falle und auch bei fast allen der im folgenden noch zu besprechenden Anomalien. Hier handelt es sich nämlich um so seltene Verbildungen (die Polydaktylie macht ca. 0,0025% der orthopädischen Deformitäten aus), daß ihr Vorkommen bei mehr als einem oder gar bei zahlreichen Mitgliedern derselben Familie unmöglich durch bloßen Zufall erklärt werden kann. Wir müssen also bei sehr seltenen Anomalien auch mehr minder zahlreiche kasuistische Beispiele von heredofamiliärem Vorkommen an sich praktisch als Beweis ihrer genotypischen Bedingtheit ansehen. Nach dem Gesagten kann es keinem Zweifel unterliegen, daß die Ursache der Polydaktylie, welche nicht nur gelegentlich, sondern sogar sehr häufig familiär vorkommt, in einer oder mehreren abnormen Erbanlagen zu suchen ist.

So sehr sich diese Auffassung auf Grund der bekannten Tatsachen dem Beobachter förmlich aufdrängt, so ist sie doch noch lange nicht allgemein anerkannt. Dies kann uns allerdings nicht wundern, da es erst durch die moderne Vererbungslehre, die ja eine verhältnismäßig junge Wissenschaft ist, möglich wurde, die längstbekannten Fakta richtig zu würdigen und zu deuten. So erklärt es sich denn, daß wir in der Literatur immer wieder die Angabe finden, die Polydaktylie entstehe durch exogene, während des intrauterinen Lebens wirksame Faktoren, vor allem Anomalien des Amnion (Ahlfeld, Zander, Kümmel, Ballowitz u. a.). Unter diesen (vgl. S. 29) waren es speziell die Amnionstränge, die sog. Simonardschen Bänder, welche durch Spaltung der Fingeranlagen Verdopplungen hervorbringen sollten. Diese Möglichkeit erschien nahegelegt durch die Erfahrungen über experimentelle Hyperdaktylie, wie sie z. B. TORNIER an Amphibien durch Einschnürung der Extremitätenanlagen in einer bestimmten Entwicklungsperiode erzeugen konnte. Nebenbei sei bemerkt, daß Tiere mit derartiger experimenteller Polydaktylie diese — wie ja nicht anders zu erwarten — niemals auf ihre Nachkommenschaft übertrugen (vgl. POL). Wir sehen also, daß es nicht angeht, experimentelle und spontane Hyperdaktylie ohne weiteres in Analogie zu setzen.

Wir wollen nun gleich hier die für eine große Zahl der Skelettmißbildungen immer wieder herangezogene Theorie ihrer amniogenen Entstehungsweise ihrer prinzipiellen Wichtigkeit wegen näher besprechen und zunächst klarzulegen versuchen, was eigentlich auf die Wirkung von Amnionsträngen zurückgeführt werden darf und muß und was nicht. Es kann ja gar nicht bezweifelt werden, daß gelegentlich z. B. intrauterine Amputationen durch Amnionabschnürungen vorkommen, wurden doch in einer Reihe von Fällen auch die abgeschnürten Teile bei der Geburt gefunden (CHAUSSIER, WATKINSON, FITSCH, MARTIN u. a.). Aber schon SCHWALBE betont ausdrücklich, daß wir nur dort ein Recht haben, derlei Mechanismen anzunehmen, wo ein nachweisbares materielles Substrat dafür vorliegt, also etwa Schnürfurchen, Reste von Amnionfäden u. dgl. und wo das Entstehen der Mißbildung auf diesem Wege mechanisch gut verständlich erscheint. Freilich ist es auch da noch möglich, daß wir Amnionreste neben Anomalien treffen, welche mit ihnen in keinerlei ursächlichem Zusammenhang stehen, und manches spricht sogar dafür, daß gerade in ihrer Keimanlage abnorme, mehrfach mißbildete Früchte auch kein normales Amnion zu produzieren imstande sind.

Wir werden also einen ursächlichen Zusammenhang zwischen Amnionanomalie und Mißbildung vor allem dort suchen, wo klare mechanische Beziehungen zwischen der Art der Mißbildung und den gefundenen Amnionresten bestehen. In diesen Fällen handelt es sich nun meistens um vollkommen regellose, asymmetrische Verstümmelungen, denen man die Entstehung durch eine nicht gesetzmäßig wirksame äußere Gewalt auf den ersten Blick ansieht. Gewöhnlich sind es Enddefekte, doch können gelegentlich auch Syndaktylie, Deformitäten einzelner Finger usw. auf diese Weise zustande kommen. Für uns ist wichtig, daß gerade in diesen Fällen eine Vererbung der Anomalie nicht beobachtet wurde (vgl. JOACHIMSTHAL, KLAUSSNER).

Ganz anders steht die Sache bei den typischen Mißbildungen der Extremitäten, wie wir sie im folgenden zu besprechen haben werden. Vor allem sind sie zum großen Teile auch bei Anamniern mehr oder minder häufig beobachtet worden. Viele von ihnen (Polydaktylie, Syndaktylie, Spalthand und -fuß, Brachydaktylie u. a.) treten in der Mehrzahl der Fälle symmetrisch auf, und für sie alle können wohl Amnionstränge und -verwachsungen pathogenetisch nicht in Betracht kommen. Wenn wir uns nämlich auch vorstellen könnten, daß Amnionfäden in dem einen oder anderen Ausnahmsfalle zufällig symmetrische Mißbildungen beider Körperhälften verursachen, so ist es völlig undenkbar, daß dies bei bestimmten Mißbildungen fast regelmäßig, bei anderen wieder seltener der Fall sein sollte. Ebenso unerklärlich wäre natürlich die bestimmte, typische, durch Generationen festgehaltene Lokalisation einer Mißbildung, das häufigere Auftreten überzähliger Finger an den Rändern der Extremitäten, was sich noch allenfalls durch die weniger geschützte Lage der Randfinger erklären ließe, oder gar das vorwiegende Betroffensein der mittleren Finger durch Ektrodaktylie, die Prädisposition des 2. und 5. Fingers für Brachydaktylie u. a. m. Das wichtigste Argument aber gegen die amniogene Entstehungsweise einer Mißbildung bildet der Nachweis ihres hereditären Vorkommens. Dieses wurde von den Anhängern der Amniontheorie immer durch die Annahme erklärt, daß sich eben nicht die betreffende Anomalie, sondern die Neigung zur Bildung eines abnormen Amnions vererbe. Nun sollen aber Polydaktylie, Syndaktylie und Ektrodaktylie, Knochendeformitäten aller Art, Hasenscharte, Klumphand und -fuß, kongenitale Gelenkscontracturen und -luxationen, Chondrodystrophie u. v. a. m. durch Amnionanomalien zustande kommen. Man müßte also erwarten, daß in Familien mit Neigung zur Bildung eines pathologischen Amnions alle diese Anomalien in buntem Wechsel vorkommen, ja daß sie auch beim selben Individuum in regelloser Weise, zum Teil gleichzeitig auftreten. In Wirklichkeit sehen wir aber, daß sich in gewissen Familien immer dieselben Mißbildungen, zum Teil in gesetzmäßig immer wiederkehrender Kombination mit bestimmten anderen vererben. Das allein ist schon ein Beweis dafür, daß tatsächlich die betreffende Anomalie, nicht das abnorme Amnion vererbt wird. Wir erwähnten schon oben, daß gerade in Fällen sicher amniogener Mißbildungen Heredität nicht beobachtet wird. Auch Kombinationen von Mißbildungen des Skeletts mit anderen, mechanisch nicht erklärbaren Anomalien (gewisse Mißbildungen der Zähne, Haut, Eingeweide usw.) beweisen die Unzulänglichkeit der Erklärungsversuche durch intrauterin wirksame exogene Faktoren.

*Wir können also sagen, daß eine rein amniogene Entstehungsweise für gesetzmäßig symmetrisch auftretende Mißbildungen mehr als unwahrscheinlich ist, daß sie vollends dort, wo Heredität nachgewiesen ist, überhaupt nicht in Frage kommt; vielmehr sind solche Fälle, wie wir schon einleitend dargelegt haben, für die Existenz einer genotypischen Anlage der Mißbildung beweisend.*

Kommen wir wieder auf unser spezielles Beispiel, die Polydaktylie zurück, so wären die zahlreichen Fälle ganz unerklärlich, in welchen die überzähligen Finger miteinander oder mit dem Nachbar verwachsen sind. Ist es doch undenkbar, daß eine äußere mechanische Gewalt zwar die zentrale Knochenanlage spalten sollte, nicht aber die darüber liegenden Weichteile und die Haut.

Selbstverständlich gilt alles hier gegen die amniogene Theorie der Polydaktylie beim Menschen Gesagte mutatis mutandis auch für den schon von Schwalbe und in neuerer Zeit wieder von mehreren Seiten (Przibram, Rochlin, Duncker) unternommenen Versuch, die Polydaktylie als Superregeneration nach intrauterinen Verletzungen zu erklären, da auch diese Verletzungen vorwiegend durch Amnionfäden entstehen müßten.

Auch die von BALLOWITZ beobachtete und zur Erklärung der Hyperdaktylie durch Spaltung herangezogene Verteilung der Weichteile scheint uns eher im entgegengesetzten Sinne zu sprechen. BALLOWITZ sah nämlich bei einem Doppeldaumen, daß sich die Muskulatur eines einzigen Daumens auf die beiden Finger verteilte, meint also, daß es sich um Spaltung eines Fingers handelt. Doch würden wir bei einem mechanischen Spaltungsprozeß eher erwarten, daß auch die Muskelanlage in zwei Teile geteilt wird und möchten diese Beobachtung lieber dahin deuten, daß hier eine isolierte abnorme Anlage des Skeletts bei normaler Entwicklung der Weichteile vorliegt.

Wir wollen noch erwähnen, daß KAUFMANN in ihren unter BRAUS Leitung ausgeführten, sehr exakten und umfangreichen embryologischen Untersuchungen an Houdanhühnern auf Amnionanomalien speziell geachtet hat und unter allen beobachteten Fällen ein einziges Mal eine solche tatsächlich nachweisen konnte. Hier war die eine Extremität vom Amnion eng umschnürt, dessen Falten handschuhartig allenthalben zwischen die Zehen eingezwängt waren. Und gerade diese Extremität hatte eine normale Zehenzahl!

Eine andere, seinerzeit heißumstrittene Frage, ob nämlich die Polydaktylie als Atavismus aufzufassen sei, wollen wir hier nur ganz kurz besprechen, da sie im Grunde für unser Hauptproblem kaum von Belang ist. Für die Tatsache der genotypischen Bedingtheit dieser Anomalie und für die nähere Analyse des ihr zugrunde liegenden Gens bzw. Genkomplexes ist es ja vollkommen gleichgültig, ob sie die Wiederholung einer phylogenetisch älteren Form darstellt oder nicht. Gegen die atavistische Natur der Anomalie, wie sie vor allem DARWIN, BARDELEBEN annahmen, spricht die schon von GEGENBAUR, WIEDERSHEIM u. a. hervorgehobene Tatsache, daß es in der Reihe der Säugetiere und Vögel keine Spezies mit mehr als fünf Zehen gibt — erst bei den Fischen kommen mehrstrahlige Flossen vor. Ferner hat sich die von DARWIN für seine Theorie ins Feld geführte Beobachtung von der Regenerationsfähigkeit operativ entfernter überzähliger Finger als nicht stichhaltig erwiesen; zwar liegen in der älteren Literatur noch einige ähnliche Beobachtungen vor (FACKENHEIM u. a.), doch wurde das Nachwachsen nicht bei Enucleation im Gelenk, sondern nur bei Amputation des Knochens beobachtet, und schon GEGENBAUR zeigte, daß es sich nicht um eigentliche Regeneration, sondern bloß um das Auswachsen des Epiphysenfugenknorpels handelt. Auch die Lehre BARDELEBENS, welcher das Os pisiforme bzw. die Sesambeine des Daumens und der großen Zehe als rudimentäre Randstrahlen ansieht, bietet keine Stütze für diese Auffassung der Polydaktylie. Einerseits sehen wir in Fällen von ulnarer Hyperdaktylie z. B. das Os pisiforme meist normal entwickelt und nicht mit dem überzähligen Finger in Verbindung, andererseits macht schon ZANDER mit Recht darauf aufmerksam, daß diese sog. Strahlenrudimente proximal in der Hand- bzw. Fußwurzel lokalisiert sind und gar nicht den Ausgangspunkt der Hyperdaktylie bilden, welche ja im Gegenteil gewissermaßen distal beginnt, so daß in der Regel bei unvollkommener Ausbildung nur die distalen Phalangen betroffen sind, die proximalen dagegen nicht, während das Umgekehrte nur äußerst selten beobachtet wird.

Kaufmann konnte ferner zeigen, daß sich bei Hühnern die überzähligen Strahlen aus dem Nachbarstrahl entwickelten derart, daß zunächst vom Metakarpalknochen ein Sproß ausgeht, welcher sich gewöhnlich sekundär gliedert, manchmal aber schon von vornherein mehrere Ossificationszentren enthalten kann. Diese Beobachtung wird auch von Braus und Kaufmann als Beweis gegen die atavistische und gegen die Amniontheorie der Polydaktylie angesehen. Schließlich wären die in der Röntgenära immer zahlreicher bekanntgewordenen Fälle von nicht randständigen überzähligen Fingern als Atavismus überhaupt nicht zu erklären.

Wir können also heute mit Bestimmtheit sagen, daß die Polydaktylie eine endogen bedingte, nicht atavistische Varietät ist. Wir haben die genotypische Repräsentation dieses Merkmals bereits a. O. ausführlich analysiert und verweisen bezüglich aller Einzelheiten auf unsere Arbeit in Zeitschrift für Konstitutionslehre Bd. 14, Heft 2. Wir konnten dort zeigen, daß nicht bloß die Polydaktylie als solche, sondern auch ihre Quantität und Extensität (vgl. S. 27) in vielen Fällen vererbbar ist. Die *Quantität*, d. h. also in unserem Beispiel der Grad der Ausbildung des überzähligen Fingers vom rudimentären Anhangsgebilde bis zum vollentwickelten selbständigen Strahl, diese Quantität erwies sich für manche Familien als ganz auffallend konstant. Es ergibt sich daraus, daß auch die Quantität der Anomalie endogen bedingt oder mindestens mitbedingt ist, d. h. daß das Keimplasma eines Polydaktylen nicht einfach die Anlage zur Bildung eines überzähligen Fingers enthält, sondern daß auch der Grad seiner Ausbildung daselbst schon registriert ist. Allerdings zeigten unsere Untersuchungen, daß dieser anlagemäßige Faktor für das phänotypische Resultat nicht allein maßgebend sein kann, insofern, als in anderen Fällen bei verschiedenen Mitgliedern der gleichen Familie, oder sogar am selben Individuum, zwischen rechts und links Differenzen der Quantität auftreten können. Fälle, in welchen sich solche Seitendifferenzen in analoger Weise vererben, weisen wieder darauf hin, daß auch hier noch unbekannte endogene Momente eine gewisse Rolle spielen dürften.

Was die *Extensität* anlangt, so haben wir hier und bei allen folgenden Beispielen prinzipiell zwischen *Grad und Art der Extensität* unterschieden, weil es sich herausstellte, daß diese beiden Eigenschaften genotypisch in durchaus verschiedener Weise angelegt sind. Unter *Grad der Extensität* verstehen wir die Anzahl der Stellen, an denen ein Merkmal manifest wird; in unserem Falle, wie viele Extremitäten einen überzähligen Strahl tragen. Sie war bei der Polydaktylie bis zu einem gewissen Grade familiär konstant.

Die *Art der Extensität* hingegen besagt, an welchen Stellen des Organismus ein Merkmal manifest wird, für unser Beispiel, welcher Finger verdoppelt ist. Diese Art der Extensität erwies sich nun für die Polydaktylie bei genauester Durchsicht der Literatur mit ganz wenigen Ausnahmen in derselben Familie als geradezu verblüffend konstant. Insbesondere ist auch in denjenigen Fällen, wo der überzählige Strahl eine atypische Lokalisation hat, sich also nicht am Rande der Extremität befindet, sondern zwischen zwei Fingern eingeschaltet ist, diese Lokalisation bei allen Mitgliedern einer Familie stets dieselbe (vgl. Stammbaum Abb. 8).

Wie wir uns die genotypische Repräsentation der Quantität und des Grades der Extensität eines Merkmals vorzustellen haben, soll weiter unten noch erläutert werden. Was aber die Art der Extensität anlangt, konnten wir in unserer oben zitierten Arbeit für die Polydaktylie nachweisen, daß eine besondere pathologische, vom eigentlichen Polydaktylie-Gen verschiedene Erbanlage für die jeweilige Lokalisation der Anomalie

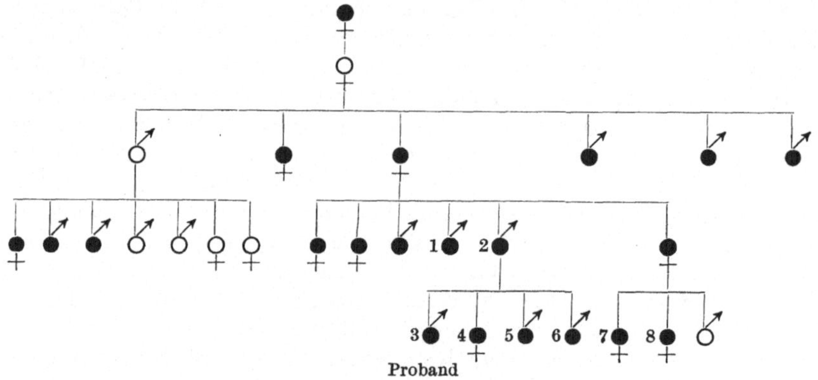


Abb. 8. Stammbaum mit Polydaktylie und Syndaktylie. (Nach SMITH und NORWELL.)

Bei allen Betroffenen findet sich der überzählige Finger zwischen dem 3. u. 4., die überzählige Zehe am fibularen Rand.

maßgebend ist. Die Auswirkung dieser zweiten Anlage haben wir uns als eine unspezifische, abnorme Lokaldisposition des betreffenden Fingers vorzustellen, welche diesen Strahl gewissermaßen zu einem Locus minoris resistentiae macht, an dem eine andere pathologische Erbanlage, in unsererm Falle ein Gen für Mehrfachbildung der Finger, manifest werden kann. Da aber die Polydaktylie, worauf wir sogleich zurückkommen, in der Regel einem einfach dominanten Erbmodus folgt, war die Annahme zweier verschiedener pathologischer Erbanlagen nur unter der Voraussetzung möglich, daß diese beiden Gene aneinander gekoppelt und beide über ihre normalen Allelomorphen dominant sind. Da nämlich gekoppelte Gene in der Regel ungetrennt wie ein einziges miteinander weitervererbt werden, wovon es jedoch seltene Ausnahmen gibt (vgl. S. 8), so ist mit unserer Annahme sowohl der einfach dominante Erbgang trotz Vorhandenseins zweier verschiedener Anlagen, wie auch die exquisite Vererbbarkeit der Lokalisation des überzähligen Fingers und auch die gelegentlich beobachteten Ausnahmen in befriedigender Weise erklärt. Die wenigen Fälle nämlich, wo Mitglieder der gleichen Familie überzählige Finger an verschiedenen Stellen aufweisen, sind durch die ausnahmsweise vorkommende Trennung sonst gekoppelter Erbanlagen, den sog. Faktorenaustausch im Rahmen unserer Vorstellungen ebenfalls leicht verständlich.

Der *Erbgang* der Polydaktylie ist, wie schon erwähnt, meist ein einfach dominanter. Dies geht hauptsächlich aus den statistischen Untersuchungen DRESELS hervor, welcher eine größere Anzahl von Stammbäumen aus der Literatur nach der WEINBERGschen Probandenmethode verarbeitete und dabei unter den Kindern eines behafteten, also wahrscheinlich heterozygoten mit einem freien, also wahrscheinlich homozygoten Elter das Verhältnis der polydaktylen zu den normalfingerigen Individuen gleich 58 : 60 fand. Diese Zahlen entsprechen den theoretisch geforderten von 1 : 1 mit größtmöglicher Annäherung. Bei Durchsicht der einzelnen bekannten Stammbäume ergibt sich aber, daß die Dominanz der pathologischen Erbanlage nicht ausnahmslos Geltung haben kann. Es gibt neben einer größeren Anzahl sporadischer Polydaktyliefälle sowohl Stammbäume, in welchen eine einzelne Generation übersprungen wird, während sich die Anomalie sonst auch hier nach dominantem Typus vererbt (LENGLEN, KOPSTADT, MUIR, LUCAS, MENNING, VOGEL u. a.), als auch solche, in welchen im Verlaufe vieler Generationen einige vereinzelte Polydaktyliefälle auftreten, so wie es für einen recessiven Erbgang charakteristisch ist (BOINET, O. KOEHLER, COTTE Fall 2). Wie KOEHLER aber mit Recht betont, reicht die Annahme eines gelegentlichen recessiven Mendelns der Polydaktylieanlage zur Erklärung dieser Fälle allein nicht aus, da es bei derartig seltenen Anomalien mehr als unwahrscheinlich ist, daß mehrere Mitglieder einer solchen Familie zufällig mit Ehepartnern zusammentreffen, welche auch in bezug auf die gleiche seltene Erbanlage heterozygot wären. Die Polydaktylieanlage kann sich wohl in gewissen Fällen ihrem normalen Allelomorph gegenüber recessiv verhalten, also in heterozygotem Zustand latent bleiben, im homozygoten dagegen manifest werden. Das beweisen die gar nicht so seltenen Fälle von Auftreten der Mißbildung unter den Nachkommen aus Verwandtenehen, wenn die Eltern normal waren (DEVAY, AABEL, JOACHIMSTHAL, ROUCAYROL, FELLER, COTTE u. a.). In den oben zitierten Stammbäumen werden wir allerdings keinen durchaus recessiven Erbgang annehmen dürfen, dagegen einen Dominanzwechsel in der gleichen Familie in dem Sinne, daß die pathologische Erbanlage bei bestimmten Familienmitgliedern in heterozygotem Zustand latent bleibt (recessives Verhalten), bei anderen dagegen manifest wird (dominantes Verhalten). Festgehalten muß dabei werden, daß die recessiv mendelnden Polydaktylieanlagen zu den Ausnahmen gehören. Es versteht sich wohl von selbst, daß auch die sporadischen Fälle zum Teil hierher zu rechnen sind, zum Teil aber auch die dominante Anlage enthalten können, wenn sie nämlich bei einem Individuum etwa durch Mutation entstanden ist und zufällig auf keinen seiner Nachkommen übertragen wird. Bezüglich der eingehenderen Begründung unserer Anschauung und gleichzeitig bezüglich der ausführlichen Widerlegung von KOEHLERS Auffassung, der sich mit diesen Fragen ebenfalls beschäftigt hat, verweisen wir auf unsere schon mehrfach zitierte Arbeit.

Wir gelangen mithin zu folgendem Schluß: *Das phänotypische Merkmal Polydaktylie wird im Genotypus durch zwei aneinander gekoppelte Gene repräsentiert, deren eines die Art der Anomalie, also die Mehrfachbildung, deren anderes die besondere Lokalisation, also den Finger, welcher verdoppelt ist, bestimmt. Dieser Genkomplex hat in der überwiegenden Mehrzahl der Fälle einen einfach dominanten Erbgang, kann sich aber auch seinem normalen Allelomorph gegenüber recessiv verhalten. Wahrscheinlich ist auch Dominanzwechsel innerhalb derselben Familie möglich.*

GROTE glaubt, daß der regelmäßig dominante Erbgang sich nur bei der symmetrischen, unkomplizierten Form der Polydaktylie findet, daß dagegen die asymmetrischen Fälle recessiv oder überhaupt nicht vererbt werden. Dies zusammen mit den Beobachtungen STIEVES, welcher die meist doppelseitige Dreigliedrigkeit des Daumens häufig vererbbar fand, gewisse einseitige Ektrodaktylieformen dagegen nicht, scheine auf eine allgemeinere Gesetzmäßigkeit hinzuweisen. Unseres Erachtens bedeutet das nichts anderes, als daß offenbar zwischen der Intensität und Extensität einer Erbanlage ein gewisser Parallelismus besteht. Dominanter Erbgang, also hohe Intensität und Doppelseitigkeit, also große Extensität auf der einen, recessiver Erbmodus und Einseitigkeit auf der anderen Seite. Wir konnten es wahrscheinlich machen, daß sich dieser Parallelismus auch auf die Quantität erstreckt. So fanden wir vielfach bei der Polydaktylie große Intensität, Extensität und Quantität vereinigt (HARKER, PFITZNER, BALLOWITZ, STAPFF u. a.), dagegen sporadische Fälle oder solche mit Überspringen von Generationen öfters auch einseitig und mit geringer Quantität ausgestattet. Eine zahlenmäßige Bestätigung dieser Gesetzmäßigkeit steht allerdings bei der Polydaktylie leider noch aus, doch haben wir es um so eher gewagt, sie trotzdem hier zu besprechen, als wir sie bei einer ganzen Reihe anderer Merkmale ebenfalls fanden.

Dieser Parallelismus mit der Intensität wirft gleichzeitig ein Licht auf die Art der genotypischen Repräsentation, der Quantität und des Grades der Extensität eines Merkmals. Wir sind ja seit GOLDSCHMIDTS grundlegenden Versuchen am Schwammspinner gewohnt, das gegenseitige Prävalenzverhältnis zweier Allelomorphen abhängig zu denken von der jeweiligen Quantität der beiden Gene. Diese Quantität der Erbanlagen scheint bis zu einem gewissen Grade auch maßgebend zu sein für den Grad der Ausbreitung und die Vollkommenheit der Ausbildung des Merkmals, also für den Grad seiner Extensität und seine Quantität. Dort, wo das pathologische Gen in relativ großer Masse vorhanden ist, wird es über sein normales Allelomorph dominieren, es wird an möglichst vielen Stellen und in möglichst vollkommener Ausbildung phänotypisch manifest werden, d. h. die Anomalie wird eine hohe Intensität, Extensität und Quantität besitzen. Wo hingegen die Masse des pathologischen Gens gering ist, wird es in heterozygotem

Zustand oft gar nicht oder nur an einzelnen besonders disponierten Stellen und in geringem Ausmaße manifest werden können, Intensität, Extensität und Quantität werden also klein sein.

## 2. Syndaktylie.

Wollen wir über die etwaigen Beziehungen eines Gens zu anderen Erbanlagen ein Bild gewinnen, so haben wir zunächst die mit dem betreffenden Merkmal typisch kombiniert vorkommenden Anomalien zu studieren. So verfuhren wir auch bei der Polydaktylie und hatten uns daher vor allem mit der *Syndaktylie* (Fingerverwachsung) zu beschäftigen, welche eine häufige Begleiterin der Hyperdaktylie darstellt. Auch sie ist endogen bedingt, denn sie kommt nicht nur in der Kombination mit Polydaktylie, sondern auch isoliert (Hagenbach, Verneau, Schmidt, Newsholme, Schlatter, Roskoschny, F. Wolff, Schofield, Castle, Murphy, Woelfflin u. a) typisch hereditär vor. Sie findet sich auch im Tierreich, wo sie ebenfalls exquisit vererbbar ist und so zum Rassenmerkmal werden kann. Hierher gehört die Schwimmhautbildung zwischen den Zehen beim Neufundländerhund. Nach Bateson findet sich Syndaktylie bei Rindern und Schweinen, und er berichtet über eine Schweinezucht in Texas, in welcher die Syndaktylie schließlich ein ganz konstantes Merkmal wurde. Auch in Podolien und Wolhynien gab es den Mitteilungen Dabrowa-Syremowicz's zufolge Stämme von Einhuferschweinen, von denen einer sogar 7 Jahre lang fortgezüchtet wurde. Kreuzte man eine derartige syndaktyle Sau mit einem Yorkshire-Eber, so war etwa die Hälfte der Jungen einhufig. Eine der leichtesten Formen der Syndaktylie, die hohe Teilung zwischen 2. und 3. Zehe, welche auch beim Menschen keineswegs selten ist und für welche sogar ein eigener Name: *Zygodaktylie* geprägt wurde, findet sich beim Siamang (Hylobates syndactylus), einem auf Sumatra heimischen Gibbon, als Artmerkmal.

Alle diese Beispiele beweisen, daß das Merkmal erbanlagemäßig bedingt ist. Wie haben wir uns nun eine solche Erbanlage für Syndaktylie vorzustellen? Wir wissen, daß die Anomalie die Persistenz eines normalen frühembryonalen Zustandes, also eine Hemmungsbildung darstellt. Wir müssen mithin annehmen, daß der normale Genotypus eine Erbeinheit enthält, welche für die richtige artgemäße Trennung der Fingerstrahlen sorgt. Störungen in diesem Gen bzw. Genkomplex führen phänotypisch zur Syndaktylie.

Bezüglich der *Quantität* und *Extensität* liegen die Verhältnisse hier, wie wir an zahlreichen Beispielen dartun konnten, ähnlich wie bei der Polydaktylie, nur ist die Variabilität etwas größer als bei letzterer. Als Beispiel einer familiär konstanten Quantität und Lokalisation der Syndaktylie sei hier der Stammbaum von Jakobsohn abgebildet (vgl. Abb. 9). Auch hier mußten wir besondere endogene Lokalisationsfaktoren annehmen, welche für die Art der Extensität maßgebend sind. Und auch diese haben wir uns entsprechend dem einfach dominanten Erbgang des Merkmals mit dem eigentlichen Syndaktylie-Gen gekoppelt vorzustellen.

Die Beziehungen zur Polydaktylie sind, wie wir seinerzeit auseinandergesetzt haben, nur durch eine erbanlagemäßige Bindung zu erklären, und zwar dürften die beiden abnormen Gene gekoppelt sein, da die Merkmale in der Regel zusammen weitervererbt werden und überdies beide mit den gleichen Lokalisationsfaktoren gekoppelt sind.

Dominanter *Erbgang* ist auch bei der Syndaktylie die Regel. Sehr schön illustriert dies der Fall NEWSHOLME (Abb. 10), wo unter den 8 Kindern eines zygodaktylen Elternpaares bloß 7 behaftet, eines aber sowie dessen sämtliche Nachkommen frei sind. Doch wurden auch

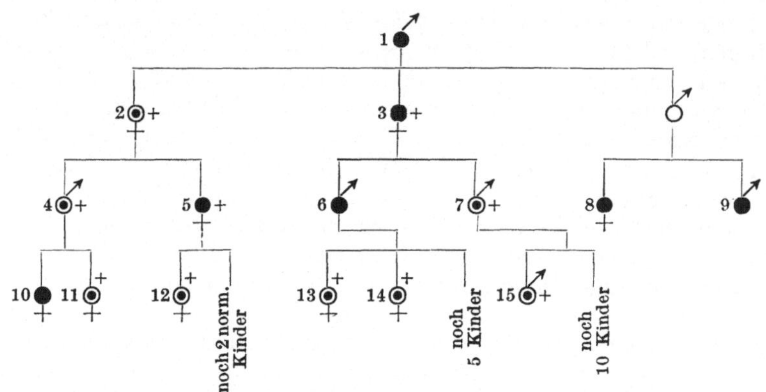


**Abb. 9. Stammbaum mit Syndaktylie u. Polydaktylie. (Nach JAKOBSOHN.)**

♂, ♀ (schwarz): Syndaktylie.

♂, ♀ (mit Punkt): Syndaktylie + Polydaktylie.

+: vom Autor selbst untersucht (Röntgen!).
1, 3, 7, 8, 9, 11: beide Hände betroffen.
5, 10, 12, 14, 15: eine Hand betroffen.
4: beide Hände u. Füße betroffen.
13: beide Hände u. 1 Fuß betroffen.
6: 1 Fuß betroffen.
2: Syndaktylie an beiden Händen, Polydaktylie an einer Hand.

sporadische Fälle und gelegentliches Überspringen von Generationen (JAKOBSOHN) beobachtet. Über etwaige Beziehungen der pathologischen Erbanlage zum Geschlecht, wie sie z. B. durch die Beobachtung SCHOFIELDS nahegelegt werden, läßt sich noch nichts Sicheres aussagen. Wir vermissen auch nicht einen gewissen Parallelismus zwischen Quantität, Extensität und Intensität, der sich in den seltenen hochgradigen Fällen mit totaler Syndaktylie der ganzen Hand sogar mitunter auf die begleitende Polydaktylie erstreckt, welche neben großer Extensität auch eine Neigung zu Dreifachbildung aufweisen kann (vgl. HARKER, RASCH, STAPFF).

Die Komplikationen der Syndaktylie werden bei den einzelnen mit ihr kombinierten Mißbildungen besprochen werden. Sie ist nämlich eine häufige Begleiterscheinung fast aller angeborenen Mißbildungen im Bereiche der Finger und Zehen (Polydaktylie, Ektrodaktylie, Brachydaktylie, Makrodaktylie, Aplasie der kleinen Fingergelenke usw.), unter welchen sie auch die weitaus häufigste ist. Wir haben schon oben erwähnt, daß leichtere Grade, wie die Zygodaktylie, gar nicht zu den Seltenheiten gehören, und es dürfte wohl die Erbanlage zur Syndaktylie in unserer Population weit häufiger sein, als man gewöhnlich anzunehmen geneigt ist. Unseren Auseinandersetzungen zufolge ist aber für die phänotypische Manifestation der Syndaktylie die Anwesenheit eines zweiten pathologischen Gens, einer Lokaldisposition im Bereiche der Anlage der Hand oder des Fußes notwendig und so kommt es wohl, daß die Anlage bei vielen Individuen und in vielen

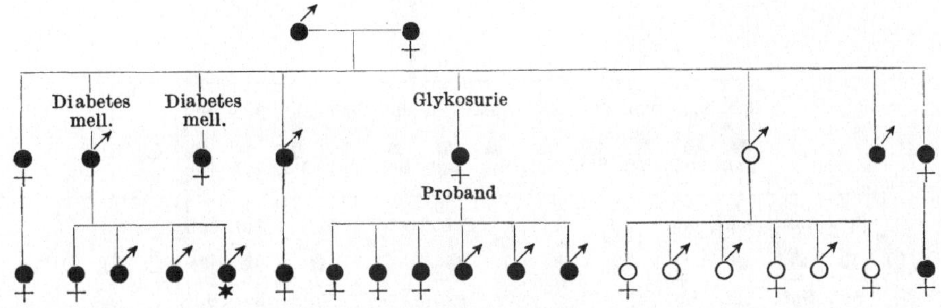


Abb. 10. **Stammbaum mit Syndaktylie.** (Nach NEWSHOLME.)

●♂, ●♀: symmetrische Syndaktylie der 2. und 3. Zehe.

●♂*: Syndaktylie zw. Mittel- u. Ringfinger der r. Hand. Zehen frei.

Familien latent bleibt, daß dagegen in den Fällen, in welchen eine solche Lokaldisposition vorhanden ist, relativ häufig auch die Erbanlage zur Syndaktylie in dem Genbestand des betreffenden Individuums vorkommt, welche unter diesen Bedingungen manifest werden kann. *Wir haben es hier mit einem Spezialfall eines allgemeiner gültigen Gesetzes zu tun. Es soll nämlich noch an verschiedenen Beispielen gezeigt werden, daß bei Vorhandensein einer konstitutionellen örtlichen Disposition unter allen Anomalien am häufigsten Hemmungsbildungen an der betreffenden Stelle auftreten. Demgemäß wird auch eine Lokaldisposition der Finger am ehesten als Syndaktylie manifest werden.* So ist es erklärt, daß wir die Syndaktylie so häufig als Kombination der verschiedensten anderen Finger- und Zehenmißbildungen antreffen. Auch für die Beziehungen zur Polydaktylie, von welcher wir ja ausgingen, kann dasselbe gelten und wir glauben, daß die häufige Koexistenz dieser beiden Mißbildungen durch ihr Zusammentreffen auf dem Boden der gleichen Lokaldisposition genügend erklärt ist.

## 3. Ektrodaktylie.

Es hat sich uns seinerzeit als praktisch bewährt, bei der *Ektrodaktylie*, dem Fehlen von Fingern, drei verschiedene Typen zu unterscheiden, je nachdem die Mittel- oder Randstrahlen oder bloß einzelne Phalangen fehlen. Betrifft der Defekt einen oder mehrere der mittleren Finger (2. bis 4.), so resultiert das klinisch wohl charakterisierte Bild der Spalthand bzw. des Spaltfußes, wobei die Hand oder der Fuß aus zwei voneinander durch einen tiefen Spalt getrennten, in der Regel

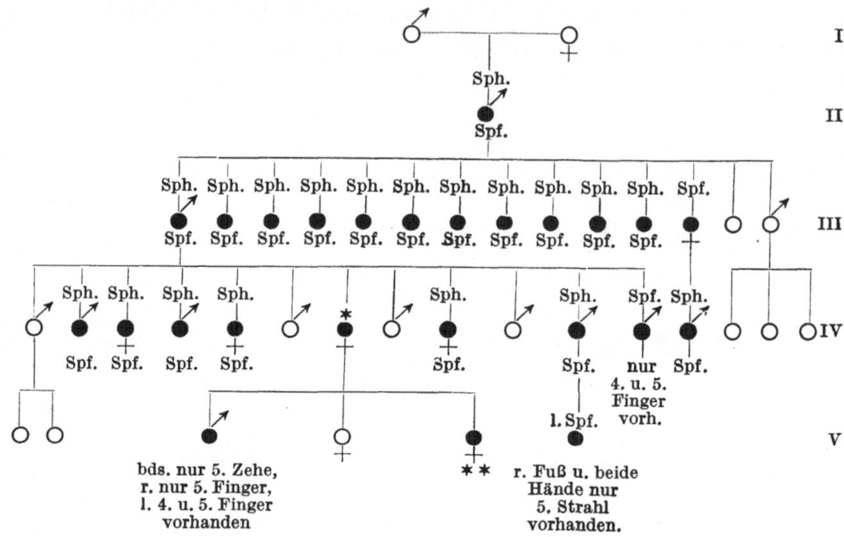


Abb. 11. Stammbaum mit Spalthand und -fuß. (Nach ANDERSON.)

Altersreihenfolge der III. Generation nicht bekannt.
Sph.: Spalthände.
Spf.: Spaltfüße.
*: Spaltfüße, an den Händen nur der 4. Finger vorhanden (nach der Zeichnung eher der 3.).
**: Spaltfüße, an der r. Hand alle Finger vorhanden, Syndaktylie zwischen 3. u. 4.; links fehlt Daumen und die beiden distalen Phalangen des Zeigefingers; an der Radialseite des Mittelfingers zweigt in der Höhe des proximalen Interphalangealgelenkes ein knorpeliges Fingerrudiment ab.

gegeneinander gekrümmten Hälften besteht, die treffend mit einer Hummerschere verglichen werden. Sind nämlich an einem der Ränder mehrere Strahlen stehengeblieben, so sind sie meist syndaktyl miteinander verschmolzen. Es gibt Fälle, wo überhaupt nur sozusagen eine halbe Hummerschere vorhanden ist, also bloß ein oder zwei miteinander syndaktyle randständige Finger, während auf der anderen Seite auch der Randstrahl fehlt. Diese Fälle bilden den Übergang zu dem, was wir als Randstrahlendefekt bezeichnen möchten. Dagegen ist isolierter Defekt eines randständigen Fingers, also des 1. oder 5., bei intaktem Vorderarm sehr selten, während er eine typische Begleiterscheinung von Defekten des entsprechenden Unterarmknochens bildet, worauf wir bei Besprechung der letzteren noch zurückkommen.

Was schließlich drittens den Phalangendefekt angeht, so gehören hierher nur diejenigen Fälle, bei welchen auch die Endphalanx fehlt, während die Fälle von Biphalangie bei gut ausgebildeter Nagelphalanx nicht eigentlich Defekte, sondern eine Assimilation der Mittelphalanx darstellen, wie im nächsten Kapitel besprochen werden soll. Trotzdem müssen zwischen diesen beiden Formen Beziehungen bestehen, weil sie auch in der gleichen Familie alternierend gefunden werden.

Für alle drei Arten der Ektrodaktylie konnten wir nachweisen, daß sie mindestens in vielen Fällen erbanlagemäßig bedingt sind (vgl. ASCHNER, l. c.). Für die Spalthand bzw. -fuß ist das ja allgemein anerkannt. Wir bilden als Beispiel den Stammbaum ANDERSONS ab (vgl. Abb. 11) und erinnern an die Fälle von BECHET, ST. HILAIRE, SCOUTETTEN, ANDERS, POTT, PASTER, FOTHERBY, VERNEAU, GOLDMANN, SCHÄFER, THOMSON, TUBBY, KÜMMEL, C. MAYER, JAYLE und JARVIS, REYMOND und JANET, JOACHIMSTHAL, FRIEDRICH, PERTHES, VOGEL, SCHULTZE, ROUCAYROL, E. SCHWALBE, RÉGIS, LEWIS, SCHEFFEN, BROMAN, BOSSHARDT, SCHRÖDER, PEARSON, FETSCHER, GROTE, LEPOUTRE u. a. MALIS fand unter 65 Fällen von Spalthand bzw. Spaltfuß 25 mal (d. s. 38%) noch weitere Träger der Anomalie in der Familie des Probanden. Aber auch Randstrahlendefekte kommen, wenn auch selten, hereditär oder mit anderen Formen des Fingerdefektes in der gleichen Familie alternierend vor (TILANUS, KRABBE). Was den Defekt von Endphalangen anlangt, so ist es ja bekannt, daß derartige Mißbildungen durch Amnionabschnürungen zustande kommen können. Doch gibt es auch symmetrische, ausgesprochen vererbbare Fälle (KELLIC, DRAPER MACKINDER (vgl. Stammbaum Abb. 12), WALKER, KIDD, DREY, CLARKE, CRAGG und DRINKWATER u. a.), für welche wir natürlich eine abnorme Erbanlage verantwortlich machen müssen. Auch der Umstand spricht für die konstitutionelle Natur des Randstrahlen- und Endphalangendefektes, daß beide Übergänge zur Spalthand zeigen, ein prinzipieller Unterschied zwischen den drei Typen also nicht besteht. Für den Randstrahlendefekt haben wir das schon gezeigt, doch sind es auch bloß Differenzen der Quantität, ob von einem Finger etwa die Mittel- und Endphalanx fehlt (Phalangendefekt), oder alle Phalangen ev. mitsamt dem Metakarpalknochen (Spalthand oder Randstrahlendefekt je nach dem betroffenen Finger). Wir fanden auch Spalthand und Enddefekt beim selben Individuum (POTT) und in derselben Familie alternierend (VERNEAU).

Was die Vererbbarkeit der *Quantität* und *Extensität* der Fingerdefekte anlangt, so ist die Beurteilung hier etwas schwieriger, weil man häufig Röntgenaufnahmen braucht, um die feineren Details erkennen zu können und diese in der Regel nur beim Probanden vorliegen. Doch dürften die Verhältnisse unseren Untersuchungen zufolge im großen und ganzen den bei der Polydaktylie gefundenen entsprechen. Insbesondere konnten wir auch hier endogene Lokalisationsfaktoren nachweisen, welche die Art der Extensität des Fingerdefektes im Einzelfalle bestimmen. Selbst besondere Einzelheiten, wie etwa die Beweglichkeit der beiden Hummerscherenhälften eines Spaltfußes gegeneinander können vererbbar und für ganze Familien charakteristisch sein (ANDERS, TUBBY). Auch hier bildet der dominante Erbgang die Regel, doch gibt es Fälle, wo sich die Ektrodaktylieanlage recessiv verhält. Ein gewisser Parallelismus zwischen Extensität und Intensität ist ebenfalls unverkennbar.

Die häufigste Komplikation der Ektrodaktylie bildet die Syndaktylie. Wir brauchen darauf nicht mehr einzugehen, weil es sich um etwas vollkommen Analoges handelt, wie bei der schon besprochenen Kombination von Polydaktylie und Syndaktylie. Dagegen fordert das relativ

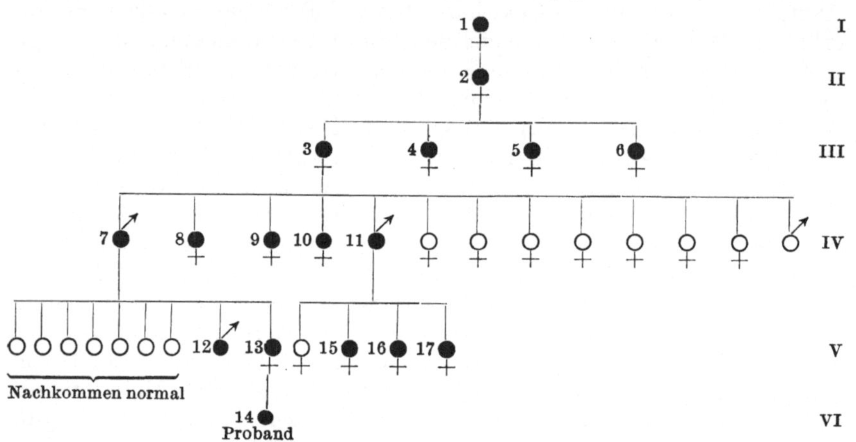


Abb. 12. Stammbaum mit Enddefekten.
(Nach DRAPER MACKINDER.)

1, 2, 7 u. 9: am 2. bis 5. Finger bds. nur Grundphalanx vorhanden.
3, 4. 5 u. 6: am 2. bis 5. Finger bds. nur Grundphalanx vorhanden, Fehlen der Mittelphalanx an der 2. bis 5. Zehe.
8, 15, 16 u. 17: am 2. bis 5. Finger bds. fehlen die Mittelphalangen und die Nägel.
10 u. 11: an 7 dreiphalang. Fingern nur Grundphalanx vorhanden, r. Zeigefinger normal.
12: am 4. u. 5. Finger bds. nur Grundphalanx vorhanden, alle Nägel fehlen. Syndakt. zwischen 4. u. 5. Zehe bds.
13: am 2. bis 5. Finger bds. fehlt die Mittelphalanx, es fehlen alle Nägel. An beiden 4. Zehen nur Grundphalanx vorhanden.
14: am 2. bis 5. Finger bds. fehlt die Mittelphalanx, es fehlen die Nägel der kleinen Finger.
Bei 8, 9, 10 u. 11 außerdem Unregelmäßigkeiten in den Zehen. Altersreihenfolge innerhalb der III. und IV. Generation nicht bekannt.

häufige Zusammentreffen von Defekt und Mehrfachbildung im Bereiche der Finger und Zehen beim gleichen Individuum oder in derselben Familie eine Erklärung. Wir konnten a. O. 27 derartige Fälle aus der Literatur zusammenstellen und bilden hier als Beispiel den Stammbaum von FOTHERBY ab (vgl. Abb. 13). Wir sind überzeugt, daß besonders in der Vorröntgen-Ära eine ganze Reihe solcher Fälle übersehen werden mußten und dürfen also annehmen, daß diese Kombination häufiger ist, als wir bisher wissen, und jedenfalls häufiger, als daß sie durch rein zufälliges Zusammentreffen zweier so seltener Mißbildungen erklärt werden könnte.

Aber auch die für die Syndaktylie gefundene Erklärung des Zusammentreffens auf dem Boden einer örtlichen Disposition, welche für die Entstehung beider Anomalien ein günstiges Milieu abgibt, befriedigt hier nicht ganz. Warum wären dann andere konstitutionelle Anomalien der Finger und Zehen, vor allem die Brachydaktylie, für welche wir ebenfalls eine lokale Disposition als begünstigenden Faktor annehmen müssen, so selten mit Polydaktylie oder Fingerdefekten kombiniert? Es müssen also wohl die beiden Gene für Mehrfachbildung und Defekt in näherer Beziehung zueinander stehen. Auf den ersten Blick sehr bestechend wäre die Annahme, daß diesen Erbanlagen, welche ja beide die normale Strahlenzahl in pathologischer, entgegen-

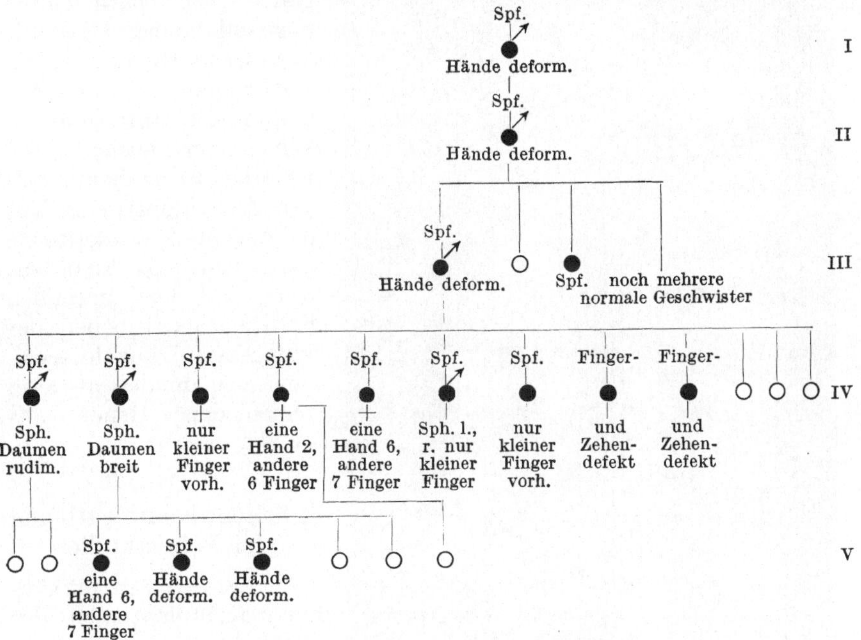


Abb. 13. Stammbaum mit Ektrodaktylie und Polydaktylie. (Nach FOTHERBY.)

Sph.: Spalthand. Spf.: Spaltfuß. Altersreihenfolge in Generation III und V nicht bekannt.

gesetzter Weise abändern, ein einziges gemeinsames normales Allelomorph gegenüberstünde, welches die Aufgabe hat, für die Entwicklung der artgemäßen Strahlenzahl zu sorgen. Wir hätten es in diesem Falle mit multiplem Allelomorphismus zu tun. Diese Möglichkeit läßt sich jedoch ausschließen, da Individuen beobachtet wurden (FELLER), an welchen z. B. die Hände Polydaktylie und Fingerdefekte aufweisen, die Füße dagegen vollkommen normal sind. Stünden nun tatsächlich die Anlage für normale Strahlenzahl der peripheren Extremitätenenden, für Defekt und Mehrfachbildung daselbst zueinander im Verhältnis des multiplen Allelomorphismus, so müßte ein derartiges Individuum drei Allelomorphe für das gleiche Merkmal haben, was natürlich prinzipiell unmöglich ist. Es scheint also erwiesen, daß den pathologischen

Anlagen zur Polydaktylie und Ektrodaktylie je ein eigenes, normales Allelomorph gegenübersteht, also ein Gen, welches dafür sorgt, daß sich fünf Strahlen entwickeln und diese Zahl nicht überschritten wird, und ein anderes, welches wieder dafür sorgt, daß diese 5 Strahlen auch alle voll zur Ausbildung gelangen, mithin zwei Gene, die sich in ihrem Endeffekt sehr nahestehen und die beide zur Ausbildung der normalen Fünfstrahligkeit notwendig sind. Es erscheint durchaus plausibel, daß diese beiden, eng verwandten Gene relativ häufig gleichzeitig pathologisch abgeändert sind und wir die aus dieser Abänderung resultierenden Anomalien kombiniert antreffen. — Wir sehen daraus, wie vielerlei Erbeinheiten an der Ausbildung einzelner phänotypischer Merkmale mitwirken. So sind zur Garantie der normalen Fünffingrigkeit neben der endogenen Lokaldisposition noch mindestens zwei verschiedene Gene notwendig.

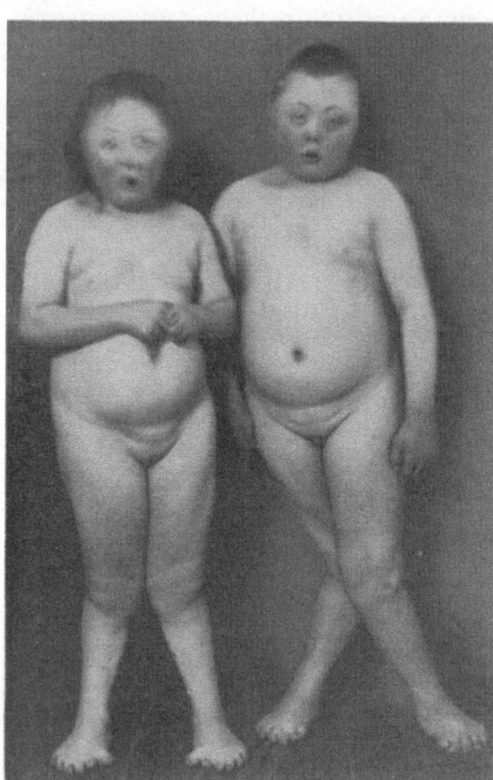

Abb. 14. Geschwister mit BARDET-BIEDLschem Syndrom.

## 4. Seltene Kombinationen der Polydaktylie.

Unter den weniger häufigen Kombinationen der Polydaktylie haben wir noch zwei typische Symptomenkomplexe zu besprechen, nämlich das *Bardet-Biedlsche Syndrom* und die *Akrokephalosyndaktylie Aperts*, oder, wie man späteren Beobachtungen zufolge eigentlich sagen müßte, die *Akrokephalopolysyndaktylie.*

Das *Bardet-Biedlsche Syndrom* wurde zum ersten Male von dem Franzosen BARDET als typischer Symptomenkomplex erkannt. Wir bezeichnen es deshalb auch nach ihm und nicht, wie SOLIS-COHEN und WEISS vorgeschlagen haben, als LAURENCE-BIEDLsches Syndrom, zumal in den Fällen von LAURENCE gerade die Extremitätenanomalien fehlen. Das Syndrom besteht in seiner vollen Ausbildung aus Fettsucht, Hypogenitalismus, Retinitis pigmentosa, Intelligenzstörungen, Schädelanomalien meist im Sinne eines Turmschädels und Polydaktylie, gelegentlich auch Syndaktylie. Es darf uns nicht wundern, wenn wir in einem so weitgehend degenerativen Milieu, wie es dieses Syndrom an sich schon darstellt, gelegentlich auch noch andere Anomalien finden, wie z. B. die sonderbaren Verdauungsstörungen bei den beiden Geschwistern BIEDLS oder die Atresia ani bei dem einen von ihnen. Ebenso ist es nur selbstverständlich, daß mitunter das eine oder andere Symptom auch fehlen kann. In manchen Fällen alternieren die einzelnen Symptome in derselben Familie, denn auch dieses Krankheitsbild kommt relativ häufig familiär vor. Die Vererbbarkeit der wichtigsten Teilsymptome dürfte wohl kaum bezweifelt werden; für Polydaktylie und Syndaktylie haben wir sie ja ausführlich nachgewiesen, bei der Retinitis pigmentosa, der Fettsucht und Intelligenzstörungen ist sie allgemein bekannt. Es pflegt aber auch das ganze Syndrom als solches familiär aufzutreten, wobei freilich in derselben Familie Variationen vorkommen. Familiäre Fälle wurden publiziert von LAURENCE und MOON, ROZABAL, DE CYON, BIEDL, DEUSCH, SOLIS-COHEN und WEISS u. a. Abb. 14 u. 15, für deren liebenswürdige Überlassung wir Herrn Primarius GUILDAL (Kopenhagen) zu Dank verpflichtet sind, zeigen zwei Geschwister mit Fettsucht, Turmschädel, Poly- und Syndaktylie, Genua valga und Strabismus; der Knabe hat ein stark hypoplastisches Genitale, beide Kinder schwere Intelligenzstörungen. Über den Augenhintergrund ist leider nichts bekannt. Drei weitere früh verstorbene Geschwister wiesen dieselbe Mißbildung auf.

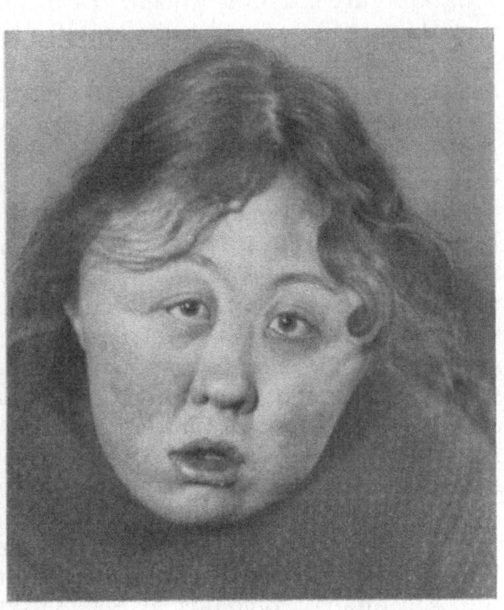

Abb. 15. Kopf der Schwester in Abb. 14.

Manchmal findet sich wenigstens ein einzelnes Teilsymptom des Komplexes auch in der Familie des Probanden, so in einem Falle BIEDLS die Fettsucht. Wir selbst sahen ein 7 jähriges Mädchen mit dem typischen Syndrom bis auf die Schädeldeformität, welches aus einer Verwandtenehe stammte und deren eine mit $1^1/_2$ Jahren verstorbene Schwester eine Polydaktylie hatte[1]. Ferner kennen wir einen Knaben, der ebenfalls mit dem ganzen Symptomenkomplex, ausgenommen die Schädelverbildung, behaftet ist, in dessen Familie sich ein Fettsuchtfall findet (Enkel der Schwester des Großvaters mütterlicherseits), dessen

[1] Wir verdanken die Kenntnis dieses Falles der Augenklinik Prof. DIMMER.

Vater ferner einen ihm sehr ähnlich sehenden Zwillingsbruder besitzt und dessen Mutter vor der Ehe und während der ersten Schwangerschaftsmonate als Röntgenschwester tätig war, so daß auch eine Keim- bzw. Fruchtschädigung in Betracht gezogen werden muß. Bezüglich der sporadischen und rudimentären Fälle des BARDET-BIEDLschen Syndroms vgl. ASCHNER, l. c.

Dort haben wir auch schon die Theorie derjenigen Autoren ausführlich widerlegt, welche wie BABÈS, BERTOLOTTI, BARDET, VARIOT und BOUQUIER, DENZLER das ganze Syndrom einschließlich der Polydaktylie ursächlich auf eine pathologische Veränderung gewisser vegetativer Zentren oder der das Wachstum regulierenden Hypophysenfunktion zurückführen wollen. Doch auch die Hypothese von BIEDL und RAAB konnten wir nicht anerkennen. Danach wären nämlich die Skelettveränderungen das Primäre, die Schädelverbildung aber würde auf dem Wege über einen Hydrocephalus internus mit Druck auf das Zwischenhirn Fettsucht und Hypogenitalismus hervorrufen. Für die Retinitis pigmentosa bliebe es offen, ob sie durch die abnormen Druckverhältnisse im Cavum cranii vielleicht mit konsekutiven Ernährungsstörungen der Aderhaut zustande kommt oder den übrigen Symptomen koordiniert ist. Diese Hypothese mußten wir ablehnen, weil Fälle ohne Skelettmißbildung (LAURENCE und MOON), Alternieren solcher mit typischen, voll ausgebildeten Fällen in der gleichen Familie (SOLIS-COHEN und WEISS), das Auftreten des ganzen übrigen Syndroms bei normaler Schädelkonfiguration (JAKSCH, DENZLER, unsere Fälle), schließlich Kombination von Polydaktylie und anderen Extremitätenanomalien bloß mit Retinitis pigmentosa (DARIER, LEBER, ROEMER, HOERNIG, STOER, BARDET, MAUTNER) oder deren Alternieren in derselben Familie (LEBER, WIDER) beobachtet wurde.

Wir gelangten also auf Grund der in der Literatur niedergelegten und unserer eigenen Erfahrungen zu dem Schlusse, daß die einzelnen Hauptsymptome unseres Komplexes: Retinitis pigmentosa, Dystrophia adiposogenitalis, Polydaktylie, Schädelanomalien einander koordinierte, endogen bedingte und genotypisch miteinander korrelierte Anomalien darstellen. Diese Ansicht haben wir auch schon anläßlich einer Demonstration unserer beiden Patienten in der Wiener Gesellschaft der Ärzte vertreten. Ob die Fettsucht in den betreffenden Fällen als hypophysär, als cerebral oder als autochthone Anomalie des Unterhautzellgewebes aufzufassen ist, das zu entscheiden kann hier unmöglich unsere Aufgabe sein. Doch glauben wir, daß die Pathogenese der Fettsucht durchaus nicht in allen derartigen Fällen dieselbe ist; sie mag einmal hypophysär sein, das andere Mal wieder nicht, immer aber ist sie familiär, also erbanlagemäßig bedingt wie die übrigen Teilsymptome des Komplexes.

Welcher Art die gegenseitige Bindung der einzelnen hier in Frage kommenden Erbanlagen ist, läßt sich nach dem vorliegenden Material noch nicht absolut sicher entscheiden. Doch würden wir mit Rücksicht darauf, daß die verschiedenen Teilsymptome relativ häufig isoliert vorkommen, wo sie aber zum Syndrom vereinigt sind, auch miteinander weiter vererbt werden, eine Koppelung für das wahrscheinlichste halten.

Die *Akrokephalopolysyndaktylie* besteht bei voller Ausbildung in einer eigenartigen Konfiguration des Schädels, welcher in frontaler Richtung zusammengedrückt erscheint, das Hinterhaupt ist abgeplattet, frontalwärts erhebt sich eine beträchtliche Prominenz, der höchste Punkt des Schädels ist das Bregma. An allen vier Extremitäten besteht quantitativ und extensiv hochgradige Syndaktylie, welche die dreiphalangigen Finger bis zu den Spitzen, an den Füßen die 2. bis 5. oder sogar die 1. bis 5. Zehe verbindet.

Sie ist demnach gewissermaßen eine Teilerscheinung des Bardet-Biedlschen Syndroms und bildet gleichzeitig ein neues Argument gegen die Annahme Biedls, da die Schädelverbildung hier ohne Dystrophia adiposogenitalis oder Retinitis pigmentosa in ausgesprochenstem Maße vorhanden ist. Die typische Akrokephalopolysyndaktylie wurde unseres Wissens nur einmal familiär beobachtet, nämlich von Weech bei Mutter und Tochter; außerdem fand Szondi Polydaktylie und Thomas Syndaktylie in der Familie je eines solchen Patienten. Für das Zustandekommen des Symptomenkomplexes gilt das schon beim Bardet-Biedlschen Syndrom Gesagte.

Die Kombinationen der Polydaktylie mit Röhrenknochendefekten und mit dreiphalangigem Daumen sollen noch weiter unten besprochen werden. Sonst gibt es keine Anomalie mehr, mit welcher sie typisch kombiniert vorkommt. Nur kann sie gelegentlich mit den verschiedensten Zeichen einer abwegigen Konstitution, wie Hasenscharte, Zahnanomalien, Verbildungen der Ohrmuschel u. v. a. vergesellschaftet gefunden werden. Dies ist der Ausdruck dafür, daß sich auch diese abnorme Erbanlage ebenso wie die meisten anderen häufiger in einem in mehrfacher Beziehung pathologisch veränderten und von der Norm abweichenden Keimplasma findet, als in einem sonst in jeder Hinsicht normalen.

## 5. Mehrfachbildungen höheren Grades.

Schon bei Durchsicht der Polydaktylie-Literatur fielen uns gewisse Fälle mit besonders großer Fingerzahl an einer Extremität auf, die nicht bloß als Verdopplung eines oder zweier Finger aufzufassen waren, sondern eigentlich eine unvollkommene Verdopplung der ganzen Hand darstellten. Nun ist es tatsächlich schon lange bekannt (vgl. Meckel, Bateson) und wir konnten es in unserer oben erwähnten Arbeit auch neuerlich mit Beispielen belegen, daß morphologisch durchaus fließende Übergänge bestehen von der Verdopplung eines Fingers über die Verdopplung der Hand oder des Fußes, ja der ganzen Extremität zu den Doppelmonstren und schließlich zu den eineiigen Zwillingen, welche den vollkommensten Grad von Verdopplung des menschlichen Organismus darstellen. Es ist wohl selbstverständlich, daß die einzelnen Glieder einer derartig kontinuierlichen Reihe, die ja gewissermaßen willkürlich als selbständige Krankheitsbilder herausgegriffen werden, alle die gleiche Genese haben. Sie müßten also sämtlich ebenso wie die Polydaktylie erbanlagemäßig bedingt sein.

Für die Disposition zur Zeugung eineiiger Zwillinge kann das heute schon als sichergestellt gelten (vgl. Davenport, Bonnevie, Dahlberg,

Wehefritz u. a.). Für die verschiedenen Zwischenstufen der Reihe ist dieser Nachweis allerdings schwerer zu erbringen, weil es sich um sehr seltene, vielfach auch gar nicht fortpflanzungsfähige Mißbildungen handelt. Da aber ganz ausnahmsweise auch familiäres Auftreten von Doppelmonstren beobachtet wurde (Narf), da ferner im Tierreich die verschiedensten Formen von Mehrfachbildungen hereditär vorkommen und da seltene Doppelbildungen in der gleichen Familie mit Zwillingsgeburten (du Vernoi, Gherini, Vincent) oder mit Polydaktylie (Gorn) oder Zwillingsschwangerschaft mit Teratomen, also einer rudimentären Doppelmißbildung (Luksch und Ringelhan) alternieren können, so ist damit die Auffassung gestützt, daß auch die seltenen Doppelmißbildungen endogener Natur sind. Bezüglich der näheren Begründung dieser Ansicht und auch bezüglich der Widerlegung von Przibrams Hypothese, nach welcher derartige Mißbildungen auch beim Menschen und höheren Säugetier durch überschießende Regeneration nach Verletzungen aufzufassen wären, vgl. Aschner, l. c.

Die fließenden Übergänge zwischen den einzelnen Mehrfachbildungsformen einerseits, das Alternieren verschiedener Glieder dieser Reihe in der gleichen Familie andererseits legen den Gedanken nahe, daß es das gleiche Gen oder mindestens Teile desselben zusammengehörigen Genkomplexes sind, welche für die verschiedenen Arten der Mehrfachbildungen verantwortlich zu machen sind. Dafür spricht auch das Auftreten mehrerer Formen am gleichen Individuum, wie etwa Polydaktylie an akzessorischen Extremitäten (Duméril beim Frosch, Agatz-Schmerbach, Larrey, Foerster, Pol u. a. beim Menschen) oder innerhalb derselben Spezies. So besitzen die Dasypodiden zweifellos eine rassenmäßige Neigung zu Mehrfachbildungen, da die Weibchen regelmäßig eineiige Vierlinge gebären. Gleichzeitig finden sich am Panzer dieser Tiere auffallend häufig und ausgesprochen vererbbar Verdopplungen einzelner Schilder und ganzer Panzerbänder (vgl. Newman).

*Wir haben also im normalen Genotypus ein Gen bzw. einen Genkomplex anzunehmen, dessen Aufgabe es ist, für die Entwicklung der richtigen Zahl aller Organe und Organteile zu sorgen. Bestimmte pathologische Veränderungen dieses Genkomplexes führen dann zur Entwicklung einer größeren Anzahl von gleichartigen Teilen des Organismus, als es der Rasse und Art des Individuums entspräche.*

Welche Umstände für das phänotypische Wirkungsbereich dieses Genkomplexes für Mehrfachbildung maßgebend sind, ob auch bei den ausgedehnteren Verdopplungen Lokalisationsfaktoren eine Rolle spielen, wie wir es für die Finger erweisen konnten, läßt sich vorläufig noch nicht entscheiden.

## 6. Defekte langer Röhrenknochen und der Patella.

Haben wir bei Besprechung der peripheren Extremitätenenden bestimmte Beziehungen zwischen Defekt und Mehrfachbildung kennengelernt, so war es naheliegend, ähnliche Verhältnisse zwischen Mehrfachbildungen und Defekt im übrigen Körper zu erwarten. Als zu unserem engeren Thema gehörig, wollen wir hier vor allem die Defektbildungen an den langen Röhrenknochen der Extremitäten ausführlich besprechen. Sie sind weit häufiger als die Doppelbildungen der proximalen Extremitätenabschnitte, trotzdem gehören sie zu den seltenen Deformitäten. So findet z. B. SCHELLER unter 4673 angeborenen Deformitäten nur 85 (= 1,8%) Röhrenknochendefekte. Dabei sind wieder Defekte des Humerus oder Femur seltener als die der Vorderarm-

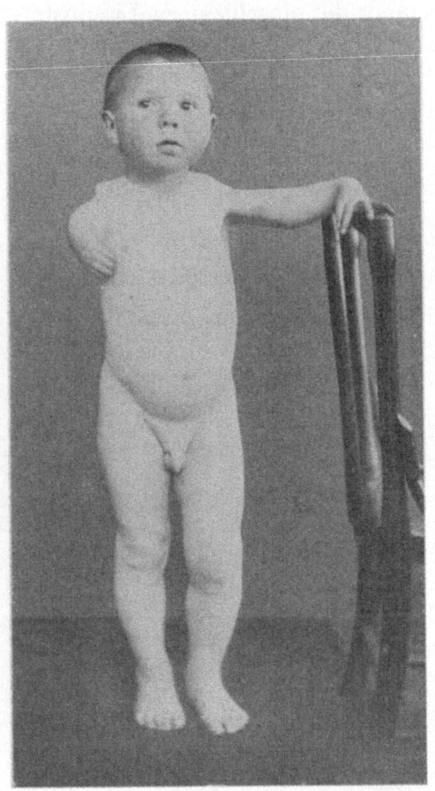

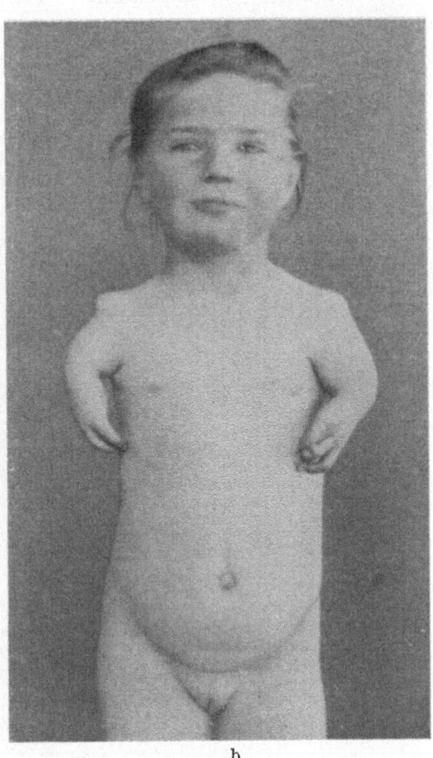

a b

Abb. 16. Bruder und Schwester mit Phokomelie. (Nach GRANDMAIRE.)

oder Unterschenkelknochen. Im Gegensatz zu den Mehrfachbildungen gibt es zwar Defekte proximaler Extremitätenabschnitte, während die distalen Partien normal entwickelt sind, also z. B. Radiusdefekte bei wohlgebildeter Hand, aber in der Regel sind auch die Defekte langer Röhrenknochen mit Fehlen ein oder mehrerer Finger kombiniert. So gibt JOACHIMSTHAL an, daß nur in einem Drittel aller Femurdefekte die peripheren Teile der Extremität normal sind. Ebenso wie bei den Doppelbildungen finden wir auch bei den Defekten heredofamiliäres Auftreten der Anomalie an den proximalen Gliedmaßenabschnitten weit seltener als an den peripheren, derart, daß nicht nur Defekte langer

Röhrenknochen überhaupt viel seltener familiär sind als solche der Finger, sondern daß auch Fehlen der Vorderarm- bzw. Unterschenkelknochen noch häufiger bei mehreren Mitgliedern einer Familie angetroffen wird als Humerus- oder Femurdefekte.

Dementsprechend wird auch die Entstehung von Röhrenknochendefekten von der Mehrzahl der Autoren auf exogene Momente, vor allem auf intrauterine Druckwirkung zurückgeführt. Selbst hervorragende Beobachter und gründliche Kenner der einschlägigen Literatur wie KÜMMEL, HAUDEK, KLAUSSNER, BLENCKE, JOACHIMSTHAL,

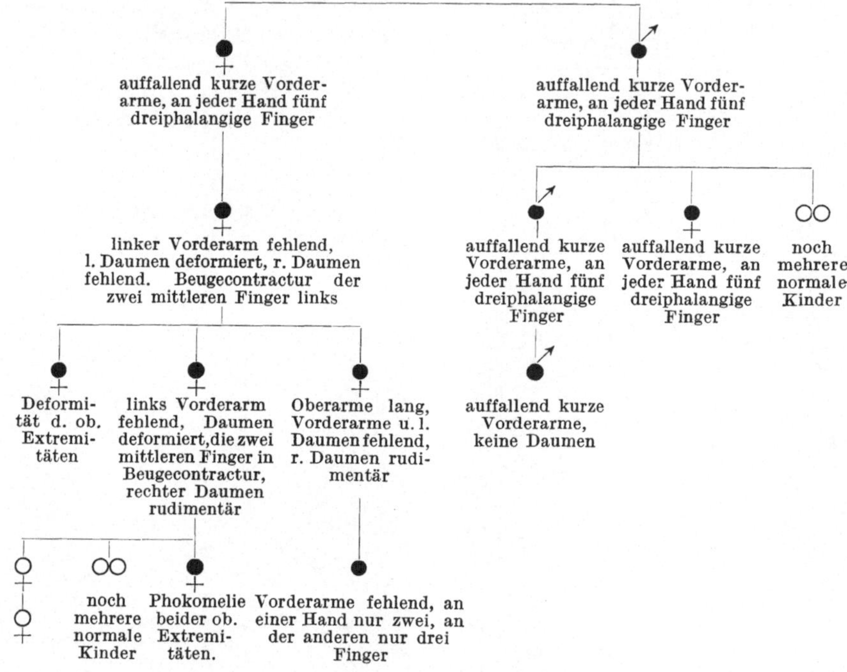


Abb. 17. Stammbaum nach TIBERGHIEN.

CASSEL u. v. a. vertreten diese Anschauung. Und wenn nun gar, wie es beim Tibiadefekt häufig vorkommt, der allein vorhandene Parallelknochen bei Defekt eines Vorderarm- oder Unterschenkelknochens eine Knickung aufweist, die als schlecht geheilte Fraktur gedeutet wird und auf deren Höhe eine narbenartige Einziehung der Haut zu sehen ist, an der womöglich noch ein Amnionfaden hängt, wie im Falle von EHRLICH, dann erscheint die Beweiskette geschlossen. Aber nur scheinbar! Ist es doch ganz und gar unvorstellbar, daß eine Druckwirkung des Amnion den Knochen zur Atrophie bringen, die ihn umhüllenden Weichteile hingegen unversehrt lassen sollte, um so mehr als wir ja wissen, daß Schnürfurchen von Amnionsträngen immer nur an den Weichteilen, kaum je aber am Knochen nachweisbar sind. Warum sollte einmal nur der Radius, einmal nur die Ulna, die Tibia oder Fibula betroffen sein, während der Parallelknochen wohl entwickelt, unter Umständen sogar hypertrophisch sein kann (vgl. S. 60)? Viel plausibler ist schon die Vorstellung, daß der eine Vorderarm- oder Unterschenkelknochen dort, wo er seine normale Stütze entbehrt, weil der Parallel-

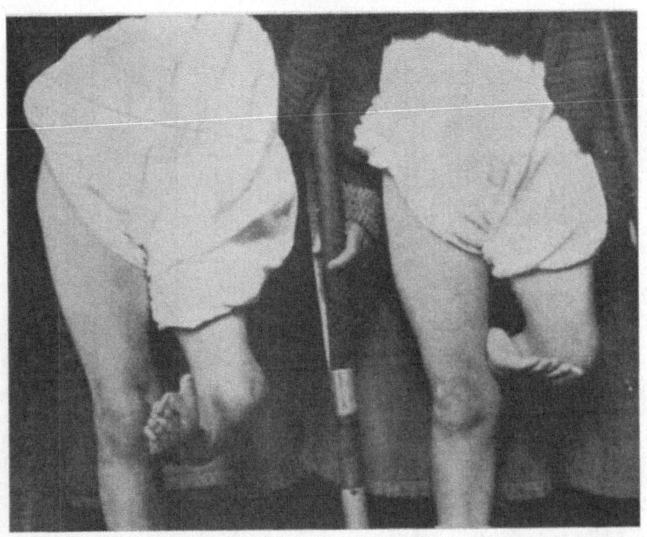

Abb. 18. Eineiige Zwillingsschwestern mit Tibiadefekt und doppeltem Hallux links. (Nach OLLERENSHAW.)

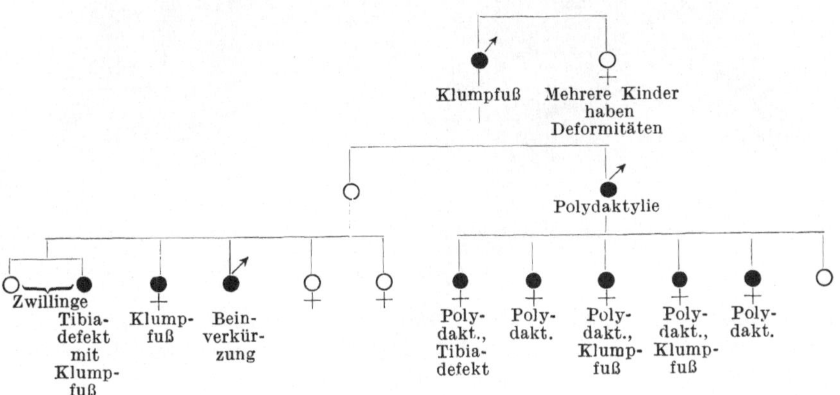


Abb. 19. Stammbaum mit Tibiadefekt, Polydaktylie und Klumpfuß. (Nach VONNEGUT.)

knochen aus irgendeinem Grunde nicht zur Entwicklung kommt, dem intrauterinen Druck nicht gewachsen ist und eine Knickung erfährt, die aber nur als sekundäre mechanische Folge des Knochendefektes anzusehen ist und dessen Ätiologie in keiner Weise aufklären kann.

Ist nun auf der Höhe dieser Biegung die Haut über den Knochen straff gespannt, so kann es uns nicht wundern, wenn sie gerade an dieser Stelle eine ebenfalls sekundäre Druckatrophie zeigt. Für die circumscripte Hautveränderung an der Stelle der Knochenknickung sind wohl manchmal sekundäre Verklebungen mit dem Amnion verantwortlich

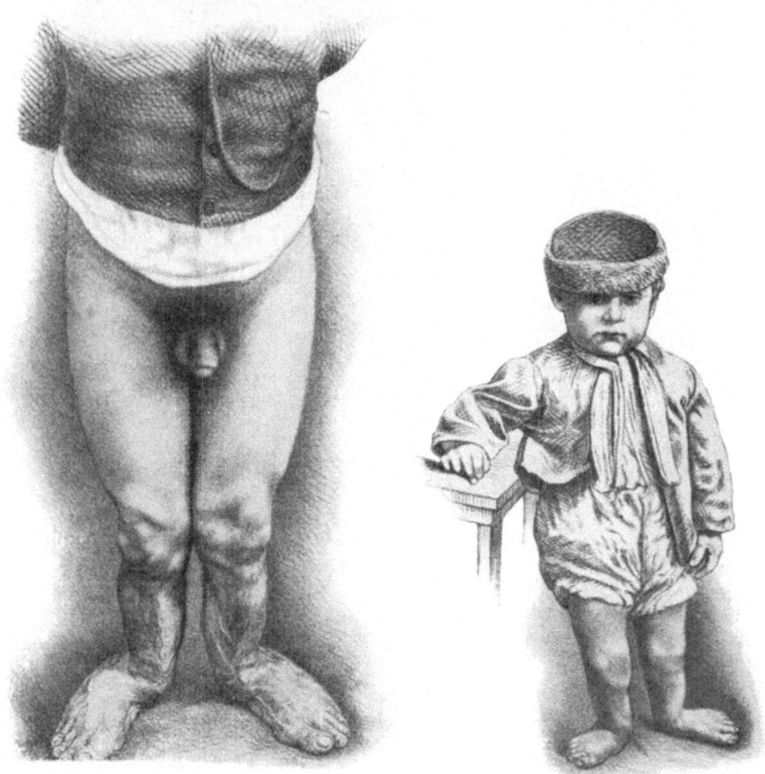

Abb. 20. VOLKMANNsche Sprunggelenksdeformität (partieller Defekt der Unterschenkelknochen) bei Vater und Sohn.
(Nach VOLKMANN.)

zu machen. Um Narben nach komplizierter Fraktur handelt es sich aber nicht, wie die histologischen Befunde von HAUDEK, JOACHIMSTHAL, ANTONELLI, BADE u. a. erweisen.

Wir sehen also, daß die exogenen Faktoren zur Erklärung der Genese dieser Knochendefekte nicht ausreichen. Daß auch die Defektbildungen langer Röhrenknochen konstitutionell erbanlagemäßig bedingte Mißbildungen sind, konnten wir seinerzeit an Hand von 27 Beispielen ihres familiären Vorkommens aus der Literatur erweisen. Vgl. die Fälle von BOUVIER, JOACHIMSTHAL, GAYET, BLENCKE, ELLA LÖWY, STEINSLEGER, JONES und LOVETT, ROBERTS, VARIOT, TIBERGHIEN (s. Stammbaum Abb. 17), GRANDMAIRE (s. Abb. 16), PICHAUD, FELLER, BERTAUX,

Ollerenshaw (s. Abb. 18), Vonnegut (s. Stammbaum Abb. 19), Meusel, Jakobi, Frieben, Hiromoto Dubreuil-Chambardel, Volkmann (s. Abb. 20 und Stammbaum Abb. 21), Debout, Flachsland, Parker, Daffner, Blumenthal und Hirsch, Mau u. a.

Auch im Tierreich sind Beispiele von vererbbarer Ektromelie bekannt (Meckel, Geoffroy St. Hilaire u. a.), wobei besonders eine Beobachtung von Rabaud und Hovelacque in mehrfacher Beziehung Interesse verdient. Diese Autoren konnten nämlich einen Mäusestamm durch 7 Jahre verfolgen, in welchem sich doppelseitiger Tibiadefekt recessiv vererbte. Einerseits bildet diese Mäusezucht den einzigen verläßlichen Hinweis auf die Art des Erbganges der Röhrenknochendefekte, welcher uns bekannt ist, andererseits gibt sie wichtige Aufschlüsse über

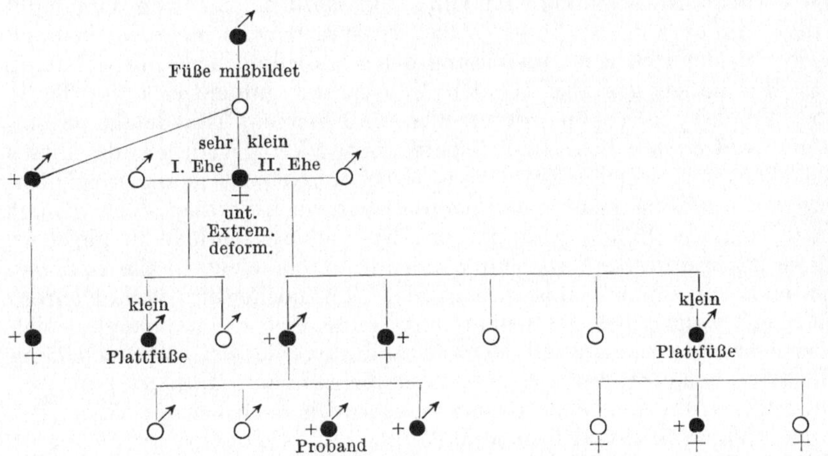


Abb. 21. Stammbaum mit Volkmannscher Sprunggelenkdeformität (partieller Defekt von Tibia und Fibula). (Nach Volkmann-Bidder.)
+: Die typische Anomalie voll ausgebildet.
Altersreihenfolge innerhalb der einzelnen Generationen nicht bekannt.

die rudimentären Fälle von Knochendefekt. Was den recessiven Erbgang anlangt, so konnte er nämlich aus den spärlichen Erfahrungen am Menschen nur mit einer gewissen Wahrscheinlichkeit erschlossen werden, weil eben der Nachweis der Vererbbarkeit so selten möglich ist. Nun ist die Bestätigung dieser Vermutung an dem Mäusestamm auch insofern wichtig, als damit der Einwand wegfällt, es könnten doch exogene Momente an der Entstehung dieser Knochendefekte einen größeren Anteil haben. Ist nämlich der Erbmodus einer so seltenen Anomalie recessiv, dann können wir den Nachweis ihrer Vererbbarkeit trotz keimplasmatischer Bedingtheit gar nicht häufiger erwarten, als es bei den Röhrenknochendefekten der Fall ist.

Noch eine zweite wichtige Aufklärung brachten aber die Mäusebeobachtungen von Rabaud und Hovelacque. Eine Reihe äußerlich normaler Tiere dieses Defektstammes zeigte nämlich anatomisch trotz gut entwickelter Tibien jene Hypertrophie der Fibula, welche für die mit Tibiadefekt behafteten Mäuse charakteristisch war. Nun haben wir schon in unserer Arbeit in Zeitschrift für Konstitutionslehre Bd. 14, Heft 2 ausgeführt, daß die bekannten Veränderungen des einen Vorderarm- oder Unterschenkelknochens bei Fehlen seines Parallelknochens wie Verbiegung, Verkrümmung, Knickung, Verlängerung und Hypertrophie, letztere besonders bei der Fibula, nicht nur als sekundär-mechanische Folge des Defektes zu erklären sind. Besonders gilt dies natürlich für die Verlängerung und Hypertrophie, welch letztere auch nicht allein auf die erhöhte funktionelle Beanspruchung zurückzuführen sein kann, da KAEHLER eine solche Fibulahypertrophie bei Tibiadefekt an einem Individuum beschreibt, welches niemals gegangen war. Wir kamen seinerzeit zu dem Schlusse, daß hier das Prinzip der sog. abhängigen Differenzierung (vgl. FISCHEL) in dem Sinne zur Geltung kommt, daß die normale Entwicklung von Ulna und Radius, bzw. von Tibia und Fibula außer von den ihnen selbst entsprechenden Erbanlagen auch noch von der richtigen Ausbildung des Parallelknochens mit abhängig ist. Wir haben uns also bei den Mäusen mit gut entwickelter Tibia, aber Fibulahypertrophie vorzustellen, daß hier ein Tibiadefekt geringsten Grades, nämlich eine leichte Entwicklungsverzögerung dieses Knochens vorgelegen hat, welche wohl bei der Geburt schon ausgeglichen und an der Tibia nicht mehr nachweisbar war, die aber doch genügt hatte, um die Fibula während der Entwicklungsperiode in gleichem Sinne zu beeinflussen, wie ein bleibender Tibiadefekt. Fälle mit verspäteter, manchmal erst postnataler Verknöcherung von Röhrenknochen, welche bei der Geburt als totale Defekte imponieren, sich aber später doch mehr minder vollständig entwickeln, sind auch beim Menschen bekannt, und zwar besonders beim Femur (LORENZ, GRISSON, DREHMANN, CASSEL, ENGELMANN u. a.), doch auch bei der Tibia (PARONA, PELTESOHN) und Fibula (HAUDEK). Entwicklungsverzögerung ist also als Knochendefekt geringster Quantität anzusehen.

Auch hier fanden wir übrigens einen deutlichen Parallelismus zwischen der Quantität der Anomalie und dem Grade ihrer Extensität, also der Ein- oder Doppelseitigkeit. Dies zeigt sich besonders klar in Tabelle 2. Überall, mit einziger Ausnahme der Fälle von LAUNOIS und KUSS, ist nämlich die Relation totaler Defekt : partieller Defekt unter den doppelseitigen Fällen höher als unter den einseitigen, mit anderen Worten: dort, wo die Extensität größer ist, finden sich auch relativ mehr Fälle mit größerer Quantität. Bei LAUNOIS und KUSS sind die beiden Quotienten einander ziemlich gleich, doch glauben wir nicht, daß diese einzige Ausnahme gegen die Gültigkeit der von uns gefundenen Gesetzmäßigkeit spricht, und dies um so weniger, als das weit größere Material NUZZIS, welches sich auch auf den Tibiadefekt bezieht, entschieden in dem oben besprochenen Sinn zu deuten ist. Ferner ergibt sich aus der Tabelle, daß bei den langen Röhrenknochen mit Ausnahme des Femur die einseitigen Defekte häufiger sind als die doppelseitigen, ein Umstand, auf den wir noch zurückkommen. Neuestens hat NILSONNE in einer Zusammenstellung der Literatur und eigener Fälle auch den Femurdefekt häufiger ein- als doppelseitig gefunden.

Tabelle 2.

| Autor | Der Defekt betrifft | Ges. Zahl der Fälle | Einseitige Fälle | | | | Doppelseitige Fälle | | | | |
|---|---|---|---|---|---|---|---|---|---|---|---|
| | | | im ganzen | total | part. | Quot. total: part. | Zahl d. Individuen | Zahl d. Extremit. | total | part. | Quot. total: part. |
| Joachimsthal (1894) | Tibia | 31 | 23 | — | — | — | 8 | — | — | — | — |
| Joachimsthal (1902) | Tibia | 39 | 28 | — | — | — | 11 | — | — | — | — |
| Launois und Kuss (1901) . . . . . | Tibia | 34 | 20 | 13 | 7 | **1,86** | 14 | 28 | 18 | 10 | **1,8** |
| Nuzzi (1901—1920) | Tibia | 33 | 23 | 12 | 11 | **1,1** | 10 | 20 | 14 | 6 | **2,3** |
| Nuzzi (1920)[1] . . . | Tibia | 59 | 36 | 20 | 16 | **1,25** | 23 | 46 | 34 | 12 | **2,83** |
| Haudek (1897) . . | Fibula | 97 | 68 | 43 | 25 | **1,7** | 29 | 58 | 46 | 12 | **3,8** |
| Mazzitelli (1898) . | Fibula | 109 | 68 | 48 | 20 | **2,4** | 41(39)[2] | 78 | 60 | 18 | **3,3** |
| Kümmel (1895) . . | Radius | 57 | 30 | — | — | — | 27 | — | — | — | — |
| Antonelli (1905) . | Radius | 101 | 55 | 44 | 11 | **4,0** | 46 | 92 | 79 | 13 | **6,08** |
| Wierzejewski (1910) . . . . . | Ulna | 23 | 15 | 6 | 9 | **0,6** | 8 | 16 | 11 | 5 | **2,2** |
| Blencke (1901) . . | Femur | 66 | 28 | — | — | — | 38 | — | — | — | — |

Auch hier konnten wir nachweisen, daß es ein Gen bzw. einen Genkomplex zum Röhrenknochendefekt gibt, dessen phänotypisches Wirkungsbereich durch endogene Lokalisationsfaktoren bestimmt wird. Es ist nämlich die Art der Extensität, also welcher oder welche Knochen im Einzelfalle fehlen, in der gleichen Familie stets dieselbe. Andererseits aber konnte die Annahme, daß es mehrere verschiedene voneinander unabhängige Gene für Röhrenknochendefekt gibt, also etwa eine Erbanlage für Tibiadefekt, eine andere für Radiusdefekt usw., nicht befriedigen, weil sich zwischen den einzelnen Röhrenknochendefekten engere Beziehungen nachweisen ließen. Die zahlenmäßigen Zusammenstellungen Haudeks, Joachimsthals, Launois und Kuss', Nuzzis, Wierzejewskis und Blenckes über die Kombinationen des Fibula-, Tibia- und Femurdefektes zeigten nämlich, daß alle diese Anomalien ganz auffallend häufig mit Defekten anderer Knochen kombiniert sind, unter welchen wiederum die Extremitätenknochen, also Finger und Zehen, andere Röhrenknochen und Patella bei weitem an erster Stelle stehen. Aber auch andere Extremitätenanomalien wie Polydaktylie, Syndaktylie, Brachydaktylie, dreiphalangiger Daumen, Anomalien des Tarsus finden sich unter den Kombinationen gehäuft, was ebenfalls auf eine Lokaldisposition der Gliedmaßen hinweist, ebenso wie das Alternieren von Röhrenknochendefekten und anderen Extremitätenanomalien in der gleichen Familie (Roberts, Tiberghien, Grandmaire, Joachimsthal). Wir konnten es weiter wahrscheinlich machen, daß es ein und derselbe Genkomplex ist, welcher für Knochendefekte im ganzen Organismus verantwortlich zu machen ist und daß es eine

[1] Die Zahlen dieser Rubrik sind aus der 81 Fälle umfassenden Tabelle Nuzzis entnommen, unter welchen sich bei 59 Fällen sichere Angaben über einseitig oder doppelseitig, total oder partiell finden. Die Rubrik umfaßt daher das bis Nuzzi bekannte Gesamtmaterial über Tibiadefekt.

[2] Unter diesen 41 Fällen ist es bei zweien nicht bekannt, ob sie total oder partiell waren, so daß für die weitere Berechnung nur 39 Individuen (78 Extremitäten) übrigbleiben.

Frage der Lokaldisposition ist, welche Teile des fertigen Organismus vom Defekt betroffen werden.

Es mag nun auf den ersten Blick unverständlich erscheinen, daß derselbe Genkomplex im Bereiche der Finger einen dominanten, im Bereiche der proximalen Gliedmaßenabschnitte einen recessiven Erbgang hat, ähnlich wie wir es allerdings auch bei den Mehrfachbildungen gesehen haben. Für beide Fälle wird die Schwierigkeit gleichzeitig gelöst, wenn wir annehmen, daß die pathologische Anlage zur Lokaldisposition für die peripheren Extremitätenenden dominant, für die proximalen Teile dagegen recessiv mendelt, während die Anlagen für Mehrfachbildung und Defekt stets dominant sind. Dort, wo sie mit einer ebenfalls dominanten Anlage gekoppelt sind, muß der Erbgang des digenen Merkmals ein einfach dominanter sein, dort, wo ihre Manifestationsmöglichkeit an das Vorhandensein eines an sie gekoppelten recessiven Gens gebunden ist, muß der Erbmodus als einfach recessiver imponieren.

Dieses Verhalten der genotypischen Lokaldisposition ist insofern interessant, als es besagt, daß die normale Anlage für die phylogenetisch älteren Teile (Bau des Ober- und Unterarmes) dominant, für die phylogenetisch jüngeren (Gliederung der Hand) recessiv ist; mit anderen Worten, daß die normale Ausbildung der phylogenetisch älteren Organe und Organteile im Genotypus besser und sicherer gewährleistet erscheint, während die phylogenetisch jüngeren eine stärkere Variabilität aufweisen, eine Regel, die wir noch mehrfach bestätigt finden werden.

Hier noch ein Wort über den Randstrahlendefekt als Begleiterscheinung des Fehlens von Vorderarm- oder Unterschenkelknochen. Der Defekt des ersten Fingers beim Radius- oder Tibia- bzw. des 5. Fingers beim Ulna- oder Fibuladefekt ist eine sehr häufige Erscheinung. Dies berechtigt uns, wenn auch nicht ganz im GEGENBAURschen Sinne von einem Radial-, Ulnarstrahl usw. als etwas Zusammengehörigem zu sprechen. Es wird uns auch jetzt einigermaßen verständlich, warum der isolierte Randstrahlendefekt bei intakten Röhrenknochen so selten ist. Die Entwicklung dieser Finger wird offenbar außer durch die ihnen selbst entsprechenden Gene auch noch durch die der Ausbildung des betreffenden Strahles dienenden Erbanlagen gesichert.

Unter den Kombinationen der Röhrenknochendefekte ist außer den schon besprochenen anderen Defekten noch die Syndaktylie und vor allem als auffallend häufig die Polydaktylie zu nennen. Wir haben in unserer schon mehrfach zitierten Arbeit eine Reihe solcher Beispiele angeführt und erläutert, daß dieses Zusammentreffen in ganz analoger Weise zu erklären ist, wie die Kombination von Polydaktylie und Ektrodaktylie.

Auch der isolierte *Patellardefekt,* d. h. Defekt der Patella bei intakten Röhrenknochen und ohne Knieluxation, tritt häufig hereditär auf (London med. Gazette 1863, WUTH, PEARSON, WOLF, JOACHIMSTHAL, LITTLE, RUBIN, SCHEIDT u. a.), und zwar wird er im Gegensatz zu den Röhrenknochendefekten, soweit sich das aus dem heute schon vorliegenden Material feststellen läßt, meist dominant vererbt. Es erscheint also hier wiederum die normale Ausbildung des phylogenetisch jüngeren Sesamknochens im Genotypus weniger fest verankert, als die der phylogenetisch älteren Röhrenknochen.

Auch den schon oft beobachteten Parallelismus zwischen Quantität, Extensität und Intensität finden wir beim Patellardefekt wieder. Geht doch dominanter Erbgang, also hohe Intensität hier Hand in Hand mit meist doppelseitigem (große Extensität) und totalem (hohe Quantität) Defekt. Die Fälle geringster Quantität manifestieren sich ganz wie bei den Röhrenknochendefekten bloß als Entwicklungsverzögerung. Es kann auf diese Art gelegentlich unmöglich werden, zu entscheiden, ob im Einzelfalle (vgl. die Familie von PEARSON) einmal eine Generation übersprungen wurde, die Anlage sich also recessiv verhielt, oder ob der anscheinend übersprungene Elternteil wohl auch betroffen war, aber nur einen Defekt geringster Quantität, nämlich eine zum Zeitpunkt der Beobachtung schon ausgeglichene Entwicklungsverzögerung besaß. Dies wirft wieder ein Licht auf die fließenden Übergänge zwischen Dominanz und Recessivität und auf die enge Verwandtschaft zwischen Intensität und Quantität. Wird die Quantität einer dominanten Erbanlage immer kleiner, so daß sie schließlich nur zu einer für uns kaum wahrnehmbaren Entwicklungsverzögerung führt, dann bleibt die Erbanlage eben phänotypisch latent, sie ist recessiv.

Unter den Kombinationen des Patellardefektes ist vor allem der Defekt des Daumennagels zu nennen, der in relativ vielen Fällen (WOLF, LITTLE, RUBIN) mit dem Defekt der Patella zusammen vererbt wird. Selbstverständlich kann es sich bei der typischen Kombination zweier so seltener endogen bedingter Anomalien nur um eine erbanlagemäßige Bindung handeln, und zwar ist mit Rücksicht auf das Zusammenvererbtwerden, wo beide Anomalien vorhanden sind, eine Koppelung das Wahrscheinlichste. Ja wir können sogar noch weitergehen und eine ziemlich enge Koppelung zwischen den beiden pathologischen Erbanlagen annehmen. Das gleichzeitige Auftreten der beiden Anomalien ist nämlich relativ so häufig, daß wir die normalen Allelomorphe der betreffenden Anlagen im gleichen Chromosom sehr nahe beieinander suchen müssen. Denn nur so ist es zu erklären, daß bei pathologischen Veränderungen im Bereiche der einen Anlage mit einer gewissen Regelmäßigkeit auch die andere gestört ist (vgl. S. 8). Andererseits ist die Kombination wieder nicht so regelmäßig, daß wir *eine* pleiotrope Erbanlage annehmen dürften.

### *Zusammenfassung.*

*Im normalen Genotypus des Menschen existiert ein Gen bzw. ein Genkomplex, dessen Aufgabe es ist, zu überwachen, daß die einzelnen Teile des Organismus in der für die Spezies charakteristischen Anzahl zur Entwicklung kommen. Diesem Gen oder Genkomplex steht ein pathologisches Allelomorph gegenüber, welches abnorme Mehrfach- (beim Menschen hauptsächlich Doppel-) Bildungen hervorruft. Solche Doppelbildungen können, von einem kleinen Bezirk, z. B. einem Fingernagel angefangen immer größere Teile des Körpers umfassen und sich schließlich auf den ganzen Organismus erstrecken — eineiige Zwillinge. In welcher Region das Gen für Mehrfachbildung manifest wird, das wird bestimmt durch ein zweites pathologisches Gen bzw. Genkomplex, welches eine regionäre, unspezifische Disposition zum Befallensein von den verschiedensten Anomalien des betreffenden Körperabschnittes bewirkt. Diese beiden verschiedenartigen Gene bzw. Genkomplexe sind — mindestens im Bereiche des Extremitätenskelettes — aneinandergekoppelt. Ebenfalls an sie gekoppelt, und zwar sogar anscheinend in besonderer Nähe der Mehrfachbildungsanlage und ihrer normalen Allelomorphe gibt es ein weiteres Gen, dessen pathologische Veränderung zu Defektbildung führt, welches — wenigstens im Bereiche des Extremitätenskelettes — auch eine genotypische Einheit zu repräsentieren scheint und dessen besondere phänotypische Lokalisation durch dieselben Gene für örtliche Disposition gegeben ist, wie die der Mehrfachbildungen. Dabei dürften diese genotypischen, pathologischen Lokalisationsfaktoren eine um so höhere Durchschlagskraft besitzen, je peripherer das Gebiet ist, welches sie vertreten, d. h. also, daß die normale Ausbildung der phylogenetisch älteren Organe und Organteile im Genotypus besser und sicherer gewährleistet erscheint, während die phylogenetisch jüngeren eine stärkere Variabilität aufweisen. An dieselbe Gengruppe gekoppelt erwies sich ferner ein Gen, welchem die normale Gliederung in 5 Finger bzw. Zehen während der Entwicklung obliegt. Das pathologische Allelomorph dieses Gens, welches sich phänotypisch als Syndaktylie manifestiert, ist im Verhältnis zu den beiden obengenannten pathologischen Erbanlagen in unserer Population weit häufiger. Es findet sich bei gegebenem Lokalisationsfaktor ziemlich oft, so daß die Syndaktylie eine typische Kombination aller endogener Mißbildungen im Bereiche der Hände und Füße bildet. Weiter besteht eine nähere genotypische Bindung vorläufig unklarer Art vielleicht Koppelung zwischen dem Genkomplex für Polydaktylie (Mehrfachbildungen und Lokalisationsfaktor) und Syndaktylie einerseits und den Erbanlagen für Schädelanomalien, Retinitis pigmentosa, Fettsucht und Genitalhypoplasie andererseits; ferner besteht Koppelung zwischen den Anlagen für Defekt der Patella und des Daumennagels. Alle die genannten pathologischen Genkomplexe treten vorzugsweise im Rahmen eines ganz allgemein biologisch minderwertigen Keimplasmas auf, ihre phänotypischen Ausdrucksformen sind Teilerscheinungen eines Status degenerativus.*

## Zweites Kapitel.

# Störungen des enchondralen Knochenwachstums.

### 1. Brachydaktylie.

Die *Brachydaktylie* (Kurzfingerigkeit) beruht in der Mehrzahl der Fälle auf einer Phalangenverkürzung, welche wiederum in der Regel die Mittelphalangen betrifft. Diese Form, welche wir nach der außerordentlich übersichtlichen Nomenklatur Pols, der wir uns im folgenden anschließen wollen, als Brachymesophalangie bezeichnen und welche bei höheren Graden zu einer so weitgehenden Reduktion der Mittelphalangen führt, daß diese als selbständige Fingerglieder schwinden und nur mehr die Epiphyse der Endphalangen darstellen, wodurch also aus der Brachymesophalangie eine „Assimilationshypophalangie" (Verminderung der Zahl der Phalangen) entsteht — diese Form der Anomalie, welche wir wegen ihrer überwiegenden Häufigkeit auch als Brachydaktylie schlechtweg bezeichnen können, soll uns im folgenden zunächst beschäftigen.

Vom morphogenetischen Standpunkt aus sind folgende Einzelheiten von Wichtigkeit: Bei leichteren Graden geht zunächst die selbständige Epiphysenossification der Mittelphalangen verloren, eine Anomalie, die schon im Knorpelstadium durch das Fehlen des rötlichen und durchsichtigen Säulenknorpelstreifens kenntlich ist, welcher den Vorläufer des späteren Epiphysenfugenknorpels darstellt. Gleichzeitig zeigt die Diaphyse verspätete und vereinfachte Ossification. Schreitet der Prozeß weiter fort, so erscheint schließlich im Knorpelstadium an Stelle der Mittel- und Endphalanx ein einziges Stück, und bei der Ossification stellt die frühere Mittelphalanx nur mehr die Epiphyse der Nagelphalanx dar, während deren eigentliche Epiphyse verlorengegangen ist (Assimilationshypophalangie).

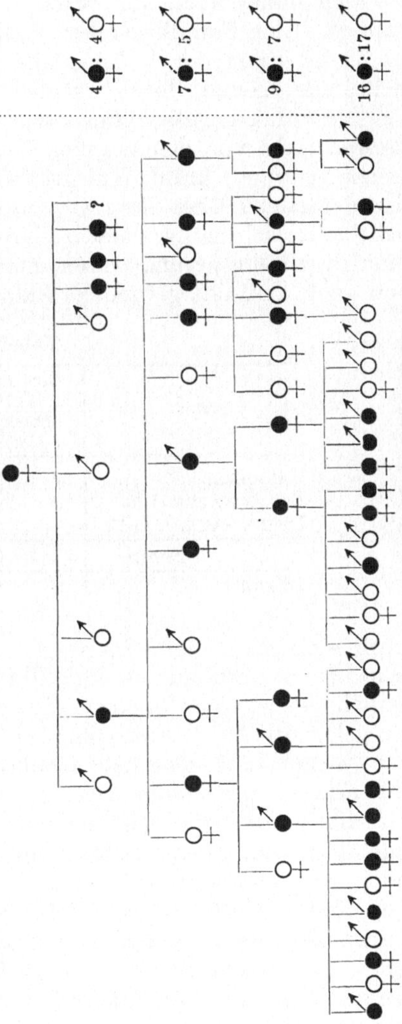

Abb. 22. Brachydaktylie nach FARABEE.

Die konstitutionelle Natur der Brachymesophalangie scheint seit den grundlegenden Veröffentlichungen von FARABEE und DRINKWATER (vgl. Stammbaum Abb. 22) keinem Zweifel mehr zu unterliegen. Mehr als das: die genannten Autoren konnten für ihre Fälle auch die Art des Erbganges der pathologischen Erbanlage, nämlich einfache Dominanz, mit Sicherheit nachweisen, wie aus Tabelle 3 hervorgeht. Die Tabelle zeigt das Verhältnis der kurzfingerigen zu den normalen Nachkommen aus Ehen eines von der Anomalie betroffenen mit einem freien Elter, also bei dominantem Erbgang eines höchstwahrscheinlich Heterozygoten mit einem homozygot Recessiven, wie es die Autoren in ihren Stammbäumen fanden.

Die Zahlen Dresels sind verschiedenen Stammbäumen der Literatur entnommen und nach der Weinbergschen Geschwistermethode verarbeitet, die Zahlen von Farabee und Drinkwater allerdings nicht, sie sind aber doch ohne weiteres verwendbar, da in diesen beiden Fällen weder eine Familien- noch eine Individualauslese in Betracht kommt und sich daher auch die Anwendung der Weinbergschen Methoden erübrigt. Eine Familienauslese kann nicht stattgefunden haben, da es sich ja in jedem der 3 Einzelfälle nur um einen einzigen, nach allen Richtungen genau durchforschten Stammbaum handelt, aber auch eine Individualauslese können wir hier deshalb ausschließen, weil die Autoren nicht von den kranken Nachkommen des sie interessierenden Kreuzungstypus: krank mal gesund ausgingen, sondern vielmehr von allen derartigen Ehen ihres Gesamtmaterials, so daß ein Fehler durch Nichtberücksichtigung solcher Kreuzungen, deren sämtliche Nachkommen zufällig gesund waren, nicht entstehen konnte. Es zeigt sich denn auch, daß das gefundene Zahlenverhältnis mit dem von Dresel

Tabelle 3.

| Autor | Aus Ehen eines brachydaktylen mit einem normalen Elter stammen: | |
|---|---|---|
| | brachydaktyle Individuen | normale Individuen |
| Farabee . . . . | 36 | 33 |
| Drinkwater 1908 | 42 | 33 |
| Drinkwater[1] 1912 | 21 | 26 |
| Summe | 99 | 92 |
| Dresel . . . . . | 75 | 65 |

berechneten gut übereinstimmt. Im allgemeinen finden wir die Zahl der normalen und mißbildeten Individuen aus den $DR \times RR$ Kreuzungen ziemlich gleich, wie es ja einem einfach dominanten Erbgang entspricht. Das gelegentliche Überwiegen der mißbildeten Individuen, wie bei Drinkwater 1908, mag neben Zufälligkeiten, die sich durch die kleine Zahl erklären, auch dadurch bedingt sein, daß unter den kranken Eltern nicht alle heterozygot sein müssen, sondern auch einzelne homozygot dominante Individuen vorkommen können. Aus Kreuzungen eines homozygot dominanten (kranken) und eines homozygot recessiven (gesunden) Individuums aber hätten wir 100% kranke Nachkommen zu erwarten. Es wäre also darauf zu achten, ob in dem betreffenden Stammbaum solche Kreuzungen vorkommen, was wir leider nicht entscheiden können, da uns die Originalarbeit nicht zur Verfügung stand. Es müßte durch das gelegentliche Vorkommen derartiger Kreuzungen die Zahl der kranken Nachkommen im Verhältnis zu den gesunden erhöht werden. Ungefähr zur selben Zeit wie Drinkwater hat auch Lewis über ein größeres Material von familiärer Brachydaktylie berichtet und bezeichnet ihren Erbgang als dominant.

[1] Nach Mohr und Wriedt ist diese Familie Drinkwaters eine englische Linie der von Farabee in Amerika beobachteten Brachydaktylie-Familie.

Außer diesen Beobachtungen sind noch eine ganze Reihe Fälle von familiärem Vorkommen der Brachydaktylie bekannt geworden, wie die Beobachtungen von Gruber, Dérode, Kümmel, Webb (vgl. Stammbaum Abb. 23), Armstrong, Mohr und Wriedt u. a.

Es ist anzunehmen, daß das heredofamiliäre Auftreten dieser Anomalie, welche ja naturgemäß überhaupt erst seit der Röntgenära volle Beachtung finden konnte, noch häufiger ist, als wir bis jetzt wissen, zumal weitere Fälle in der Familie eines Probanden bei bloß anamnestischer Nachforschung ohne Röntgenuntersuchung von Familienmitgliedern unserer Kenntnis leicht entgehen können. So zeigte sich in einem Stammbaum von Mohr und Wriedt, daß manche Individuen, die äußerlich als normal imponierten, röntgenologisch doch eine geringe Brachymesophalangie aufwiesen und auf diese Art ein Überspringen einer Generation vorgetäuscht werden konnte, welches in Wirklichkeit gar nicht vorhanden war.

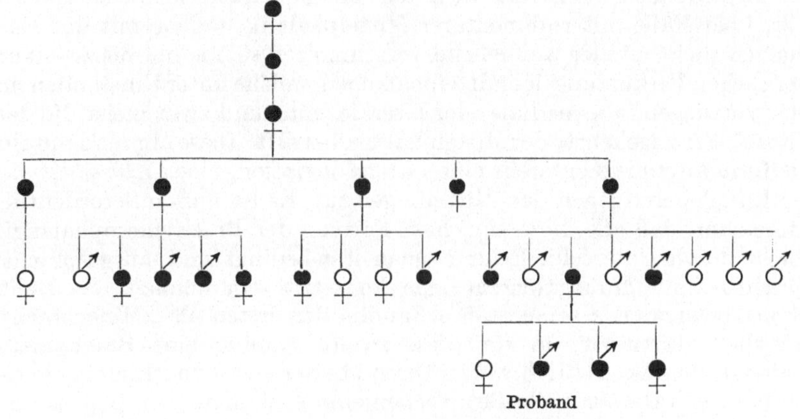


Abb. 23. Stammbaum mit Brachydaktylie. (Nach Webb.)

Übrigens scheint die Brachymeso- bzw. Assimilationshypophalangie nicht nur in bestimmten Familien, sondern auch rassenmäßig vorzukommen. So findet Broman die Hypophalangie des 5. Fingers bei den Azteken besonders häufig und Duken gibt an, daß etwa 80% aller Japaner eine bloß zweiphalangige kleine Zehe haben, während sie in unserer Population nur bei ungefähr einem Drittel der Individuen vorkommt.

Nicht ganz leicht zu beantworten ist die Frage, ob auch bei der Brachydaktylie die *Intensität* der pathologischen Erbanlage eine wechselnde ist und neben dem allerdings vorherrschenden dominanten Erbgang in bestimmten Familien ein recessiver Vererbungsmodus beobachtet wird. Denn wenn auch hier und da das Überspringen einer Generation erwähnt wird (Hasselwander u. a.), so ist eben gerade hier die Gefahr, leichtere Fälle zu übersehen, eine besonders große. Doch gibt es auf der anderen Seite, besonders in der charakteristischen Kombination mit Syndaktylie genügend sporadische Fälle, in deren Familien nichts über ähnliche Anomalien bekannt ist, so daß wir annehmen müssen, daß hier die pathologische Erbanlage nur in homozygotem Zustand zur Manifestation gelangt, da wir, wie schon eingangs auseinandergesetzt, keinen Grund haben, ein- und dieselbe Anomalie in dem einen Fall nur auf endogene, im anderen, in welchem sich zufällig eine Vererbung nicht nachweisen läßt, nur auf exogene Ursachen zurückzuführen. Überdies wäre es gerade bei der Assimilationshypophalangie mit erhaltenen Endphalangen vollkommen unvorstellbar, wie diese Mißbildung durch exogene, während der Embryonalperiode wirksame Faktoren zustande kommen sollte.

Die *Quantität* der Anomalie zeigt alle Übergänge von vollkommener Assimilationshypophalangie, bei welcher sich nicht einmal ein selbständiger Knochenkern als Rest der Mittelphalanx mehr nachweisen läßt, über Fälle mit rudimentärer Mittelphalanx, welche mit der Endphalanx mehr minder weitgehend verschmolzen sein kann, bis zur kaum merklichen Verkürzung der Mittelphalangen, welche unter Umständen nur oder vorwiegend die mediale oder laterale Seite, und zwar meist die dem Mittelfinger zugekehrte der Mittelphalanx betrifft. Diese nimmt dann eine Keilform an und so entsteht eine Lateraldeviation, eine „*Klinodaktylie*“ der Endphalanx gegen den Mittelfinger zu. Es ist nun außerordentlich interessant, daß alle diese einzelnen Formen der Brachymesophalangie, welche durch Unterschiede ihrer Quantität bedingt sind, ausgesprochen vererbbar und durch Generationen konstant sein können. So stellte schon DRINKWATER seine zweite Familie der ersten als „Minorbrachydaktylie“ gegenüber, da für diese zweite Familie eine Brachymesophalangie charakteristisch war, während in der erstbeobachteten, ebenso wie bei FARABEE, fast alle Betroffenen eine Assimilationshypophalangie sämtlicher Finger und Zehen aufwiesen, nur bei einzelnen waren die Mittelphalangen am 3. und 4. Finger noch isoliert erhalten, wenn auch abnorm verkürzt. Bezüglich weiterer derartiger Beispiele sowie der ausgesprochenen Vererbbarkeit der klinodaktylen Form der Anomalie vgl. die Fälle von WEGELIN, DE FREESE, POL, TOMESKU u. a. und den Stammbaum Abb. 24.

Freilich kommt es auch vor, daß die Quantität bei den einzelnen Angehörigen derselben Familie verschieden ist, aber unsere Untersuchungen berechtigen wohl zu dem Schluß, daß das Ausmaß der Verkürzung der Mittelphalangen, die Quantität der Mißbildung, mindestens teilweise schon genotypisch festgelegt ist.

Der Grad der *Extensität* läßt auch hier wieder eine gewisse Parallele mit dem der Intensität und Quantität erkennen. Einerseits ist die Anomalie in den Fällen offenkundiger Vererbung fast immer doppelseitig, während einseitige Fälle in der Regel sporadisch (POL, SIEMENS), also mit geringer Intensität ausgestattet sind. Daher wurden auch die einseitigen Fälle, von welchen weiter unten noch die Rede sein soll, von den meisten Autoren auf exogene Ursachen zurückgeführt, eine Ansicht, der wir uns jedoch nicht anschließen können. Auf der anderen Seite finden wir die höheren Quantitätsgrade, nämlich vollkommenes Fehlen oder ganz rudimentäre Entwicklung der Mittelphalangen häufig gerade dort, wo alle 4 Finger, mitunter auch die Zehen betroffen sind, also die Extensität eine denkbar große ist (FARABEE, DRINKWATER, DÉRODE, KÜMMEL, WEBB), hingegen eine weniger ausgesprochene Quantität, welche sich phänotypisch nur als Abschrägung der Mittelphalangen auf einer Seite mit konsekutiver Seitendeviation der Endphalangen ohne auffallende Verkürzung des ganzen Fingers manifestiert, meist dort, wo die Anomalie nur an einem, gewöhnlich am 5., oder höchstens am kleinen und Zeigefinger vorhanden ist (B. BAUER, WEGELIN, MOHR und WRIEDT, DE FREESE). Daß der *Grad der Extensität* vererbbar ist, bedarf im Hinblick auf unsere Beispiele keiner näheren Erläuterung.

Die *Art der Extensität* zeigt hier eine besondere Gesetzmäßigkeit. Die einzelnen Finger werden in einer ganz bestimmten Reihenfolge

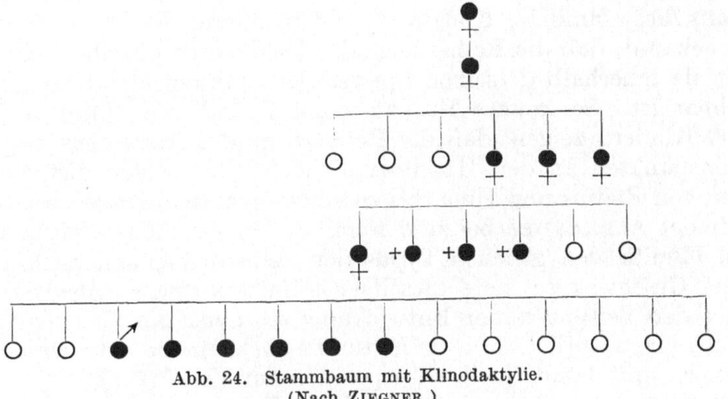

Abb. 24. Stammbaum mit Klinodaktylie. (Nach ZIEGNER.)
Die mit + bezeichneten Individuen haben z. T. mit der gleichen Deformität behaftete Kinder.

befallen, und zwar am Fuße von der 5. Zehe medialwärts schreitend derart, daß, wenn nur eine einzige Zehe betroffen ist, diese stets die 5. ist, wenn 2 Zehen an dem Prozeß teilnehmen, so immer die 4. und 5., wenn 3 Zehen, so die 3., 4. und 5., und daß schließlich die 2. nur mitbefallen ist, wenn alle 4 dreiphalangigen Zehen eine Verkürzung der Mittelphalangen aufweisen. Eine ähnliche Reihenfolge, wenn auch nicht mit der gleichen Gesetzmäßigkeit, finden wir auch an der Hand. Die Finger werden in der Reihenfolge: kleiner Finger, Zeigefinger, Ringfinger, Mittelfinger betroffen, wobei der 2. und 5. Finger mitunter vertauscht sein können und auch andere, kleinere Variationen vorkommen (vgl. PFITZNER, POL). POL baut eine zum Teil schon von FÜRST erkannte Gesetzmäßigkeit weiter aus und weist nach, daß diese Reihenfolge dem Verknöcherungszeitpunkte der einzelnen Phalangen entspricht, so daß die am spätesten verknöchernden zunächst befallen werden. Es ist klar, daß bei dieser ganz allgemein herrschenden Gesetzmäßigkeit Familienähnlichkeiten keine besondere Bedeutung zukommen kann. Immerhin sehen wir dort, wo der Prozeß am Zeigefinger und nicht am kleinen Finger beginnt, diese Variante sich unter Umständen in einer ganzen Familie wiederholen. So kann z. B. in einem Falle, wo die Anomalie auf einen Finger beschränkt bleibt, durch Generationen nur der Zeigefinger betroffen sein, wie bei MOHR und WRIEDT oder in dem folgenden Fall von ZIEGNER, in welchem auch noch eine andere Atypie vererbt wird, nämlich eine vom Mittelfinger weggerichtete Klinodaktylie, hier eine Radialdeviation der Zeigefingerendphalanx.

ZIEGNER untersuchte Mutter und Tochter und fand röntgenologisch bei beiden in analoger Weise eine Brachymesophalangie des Zeigefingers mit Radialdeviation seiner Endphalanx. Die übrigen Finger normal. Die Nagelphalangen der großen Zehen deviieren fibularwärts, während die der übrigen Zehen tibialwärts gerichtet sind. Die Ursache ist Brachymesophalangie bzw. Brachybasophalangie der Halluces. Die Anomalie vererbt sich in dieser Familie seit 5 Generationen dominant (vgl. Stammbaum Abb. 24).

Da wir wissen, daß das Betroffensein bzw. stärkere Betroffensein der einzelnen Phalangen vom Verknöcherungszeitpunkt abhängt, so darf uns diese familiäre Konstanz nicht wundern. Es ist nämlich auch sonst bekannt, daß die Reihenfolge der Ossification einzelner Knochen, soweit sie innerhalb derselben Spezies Schwankungen unterworfen ist, vererbbar ist. So konnte FUJINAMI auf Grund von Untersuchungen an 200 Kindern zeigen, daß die Reihenfolge des Auftretens von Ossificationspunkten an den Handwurzelknochen sowie den distalen Epiphysen von Radius und Ulna, bis zu einem gewissen Grade variabel ist. Nun findet ALEXANDER bei zwei Familien bei sämtlichen Kindern derselben Familie den gleichen Typus der Reihenfolge, und auch PYROR sah bei Geschwistern stets dieselbe Ossificationsfolge. Also ein Gen, welches den Zeitpunkt der Entwicklung einzelner Knochen bestimmt. Dasselbe gilt natürlich mutatis mutandis auch für die Entwicklung der Phalangen und damit für ihre Disposition zur Verkürzung.

Die Assimilationshypophalangie der 5. Zehe ist auch in unserer Bevölkerung sehr häufig. PFITZNER findet sie am Erwachsenen in mehr als $^1/_3$ der Fälle, HASSELWANDER, welcher Kinder untersuchte, noch häufiger. PFITZNER weist ausführlich nach, daß die Verschmelzung der Mittel- und Endphalanx nicht durch äußere Momente, wie vor allem Schuhdruck, zustande kommen kann, da die Endphalanx ihre normale Gestalt hat und da er die Verwachsung bei Kindern und Embryonen etwa ebenso häufig sah wie beim Erwachsenen. Es ist sehr wahrscheinlich, daß wir es hier mit einem allmählich fortschreitenden Prozeß zu tun haben, welcher schließlich dazu führen wird, daß eine dreiphalangige kleine Zehe die Ausnahme bildet. Ein ähnlicher Prozeß scheint sich im Laufe der Entwicklung an unserem Daumen und Hallux abgespielt zu haben, und sein Resultat ist der zweiphalangige erste Finger, welcher heute die Norm darstellt.

## 2. Dreiphalangiger Daumen.

Die eben ausgesprochene Ansicht, derzufolge die beiden Phalangen des Daumens und des Hallux als Grund- und Endphalanx bei Fehlen einer isolierten Mittelphalanx im Sinne einer Assimilationshypophalangie aufzufassen wären, ist freilich noch nicht allgemein anerkannt. Ihr steht die von HYRTL, GRÄFENBERG u. a. vertretene Theorie gegenüber, daß der I. Metakarpal- bzw. Metatarsalknochen eigentlich eine Grundphalanx sei, auf welche eine normale Mittel- und Endphalanx folgt, während das Os multangulum majus ein rudimentäres Metacarpale darstellen würde. Das wichtigste Argument zugunsten dieser Auffassung bildet die Anatomie des Metacarpus I, welcher im Gegensatz zu allen anderen Mittelhandknochen keine distale, sondern eine proximale Epiphyse hat wie die Phalangen und dessen proximale Gelenksfläche nicht konkav, sondern konvex ist. Auch die Richtung des Foramen nutricium soll nach HYRTL einer Phalanx und nicht einem Metacarpale entsprechen. Dagegen macht GEGENBAUR geltend, daß das Metacarpale I bei Säugetieren eine distale Epiphyse hat und daß die Verteilung der Muskulatur entschieden für seine Natur als Mittelhandknochen spricht. Außerdem ist die Nagelphalanx des Daumens stets

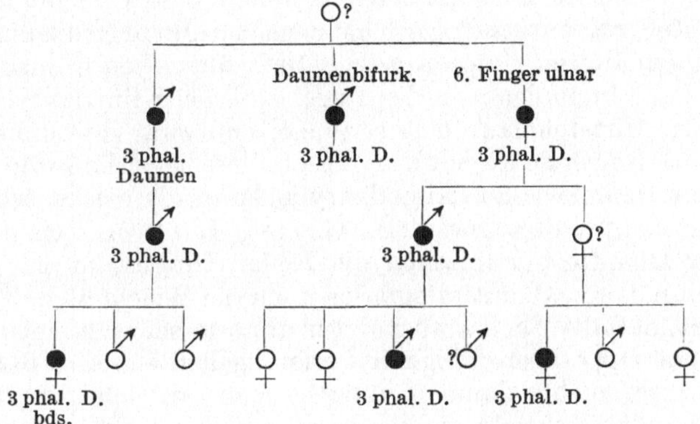


Abb. 25. Stammbaum mit dreiphalangigem Daumen. (Nach COTTE.)

länger als die der anderen Finger, wie es der Assimilation einer Mittelphalanx entspräche[1].

Wir sehen also, daß die Frage durch rein morphologische Betrachtung nicht zu entscheiden ist. Nun gibt es aber Fälle von dreiphalangigem Daumen bzw. Hallux mit Einschaltung einer mehr minder gut entwickelten „Mittelphalanx" zwischen die beiden normalen Fingerglieder, welche kontinuierliche Übergänge vom normalen bis zum langen, schlanken, dreiphalangigen, häufig als Zeigefinger angesprochenen Finger aufweisen und welche eine ganz eklatante Analogie zu den Fällen von Brachymesophalangie bis zur Assimilationshypophalangie zeigen. Wir möchten mit PFITZNER, HILGENREINER, POL u. a. meinen, daß diese Fälle sehr dafür sprechen, daß es die Mittelphalanx ist, welche dem normalen Daumen und Hallux abhanden gekommen ist und welche abnormerweise als selbständiger Knochen wieder zum Vorschein kommen kann.

[1] Nach UFFELMANN, HENLE u. a. stellt der Metacarpus I eine Verschmelzung von Mittelhandknochen und Grundphalanx dar. Diese Anschauung kann wohl die vorhadenen Tatsachen am wenigsten erklären.

Dies erscheint um so wahrscheinlicher, als wir einen analogen Prozeß an der kleinen Zehe beim jetzt lebenden Menschen beobachten können.

Sehen wir mithin den normalen Daumen als Assimilationshypophalangie, die leichteren Grade von Dreigliedrigkeit als Brachymesophalangie und ihre höchsten Grade als volle Entwicklung einer Mittelphalanx an, so werden wir nach dem Gesagten erwarten müssen, daß auch die Dreigliedrigkeit des Daumens konstitutioneller Natur ist. Tatsächlich finden wir die Anomalie ausgesprochen heredofamiliär (STRUTHERS, FARGE, GRUBER, RÜDINGER, POTT, JOACHIMSTHAL, BAMBERGER-SALZER, VALENTI, GAVANI, OTTENDORFF, HILGENREINER, LUSTIG, COTTE, STAPFF u. a.). Ein illustratives Beispiel dafür gibt der Stammbaum von COTTE (vgl. Abb. 25).

Die Fälle dürften noch häufiger sein, wenn man bedenkt, daß rudimentär entwickelte Mittelphalangen, welche besonders oft keilförmig sind, mitunter erst röntgenologisch als solche zu erkennen sind und daher, zumal von den älteren Autoren gelegentlich übersehen werden mußten. Derartige Fälle imponieren in der Regel bloß als Klinodaktylie, da die Keilform der Mittelphalanx eine seitliche, und zwar gewöhnlich Ulnardeviation des Nagelgliedes bewirkt. Auch diese spezielle Form des dreiphalangigen Daumens mit Klinodaktylie kann als solche erblich sein (STRUTHERS, POTT, JOACHIMSTHAL, GAVANI, LUSTIG). Von den Differenzen der Quantität war schon die Rede. Interessant ist es dabei, daß bei den höheren Quantitätsgraden auch die Weichteile mitbetroffen sind, derart, daß die Thenarmuskulatur abnorm schwach entwickelt ist und auch die Oppositionsfähigkeit verlorengehen kann, so daß ein solcher Finger gar nichts daumenähnliches mehr an sich hat. Trotzdem glauben wir mit Rücksicht auf die kontinuierlichen Übergänge und im Hinblick darauf, daß derartig vollständige Grade der Mißbildung mit typischen Formen von dreigliedrigem Daumen am selben Individuum (JOACHIMSTHAL) oder in derselben Familie (OTTENDORFF) gleichzeitig vorkommen können, solche Finger als abnorme Daumen ansprechen zu müssen und nicht einen Daumendefekt mit Verdoppelung des Zeigefingers annehmen zu sollen.

Der Parallelismus der großen Extensität (die Anomalie ist meist doppelseitig) mit hoher Intensität (Vererbbarkeit meist nach dominantem Typus) war schon STIEVE aufgefallen. Immerhin kommen sporadische Fälle und Überspringen von Generationen nicht eben selten vor.

Da Brachydaktylie und dreiphalangiger Daumen das Produkt eines zwar analogen, aber in entgegengesetzter Richtung ablaufenden Prozesses darstellen, so kann es uns nicht wundern, daß wir sie kaum je zusammen antreffen. Dagegen findet sich die Dreigliedrigkeit ganz besonders häufig bei einem oder beiden Teilen eines Doppeldaumens, wie in den Fällen von DUBOIS, OTTO, STRUTHERS, FARGE, GRUBER, RÜDINGER, MELDE, WINDLE, KLAUSSNER, VALENTI, OTTENDORFF, HILGENREINER, COTTE, STAPFF, LOEWENECK u. a. Bei RASCH und einzelnen Individuen der Beobachtung STAPFFS betrifft die Dreigliedrigkeit sogar einen dreifachen Daumen. Diese typische Kombination der beiden seltenen Konstitutionsanomalien hat offenkundig ihre Ursache in einer

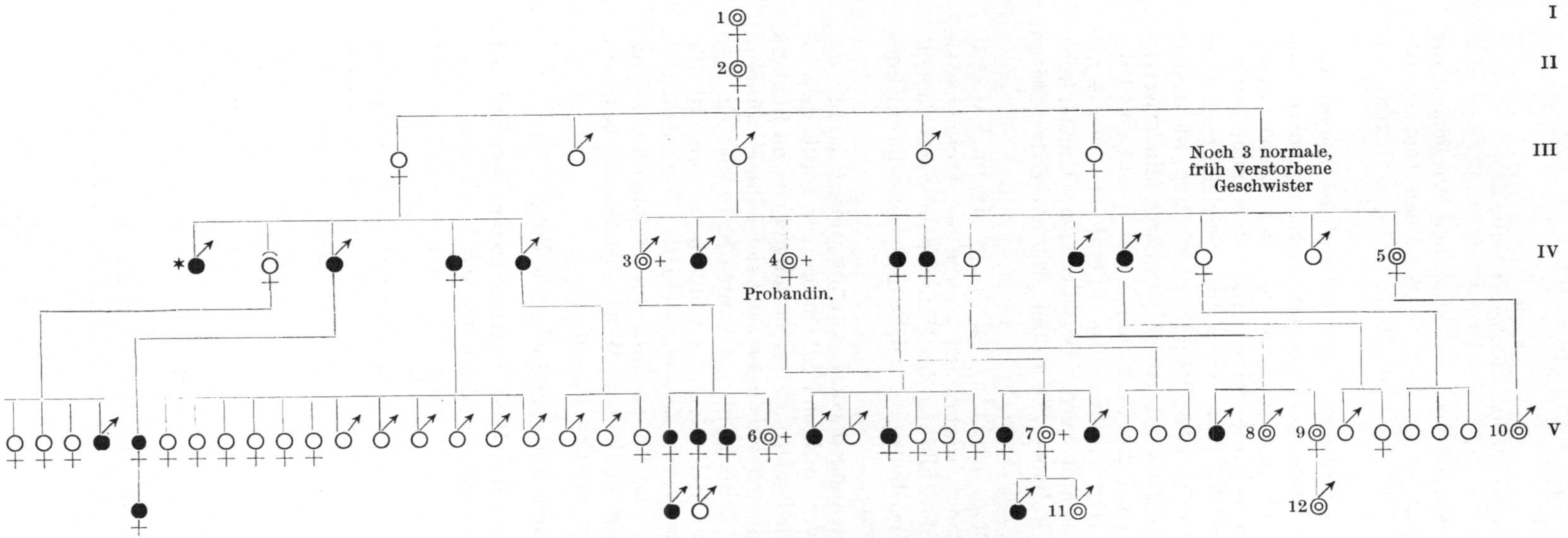

I

II

III

Noch 3 normale, früh verstorbene Geschwister

IV

Probandin.

V

Abb. 26. Stammbaum mit Hyperphalangie und Kamptodaktylie.
(Nach VIDAL.)

♂●, ♀●: Kamptodaktylie.

♂◎, ♀◎: Brachydaktylie.

*: Kamptodaktylie der Ringfinger, bei allen anderen Individuen betrifft sie den kleinen Finger.

+: vom Autor selbst untersucht.

1 u. 2: sollen brachydaktyl gewesen sein und gehinkt haben.

3: brachydaktyl; starke Verkürzung des r. Beines, krummbeinig. Brachymesophal. wie 4. *Hyperphalangie* beider Zeige- und Mittelfinger.

4: brachydaktyl; röntgenologisch Unregelmäßigkeiten im Carpus, die Mittelhandknochen der dreigliedrigen Finger haben je 2 Epiphysen. Brachymesophalangie des 2., 3. und 5. Fingers bds. *Hyperphalangie* inf. Selbständigwerdens der Epiphysen der Grundphal. an beiden Mittelfingern. Hyperphalangie der Zeigefinger angedeutet (Ulnardeviation im Metacarpophalangealgelenk, r. auch eine Rille an der Basis der Grundphalanx). Grundphal. des l. Ringfingers sehr lang. R. Bein verkürzt mit Pes valgus. Krummbeinig.

5: Brachydaktylie der Zeigefinger bds. Krummbeinig. R. Pes valgus.

6: Brachymesophalangie des 2. und 5. Fingers bds.

7: Brachymesophalangie des 2. Fingers bds.

8: Brachydaktylie beider Zeigefinger, Verkrümmung der unteren Extremitäten. Pes valgus r.

9: Brachydaktylie beider Zeigefinger.

10: Wie 5, aber auch Atrophie des l. Beines.

11: brachydaktyl.

12: Wie 9. Außerdem Pes valgus r.

Die beiden mit ◡ bezeichneten Individuen gingen Verwandtenehen ein und waren mit je einer der Töchter von ♀ verheiratet.

Die Altersreihenfolge in der V. Generation ist z. T. nicht sicher.

genotypischen Bindung, zumal sie auch bei einzelnen Mitgliedern der gleichen Familie oder an den beiden Händen desselben Individuums isoliert vorkommt (FARGE, POTT, JOACHIMSTHAL, GAVANI, OTTENDORF, HILGENREINER u. a.).

Wir erblicken das gemeinsame genotypische Band der beiden Anomalien in einer konstitutionellen Lokaldisposition, einer regionären biologischen Minderwertigkeit des Daumens, welcher den Locus minoris resistentiae abgibt, an dem sich die beiden Anomalien manifestieren können. Ebenso ist natürlich das Alternieren von dreigliedrigem Daumen und Daumendefekt in der gleichen Familie zu erklären, wie in dem Falle von JOACHIMSTHAL mit ganz eklatanter familiärer Minderwertigkeit des Radialstrahles, oder gar das Vorkommen von Defekt und Dreigliedrigkeit an den beiden Händen desselben Individuums, wie es anscheinend von PARKER beobachtet wurde. Dreigliedrigen Daumen kombiniert mit Defekten und Polydaktylie an den unteren Extremitäten sah KÜMMEL sowie VOISIN und NATHAN.

Die Dreiphalangigkeit der großen Zehe (HALLMANN, MELDE, VALENTI, HABERER u. a.) wurde seltener beschrieben als die des Daumens, sie scheint relativ oft mit Mehrfachbildung des Hallux kombiniert zu sein. TRÖMMER fand sie an zwei Geschwistern, welche mit sogenannten Greif- oder Affenfüßen behaftet waren.

Embryologische Untersuchungen GRÄFENBERGS weisen darauf hin, daß sich an den übrigen Fingern während der Ontogenese vorübergehend Reste einer vor dem Nagelglied gelegenen, selbständigen vierten Phalanx finden. Die Epiphyse der Nagelphalanx entwickelt sich nämlich während der Embryonalperiode eine Zeitlang als getrenntes Knorpelstück. Die Persistenz dieses Zustandes nach der Geburt scheint eine extreme Rarität zu sein. PFITZNER sah einmal an einer Zehe eine derartige Tetraphalangie, bei welcher zwischen Mittel- und Endphalanx eine rudimentäre 4. Phalanx eingeschoben war. Auf ähnlichem Wege scheint die bekannte Hyperphalangie der Wale entstanden zu sein.

### 3. Hyperphalangie der dreigliedrigen Finger.

Das Überschreiten der normalen Phalangenzahl an den dreigliedrigen Fingern ist überhaupt äußerst selten und unterscheidet sich meist seiner ganzen Pathogenese nach wesentlich von der Hyperphalangie des Daumens. Es handelt sich hier nicht um das Wiederselbständigwerden einer offenbar im Laufe der Entwicklung verlorengegangenen Phalanx, sondern um die Abtrennung von Epiphysen mit Bildung eines neuen Gelenkes zwischen Diaphyse und Epiphyse. Sie ist in allen bisher bekannten Fällen mit Brachymesophalangie kombiniert und betrifft in der Regel den Zeige- oder Mittelfinger, meist auch beide Hände, obwohl sie gewöhnlich nicht streng symmetrisch ist. Anatomische (LEBOUCQ) und zahlreiche röntgenologische Untersuchungen haben gelehrt, daß die überzählige Phalanx in diesen Fällen durch die selbständig gewordene Epiphyse der Grundphalanx dargestellt wird, so daß die 1. und 2. Phalanx zusammen der normalen 1., die 3. und 4. aber der normalen 2. und 3. entsprechen. Es gibt alle Übergänge von der vollen Trennung der vier Phalangen mit drei Interphalangealgelenken über eine besonders große Epiphyse der Grundphalanx mit mehr minder weitgehender, der Epiphysenfuge entsprechender Kerbe bis zu jenen rudimentären Fällen,

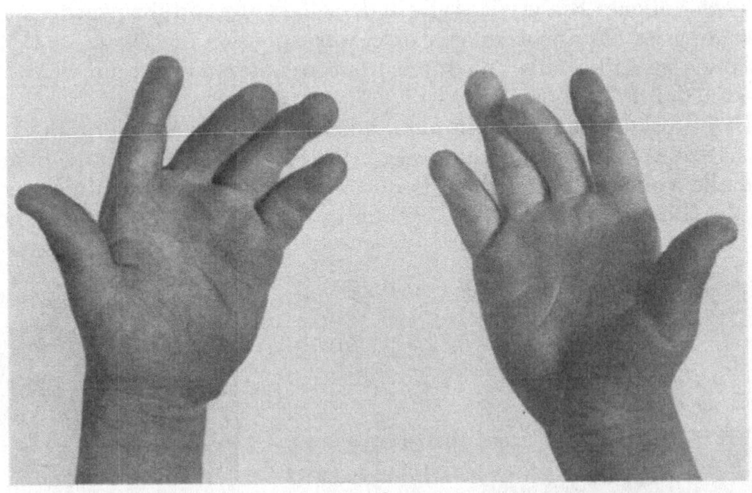

a

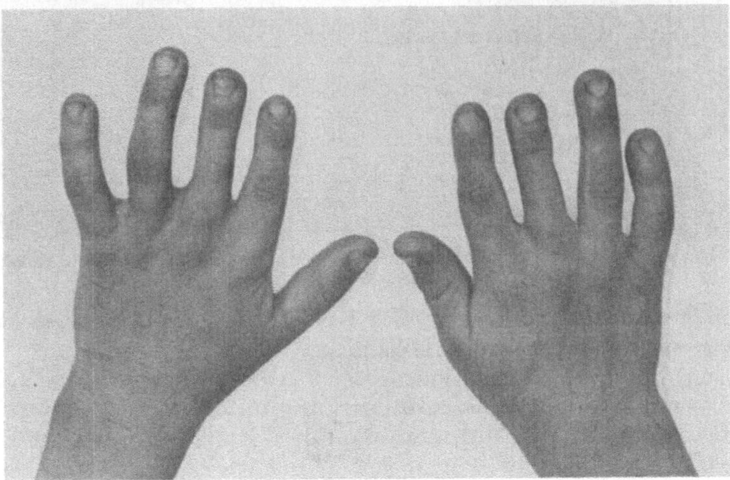

b

Abb. 27. Hyperphalangie und Brachydaktylie bei 9 jährigem Knaben. (Nach GEELVINK.)

wo der Zeigefinger basal an der Radialseite einen starken Fortsatz hat, ähnlich wie der Metatarsus V fibular und dadurch eine Ulnardeviation des ganzen Zeigefingers zustande kommt (vgl. HOFFA und RAUENBUSCH, POL). In manchen Fällen kann die Diaphyse der Grundphalanx sekundär mit der Mittelphalanx verwachsen (POL), so daß es schließlich schwierig ist, die einzelnen Knochenstücke eines solchen Fingers richtig zu deuten.

Die Anomalie erwies sich in fast allen bekannten und daraufhin untersuchten Fällen als heredofamiliär, so bei JOACHIMSTHAL (3 Fälle), KLAUSSNER, VIDAL (vgl. Stammbaum Abb. 26), SCHARFF, GEELVINK (vgl. Abb. 27, 28, 29, 30), HOLLÄNDER, POL u. a., zum Teil scheint sie auch mit gewöhnlicher Brachydaktylie in derselben Familie abzuwechseln. Die Forschung ist hier insofern sehr erschwert, als sich die Diagnose Hyperphalangie im Einzelfalle nur durch Röntgenuntersuchung mit Sicherheit erhärten läßt.

Das Vorkommen in Familien mit Anlage zu Klumpfuß (VIDAL, HOLLÄNDER) hat nichts anderes zu bedeuten, als daß diese Skelettanomalie vorzüglich auf dem Boden einer allgemeinen Minderwertigkeit des Bewegungsapparates, wie sie in der Familie VIDALS besonders

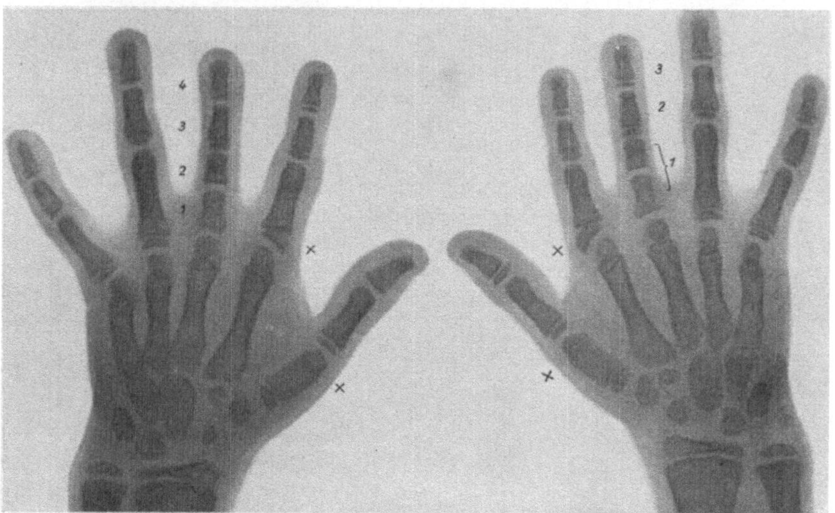


Abb. 28. Hyperphalangie und Brachydaktylie bei 9 jährigem Knaben. (Vgl. Abb. 27.) (Nach GEELVINK.)

schön zutage tritt, vorkommt. Die Kombination mit krummem kleinen Finger weist speziell auf die Lokaldisposition der Finger hin.

Eine weitere Manifestation der endogenen Neigung dieser Fälle zu abnormer Gliederung innerhalb der kurzen Röhrenknochen der Hand ist das relativ häufige Auftreten doppelter Epiphysen (JOACHIMSTHAL, VIDAL, GEELVINK) an Phalangen und Mittelhandknochen bei den Trägern dieser Mißbildung. Wahrscheinlich würden wir auch dieses Vorkommnis häufiger finden, wenn wir öfters Gelegenheit hätten, derartige Individuen in entsprechend jugendlichem Alter zu untersuchen. Auch bei gewöhnlicher Brachydaktylie sind doppelte Epiphysen beschrieben worden (vgl. POL). Sie kommen auch ohne andere Mißbildungen vor und sind zweifellos endogen bedingt, da PRYOR z. B. die an sich seltene (3% der untersuchten Familien) proximale Epiphyse des 2. Metakarpalknochens ausgesprochen familiär und immer bei allen daraufhin untersuchten Geschwistern antraf.

Von Interesse ist es, daß die Hyperphalangie regelmäßig gleichzeitig mit Brachydaktylie, also mit einer Phalangenreduktion vorkommt. POLS Annahme, daß es sich dabei um eine ganz andere Form von Brachydaktylie als bei der gewöhnlichen Brachymesophalangie handeln muß, da die letztere dominant, die Hyperphalangie dagegen recessiv vererbt werde, ist wohl kaum berechtigt. Wir haben schon wiederholt gesehen, wie wechselnd die Intensität ein- und derselben Erbanlage sein kann, wir haben die gewöhnliche Brachymesophalangie auch recessiv vererbt und sporadisch gefunden, und die Hyperphalangie pflegt wohl Generationen zu überspringen, doch lassen sich die bekannten Stammbäume auch durch einen recessiven Erb-

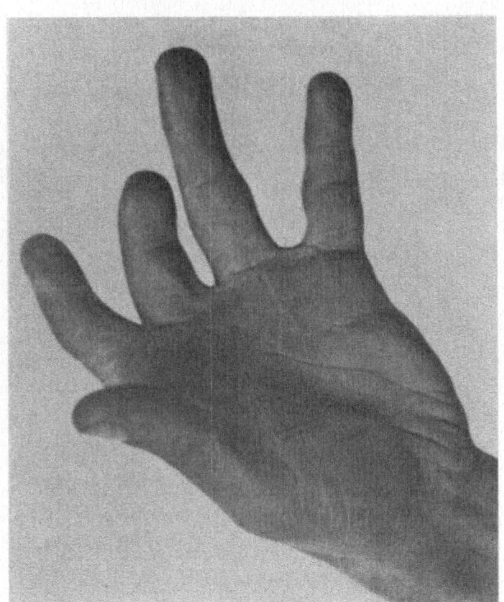

a

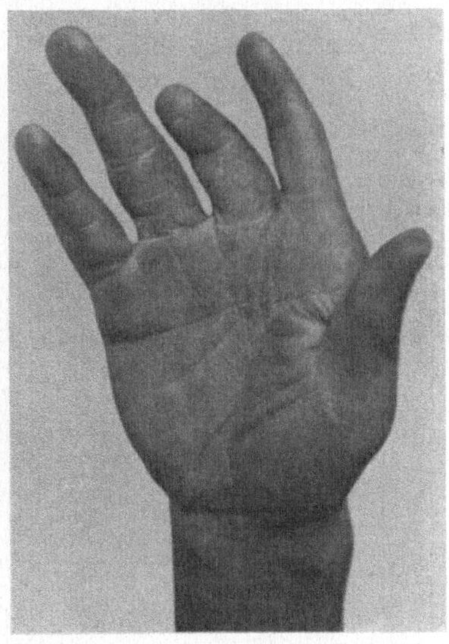

b

Abb. 29. Hyperphalangie und Brachydaktylie bei 30jährigem Mann, Vater von Abb. 27 u. 28. (Nach GEELVINK.)

gang nicht befriedigend erklären. Wie wäre es möglich, daß z. B. in eine so ausgedehnte Familie wie die VIDALS immer wieder zufällig Individuen einheiraten, welche in bezug auf diese sehr seltene Erbanlage heterozygot sind? Mit Ausnahme der beiden Verwandtenehen ist das wohl nicht denkbar, und wir werden ohne die Annahme eines Dominanzwechsels nicht auskommen; also auch die Anlage zur Hyperphalangie kann sich ihrem normalen Allelomorph gegenüber dominant verhalten. Schließlich kommen in Hyperphalangiefamilien auch Individuen mit ganz unkomplizierter Brachymesophalangie vor.

Wie ist also dieses Zusammentreffen zu erklären? Das Gemeinsame der beiden Prozesse liegt in einer Störung des normalen Epiphysenwachstums und der Vereinigung der einzelnen Ossificationszentren (in dem einen Fall Unterdrückung der Epiphyse der Mittelphalangen und Anfügen ihrer Diaphyse an die Endphalangen, in dem anderen Abtrennung einer Epiphyse). Es liegt die Annahme nahe, daß es physiologischerweise ein Gen oder vielmehr einen Genkomplex gibt, welcher diese beiden Vorgänge reguliert. Eine pathologische Veränderung dieses Genkomplexes im Bereiche der Finger führt zunächst zur Brachymesophalangie, erst beim Weitergreifen der Störung im Genotypus auch zu Veränderungen der Grundphalangen, welche sich im Sinne einer Hyperphalangie manifestieren können, wobei auch diese bestimmte Art der Entwicklungsstörung genotypisch festgelegt sein muß, da ja die Hyperphalangie als solche vererbbar ist.

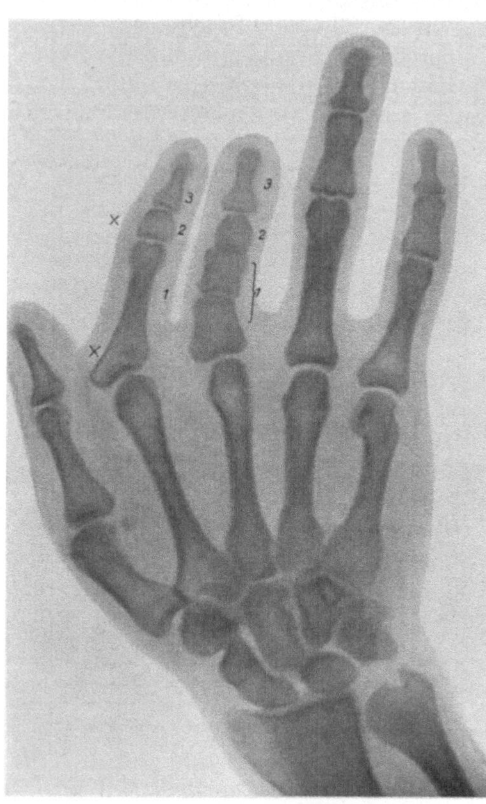


Abb. 30. Hyperphalangie und Brachydaktylie bei 30jährigem Mann, Vater von Abb. 27 u. 28. (Nach GEELVINK.)

Die Störung kann aber auch im Bereiche der Grundphalangen im gleichen Sinne, wie wir es bei den Mittelphalangen kennengelernt haben, verlaufen und führt dann zur Verkürzung der ersteren, bei besonders hohen Graden sogar zu Monophalangie. Wir finden sie am häufigsten am Daumen als Begleiterscheinung hoher Grade von Brachymesophalangie der dreigliedrigen Finger. Dies wurde auch als Argument dafür geltend gemacht, daß das erste Daumenglied als Mittelphalanx zu werten sei. Doch erscheint uns das nicht begründet, da ja auch an den anderen Fingern, sobald die Mittelphalanx verschwunden ist, zunächst die Grundphalanx von der Brachydaktylie betroffen wird.

## 4. Aplasie der Interphalangealgelenke.

Interessant ist die Kombination der Brachydaktylie mit angeborenen Versteifungen der Interphalangealgelenke, von welchen POL, ferner STECHER zeigen konnten, daß es sich nicht um Ankylose, sondern um Aplasie bzw. Hypoplasie der Gelenke handelt. Diese kongenitale Gelenkshypoplasie stellt nun eine ausgesprochen heredofamiliäre, anscheinend meist dominant vererbte Anomalie dar. Vgl. die Fälle von MERCIER, MOUTARD-MARTIN und PISSAVY, WALKER, HILGENREINER, BAUMANN, CUSHING, DUNKAN, DRINKWATER, BRÜGGER, HEFNER, INMAN, ELKIN (s. Stammbaum Abb. 31), ROCHLIN.

Verschmelzungen einzelner Karpalknochen werden als Begleiterscheinung der Phalangensynostose erwähnt (RIEDER, FISCHEL, POL).

Schon die genannten familiären Fälle zeigen zum Teil (WALKER, BRÜGGER, HEFNER) die sehr seltene Anlage zur Aplasie bzw. Hypoplasie der Interphalangealgelenke mit Brachyphalangie kombiniert. Weitere Fälle, welche beide Mißbildungen gleichzeitig aufweisen, wurden von KÜMMEL, GÖRLICH, STINTZING, SKLODOWSKI, HOFFMANN, PAGENSTECHER, FISCHEL, DUKEN u. a. beobachtet. Der Fall DUKEN betrifft Mutter und Kind.

Dieser Autor gelangt auf Grund umfangreicher anatomisch-embryologischer Studien zu dem Schluß, daß beide Anomalien, die Assimilationshypophalangie und die Aplasie der Interphalangealgelenke als Folge einer mangelhaften Differenzierung der Zwischenzone, einer gestörten Metaplasie des Vorknorpelgewebes anzusehen sind, wie sie in leichteren

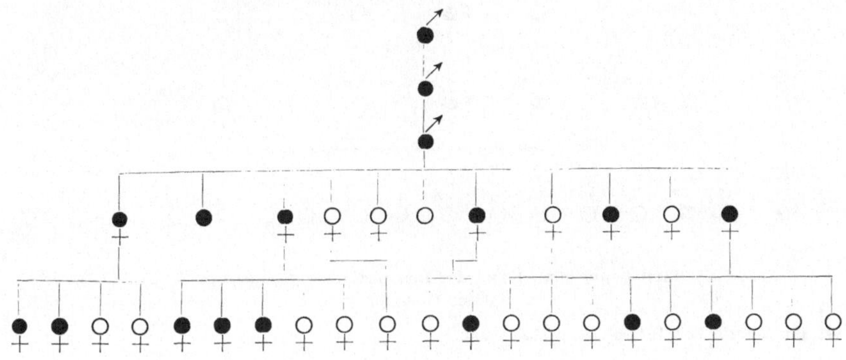

Abb. 31. Stammbaum mit Aplasie von Interphalangealgelenken. (Nach ELKIN.)

Graden an den unteren Extremitäten physiologischerweise vorkommt. Dieser gemeinsame pathogenetische Mechanismus scheint zunächst das Zusammentreffen der beiden Anomalien zu erklären. Trotzdem drängen sich dem Beobachter hier noch einige Fragen auf. Einmal: Welche Umstände sind dafür maßgebend, daß die eine oder andere Anomalie entsteht? Das sind keineswegs nur Unterschiede des Grades der mangelhaften Differenzierung der Zwischenzone. Finden wir doch die Brachyphalangie und Assimilation ganzer Phalangen, welche zweifellos den höheren Grad darstellen müßte, beträchtlich häufiger als die Gelenkshypoplasie. Überhaupt zeigen beide Anomalien eine gewisse Selbständigkeit. So gibt es Fälle von sehr ausgesprochener Verkürzung der Mittelphalangen bei gut erhaltenen Interphalangealgelenken und wieder andere mit Gelenksaplasie bis zur knöchernen Vereinigung von Grund- und Mittelphalanx an Fingern mit normal langen Phalangen. Z. B. finden sich in WALKERS Familie röntgenologisch untersuchte Individuen (vgl. Abb. 33, 34, 36), bei welchen die Mittelphalangenverkürzung nur den kleinen Finger betraf, die Gelenksaplasie aber auch den 3. und 4. (vgl. auch BAUMANN, HEFNER und MOSENTHAL).

Sicher ist dagegen jede der beiden Anomalien in ihrer speziellen Form ausgesprochen vererbbar.

*Wir müssen also annehmen, daß nicht etwa eine genotypisch bedingte Störung der Metaplasie des Vorknorpelgewebes rein zufällig einmal eine Gelenksaplasie, das andere Mal eine Assimilationshypophalangie zur Folge hat, sondern daß jeder der beiden Anomalien eine eigene Erbeinheit entspricht, welche aber offenkundig miteinander in näherer genotypischer Beziehung stehen, wie die häufige Kombination der Merkmale zeigt.* Daß auch der Entwicklungsmechanismus in beiden Fällen ein ähnlicher ist,

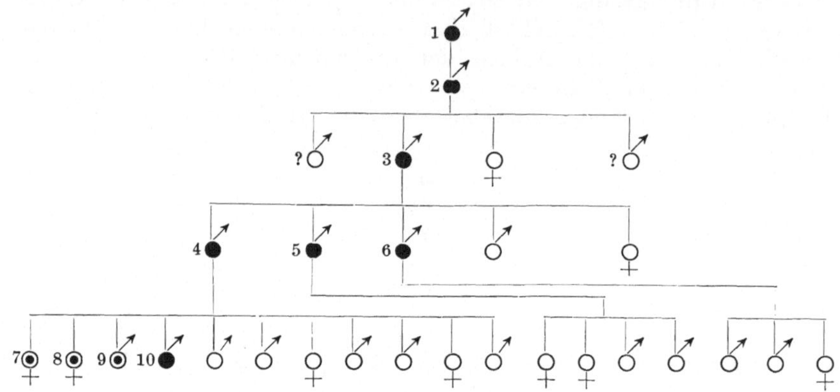


Abb. 32. Stammbaum mit Aplasie der Interphalangealgelenke und Enddefekten. (Nach WALKER.)

●♂, ●♀: Aplasie von Interphalangealgelenken.

⊙♂, ⊙♀: Aplasie von Interphalangealgelenken und Enddefekt.

1 u. 2: Einzelheiten nicht bekannt.
3: bds. alle Finger betroffen.
4 u. 6: bds. 3. u. 4. Finger betroffen.
5: bds. 3. u. 5. Finger betroffen.
7: bds. am 2. u. 3. Finger Gelenkaplasie
8: r. am 3., l. am 2. u. 3. Finger Gelenkaplasie
(7 u. 8:) Ringfinger und kleiner Finger haben nur die Grundphalanx.
9: bds. am 2. bis 4. Finger Gelenkaplasie, Defekt der Nagelphalanx des Mittelfingers.
10: bds. am 3. bis 5. Finger Gelenkaplasie.

beweist nur, daß es sich um zwei auch phänotypisch verwandte Merkmale handelt, welche hier durch korrelierte Erbanlagen bedingt werden. *Die beiden abnormen Gene dürften also Teile eines größeren zusammengehörigen Komplexes sein, welchem offenbar de norma die Aufgabe zufiele, die richtige Längsgliederung der einzelnen Fingerstrahlen zu gewährleisten. Störungen in diesem Teil des Genotypus können zur Verkürzung bis zum Verschwinden (Assimilation) von Phalangen, zur selbständigen Abtrennung neuer Phalangen (Hyperphalangie), zum Schwinden der zwischen die Phalangen eingeschalteten Gelenke und schließlich auch zum Fehlen peripherer Phalangen, zum Enddefekt führen.*

Gewissermaßen als Bestätigung unserer Vermutung finden wir auch zwischen der Brachydaktylie und dem endogenen Enddefekt von Phalangen bestimmte Beziehungen, welche schon bei Besprechung des

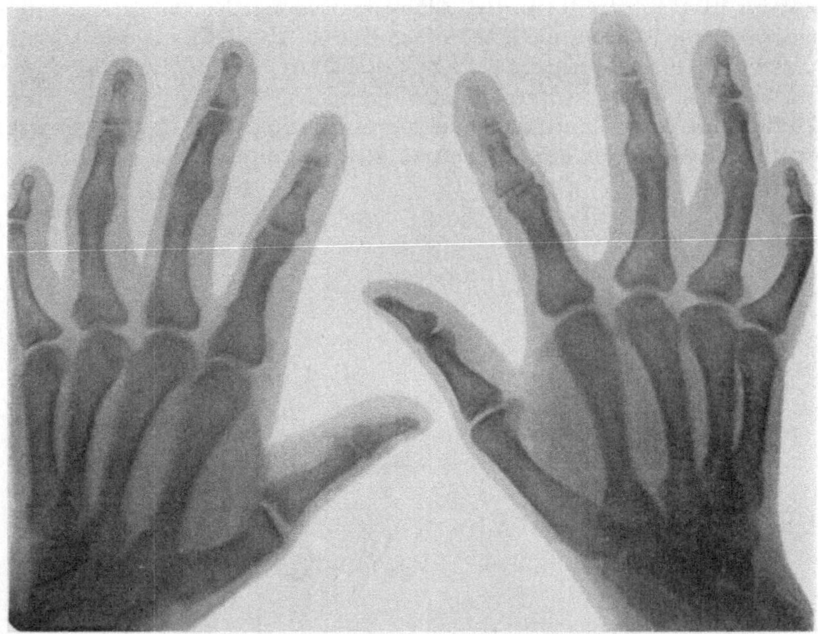

Abb. 33. Aplasie von Interphalangealgelenken bei ♂.
(Nach WALKER.)

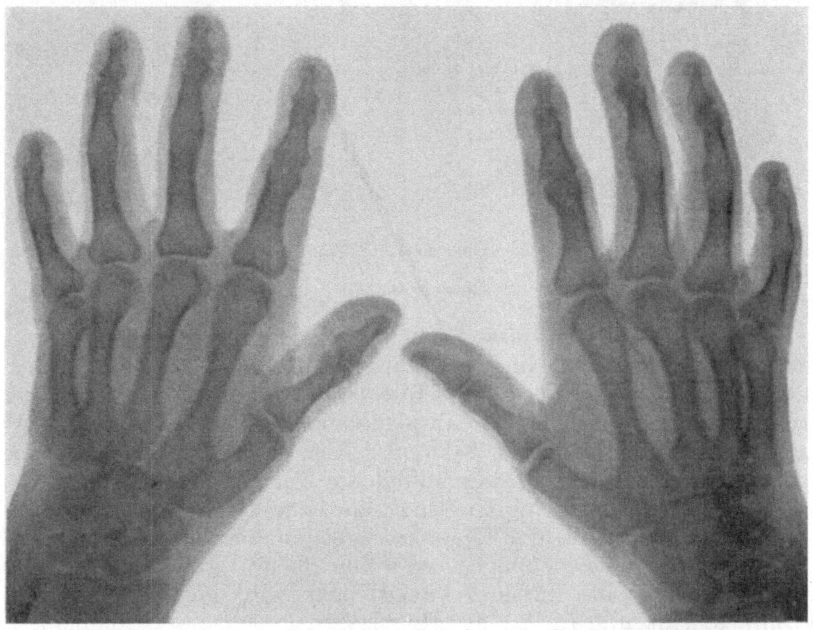

Abb. 34. Aplasie von Interphalangealgelenken beim Bruder von Abb. 33.
(Nach WALKER.)

letzteren (S. 47) gestreift wurden. Alternieren oder gleichzeitiges Auftreten beider in derselben Familie beschreiben KIDD, CLARK, CRAGG und DRINKWATER, DRAPER MACKINDER, WALKER, DREY, bei den drei letzteren besteht gleichzeitig Interphalangealgelenksversteifung, deren Kombination mit vererbbaren Enddefekten auch schon POL aufgefallen war, vor allem aber in der Familie DREYS deutlich zutage tritt.

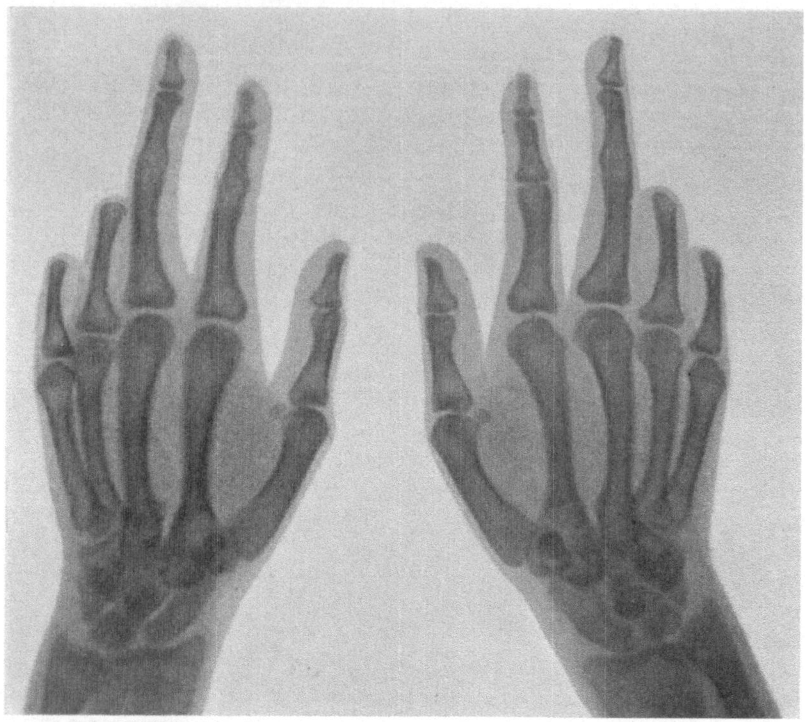

Abb. 35. Aplasie von Interphalangealgelenken und Endphalangendefekt bei einer Tochter von Abb. 34. (Nach WALKER.)

Ein gewisses Licht auf diese Verhältnisse wirft auch die Beobachtung von MOHR und WRIEDT. In ihrem Stammbaum findet sich nämlich eine Verwandtenehe zwischen einem selbst brachydaktylen Mann und der Tochter seines ebenfalls brachydaktylen Onkels. Ob diese auch brachydaktyl war, ist nicht sicher bekannt. Aus dieser Ehe stammt eine brachydaktyle und eine schwer mißbildete Tochter „mit dem ganzen Skelettsystem in Unordnung", welcher sämtliche Finger und Zehen vollkommen fehlten und die bloß 1 Jahr am Leben blieb. Das plötzliche Auftreten einer nicht lebensfähigen, schweren Skelettmißbildung in einer Brachydaktyliefamilie durch Verwandtenehe wird von den Autoren, wie uns scheint mit Recht, als Homozygotwerden einer dominanten pathologischen Erbanlage erklärt. Dieses Kind zeigt nun vollkommenen

Defekt aller Finger und Zehen. Führt also die Anlage zur Brachyphalangie in doppelter, homozygoter Ausfertigung wenigstens in gewissen Fällen zum Defekt, so dürfte das mit aller Reserve in dem Sinne zu deuten sein, daß hauptsächlich quantitative Differenzen zwischen der Anlage zur Verkürzung und zum totalen Defekt bestehen. Wir sind uns wohl bewußt, daß das vorliegende Material noch keine sicheren Schlüsse erlaubt, möchten aber zu weiterer Forschung in dieser Richtung anregen.

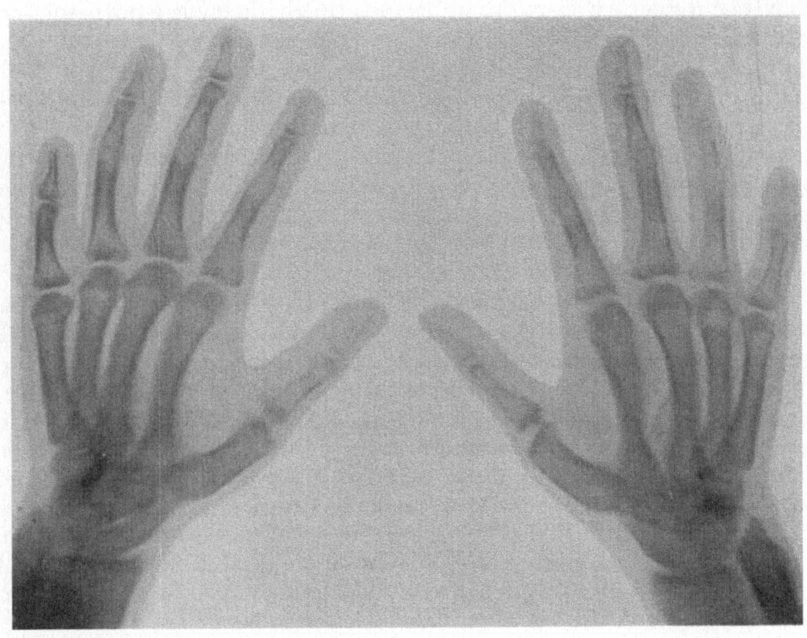

Abb. 36. Aplasie von Interphalangealgelenken bei einem Sohn von Abb. 34. (Nach WALKER.)

## 5. Hereditärer „Kolbendaumen“.

Schließlich wäre unter den Kombinationen der Brachydaktylie auch noch die Verkürzung der Nagelphalangen zu nennen, welche gelegentlich am Daumen vorkommt. Das Endglied ist in solchen Fällen sehr kurz und breit, manchmal kolbig aufgetrieben, auch der Nagel kann hypoplastisch sein. Die sonderbare Gestalt dieser Finger führte zu der Bezeichnung „Kolbendaumen“. Fast stets findet sich auch an den übrigen Fingern eine mehr minder stark ausgeprägte Brachydaktylie und auch am Daumen selbst kann sie sich auf Grundphalanx und Metacarpus erstrecken und selbst zur Synostose zwischen den beiden Phalangen führen (FRÄNKEL).

Die Anomalie ist ausgesprochen vererbbar. (Vgl. FRÄNKEL, BREITENBECHER, HOFFMANN, KNOTE, ESAU, THOMSEN u. a.)

Die Verkürzung der Daumenendphalanx stellt mithin eine endogen bedingte Anomalie dar, welcher offenkundig eine besondere Erbeinheit zugrunde liegt, wie aus ihrer gleichsinnigen Vererbbarkeit hervorgeht. Aber auch dieses Gen zeigt Beziehungen zu den im früheren besprochenen Formen der Brachydaktylie. Es gehört anscheinend auch jenem Genkomplex an, welcher die Längsgliederung der Finger, die Ossification ihrer einzelnen Teile und richtige Vereinigung dieser Teile überwacht.

## 6. Symbrachydaktylie.

Neben diesen seltenen, das Milieu der Brachydaktylie ganz besonders bevorzugenden Anomalien müssen wir auch noch der Syndaktylie Erwähnung tun, welche ja eine typische Begleiterin aller Arten von Mißbildungen im Bereiche der peripheren Extremitätenenden ist und auch mit der Brachydaktylie so häufig kombiniert gefunden wird, daß Pol diese Fälle unter einem eigenen Namen — Symbrachydaktylie — zusammenfaßte. Er unterscheidet eine einseitige und eine doppelseitige Form. Während die letztere selten ist (Gubler, Rieder, Pol), konnte Pol von der ersteren 33 Fälle aus der Literatur zusammenstellen, welchen er noch zwei Eigenbeobachtungen anfügte.

Interessanterweise findet sich bei mehr als der Hälfte, nämlich bei 20 dieser Fälle gleichzeitig eine Hypoplasie der ganzen Hand, oft auch der ganzen oberen Extremität, denn es handelt sich nur um diese, und ein mehr minder weitgehender Brustwanddefekt derselben Seite. Dieser kann bei wenig ausgeprägten Fällen nur als Defekt der Mm. pectorales in Erscheinung treten, ist er aber hochgradig, so bietet er folgendes Bild: Die Haut der Mammagegend ist dünn, atrophisch, die Mamilla ist kleiner und steht höher als auf der Gegenseite, auch die Brust- und Achselbehaarung kann auf der betroffenen Seite spärlicher sein oder ganz fehlen, doch kommt auch das Gegenteil vor wie in einem Fall Benarios, wo auf der Seite des Defektes die Behaarung des Thorax stärker war als auf der anderen Seite und die Crines axillares sich auf das ganze obere Drittel des Oberarmes fortsetzten. Das Unterhautfettgewebe sowie die Brustdrüse sind nicht oder äußerst mangelhaft entwickelt, die Mm. pectorales fehlen und die Rippen dieser Region, gewöhnlich 3 oder 4 an der Zahl, zeigen an analoger Stelle in ihrem vorderen Anteil einen Defekt, welcher eine Lungenhernie zur Folge haben kann. Dazu kommt noch in manchen Fällen Defekt mehrerer Schultermuskeln, Hochstand und Hypoplasie der Scapula, schlechte Entwicklung der Clavicula, manchmal auch eine Flughaut zwischen Thorax und Oberarm. Verbildungen der Hand finden sich in diesen Fällen wohl immer, wenn auch nicht stets Brachydaktylie. Die proximalen Abschnitte der freien Extremität können bloß leicht hypoplastisch oder auch schwer verbildet sein wie bei Ritter, wo nur ein einziger langer Röhrenknochen vorhanden war und die Hand nur einen Finger trug.

Die Anomalie ist regelmäßig einseitig, ein familiärer Fall bis nun nicht bekannt. Dies hat vielfach zu der Meinung Anlaß gegeben, daß die Mißbildung durch intrauterinen Druck entstehe, und wenn nun gar bei unseres Erachtens müßigen Rekonstruktionsversuchen der intrauterinen Stellung die Hand eines solchen von BERTOLOTTI veröffentlichten Falles — notabene am Erwachsenen — gerade in den Brustmuskeldefekt paßt, so scheint diese Hypothese bestätigt zu sein. Man vergißt, daß die teratogenetische Terminationsperiode eine sehr frühe ist — SCHÖDEL nimmt die 9. Woche an —, wo die Größenverhältnisse jedenfalls noch andere sind als am ausgewachsenen Individuum, man vergißt, daß eine allgemeine Amnionenge, sei es auf direktem Wege, sei es auf indirektem, entsprechend den Vorstellungen MURK-JANSENS, welche POL für diese Fälle heranzieht, sich keinesfalls nur so streng einseitig bemerkbar machen könnte, während Amnionfäden und -bänder, ganz abgesehen davon, daß weder Schnürfurchen noch Reste von Fäden gefunden wurden, kaum so regelmäßig die Hand und den entsprechenden Thoraxabschnitt derselben Seite betreffen würden und auch — wie POL richtig hervorhebt — wohl Enddefekt, nicht aber eine Assimilationshypophalangie erklären könnten. Dieser Autor weist auch schon darauf hin, daß „das konstante Auftreten gewissermaßen ein und desselben Grundplanes in der Handmißbildung“ gegen eine mechanische Entstehungsweise spreche, dagegen nimmt er ohne weiteres an, daß der Brustmuskel- bzw. Thoraxwanddefekt, welche offenkundig nur verschiedene Grade einer kontinuierlichen Reihe darstellen (vgl. AHLFELD), exogen bedingt sei.

Nun wissen wir überdies heute, daß kongenitale Muskeldefekte konstitutionelle, erbanlagemäßig bedingte Anomalien sind, wie u. a. ihr gelegentliches heredofamiliäres Vorkommen beweist (GREIF, FÜRSTNER, WHYTE, GANTZ, STECHE, CONCETTI, BEETZ, J. BAUER und ASCHNER u. a.). Bezüglich aller weiterer Details verweisen wir auf die Arbeit J. BAUERS und B. ASCHNERS: „Zur Kenntnis der Konstitutionsdefekte des peripheren Bewegungsapparates. Beiträge zur klinischen Konstitutionspathologie. XII.“ in der Zeitschr. f. Konstitutionslehre, Bd. 10. 1925.

Von prinzipieller Bedeutung für die Genese derartiger Anomalien ist folgender Fall unserer eigenen Beobachtung: ein Knabe hat eine einseitige Gynäkomastie rechts, einen großen Naevus pigmentosus quer über die rechte Thoraxhälfte, nach links nur wenig über das Sternum hinausreichend, eine gibbusartige Vorwölbung des Corpus sterni und eine Anomalie der 4. und 5. Rippe rechts. Der Vater hatte einen Naevus pigmentosus an analoger Stelle wie Patient. Auch hier handelt es sich wie beim Thoraxwanddefekt um einseitige Anomalien bestimmter Brustsegmente; nur liegt es hier auf der Hand, daß sie nicht durch intrauterine Druckwirkung entstanden sein können, weil das bei einer Gynäkomastie oder einem Naevus, ganz abgesehen von dessen Heredität, gar nicht vorstellbar wäre.

In unserer oben zit. Arbeit haben wir auch schon die Beziehungen von Muskeldefekten und Defekten topographisch zugehöriger Gebilde erörtert und geben den entsprechenden Passus hier wörtlich wieder:

„Dazu kommt noch der oben angeführte Umstand der gelegentlichen Kombination von Muskeldefekten mit Anomalien topographisch zugehöriger Skelett- und Weichteile. Angesichts solcher typischer Kombinationen muß entweder an das morphogenetische Prinzip der sogenannten abhängigen Differenzierung oder aber an eine Anomalie mehrerer, am Phänotypus topographisch zusammengehöriger Gene gedacht werden.

Die ersterwähnte Möglichkeit wäre so zu verstehen, daß die betreffenden Muskelgruppen und zugehörigen Skelett- und Hautteile in ihrer Ausbildung von den gleichen Genen abhängig wären, wobei der eine auf Grund der betreffenden Erbfaktoren sich entwickelnde Anteil, also etwa die Muskelgruppen, unmittelbar die entsprechende spezifische Differenzierung des anliegenden und umgebenden Mesenchyms, vielleicht auch anderer Gewebsformationen veranlassen oder wenigstens beeinflussen würde. Analogien für diesen Vorgang kennen wir in der Entwicklungsmechanik zur Genüge (A. FISCHEL). . . .

Die zweite Alternative beruht auf dem Prinzip der Koppelung der Erbfaktoren. Wir können allerdings nicht verhehlen, daß die topographische Zusammengehörigkeit der Defekte an Muskel, Knochen und Haut weit mehr für die erstgenannte als für die zweite Möglichkeit spricht, daß aber andererseits die relative Seltenheit der Knochen- und Hautanomalien bei den Muskeldefekten sowie das häufigere alleinige Vorkommen von Knochen- und Hautanomalien ohne Muskeldefekte ein starkes Argument zugunsten der zweiten Möglichkeit darstellt. Eingehende Berücksichtigung dieser Verhältnisse, insbesondere auch genaue histologische Gewebsuntersuchungen sowie genealogische Durchforschung entsprechender Familien wird über diese Frage Aufschluß geben können. Uns scheint es, als ob das Zusammenwirken beider Alternativen in jeweils wechselndem Ausmaß die größte Wahrscheinlichkeit für sich hätte. Muskel, Knochen und Hautdecke unterstehen wohl eigenen, anscheinend irgendwie gekoppelten Genen, daneben aber machen sich die unmittelbaren Einwirkungen der abhängigen Differenzierung geltend. Es ist eine doppelte Sicherung, welche die normale, ebenmäßige Ausbildung der zusammengehörigen Teile gewährleistet, und was wir am fertigen, funktionierenden Organismus als funktionelle Abhängigkeit der kooperierenden Teile Muskel-Knochen beobachten, das besteht wohl schon als morphogenetische Abhängigkeit in der Entwicklungsperiode zu Recht."

Wir möchten noch hinzufügen, daß das Mitbetroffensein der freien Extremität gerade in den Fällen, in welchen nicht bloß ein Pectoralis-, sondern ein ausgedehnter Thoraxwanddefekt vorliegt, durch abhängige Differenzierung nicht zu erklären wäre und ein gewichtiges Argument dafür bildet, daß das wesentlichste ursächliche Moment bei der Entstehung derartiger Anomalien eine Reihe miteinander gekoppelter pathologischer Erbanlagen bilden, deren phänotypische Manifestation vielleicht in zweiter Linie durch abhängige Differenzierung noch erleichtert wird. Der hier betroffene Komplex von miteinander gekoppelten Erbeinheiten entspricht nun offenbar einer topographischen Einheit im Phänotypus und, da in der entsprechenden Region neben totalen und partiellen (Hypoplasie) Defektbildungen auch andere Anomalien, wie Hypertrichie, Gynäkomastie, große Nävi, Brachydaktylie, Syndaktylie und SPRENGELsche Deformität zum Vorschein kommen, so werden wir wohl nicht fehlgehen, wenn wir eine genotypische Lokaldisposition bestimmter Segmente als Ursache der Mißbildung ansehen; mit anderen Worten: *ein zusammengehöriger Genkomplex, welcher der normalen Ausbildung eines bestimmten metameren Abschnittes des fertigen Organismus dient, ist pathologisch verändert.* Derartige rein topographisch begrenzte Lokaldispositionen gewisser Körperabschnitte haben wir ja schon kennengelernt und wissen, daß sie die Etablierung verschiedener konstitutioneller Anomalien ermöglichen, am häufigsten natürlich die von Entwicklungshemmungen aller Art wie in den obigen Fällen.

## 7. Brachymetapodie[1].

Wir haben uns bis jetzt mit jenen wichtigeren Formen der Brachydaktylie beschäftigt, welche auf einer Verkürzung oder Schwund von Phalangen beruhen. Doch gibt es auch Finger- bzw. Zehenverkürzungen, welche ausschließlich durch zu geringe Länge des Metakarpal- bzw. Metatarsalknochens zustande kommen. Sie sind meist schon rein klinisch leicht daran zu erkennen, daß bei geschlossener Faust die vorspringenden Köpfchen der Metakarpalknochen nicht in einer Reihe liegen. Ist freilich der 3., 4. und 5. Finger betroffen und die Anomalie nicht sehr hochgradig, so kann sie auch bei Faustschluß übersehen werden. Am häufigsten betroffen ist der 4. Strahl, Doppelseitigkeit, wenn auch nicht absolute Symmetrie häufiger als Einseitigkeit. Die betreffende Zehe ist meist dorsal verlagert. Gewöhnlich ist der verkürzte Knochen, besonders das Capitulum auch etwas deformiert, eine Epiphysenfuge wurde selbst bei den jüngsten bisher röntgenologisch untersuchten Individuen, nämlich 12jährigen Patienten Joachimsthals und Machols, bei welchen die übrigen Epiphysenfugen noch offen waren, nicht gefunden. Dies zusammen mit der Kalkarmut, die sich an solchen Knochen öfters findet und mit der von ihm mehrmals anamnestisch erhobenen Angabe, daß die Verkürzung erst im extrauterinen Leben im Anschluß an ein Trauma oder Krankheit aufgetreten sei, veranlaßte Machol zu der Annahme, die Brachymetapodie entstehe durch eine exogene Ernährungsstörung der Wachstumszone mit vorzeitigem Epiphysenschluß. Per analogiam macht er dann für sicher kongenitale Fälle eine trophische Störung während der Embryonalperiode verantwortlich. Eine ähnliche Auffassung vertrat vor ihm bereits Sternberg.

Dieses Argument hat schon Pol entkräftet. Er zeigte, daß das tatsächlich postnatale Entstehen der Anomalie nirgends bewiesen war, sondern daß sie wahrscheinlich nur später bemerkt worden war, er macht es ferner sehr wahrscheinlich, daß die Epiphysenfuge nicht vorzeitig verstreicht, sondern infolge Reduktion der Verknöcherung primär fehlt, daß wir es also mit einer ganz analogen Anomalie der Knorpelwucherung und Ossification zu tun haben wie bei der Phalangenreduktion. Selbstverständlich wäre das symmetrische Auftreten der Anomalie durch exogene Ernährungsstörungen nicht zu erklären, ebensowenig

[1] Wir gebrauchen hier den Ausdruck Brachymetapodie in gleicher Weise für Verkürzung von Metakarpal- und von Metatarsalknochen.

auch eine in diesem Sinne wichtige Beobachtung von WAGNER, betreffend eine nur 149 cm große Frau mit Brachymetakarpie der beiden Mittelfinger und des rechten kleinen Fingers, während der dazwischenliegende rechte Ringfinger normal entwickelt war, oder ein analoger Fall von FRIEDLÄNDER.

Wir werden nach alldem an der endogenen Genese der Brachymetapodie nicht mehr zweifeln. Auch heredofamiliäres Vorkommen der Anomalie wurde mehrfach beobachtet (FONTANA und VACCHELLI, HOCHHEIM, CHEVALLIER, MOSENTHAL, RENVALL, FRIEDLÄNDER, KNOTE u. a.).

Es besteht nach den vorhandenen Beobachtungen kein Zweifel, daß der Anomalie eine eigene Erbanlage zugrunde liegt, eine Erbanlage, deren Intensität in der Regel nicht besonders hoch zu sein scheint, da die Anomalie ja meist sporadisch auftritt. Die Extensität schwankt beträchtlich zwischen einer und allen vier Extremitäten, zwischen einem und selbst allen Fingern (LEBOUCQ) und zeigt auch in derselben Familie bezüglich ihrer Grade merkliche Unterschiede, während die Art der Extensität, d. h. welcher Finger vorzugsweise betroffen ist, soweit sich dies an Hand der wenigen Beispiele feststellen läßt, konstant zu sein scheint (vgl. FONTANA und VACCHELLI, CHEVALLIER, MOSENTHAL, FRIEDLÄNDER). Wieder also dürfte die Anomalie und gleichzeitig ihre bestimmte Lokalisation schon genotypisch festgelegt sein.

Müssen wir mithin auch eine besondere Erbeinheit für die Brachymetapodie annehmen, so steht sie doch zu den übrigen Formen der Brachydaktylie in näheren Beziehungen. Nicht ganz selten finden wir neben dem Metacarpus bzw. Metatarsus auch die Grundphalanx desselben Fingers verkürzt (mehrere Fälle von MACHOL, CHEVALLIER), aber auch Brachymesophalangie und Verkürzung aller Phalangen (JOACHIMSTHAL, KLAUSSNER, LEHMANN-NITSCHE, MOSENTHAL, SCHARFF) kommen vor[1].

Auch dort, wo die Brachymesophalangie rassenmäßig auftritt, nämlich bei den Japanern, findet MARTIN eine relative Kürze der Mittelhand bzw. des Mittelfußes im Vergleich zu unserer Population, also eine rassenmäßige Brachymetapodie. Vollends gesichert erscheint diese genetische Zusammengehörigkeit dadurch, daß beide Anomalien als Teilerscheinung derselben allgemeinen Wachstumsstörungen auftreten. Beim Mongolismus können beide vorkommen (vgl. SIEGERT, POL), wenn sie auch nicht unbedingt zum typischen Krankheitsbild gehören. Allgemeiner Minderwuchs findet sich bei Brachydaktylie ziemlich häufig. Schon FARABEE und DRINKWATER konnten durch exakte Messungen feststellen, daß die brachydaktylen Mitglieder ihrer Familien kleiner waren als die normalen. Auch unter den von uns hier zitierten Beispielen finden wir besondere Kleinheit des Patienten oder in seiner Familie öfters ausdrücklich hervorgehoben, so bei JOACHIMSTHAL, WAGNER, HOCHHEIM, CHEVALLIER, RENVALL.

[1] Daß die Brachymetakarpie in einzelnen Fällen auch noch mit anderen Fingeranomalien, wie Polydaktylie (MATHEW), Daumendefekt (KIRMISSON), Syndaktylie usw. kombiniert auftreten kann, ist bei der gewiß vorhandenen Lokaldisposition im Bereiche der Finger wohl nicht zu verwundern.

## 8. Chondrodystrophie.

Leider ist in den meisten Fällen nicht gesagt, welcher Art der mit Brachydaktylie kombinierte Minderwuchs war, doch kennen wir eine Form von Zwergwuchs, für welche die Brachydaktylie, evtl. zusammen mit Isodaktylie geradezu typisch ist. Das ist die *Chondrodystrophie* (*Achondroplasie*, *Chondrohypoplasie*). Aber nicht nur die Verkürzung der Phalangen, welche ja dabei allgemein bekannt ist, sondern auch eine regelrechte Brachymetakarpie bzw. -metatarsie einzelner Finger wurde zuerst von E. LEVI auf Grund seiner eigenen Beobachtungen und der Abbildungen P. MARIES und DUFOURS, später auch von RAVENNA u. a. als typisches Symptom der Chondrodystrophie bezeichnet. Auch die für die Chondrohypoplasie charakteristische „main en trident", die Spreizstellung zwischen 3. und 4. Finger bei Abduction des Daumens, konnte DRINKWATER bei einzelnen seiner Brachydaktylen beobachten. Da nun auch die radiologischen Befunde der Epiphysen und die histologischen

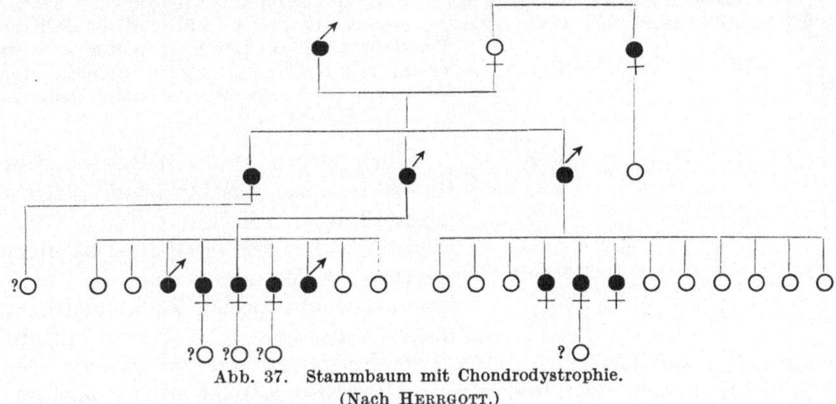

Abb. 37. Stammbaum mit Chondrodystrophie. (Nach HERRGOTT.)

Befunde — soweit solche nämlich für die Brachydaktylie überhaupt vorhanden sind (HASSELWANDER) — auffallende Ähnlichkeit zwischen beiden Prozessen zeigen, so ist die Annahme wohl gerechtfertigt, daß es sich um die gleiche Anomalie handelt, welche das eine Mal nur an den Fingern, das andere Mal auch an den Röhrenknochen und Wirbeln lokalisiert ist. In diesem Sinne haben schon MACHOL, J. BAUER, K. H. BAUER u. a. die Brachydaktylie als rudimentäre Chondrodystrophie angesprochen.

Wir verzichten hier auf eine ausführliche Besprechung der Achondroplasie, da sie vom konstitutionspathologischen Standpunkt aus schon von J. BAUER eingehend gewürdigt wurde und verweisen daher auf dessen „Konstitutionelle Disposition zu inneren Krankheiten". 3. Aufl. J. Springer, Berlin. 1924. Daselbst findet sich auch die einschlägige Literatur. Dort ist bereits ausführlich bewiesen, daß es sich um eine hereditäre, autochthone Anomalie des Skelettsystems und nicht, wie vielfach angenommen wurde, um eine endokrin bedingte oder gar um eine amniogene (M. JANSEN) Störung handelt. Dieser Ansicht schließen sich in letzter Zeit auch DONATH und VOGL in ihrer ausführlichen Studie über die Wirbelsäule des Chondrodystrophikers an. Wir bilden hier zur Illustration der gleichsinnigen Vererbung den Stammbaum von HERRGOTT ab (Abb. 37) und führen die von BAUER noch nicht aufgenommenen familiären Fälle von CHRISTOFER, JAROSCHY, WEIL, WHITE an. Der Fall JAROSCHY (vgl. Stammbaum Abb. 38) ist insofern interessant, weil er zeigt, wie eine gesunde Frau mit einem ebensolchen Mann normale Kinder, mit einem kranken Mann dagegen zur Hälfte normale und zur Häfte chondrodystrophische Kinder hatte, während dieser Mann mit einer zweiten, ebenfalls normalen Frau, seiner eigenen Stieftochter, wieder ein chondrodystrophisches Kind zeugte. Auch chondrodystrophische Zwillinge wurden beschrieben (ROMBERG, SCHEMENSKY). J. BAUER vermutet mit Rücksicht auf 3 Fälle von chondrodystrophischen Kindern aus Ehen normaler, blutsverwandter Eltern einen recessiven Erbgang. Wir fügen als 4., in dieser Hinsicht bemerkenswerten Fall noch den von CHIARI an:

Anatomische Untersuchung zweier chondrodystrophischer männlicher Feten, welche Halbbrüder sind, einen gemeinsamen Vater haben, während die Mütter Schwestern waren. Der Vatersvater war ein Zwerg mit auffallend kurzen Beinen, der Vater und die beiden Mütter hatten gemeinsame Urgroßeltern.

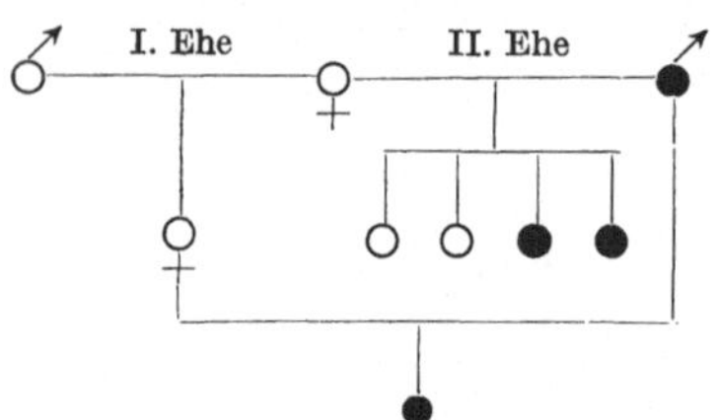

Abb. 38. Stammbaum mit Chondrodystrophie. (Nach JAROSCHY.)

Auch RISCHBIETH und BARRINGTON finden in ihrer ausführlichen Zusammenstellung den Erbgang des chondrodystrophischen Zwergwuchses häufiger recessiv als dominant. Über die Nachkommenschaft zweier Merkmalsträger liegen leider nicht genügend Erfahrungen vor, um daraus Schlüsse auf den Erbgang ziehen zu können. Der einzigen Ehe zweier chondrodystrophischer Eltern, welche wir in der Literatur finden konnten (FRANCHINI und ZANASI), entstammte bloß eine einzige Tochter, welche allerdings auch eine chondrodystrophische Zwergin war. Wir sehen hier, ähnlich wie bei den Mehrfachbildungen und Defekten, die Anomalie an den peripheren Extremitätenenden (Brachydaktylie) dominant mendeln, während bei Manifestation an größeren Teilen des Organismus die Intensität der pathologischen Erbanlage abzunehmen scheint.

Bei J. BAUER sind auch die Übergänge von der voll ausgebildeten Achondroplasie über die halbseitigen Fälle zur partiellen Mikromelie, welche auch wieder familiär sein kann, und schließlich zu der Brachymetapodie bzw. Brachyphalangie schon entsprechend gewürdigt. Selbstverständlich können auf diese Art die mannigfaltigsten Teilformen zustande kommen. BUDDE faßt z. B. die MADELUNGsche Deformität als chondrodystrophische Störung der peripheren Radiusepiphyse auf und es mag in diesem Zusammenhang interessieren, daß MELCHIOR eine 19jährige Patientin mit beiderseitigem kongenitalen MADELUNG, Brachymetakarpie des 4. und 5. Fingers und plumpen unteren Extremitäten beobachten konnte (vgl. auch S. 106).

*Erbbiologisch bedeuten all diese Tatsachen folgendes: Das normale Keimplasma enthält ein Gen bzw. einen Genkomplex, welcher das enchondrale Längenwachstum der Knochen überwacht. Bestimmte pathologische Veränderungen dieses Gens verursachen ein mangelhaftes oder unregelmäßiges Wachstum des Epiphysenknorpels. Dieses pathologische Gen kann als Chondrodystrophie am ganzen Organismus, es kann als partielle Mikromelie vorzugsweise an bestimmten langen Röhrenknochen, oder schließlich als Brachydaktylie nur an einzelnen Phalangen oder Mittelhandknochen manifest werden.*

Die Mikromelie bei Chondrodystrophie kann mitunter ganz besonders hohe Grade erreichen. COUTON beschreibt z. B. einen Fetus, dessen Humerus statt der normalen Länge von 6 cm, welche seinem Alter entsprochen hätte, nur 23 mm maß. APERT spricht in diesen Fällen von Achondroplasia pseudo-phocomelica. MORO sah eine derartige hochgradige Pseudophokomelie bei zwei Geschwistern. Es scheinen sich also auch hier quantitative Beziehungen zum Defekt zu ergeben, wie wir sie für die peripheren Formen der Störungen des Längenwachstums der Knochen wahrscheinlich machen konnten. Bezüglich weiterer Beziehungen zu anderen pathologischen Genen läßt sich heute noch nicht viel Bestimmtes sagen. Unter den Kombinationen der Chondrodystrophie (vgl. J. BAUER) wird eine ganze Reihe kongenitaler Anomalien vorwiegend des Skelettsystems, aber auch Knochenerkrankungen (Rachitis!) genannt. Der Achondroplasie begegnet man eben vorzugsweise in einem ab ovo minderwertig angelegten Skelettsystem, welches auch für die Manifestation der verschiedensten anderen pathologischen Erbanlagen und für die Etablierung von Krankheitsprozessen ein günstiges Terrain abgibt.

## 9. Multiple cartilaginäre Exostosen und Enchondrome.

Wenn wir die multiplen cartilaginären Exostosen an dieser Stelle besprechen, so setzt das die Annahme voraus, daß wir es dabei mit einer Wachstumsstörung des *Intermediärknorpels* zu tun haben. Diese Auffassung, welche sich auf das Vorkommen der ganz überwiegenden Mehrzahl der Exostosen in der unmittelbaren Umgebung der Epiphysenfugen, ferner auf ihr Wachsen zur Zeit des allgemeinen Knochenwachstums und ihren Wachstumstillstand, ja sogar manchmal Rückbildung nach Schluß der Epiphysenfugen und schließlich auf die anatomischen Befunde MARLES, VIRCHOWS und FRANGENHEIMS stützt, wurde früher von allen maßgebenden Autoren geteilt (H. FISCHER, BESSEL-HAGEN, KIENBÖCK, PELS-LEUSDEN, BERGMANN, FRANGENHEIM u. a.). Nun konnte aber E. MÜLLER 1914 an einem anatomisch und histologisch sehr genau untersuchten Falle zeigen, daß hier die Exostosen von diffus über das ganze Skelettsystem verteilten knorpeligen Einlagerungen in der osteogenetischen Schichte des Periosts bzw. im Perichondrium der dauernd knorpelig bleibenden Skelettabschnitte ihren Ausgang nahmen. Da nun auch in diesem Falle die Mehrzahl der Knochenauswüchse die Epiphysenfugen umgab, so folgert er weiter, daß dies kein stichhaltiges Argument zugunsten ihrer Entstehung aus dem Intermediärknorpel sei und daß auch sonst die multiplen cartilaginären Exostosen eine Anomalie des Periosts und Perichondriums, nicht aber der enchondralen Ossification darstellen. Demgegenüber macht JENNY geltend, daß die Abbildungen bei VIRCHOW und FRANGENHEIM den direkten Zusammenhang einzelner Exostosen mit der Epiphysenfuge deutlich erkennen lassen, daß ferner auch die Inseln versprengten Knorpelgewebes in den Diaphysen langer Röhrenknochen, die vor MÜLLER als Ausgangspunkt der seltenen, epiphysenfernen cartilaginären Exostosen angenommen wurden, tatsächlich existieren und von MARLE und VIRCHOW histologisch nachgewiesen wurden und daß schließlich und hauptsächlich die als Begleiterscheinung der Exostosen typischen Wachstumsstörungen der langen Röhrenknochen nur durch eine Störung des enchondralen, nicht aber des perichondralen Wachstums zu erklären sind.

Auf dieses letzte Argument möchten wir besonders großen Wert legen. Seit insbesondere BESSEL-HAGEN mit allem Nachdruck auf diese Wachstumsstörungen hingewiesen hat, haben sie fast alle Beschreiber der Exostosen in ihren Fällen in mehr minder ausgedehntem Maße gefunden. Es handelt sich da vor allem um Verkrümmungen, Zurückbleiben im Wachstum, manchmal auch teilweise Defekte (besonders an der Ulna), unregelmäßige Verknöcherung der Epiphysenzone, gelegentlich auch Verlängerung der Knochen und Deformierung der Epiphysen. All dies beweist deutlich eine Störung des Epiphysenfugenwachstums bei den befallenen Individuen. EHRENFRIED fand mikroskopisch unregelmäßige Proliferation und zum Teil überschießendes Wachstum des Epiphysenfugenknorpels.

Auch die Beziehungen zwischen der Neigung zu Exostosenbildung und dem Zeitpunkte der Ossification, sowie zwischen Neigung zur Exostosenbildung und Wachstumsintensität einzelner Skelettabschnitte sprechen entschieden für den Zusammenhang zwischen multiplen Exostosen und enchondraler Verknöcherung. STOCKS und BARRINGTON, denen wir eine außerordentlich genaue und umfangreiche Zusammenstellung und statistische Verarbeitung der in der Literatur niedergelegten Fälle von multiplen cartilaginären Exostosen verdanken, konnten zeigen, daß die Exostosen am häufigsten an denjenigen Epiphysen vorkommen, deren Knochenkern am frühesten erscheint. Der Korrelationskoëffizient zwischen der Zahl der Exostosen und dem Zeitpunkte der Ossification der betreffenden Epiphyse betrug nämlich $-0{,}84 \pm 0{,}06$. Ferner hatte DIGBY darauf aufmerksam gemacht, daß die Exostosen in der Regel auf derjenigen Seite eines langen Röhrenknochens häufiger sind, wo die Epiphysenfuge einen größeren Anteil am Wachstum hat. So erfolgt z. B. das Wachstum des Humerus zu ca. $^4/_5$ auf Kosten der proximalen Epiphysenfuge und nur zu ca. $^1/_5$ auf Kosten der distalen. STOCKS und BARRINGTON fanden nun auch etwa 90% aller Exostosen des Humerus in der Umgebung der proximalen Epiphysenfuge. Zweifellos stehen also Exostosen und Epiphysenfugenwachstum in engem Zusammenhang miteinander und wahrscheinlich dürfte auch eine große Zahl der Exostosen vom Intermediärknorpel ihren Ausgang nehmen.

Daß daneben auch das Periost und Perichondrium das Muttergewebe cartilaginärer Exostosen bilden können, soll natürlich nach den Befunden E. MÜLLERS nicht bestritten werden und wurde auch schon von JENNY zugegeben. Es kann sich eben die Neigung zur Bildung cartilaginärer Tumoren gelegentlich auch auf das Periost erstrecken. Mit Störungen der enchondralen Ossificationsvorgänge werden wir aber bei Trägern von multiplen cartilaginären Exostosen stets zu rechnen haben.

Die multiplen cartilaginären Exostosen treten zumeist in den ersten Lebensjahren, mitunter auch etwas später, sehr selten nach dem 20. Jahr auf. Manchmal sind sie kongenital, dann am häufigsten in der Gegend der am frühesten verknöchernden Epiphysen, welche schon vor der Geburt Ossificationskerne bekommen, das sind die distale Femur- und

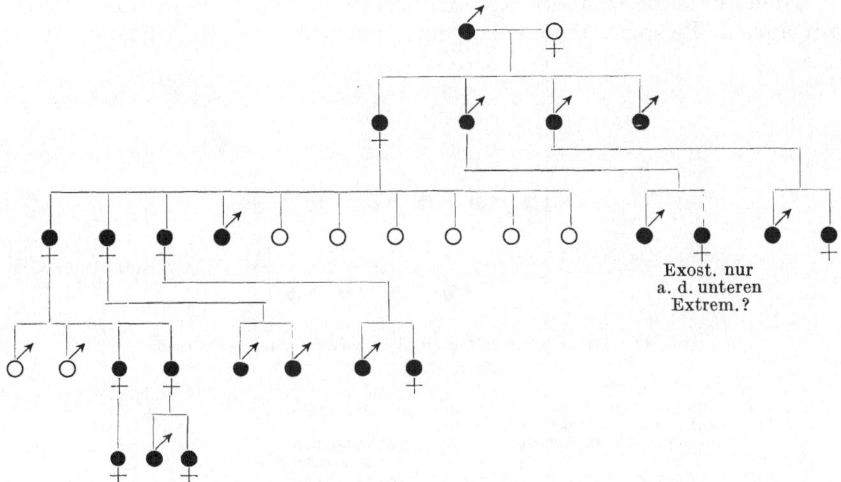


Abb. 39. Stammbaum mit multiplen cartilaginären Exostosen. (Nach GOTTSTEIN.)

proximale Tibiaepiphyse. Übrigens weist schon BESSEL-HAGEN darauf hin, daß die Anomalie wahrscheinlich viel häufiger kongenital ist, als man annimmt, da die kleinen, im reichlichen Fettpolster des Säuglings verborgenen Exostosen offenbar leicht übersehen werden. Daß die Exostosen bis zum Abschluß des allgemeinen Wachstums größer werden, dann stehenbleiben und sich in seltenen Fällen auch zurückbilden, wurde schon angedeutet. Nur ausnahmsweise erreichen die Exostosen eine besondere Größe, etwa faustgroß und darüber. Ihre Zahl ist sehr verschieden, sie können vereinzelt, aber auch sehr zahlreich sein. CHIARI zählte an einem Individuum ungefähr 1000 Exostosen. Die klinischen Symptome sind allgemein bekannt. Komplikationen und Schmerzen können durch Druck auf die Nervenstämme, Gefäße, Rückenmarkkompression usw. entstehen. In manchen Fällen ist auch das Aufschießen neuer Exostosen an sich mit Schmerzen verbunden. Die Anomalie betrifft Männer weit häufiger als Frauen. STOCKS und BARRINGTON zählten unter 1028 Fällen 716 männliche und 312 weibliche Individuen, das sind 69,65% ± 0,4% Männer und 30,35% ± 0,4% Frauen, also gewiß keine zufällige Differenz, sondern ein außerhalb der Fehlergrenze liegendes Überwiegen der Männer um mehr als das Doppelte. Dabei beobachteten STOCKS und BARRINGTON gewisse Rassenunterschiede insofern, als im deutschen und französischen Material die Frauen etwas häufiger waren als bei den Engländern und Amerikanern.

Deutet schon diese Geschlechtsdifferenz auf eine endogene Bedingtheit der multiplen cartilaginären Exostosen hin, so scheint dies vollends außer Zweifel zu sein angesichts der exquisiten Vererbbarkeit der Anomalie. Unter 1237 von STOCKS und BARRINGTON gesammelten Fällen waren 803 hereditär und gehörten im ganzen 192 Familien an, und nur bei 434 fanden sich keine Angaben über weitere Fälle in der Familie.

Angesichts dieser überzeugenden Ziffern halten wir es für überflüssig, auf einzelne Beispiele näher einzugehen und bilden nur einen Stammbaum

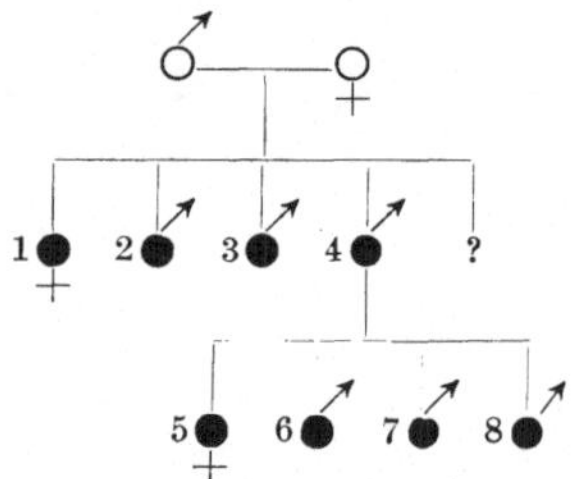


Abb. 40. Stammbaum mit multiplen, cartilaginären Exostosen. (Nach MACLEAN.)

1: 53 Jahre, Krümmung des linken Vorderarms; 31 Exostosen.
4: 43 Jahre, Krümmung des linken Vorderarms mit radio-ulnärer Synostose; 52 Exostosen.
5: 16 Jahre, 79 Exostosen.
6: 12 Jahre, Krümmung des rechten Vorderarms; 108 Exostosen.
7: 10 Jahre, 83 Exostosen.
8: 8 Jahre, 101 Exostosen, darunter eine auffallend große.

GOTTSTEINS ab, in welchem sich die Exostosen durch 5 Generationen vererbten (vgl. Stammbaum Abb. 39).

Nicht nur die Anomalie als solche, sondern eine ganze Reihe von Einzelheiten im klinischen Verlaufe zeigen eine deutliche Tendenz zur Vererbung. So weist z. B. die *Quantität* der Anomalie, also die Größe der einzelnen Exostosen mitunter Familienähnlichkeit auf. STOCKS und BARRINGTON erwähnen 6 Fälle mit besonders großen Exostosen; von diesen waren 4 familiär und gehörten zwei verschiedenen Familien an. Das eine Mal berichtet FISCHER über eine sehr große Exostose am Oberschenkel bei Vater und Sohn, das andere Mal sah ZIEGLER zwei Brüder im Alter von 7 und 11 Jahren mit je einer besonders großen Exostose. Die des älteren war über faustgroß und saß an der distalen Femurepiphyse, der jüngere hatte eine über zwei faustgroße an der linken Scapula. Beide hatten noch mehrere kleine Exostosen. Desgleichen hatte der Großvater väterlicherseits Exostosen und eine Schwester des Vaters abnorme Vorderarme.

Auch der *Grad der Extensität*, also die Zahl der Exostosen und ihr einseitiges oder doppelseitiges Auftreten scheint für manche Familien charakteristisch zu sein. So beschreibt MAC LEAN Exostosen bei einem Vater und 4 Kindern; bei den letzteren besteht große Ähnlichkeit in der Verteilung der Knochenauswüchse und zwei von ihnen haben je über 100 Exostosen (vgl. Stammbaum Abb. 40). STOCKS und BARRINGTON verglichen das einzelne oder multiple Auftreten bei Eltern und Kindern und fanden unter 33 Fällen, wo der Elter nur eine einzige Exostose hatte, 10 mal bei dem Kind auch nur eine, während unter 339 Fällen, wo die Exostosen beim Elter multipel waren, bloß 6 mal das Kind nur eine einzige Exostose hatte. Der Korrelationskoëffizient zwischen der Anzahl der befallenen Knochengruppen bei Eltern und Kindern betrug

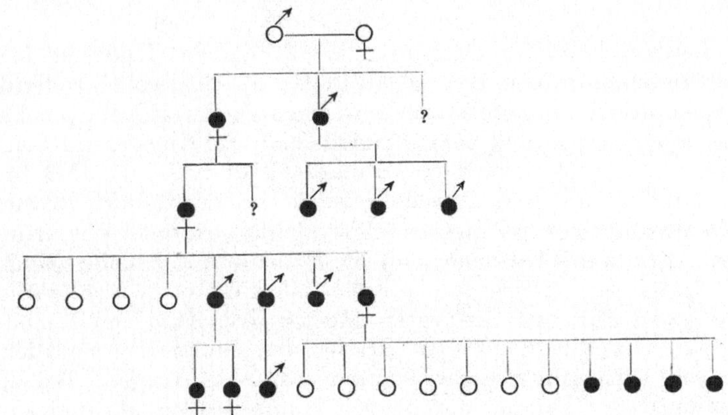

Abb. 41. Stammbaum mit multiplen cartilaginären Exostosen. (Nach REULOS.)

Soweit Details bekannt sind, ist bei allen betroffenen Familienmitgliedern die Kniegegend befallen und die Exostosen sind kongenital.

$+ 0{,}4627 \pm 0{,}0445$. Auch für die Einseitigkeit oder Doppelseitigkeit finden die genannten Autoren Beziehungen zwischen Eltern und Kind. Dort, wo die Anomalie beim Elter nur einseitig aufgetreten war, war die relative Häufigkeit der nur einseitig affizierten Kinder etwa doppelt so groß als unter den Nachkommen beiderseitig betroffener Eltern, und umgekehrt war unter den letzteren wieder die Prozentzahl der Träger beiderseitiger Exostosen etwas größer als unter den Kindern der nur einseitig affizierten Eltern. Unter den Nachkommen beider Elterngruppen aber waren die beiderseitigen Exostosen wesentlich häufiger als die bloß einseitigen.

In geringerem Grade vererbbar erweist sich hier merkwürdigerweise die *Art der Extensität*, also der befallene Skelettabschnitt. Wieder müssen wir uns auf die statistischen Erhebungen STOCKS' und BARRINGTONS berufen. Diese Autoren berechneten einmal, ob zwischen einzelnen Knochengruppen gegenseitige Beziehungen in dem Sinne bestünden, daß beim Betroffensein gewisser Knochen gleichzeitig eine Disposition für Exostosen an anderen bestimmten Knochen nachweisbar wäre. Ein solcher Parallelismus in der Neigung zur Exostosenbildung ergab sich, und zwar mit Sicherheit außerhalb der Fehlergrenzen liegend, einerseits für Wirbelsäule, Becken und Sternum, andererseits für Hand- und Fußskelett und schließlich für Radius und Ulna. Weniger enge Beziehungen waren noch für Humerus und Femur, für Scapula und Clavicula und für Schädel und Clavicula nachzuweisen. Nun wurde an 100 Paaren von Elter und Kind die Korrelation zwischen Befallensein der einzelnen Knochen studiert. Dabei ließ sich ein einwandfreier Parallelismus zwischen Elter und Kind, mithin Vererbbarkeit der Lokalisation am selben Knochen nur für Schädel, Hand und Fuß, in geringerem Grade auch noch für Rippen, Clavicula und Becken nachweisen. Ein Alternieren zwischen den einzelnen Knochen der oben erwähnten zusammengehörigen Gruppen bei Eltern und Kind findet sich nur bei Hand und Fuß.

Als Beispiel familiärer Konstanz der befallenen Knochen führen wir den Stammbaum von Reulos an (vgl. Abb. 41), wo 17 Individuen in vier Generationen Exostosenträger waren und, soweit Details bekannt sind, bei allen vorwiegend oder ausschließlich die Kniegegend befallen war. Eine weitere Merkwürdigkeit in dieser Familie ist die, daß 14 der mißbildeten Individuen die Anomalie schon bei der Geburt aufwiesen. Von den drei übrigen ist diesbezüglich nichts bekannt. Wir erinnern hier nochmals an die Tatsache, daß die Exostosen der Kniegegend besonders frühzeitig aufzutreten pflegen. Jakobowicz veröffentlichte kürzlich einen Fall, wo Großvater, Mutter und Kind sowie mehrere Geschwister der Mutter und ein Bruder des Großvaters sämtlich an Radius und Ulna multiple cartilaginäre Exostosen trugen. Bei einem Individuum dieser Familie waren auch Humerus, Scapula und Unterschenkel befallen. Bei allen bestand in analoger Weise Verkürzung der Ulna und Verbiegung beider Vorderarmknochen im Sinne der Pronation.

Was die Familienähnlichkeit des Verlaufes anlangt, so sah z. B. Curtillet bei Bruder und Schwester das Auftreten jeder neuen Exostose in atypischer Weise von äußerst heftigen Schmerzen und Fieberschüben begleitet. Unter 5 Fällen aus dem Material von Stocks und Barrington, bei welchen eine Exostose nach operativer Entfernung wieder nachwuchs, betrafen 2 Vater und Sohn.

Auch die begleitenden Wachstumsstörungen finden sich oft in ähnlicher Weise bei mehreren Familienmitgliedern, so vor allem die Verkrümmungen des Vorderarmes, Verkürzung der Ulna (vgl. Jakobowicz) und Luxation des Radiusköpfchens. Stocks und Barrington finden unter 255 Fällen, bei welchen Wachstumsstörungen erwähnt waren, 125mal Anomalien des Vorderarmes und unter diesen wiederum 33mal sichere Luxation oder Subluxation des Radius. Diese war familiär bei Bessel-Hagen (Onkel und Nichte), Friedrich (zwei Brüder), Pels-Leusden (Vater und Sohn), Rocher (Bruder und Schwester), Perrin (Vater, Tochter und Sohn), Curtillet (Bruder und Schwester) und bei Schäfer, also fast bei der Hälfte der Fälle.

Wir sehen also, daß die Quantität und Extensität der multiplen cartilaginären Exostosen, besonders aber die sie begleitenden Wachstumstörungen zum Teil genotypisch bedingt sind. Ob eine Exostose groß oder klein wird, an welchem Knochen sie sitzt, ob das Individuum viele oder wenige hat, ist bis zu einem gewissen Grade schon keimplasmatisch festgelegt. Allerdings müssen dabei noch andere Momente eine Rolle spielen, denn die Vererbbarkeit dieser Merkmale ist hier nicht so ausgesprochen wie bei anderen Anomalien. Dagegen läßt sich der schon oft gefundene Parallelismus zwischen Intensität und Extensität hier sogar zahlenmäßig belegen. Die doppelseitigen Fälle machen nämlich nach STOCKS und BARRINGTON unter den Fällen mit nachweisbarer Heredität 68%, unter den sporadischen nur 28% aus.

Was die *Intensität* der pathologischen Erbanlage anlangt, so ist sie im allgemeinen eine ziemlich hohe, wie schon aus dem häufigen Nachweis der Heredität und der großen Durchschnittsziffer der Betroffenen in einer Familie hervorgeht. Da sich nämlich 803 hereditäre Fälle auf 192 Familien verteilen (vgl. S. 94), so ergeben sich pro Familie im Durchschnitte 4,2 Exostosenträger. Außerdem finden wir die multiplen cartilaginären Exostosen häufig genug in drei bis vier aufeinanderfolgenden Generationen, was noch dazu bei einer immerhin seltenen Anomalie wohl sehr zugunsten eines dominanten Erbganges spricht. STOCKS und BARRINGTON haben aus den von ihnen gesammelten Stammbäumen folgende, zur Analyse des Erbganges wichtige Daten berechnet: Wenn der Vater betroffen ist, so sind 52,4% ± 1,7% der Kinder auch betroffen. Wenn die Muttr mit Exostosen behaftet ist, sind nur 41,4% ± 2,7% der Kinder auch behaftet. Unter den Nachkommen zweier normaler Eltern finden sich 39,4% ± 2,3% Exostosenträger. Die Zahlen beziehen sich auf ein genügend großes Material, da sich die erste Gruppe auf 92 Familien mit 372 Kindern, die zweite auf 41 Familien mit 152 Kindern und die letzte auf 62 Familien mit 198 Kindern erstreckt, sind aber ohne Anwendung der WEINBERGschen Probandenmethode gewonnen und mithin leider zur Aufklärung des Vererbungsmodus nur sehr bedingt geeignet. Wir haben schon besprochen, daß die Fehlerquelle für den Kreuzungstypus: behaftet × frei relativ gering ist, dagegen die für die Nachkommenschaft normaler Eltern gefundenen Zahlen viel zu hoch sein müssen. Nun machten STOCKS und BARRINGTON weiter die Bemerkung, daß beim Überspringen einer Generation fast immer eine Frau der Konduktor ist und die wenigen Fälle, wo ein selbst normaler Mann die Anomalie übertragen haben soll, nicht einwandfrei sind, so daß es noch sehr fraglich erscheint, ob dies überhaupt möglich ist. Die Anlage zu multiplen cartilaginären Exostosen scheint also bei Frauen latent bleiben zu können, bei Männern dagegen nicht. Da ein geschlechtsgebundener Erbgang auszuschließen ist — bei geschlechtsgebunden dominantem Erbgang müßten die Frauen überwiegen, bei geschlechtsgebunden recessivem jedoch noch viel seltener sein als in Wirklichkeit — müssen wir einen dominanten, teilweise geschlechtsbegrenzten Erbgang in dem Sinne annehmen, daß die pathologische Erbanlage beim Manne leichter und häufiger manifest wird als bei der Frau. Ob das Vorhandensein der Erbanlage in heterozygotem oder homozygotem Zustande für die Manifestation bei der Frau eine Rolle spielt, wissen wir nicht. Durch unsere Annahme der Geschlechtsbegrenztheit ist das Überspringen von Generationen und auch die relativ große Anzahl mißbildeter Kinder aus Ehen normaler Eltern erklärt. Das einzige, was noch unverständlich bleibt, ist, daß unter den Kindern exostotischer Väter mehr Exostosenträger sind als unter denen exostotischer Mütter. Selbstverständlich müßten diese Zahlen für Söhne und Töchter getrennt und nach der WEINBERGschen Methode berechnet werden, um exakt verwertbar zu sein. Da aber diese Fehlerquellen für beide Fälle die gleichen sind, so glauben wir doch nicht, für die Differenz ohne weiteres einen bloßen Zufall verantwortlich machen zu dürfen. Wir können nur sagen, daß uns die Ursache dieser Häufigkeitsunterschiede der Anomalie unter den Nachkommen kranker Mütter und Väter vorläufig unbekannt ist.

In Analogie mit allen bisher besprochenen endogenen Merkmalen müßten wir erwarten, daß sich auch die Anlage zu multiplen cartilaginären Exostosen gelegentlich ihrem normalen Allelomorph gegenüber recessiv verhalten dürfte, da wir ja ein Beispiel von absoluter, ausnahmslos geltender Dominanz in der Natur überhaupt nicht kennen. In diesem Sinne spricht vor allem das Auftreten der Exostosen unter den Kindern normaler, aber blutsverwandter Eltern. HOFFA und LE PONTOIS publizierten je einen analogen Fall von Vetternehe, aus der drei mit Exostosen behaftete Nachkommen stammten, während die Eltern selbst frei waren. J. E. MEYER sah ein 19jähriges Mädchen mit multiplen cartilaginären Exostosen, in deren ganzer Aszendenz kein weiterer Fall bekannt war, deren Vater aber ein Onkel mütterlicherseits ihrer Mutter war. Dieser Befund spricht wohl sehr dafür, daß hier die pathologische Erbanlage erst durch Zusammentreffen in doppelter Ausfertigung, also durch Homozygotwerden manifest wurde, sich also gegenüber ihrem normalen Allelomorph recessiv verhielt. Eine sichere Entscheidung ist hier nicht möglich, da es immerhin denkbar wäre, daß nur die Mutter in den betreffenden Fällen die Erbanlage latent besaß und daß sie dann bei den Kindern auch in heterozygotem Zustande manifest geworden sei.

Was die Kombinationen der multiplen cartilaginären Exostosen anlangt, so haben wir eine Reihe von Wachstumsstörungen und die Radiusluxation schon besprochen. Als weitere sekundär, als Folge der Wachstumsanomalien entstandene Deformitäten sind noch das Genu valgum und der Plattfuß zu nennen. Das X-Bein, welches sich nach STOCKS und BARRINGTON in ca. 20% der Fälle findet, ist auf unregelmäßiges Wachstum der Femurkondylen, der Plattfuß auf die Verkürzung der Fibula, welche in der Regel ausgesprochener ist als die der Tibia, zurückzuführen. Auch radio-ulnäre Synostosen und Synostosen der Unterschenkelknochen kommen gelegentlich durch Verschmelzung zweier einander entgegenwachsender Exostosen der entsprechenden Knochen zustande. Ein gewisser allgemeiner Minderwuchs, welcher hauptsächlich auf Kosten der Extremitätenlänge entsteht, ist für die Exostosenträger in der Regel charakteristisch und wird von allen maßgebenden Autoren erwähnt. Offenbar handelt es sich um eine enchondrale Wachstumsstörung, also vielleicht um einen leichten Grad von Chondrohypoplasie. Dies wird um so wahrscheinlicher, als multiple cartilaginäre Exostosen auch mit ausgesprochener Chondrodystrophie kombiniert vorkommen (PONCET und LERICHE, FRANCHINI und ZANASI). Desgleichen werden Kürze der Phalangen, doppelte Epiphysen an diesen und den Metakarpalknochen beobachtet, Störungen, welche wir ja bei achondroplastischen Entwicklungsanomalien anzutreffen pflegen. An Kombinationen im Bereiche des Skelettsystems nennen STOCKS und BARRINGTON ferner Deformitäten der Scapula, des Thorax und des Beckens, ganz vereinzelt Polydaktylie. Aber auch außerhalb des Skelettes liegende Zeichen einer anormalen Konstitution, wie Störungen der endokrinen Drüsen, vor allem der Schilddrüse, psychische Anomalien usw. werden beobachtet. Von einem anderen Gesichtspunkte aus bemerkenswert ist die Kombination mit Fibromen, Lipomen und mitunter auch Sarkomen. Es kommt hier wohl eine allgemeine neoplastische Tendenz, eine konstitutioenelle Disposition zur Bildung von Tumoren aller Art zum Ausdruck, deren Vorkommen die eine von uns a. a. O. mit Sicherheit nachweisen konnte.

In diese Gruppe gehört auch eine besonders typische Kombination der cartilaginären Exostosen, nämlich die *multiplen Enchondrome.* Diese stellen knorpelige Geschwülste dar, welche meist in der Nähe der Epiphysenfugen sitzen, gelegentlich aber entfernt davon, meist von der Diaphyse, ausnahmsweise auch vom Gelenksknorpel der Epiphysen flacher Knochen ausgehen. Ihr Lieblingssitz sind die peripheren Extremitätenenden, vor allem die Hände. Es lassen sich Enchondrome im engeren Sinne und subperiostale Chondrome unterscheiden. Die Anomalie ist seltener als die multiplen Exostosen; STOCKS und BARRINGTON konnten im ganzen 246 Fälle zusammenstellen, darunter etwa 68% Männer. Ein Drittel aller Fälle von multiplen Enchondromen und ein Sechstel der Fälle mit einem einzigen Chondrom ist mit cartilaginären Exostosen kombiniert. Es besteht also zweifellos ein innerer ursächlicher Zusammenhang zwischen den beiden Störungen. Die Prognose ist bei den Enchondromen weniger günstig, da maligne Umwandlung hier nicht eben selten ist.

Auch die Enchondrome sind ein ausgesprochen vererbbares Leiden. Unter den 246 Fällen von STOCKS und BARRINGTON waren 38, in deren Familien sich noch weitere Enchondrom- oder Exostosenträger befanden. Später konnten die Autoren noch einige derartige Fälle hinzufügen, welche sie aber nicht ziffernmäßig angeben. Dabei ist Vererbung von Enchondromen allein relativ selten; wir haben bei STOCKS und BARRINGTON nur zwei derartige Familien gefunden. Meist werden sie mit Exostosen kombiniert vererbt, wobei dann typische kombinierte Fälle mit Trägern bloß der einen oder anderen Anomalie abwechseln können. Als Beispiel führen wir einen Stammbaum nach WEBER an (vgl. Abb. 42). Nach alledem ist es wohl sicher, daß die Enchondrome als solche vererbbar sind, mithin eine besondere genotypische Repräsentation besitzen müssen, daß aber eine enge erbanlagemäßige Bindung mit den multiplen cartilaginären Exostosen besteht.

Fragen wir nach der Art dieser Korrelation, so erscheint eine pleiotrope Erbanlage deshalb unwahrscheinlich, weil besonders die Exostosen, aber auch die Enchondrome häufig allein vorkommen. Wir werden also hier an eine nahe Koppelung zu denken haben. Diese erklärt die häufige Kombination und das Zusammen-Vererbtwerden beider Anomalien. Gelegentliche Ausnahmen im Sinne des Isoliertauftretens bei einzelnen Familienmitgliedern sind nach unseren heutigen Kenntnissen über Merkmalskoppelungen durchaus verständlich. Übrigens dürfte es sich trotz des einfachen Erbganges, wie wir ihn für die multiplen cartilaginären Exostosis wahrscheinlich machen konnten, nicht bloß um zwei monogene Anlagen handeln. Wir haben ja schon mehrfach gesehen, daß auch ein sogenannter monogener Erbgang eines Merkmals noch kein Beweis dafür ist, daß es wirklich nur durch *ein* Gen, das ist eine kleinste und nicht mehr spaltbare Erbeinheit, hervorgerufen wird. Gekoppelte Gene werden ja wie ein einziges vererbt, und Koppelungen haben wir naturgemäß bei der großen Anzahl der Gene sehr häufig

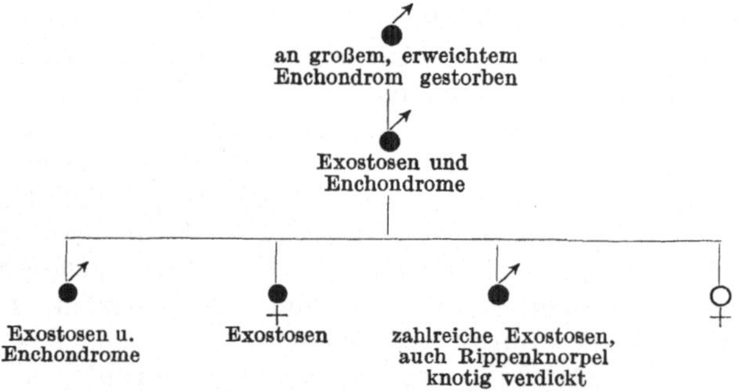


Abb. 42. Stammbaum mit multiplen cartilaginären Exostosen und Enchondromen. (Nach WEBER.)
Wohin die normale Schwester in der III. Generation dem Alter nach gehört, ist nicht bekannt.

zu erwarten. So dürften auch beim Zustandekommen der multiplen cartilaginären Exostosen und Enchondrome mehrere genotypische Komponenten eine Rolle spielen, einmal eine Störung der enchondralen Ossification, weiter eine allgemeine Blastomdisposition, welche auch bei den Enchondromen zu bestehen scheint. Dafür spricht vor allem ihre häufige maligne Entartung und Kombination mit cartilaginären Exostosen, während andersartige Störungen der enchondralen Ossification (Achondroplasie usw.) nicht so häufig daneben beobachtet werden. MARTYN berichtet auch über einen Enchondromfall, dessen Mutter mehrere Lipome hatte, und wir sind überzeugt, daß man bei entsprechend darauf gerichteter Aufmerksamkeit benigne Tumoren häufiger mit Enchondromen vergesellschaftet finden wird, als man bis jetzt annimmt. Schließlich dürfte nach dem, was wir bei den Exostosen gesehen haben, auch noch eine gewisse Lokaldisposition mit im Spiele sein.

In dem letzteren Sinne spricht auch das gelegentliche multiple, aber einseitige Auftreten der Enchondrome, welches unter dem Namen OLLIERsche Wachstumsstörung allgemein bekannt ist. Derartige halbseitige, oder mindestens ganz überwiegend halbseitige Enchondromatosen, bei welchen es gleichzeitig zu Störungen des Epiphysenfugenwachstums der betroffenen Seite und damit zu Asymmetrien der Knochenlänge kommt, wurden von Steudel, Nassés, Ollier, Boinet, Wittek, Bojesen, Cameron und Trethowan, K. Weiss, Lindström u. a. beschrieben. Die Ähnlichkeit mit halbseitigem chondrodysplastischem Minderwuchs wird vielfach hervorgehoben. Über gleichsinnige Vererbung der Ollierschen Wachstumsstörung ist nichts bekannt.

Zum Schlusse noch einige Worte über die von *den Belegknochen ausgehenden Exostosen*. Die Schädelexostosen sind kompakter als die übrigen, häufig mit cartilaginären Exostosen kombiniert und ausgesprochen vererbbar. Da gerade Schädelexostosen für ganze Familien charakteristisch sein können, müssen wir annehmen, daß sie im Genotypus eine gewisse Sonderstellung einnehmen.

Anhang.

# Quantitative Anomalien der Knochenkernbildung.

## 1. Patella partita.

Die echte Patella partita ist eine sehr seltene, fast immer doppelseitige Mißbildung. Meist ist eine Zweiteilung, seltener eine Dreiteilung zu beobachten. Saupe teilte die Fälle von Patella bipartita in drei Gruppen ein, nämlich 1. in solche mit horizontaler Teilungslinie, welche die Kniescheibe in einen größeren kranialen und einen kleineren caudalen Anteil zerlegt, 2. in solche mit vertikaler Teilungslinie und 3. in solche mit schräg verlaufender Teilungslinie, welche von der Hauptmasse der Patella ein kleines, oben und außen gelegenes Segment absondert. Diese Einteilung wurde von allen Autoren akzeptiert. Dabei unterscheidet sich die erste Gruppe prinzipiell von den beiden andern dadurch, daß hier die beiden Kniescheibenstücke zusammengenommen viel größer sind, als eine normale Patella, während bei der zweiten und dritten Gruppe beide zusammen gerade einer normalen Kniescheibe entsprechen. Man hat aus diesem Grunde auch die erste Gruppe als Verdopplung, die anderen als Spaltbildungen angesehen. Bei der dritten Gruppe kann das kleinere Segment auch selbst noch unterteilt sein.

De norma entwickelt sich die Patella aus einem einzigen Knochenkern. Doch wurden einige Fälle mit mehreren Knochenkernen beobachtet (Portal und M. J. Weber u. a.). Diese getrennten Knochenkerne können noch immer zu einem Stück verschmelzen (vgl. Odermatt), und nur dort, wo diese Verschmelzung ausbleibt, kommt es zur Teilung. Saupe und Müller stellen sich vor, daß Spasmen in der Muskulatur der unteren Extremitäten das Verschmelzen der Knochenkerne verhindern können, da einige Fälle von Patella bipartita mit horizontaler Teilungslinie bei solchen Zuständen, vor allem bei Morbus Little beobachtet wurden. Doch gibt Saupe selbst zu, daß die Spasmen zur Erklärung nicht hinreichen, da ja die überwiegende Mehrzahl der

LITTLE-Fälle normale Kniescheiben hat. BLENCKE sah einen typischen Fall mit querer Teilung der Patella ganz ohne spastische Erscheinungen.

Das Auftreten mehrerer Knochenkerne ist wohl zweifellos eine Konstitutionsanomalie, und zwar dürfte es sich dabei sogar um einen atavistischen Rückschlag handeln. Wir wissen nämlich aus den Untersuchungen BERNAYS' sowie PFITZNERS, daß bei gewissen Nagern und Raubtieren das Vorhandensein einer zweiten proximalen Patella normal ist. Inwieweit man tatsächlich berechtigt ist, von einer Doppelbildung zu sprechen, bleibe dahingestellt. Daß in manchen Fällen, welche der Gruppe 3 hinzuzurechnen sind, vielleicht keine kongenitale Anomalie, sondern eigentlich eine juvenile Osteopathie vorliegt, wie FLEISCHNER dies annimmt, ist mit Rücksicht auf die relativ häufige Koinzidenz mit anderen Anomalien dieses Formenkreises recht plausibel.

### 2. Calcaneussporn. Os tibiale externum.

Auf Bildung überzähliger Knochenkerne bzw. Vergrößerung und Verlängerung normaler beruht auch der Calcaneussporn und das Os tibiale externum. Der Calcaneussporn ist ein abnorm stark ausgebildetes Tuberculum mediale tuberis calcanei, welches durch Ausziehung des unteren Epiphysenkernes entsteht; er ist meist doppelseitig, bei Männern häufiger als bei Frauen und verursacht mitunter Fersenschmerzen. Nachzuweisen ist er in der Regel vom 15. Lebensjahr an, doch ist er nach EBBINGHAUS meist präexistent (vgl. auch SARRAZIN). ADAMS konnte an großem Materiale zeigen, daß der Calcaneussporn sehr häufig mit anderen Varietäten des Fußskelettes kombiniert ist, und zwar besonders oft mit einem Os tibiale externum oder Os trigonum.

Das *Os tibiale externum* stellt einen überzähligen kleinen Knochen neben dem Os naviculare pedis dar, mit dem es in mehr minder fester Verbindung steht. Es besitzt aber einen eigenen Knochenkern, welcher sich zwischen dem 10. und 12. Lebensjahr entwickelt. Es kann in den Wachstumsjahren Fußschmerzen hervorrufen (vgl. PELTESOHN). PFITZNER fand eine Os tibiale externum bei 11—12% aller Menschen. Es ist fast immer mit Pes valgus kombiniert.

Auch am Olecranon und Occiput kommen ähnliche Spornbildungen vor, wie der Calcaneussporn.

Drittes Kapitel.

## Erworbene Epiphysenstörungen.

### 1. MADELUNGsche Deformität.

Die MADELUNGsche Deformität des Handgelenkes, welche wohl schon vor diesem Autor bekannt war, von ihm aber zum erstenmal an einer größeren Anzahl von Fällen als Krankheit sui generis ausführlich beschrieben wurde, besteht in einer bajonettförmigen Knickung des

Handgelenkes. Die Anomalie ist ziemlich selten; im Jahre 1913 schätzt MELCHIOR die Zahl der bis dahin bekannt gewordenen sicheren Fälle auf 75. Sie tritt in der Regel zur Zeit der Pubertät, seltener schon im frühen Kindesalter, manchmal erst beim Erwachsenen auf; ausnahmsweise wird sie auch kongenital beobachtet (ARDOUIN u. a.). Die Deformität entwickelt sich spontan ohne besonderen äußeren Anlaß. Fälle von ähnlicher Deformität, welche nach akuten Traumen auftreten, die meist durch eine in Dislokation geheilte Radiusfraktur zustande kommen, sind nicht zur eigentlichen MADELUNGschen Deformität zu rechnen (vgl. auch EWALD, BRANDES, MELCHIOR). Diese ist anfangs langsam progredient, pflegt aber nach Abschluß des Wachstums stationär zu bleiben. Die doppelseitigen Fälle scheinen häufiger zu sein als die einseitigen. Frauen sind wesentlich öfter betroffen als Männer. Verschiedene Berufsarten, welche eine besonders starke Beanspruchung des Handgelenkes mit sich bringen, wie Wäscherinnen, Tischler, Klavierspieler u. dgl. sollen besonders bevorzugt sein. Zumal bei den Fällen, welche erst im erwachsenen Alter manifest werden, sollen nach BRANDES derartige professionell-traumatische Schädigungen fast immer nachweisbar sein. Von Interesse zur Bewertung der Rolle dieser Momente für die Ätiologie der Deformität ist übrigens der eigene Fall dieses Autors.

Bei einem Bäckergesellen, der mit den Händen Teig kneten muß, und überdies später sogar Holzhacker wird, entwickelt sich ein Madelung. Seine beiden Töchter leiden an derselben Deformität, ohne auch nur zur häuslichen Arbeit herangezogen zu werden.

Wie eine ganze Reihe röntgenologischer und auch einige anatomische Beobachtungen lehren, ist die MADELUNGsche Deformität durch folgende Einzelheiten charakterisiert: Die distale Radiusepiphyse ist stark deformiert und volarwärts gekrümmt, derart, daß die Gelenksfläche für das Radiokarpalgelenk um eine quere Achse gedreht erscheint, so daß ihre Schmalseite fast mit der Längsrichtung des Vorderarmes parallel läuft. Gleichzeitig ist diese Gelenksfläche aber auch schief gestellt dadurch, daß die Radiusepiphyse an der ulnaren Seite kürzer ist als an der radialen. In der Mehrzahl der Fälle ist übrigens der ganze Radius gekrümmt, aber am stärksten in seinem unteren Drittel. Die erste Karpalreihe verläuft keilförmig. Die proximalwärts gerichtete Spitze des Keiles bildet das Os lunatum. Im Interkarpalgelenk kommt es zu einer kompensatorischen Dorsalknickung, da durch die abnorme Stellung der radialen Gelenksfläche die erste Karpalreihe statt in der Längsrichtung des Unterarmes normal auf diese steht. Da die feste Artikulation im Radiokarpalgelenk erhalten bleibt, die Ulnaepiphyse aber nicht auch volarwärts gekrümmt ist, sondern ihre normale Richtung beibehält, kommt es aus rein mechanischen Gründen sekundär zu der bekannten dorsalen Subluxationsstellung des Capitulum ulnae.

Es geht aus alledem hervor, daß das Primäre und Wesentliche des ganzen Prozesses die pathologische Veränderung der Radiusepiphyse darstellt. Da nun schon mehrfach Anomalien der distalen Radiusepiphysenfuge, besonders in ihrem ulnären Drittel nachgewiesen wurden, da wir das häufige Einsetzen des Prozesses zur Zeit des stärksten Wachstums im Pubertätsalter und sein Stehenbleiben gleichzeitig mit dem allgemeinen Wachstumsstillstand kennen, so werden wir wohl nicht fehlgehen, wenn wir die MADELUNGsche Deformität auf eine lokalisierte Störung des enchondralen Wachstums zurückführen. Diese Auffassung vertreten auch SIEGRIST, EWALD, PELS-LEUSDEN, BRANDES, MAGNUS, MELCHIOR u. a. Die Annahme SPRINGERS, welcher eine Deformität des ganzen Radius für den Madelung verantwortlich macht, wurde schon von BRANDES widerlegt.

Es entsteht nun die Frage nach der Ursache dieser Wachstumsstörung des Intermediärknorpels. Chronische Traumen, also insbesondere berufliche Schädigungen, Rachitis, Infektionen u. a. m. werden in der Literatur als solche genannt. Wahrscheinlich können alle diese Momente bei der Entstehung der MADELUNGschen Deformität unter Umständen eine Rolle spielen, aber nur als auslösende, die Manifestation begünstigende oder ermöglichende Faktoren. Als alleinige Ursache kann wohl keines von ihnen in Betracht kommen. Einerseits gibt es nämlich eine ganze große Anzahl von Madelungfällen ohne Berufsschädigung, ohne Zeichen von Rachitis u. dgl., und andererseits hat ja die überwiegende Mehrzahl der Wäscherinnen, der Tischler, der Rachitiker usw. keinen Madelung, und es ist mithin klar, daß nur besonders dazu disponierte Individuen unter Einwirkung der genannten Schädlichkeiten, manchmal auch ohne diese, die Deformität akquirieren (vgl. auch SIEGRIST, BRANDES, MELCHIOR u. a.).

Diese individuelle Disposition ist zweifellos eine konstitutionelle, wie das Überwiegen des weiblichen Geschlechtes, vor allem aber das gar nicht so seltene familiäre Vorkommen der Anomalie beweist. Wir haben im folgenden die Fälle von familiärer MADELUNGscher Deformität zusammengestellt, welche wir in der Literatur finden konnten.

*Familiäre Madelungsche Deformität.*

MALFUSON (Thèse de Paris 1894): Mädchen mit beiderseitiger MADELUNGscher Deformität, welche im 13. Jahr aufgetreten war. Die Mutter hat dieselbe Deformität an beiden Händen, aber in geringerem Grade.

JAGOT (Arch. méd. d'Angers 1897): Beiderseitiger Madelung bei 14jährigem Mädchen. Ihr Vater, dessen Bruder und Vater haben stark verdickte Handgelenke ohne Subluxation.

DEKEYSER (Journ. méd. de Bruxelles 1901): Junges Mädchen mit typischem Madelung rechts. Die Mutter hat die gleiche Deformität an der linken Hand.

ARDOUIN (Rev. d'orthop. 1902): 37jährige Frau mit beiderseitigem Madelung, links stärker als rechts. Ein Bruder hat dieselbe Anomalie der Handgelenke. Sie ist bei beiden Geschwistern kongenital.

VOLKMANN (Dissertation Leipzig 1905): 1. Mädchen mit bds. Madelung. Die 8jährige Schwester zeigt die Verbildung in leichtem Grade. — 2. Mädchen mit bds. Madelung und Plattfuß mäßigen Grades. Auch Mutter und Großmutter haben dieselbe Deformität der Handgelenke.

SAUER (Bruns' Beitr. z. klin. Chir. 1906): Bei einer 35jährigen Frau besteht eine beiderseitige MADELUNGsche Deformität schon seit der Kindheit. Mehrere Geschwister sind ähnlich deformiert. Die Probandin hat außerdem eine Trichterbrust.

SIEGRIST (Dtsch. Zeitschr. f. Chir. 1908): 1. Ein 18jähriges Mädchen hat eine ausgeprägte beiderseitige MADELUNGsche Deformität seit dem 11. Lebensjahr. Kleine Exostose am linken Radius. Plattfüße leichten Grades. Ihre Schwester und ihre Großmutter väterlicherseits zeigen beträchtlich prominente distale Ulnaenden und Andeutung der Subluxationsstellung, letzteres bei der Schwester nur links. Eine zweite Schwester und die Mutter haben etwas verdickte untere Ulnaenden. Während aber das Röntgenbild bei der erstgenannten Schwester auch eine typische MADELUNGsche Deformität zeigt, sind die Handgelenke der Mutter röntgenologisch normal. — 2. MADELUNGsche Deformität bei 20jährigem Mädchen und deren Großmutter mütterlicherseits. — 3. 44jährige Frau mit beiderseitigem Madelung. Eine 25jährige Tochter soll auch prominente Handknöchel haben, aber in geringerem Ausmaße als die Mutter. Zwei weitere Töchter im Alter von 14 und 16 Jahren wurden vom Autor selbst untersucht und zeigen deutlich die Symptome eines beginnenden Madelung. Beide haben Plattfüße.

BRANDES (Zeitschr. f. orthop. Chir. 1911): Beiderseitiger Madelung bei einem Vater und zwei Töchtern; keine der drei Personen hat Zeichen von Rachitis. Der Vater war zu Beginn der Krankheit Bäckergeselle, dann Holzhacker. Seit dem 23. Lebensjahre ist sie bei ihm stationär. Die Töchter erkrankten im Alter von 6 und 11 Jahren ohne äußeren Anlaß und ohne eine besondere Arbeit zu verrichten. Eine Progredienz des Prozesses konnte der Autor 11 Jahre nach der ersten Untersuchung selbst feststellen.

G. MAGNUS (Med. Klinik 1912): MADELUNGsche Deformität bei Mutter und Tochter, bei beiden vorzugsweise links.

SCHINZ (Schweiz. med. Woch. 1924): Ein familiärer Fall von MADELUNGscher Deformität, welcher nur weibliche Familienmitglieder betraf.

PEDRAZZI (Radiol. med. 1927): MADELUNGsche Handgelenksdeformität bei zwei Schwestern; bei der älteren rechts stärker als links, bei der jüngeren umgekehrt.

Weitere familiäre Fälle erwähnen GANGOLPHE, ROGET[1], doch konnten wir uns die betreffenden Arbeiten nicht verschaffen. ESTOR berichtet sogar über 36 Fälle, in deren Familie die Erkrankung auch vorkam, doch enthält seine Statistik auch Handgelenksanomalien, welche nicht zur eigentlichen MADELUNGschen Deformität gehören.

Über den Erbgang läßt sich an Hand dieser wenigen Fälle natürlich nichts Sicheres sagen. Das Vorkommen einer so seltenen Anomalie durch drei Generationen (JAGOT, VOLKMANN Fall 2) spräche ceteris paribus für Dominanz, doch wurde auch Überspringen von Generationen vereinzelt beobachtet (SIEGRIST Fall 1 und 2).

Die Anzahl der Kombinationen der MADELUNGschen Deformität ist außer den schon erörterten rachitischen Symptomen nicht sehr groß. Einige Male wurden Exostosen gefunden (ARDOUIN, PELS-LEUSDEN, ABADIE, SIEGRIST, DE WITT -STETTEN u. a.); PELS-LEUSDEN, BRANDES u. a. sehen in dieser Beziehung der beiden Anomalien einen Hinweis mehr dafür, daß auch die MADELUNGsche Deformität auf eine Wachstumsstörung des Intermediärknorpels zurückzuführen ist, wie das ja für die multiplen cartilaginären Exostosen sichergestellt erscheint. MELCHIOR macht demgegenüber geltend, daß in den genannten Madelungfällen niemals multiple cartilaginäre Exostosen vorhanden waren, sondern immer nur eine einzelne Exostose, welche sich auffallenderweise stets an der distalen Epiphysenlinie des Radius meist an der ulnaren Seite befand. Nun haben wir schon oben gesagt, daß es sich im Falle der MADELUNGschen Deformität um eine *lokalisierte* enchondrale Wachstumsstörung handelt, und es kann uns daher auch nicht wundernehmen, wenn wir die

[1] Der familiäre Fall von GUÉPIN, welcher in den meisten einschlägigen Arbeiten angeführt wird, betrifft keine MADELUNGsche Deformität, sondern eine primäre Luxation des Capitulum ulnae (vgl. MELCHIOR) und wurde daher an anderer Stelle beschrieben (vgl. S. 192).

Exostose gerade in der Gegend der einzigen Epiphysenfuge mit erheblich gestörtem Wachstum finden. Wir glauben also wohl, daß die beiden Anomalien in innerem ursächlichen Zusammenhang miteinander stehen, indem beide einer Wachstumsstörung der gleichen Epiphysenfuge ihre Entstehung verdanken. Ähnlich faßt MELCHIOR seinen schon erwähnten Fall von kombinierter MADELUNGscher Deformität mit Brachymetakarpie auf (vgl. S. 90), doch kann es sich in diesem Einzelfalle natürlich auch um zufälliges Zusammentreffen gehandelt haben.

## 2. Osteochondritis deformans coxae juvenilis PERTHES.

Die PERTHESsche Hüftgelenkserkrankung beginnt meist zwischen dem 5. und 10. Lebensjahr, wie ZAAIJER betont, gerade zum Zeitpunkte, wo eine besonders aktive Vergrößerung des Knochenkerns im Schenkelkopf stattfindet. Sie ist eine Zeitlang progredient, kann in allerdings nicht häufigen Fällen restlos ausheilen, meist bleibt eine dauernde Deformierung des Schenkelkopfes zurück, welche aber, wie sorgfältige Nachuntersuchungen von W. MÜLLER gezeigt haben, zwischen dem 18. und 20. Jahre ihre endgültige Form erreicht, mithin nach Abschluß des Wachstums stationär bleibt. Einseitige Fälle sind häufiger als doppelseitige. Das männliche Geschlecht überwiegt. Klinisch ist das Krankheitsbild durch allmählich stärker werdendes Hinken mit leichten Schmerzen und durch Behinderung der Abduktion charakterisiert.

Röntgenologisch und pathologisch-anatomisch findet sich ein verbreiterter, pilzförmiger Schenkelkopf auf einem ganz kurzen Hals und Aufhellungsherde in der Epiphyse, welchen mikroskopisch Knorpelinseln entsprechen. Daneben finden sich Partien rarefizierten Knochens. Diese Knorpelinseln ersetzen den herdförmig progredient nekrotisierenden Knochen und können sich im Laufe der Heilung wieder in Knochengewebe umbilden. Es kann zur Lockerung der Epiphysenfuge und Verschiebung der Epiphyse kommen. Ob — wie vielfach behauptet wird — Ernährungsstörungen dabei eine wesentliche Rolle spielen, ist durchaus noch nicht sicher, aber selbst wenn dies der Fall wäre, wäre der Prozeß damit noch nicht erklärt. Denn sogleich entsteht die Frage, wieso es bei einem sonst gesunden Individuum zu Gefäßveränderungen oder embolischen Prozessen gerade im Bereiche des Caput femoris kommen kann. Andere Autoren, wie z. B. FRANGENHEIM, suchen in der Knorpelfuge den primären Sitz der Erkrankung. Wie dem auch sein mag, jedenfalls haben wir es mit einer Epiphysenerkrankung sui generis zu tun.

Als Ursache der PERTHESschen Krankheit werden in der Literatur Traumen, Rachitis, Infektionen usw. genannt. Daß Traumen oder Infektionen gelegentlich die Manifestation der Osteochondritis deformans begünstigen, vielleicht manchmal überhaupt erst ermöglichen können, soll nicht bestritten werden. Daß sie aber in der Regel nicht die obligate Bedingung, sondern bloß ein auslösendes Moment darstellen und keinesfalls allein zur Entstehung der PERTHESschen Krankheit ausreichen, kann nach dem übereinstimmenden Urteile sehr maßgebender Autoren heute als sichergestellt gelten. Vorangegangene Infektionen sind recht selten, und auch wirklich schwerwiegende Traumen finden sich in der Anamnese durchaus nicht häufig. Perthes sah solche unter seinen 28 Fällen bloß zweimal. Was aber die leichteren Traumen anlangt, unter welchen z. B. auch lange Märsche und ähnliches genannt werden, so sind sie einerseits derart, daß ihnen wohl fast jedes Kind im Wachstumsalter ausgesetzt ist, und andererseits werden in der Mehrzahl der Perthes-Fälle in der Anamnese selbst derartige leichte Traumen unmittelbar vor Ausbruch der Krankheit vermißt (vgl. auch Perthes,

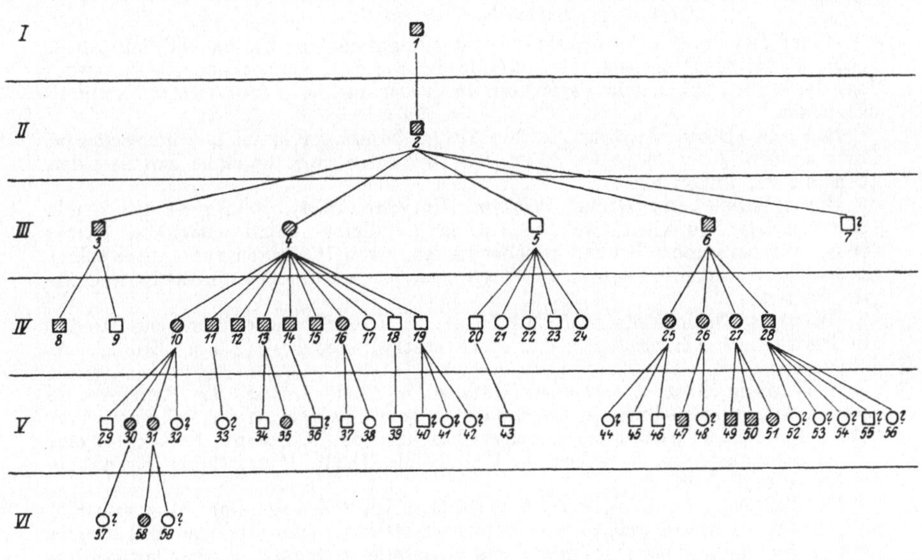


Männlich ▨ von Hüftleiden befallen, □ von Hüftleiden frei.
Weiblich ◍ von Hüftleiden befallen, ○ von Hüftleiden frei.

Abb. 43. Stammbaum mit Perthesscher Krankheit. (Nach Brill.)

Brandes, Zaaijer, Liek, Müller, Büttner, Kehl u. a.). Liek sah sogar eine Epiphysiolyse des Caput femoris bei einem 13jährigen Mädchen während längerer Bettruhe auftreten! Besonders wichtig ist die Bemerkung von W. Müller, daß eine beiderseitige Perthessche Erkrankung beim selben Individuum auf der einen Seite im Anschluß an ein Trauma, auf der anderen Seite spontan, ohne nachweisbaren äußeren Anlaß entstehen kann.

Was schließlich die Fälle anlangt, wo sich die Perthessche Osteochondritis bei einem Individuum mit kongenitaler Hüftluxation entwickelt und in welchen man das „Repositionstrauma" für die Entstehung der Osteochondritis verantwortlich machte, so hat schon Brandes gezeigt, daß diesem keine sehr große ätiologische Bedeutung zukommen kann, da sich der Perthes auch bei Hüftluxationsfällen entwickelt, welche gar nicht reponiert wurden oder auch bei einseitigen Fällen bloß auf der gesunden Gegenseite (SCHWARZ, BRANDES, SPITZY u. a.). Auch die Rachitis wird durchaus nicht besonders häufig gefunden. LEGG sah sie bei seinen Fällen kein einziges Mal und PERTHES unter 28 Fällen nur bei einem Kinde in leichtem Grade.

In Anbetracht all dieser Umstände kommen schon SÖDERLUND, LENORMAND, BRANDES u. a. zu dem Schlusse, daß eine besondere individuelle, wahrscheinlich konstitutionelle Disposition zur Entstehung der Osteochondritis coxae juvenilis notwendig sei. Einen Beweis dafür liefert ihr heredofamiliäres Vorkommen. Vgl. folgende Fälle.

*Familiäre Perthessche Osteochondritis coxae.*

CALVÉ (Rv. de chir. 1910): PERTHESsche Krankheit bei Bruder und Schwester.

H. KÜTTNER (Demonstr. 1906): 21 jähriger Mann mit Osteochondritis PERTHES; dasselbe Leiden haben sein Vater und Großvater und noch fünf andere Familienmitglieder.

R. EDEN (Dtsch. Zeitschr. f. Chir. 1912): 38 jähriger Mann mit linksseitigem Perthes; sein Vater hatte im Alter von 16 Jahren ganz ähnliche Beschwerden auch auf der linken Seite.

PERTHES-SCHWARZ (Bruns' Beitr. z. klin. Chir. 1914): 10 jähriger Junge mit PERTHESscher Krankheit, welche sich ohne äußeren Anlaß entwickelt hatte; ebenso war bei seinem Bruder, welcher im Alter von 16 Jahren vom Autor selbst untersucht wurde, mit 4 Jahren ein Perthes entstanden, der sich um das 10. Lebensjahr besserte.

BRANDES (Dtsch. Zeitschr. f. Chir. 1914): 1. Zwei Schwestern und ein Bruder mit PERTHESscher Krankheit. — 2. PERTHESsche Osteochondritis bei Bruder und Schwester.

A. WAGNER (Arch. f. orthop. u. Unfall-Chir. 1920): Linksseitige PERTHESsche Krankheit mit Ausheilung in Coxa vara in ganz analoger Weise bei Vater und Sohn. Bei beiden hatten die Beschwerden um das 15. Lebensjahr angefangen.

W. MÜLLER (Arch. f. orthop. u. Unfall-Chir. 1922): PERTHESsche Krankheit bei Vater und Tochter.

KIRSTE (Zeitschr. f. orthop. Chir. 1924): Zwei Schwestern im Alter von $8^3/_4$ und 12 Jahren haben jede eine beiderseitige PERTHESsche Osteochondritis. Die jüngere hat außerdem eine komplette dauernde rechtsseitige Patellarluxation nach außen, die ältere eine komplette intermittierende Außenluxation der linken Patella.

KEHL-BRILL (Arch. f. klin. Chir. 1925 u. Arch. f. orthop. u. Unfall-Chir. 1927): PERTHESsche Krankheit in 6 Generationen bei 25[1] von 59 Familienmitgliedern. Traumen oder Infektionen sind in dieser Familie als auslösendes Moment nicht vorgekommen, dagegen ist das Leiden bei 7 weiblichen Familienmitgliedern im Anschluß an die erste Geburt manifest geworden. Ein vom Autor untersuchter männlicher Träger der Anomalie, bei welchem beide Hüften betroffen waren, zeigte außerdem im Röntgenbilde eine beiderseitige KÖHLERsche Erkrankung des II. Metatarsalknochens und auch ähnliche Veränderungen am Metatarsus I. Die Endphalangen der großen Zehen tragen kleine Exostosen. Die auch vom Autor selbst untersuchte Nichte dieses Mannes mit beiderseitigem Perthes hatte röntgenologisch analoge Veränderungen an den Kniegelenken. Überdies fanden sich in der Familie Skoliosen, Genua valga, flacher, schmaler Thorax, Varicen, feminine Begrenzung der Schambehaarung bei Männern (vgl. Stammbaum Abb. 43).

KAISER (Demonstr. 1927): Beiderseitige PERTHESsche Erkrankung bei zehn Mitgliedern derselben Familie. Bei allen begannen die Beschwerden um das 10. Lebensjahr. In einem Falle fanden sich analoge Veränderungen des rechten Caput humeri mit Bewegungsstörungen des Schultergelenkes.

---

[1] Die Autoren sprechen von 26, doch sind es nach dem Stammbaum nur 25 behaftete Individuen.

Die angeführten Beispiele genügen wohl, um die endogene Bedingtheit der Perthesschen Osteochondritis zu erweisen. Daß bei ihrer phänotypischen Manifestation noch eine ganze Reihe von exogenen Faktoren eine Rolle spielen können, wurde schon oben auseinandergesetzt.

Bevor wir uns dem Studium der Kombinationen der Perthesschen Krankheit zuwenden, müssen wir noch einige ihr verwandte Krankheitsbilder in aller Kürze besprechen.

## 3. Köhlersche Krankheiten, Schlattersche Krankheit und andere juvenile Epiphysenstörungen.

Ähnliche Prozesse, wie wir ihn im vorhergehenden an der proximalen Oberschenkelepiphyse kennengelernt haben, können — wie das ja gar nicht anders zu erwarten wäre — auch an anderen Epiphysen vorkommen. Besonders typisch sind sie an der Tibiaepiphyse, wo dieser pathologische Prozeß unter dem Namen Schlatterscher Krankheit bekannt ist. Diese tritt meist um das 14. bis 15. Lebensjahr auf, betrifft überwiegend Knaben und ist nach Schultze häufiger doppelseitig als einseitig.

Eine weitere Prädilektionsstelle der juvenilen Osteochondritis stellt das Köpfchen des 2. Metatarsalknochens dar. Selten ist auch der 3. und 4. Metatarsus von dieser Köhlerschen Krankheit mit betroffen. Sie tritt gewöhnlich zwischen dem 15. bis 20. Jahr auf, und zwar vorwiegend bei Frauen. Einseitige Fälle sind häufiger als doppelseitige. Außer diesen drei typischen Stellen wurde eine analoge Erkrankung in einzelnen Fällen auch an zahlreichen anderen Epiphysen beschrieben, so von Friedrich am sternalen Claviculaende, von Kappis, Kaiser (vgl. seinen oben zit. Fall) am Caput humeri, von Zaaijer, Mandl u. a. am Olecranon, von Wild an der Trochlea, von Thiemann, Fleischner, Kloiber an den Phalangen, von Zaaijer u. a. am Becken, von Sonntag, Valentin an der distalen Femurepiphyse, von Bachmann an der unteren Tibiaepiphyse, von Brand, Mauclaire, Jakobsthal, Zaaijer am Calcaneus usw.

Die kleinen Knochen der Hand- und Fußwurzel können aber auch ganz von dem Prozeß ergriffen sein. Hierher gehört vor allem die Köhlersche Krankheit des Os naviculare pedis, welche jetzt von den meisten Autoren in eine Reihe mit den eben besprochenen Epiphysenstörungen gestellt wird. Sie entwickelt sich meistens zwischen dem 5. und 9. Jahr, kommt nach Sonntag bei Knaben etwa doppelt so häufig vor wie bei Mädchen und ist relativ häufig doppelseitig. Eine ähnliche Erkrankung wurde von Johannsen sowie Sinding-Larsen an der Patella beschrieben, Friedrich rechnet auch die Malacie des Os lunatum und naviculare manus hierher.

Da es sich bei allen diesen Störungen um ganz analoge Krankheitsvorgänge wie bei der Perthesschen Osteochondritis des Hüftgelenkes handelt, nämlich um knorpelige Aufhellungsherde und Deformierung des befallenen Knochens, müssen wir zweifellos auch die gleiche Ätiologie wie dort annehmen. Daß wir trotzdem die genannten Krankheitsbilder kaum je familiär antreffen, spricht nicht gegen unsere Ansicht; zum Teil handelt es sich ja um sehr seltene Anomalien, welche bis jetzt überhaupt nur in einzelnen Fällen beschrieben wurden, zum Teil um Erkrankungen, welche keine sehr auffälligen klinischen Erscheinungen machen, so daß die anamnestischen Angaben zumal bei älteren Familienangehörigen wahrscheinlich öfter negativ ausfallen, als es der Wirklichkeit entspricht. Daß man aber bei entsprechend darauf gerichteter Aufmerksamkeit und bei objektiven Nachuntersuchungen in den Familien erkrankter Individuen in dieser Richtung manches Interessante finden wird, beweist eine Beobachtung von NIEDEN. Dieser Autor konnte bei dem Bruder eines seiner Patienten mit KÖHLERscher Krankheit des Os naviculare röntgenologisch die gleiche Anomalie feststellen, trotzdem dieser Bruder fast keine klinischen Erscheinungen bot. Zwei Schwestern waren normal. Der Großvater der Knaben hatte angeborene Klumpfüße [1]. NIEDEN spricht auch folgerichtig von einer erblichen Grundlage der Störung.

Was die Kombinationen der verschiedenen Formen der Osteochondritis juvenilis anlangt, so finden wir vor allem häufig mehrere von ihnen am selben Individuum vereinigt (THIEMANN, ZAAIJER, MANDL, SINDING-LARSEN, VALENTIN, FLEISCHNER, BÜTTNER, KEHL, KAISER u. a.), so daß MANDL mit Recht von einer Systemerkrankung sprechen kann. SCHINZ sah verschiedene Formen der juvenilen Osteochondropathien in derselben Familie alternieren. Auch gewisse Formen der Patella bipartita, nämlich diejenigen, bei welchen die gesamte Patella ihre normale Größe und Form beibehält und die Teilungslinie senkrecht oder bogenförmig, nicht aber horizontal verläuft (Gruppe 2 und 3 nach SAUPE), wurden von FLEISCHNER mit guten Gründen zum Kreis der juvenilen Osteochondropathien gezählt und auch sie kommen mit den anderen Formen, vor allem mit der SCHLATTERschen Krankheit bei demselben Individuum kombiniert vor. So sah BÜTTNER ein 11 jähriges Mädchen mit beiderseitigem Perthes und noch multiplen anderen osteochondritischen Epiphysenstörungen und Patella tripartita, FLEISCHNER bei einem 28 jährigen Mann Morbus SCHLATTER rechts und Patella bipartita links.

Welche Momente für die jeweils verschiedene Lokalisation der juvenilen Osteochondropathien maßgebend sind, läßt sich heute noch nicht vollkommen übersehen. Neben der besondern Beanspruchungsart der einzelnen Gelenke scheint auch eine konstitutionelle Lokaldisposition eine gewisse Rolle zu spielen. Dafür spricht das häufige Zusammentreffen von PERTHESscher Krankheit und kongenitaler Hüftluxation (vgl. BRANDES). Daß dafür weder die abnorme Beanspruchung des luxierten Femurs, noch das Repositionstrauma verantwortlich zu machen ist, wurde oben schon begründet. Einen weiteren Beweis liefert das Alternieren dieser beiden Anomalien in derselben Familie. So hatte die Mutter eines Patienten von NIEBER mit einseitigem PERTHES eine kongenitale Hüftluxation derselben Seite. BRANDES beobachtete einen

---

[1] Es handelt sich dabei um einen besonders genau durchuntersuchten Fall, da er die eigenen Kinder des Autors betrifft.

Patienten mit beiderseitigem Perthes, dessen Schwester eine kongenitale beiderseitige Hüftluxation hatte. Es bleibt freilich vorläufig abzuwarten, ob diese Fälle als Zufall anzusehen sind oder ob sich das Alternieren von Hüftluxation und Perthes in derselben Familie öfter findet.

Daß die juvenile Osteochondritis auch sonst noch mit allen möglichen Zeichen einer abwegigen Konstitution vergesellschaftet vorkommt, kann uns nicht wundern. Eine gewisse Sonderstellung scheinen hier Funktionsstörungen der Thyreoidea einzunehmen. Roth fand Perthessche Krankheit wiederholt bei Kretinoiden, Brandes in einem Falle von leichtem Myxödem mit mongoloiden Zügen, Köhler sah einen Fall von Naviculareerkrankung kombiniert mit Myxödem. Durch dieses mehrfache Zusammentreffen wird die Vermutung nahegelegt, daß es sich nicht bloß um zufällige Koordination mehrerer degenerativer Merkmale handelt, sondern daß die mangelhafte Schilddrüsenfunktion die Manifestation der juvenilen Osteochondropathien begünstigt. Dies ist um so plausibler, als wir ja wissen, daß die Schilddrüse das enchondrale Wachstum beeinflußt. Selbstverständlich sind deswegen die Perthessche Krankheit und ihre Äquivalente an anderen Epiphysen nicht als endokrine Störungen sensu strictiori anzusehen, sondern sie stellen eine endogen bedingte, autochthone Systemerkrankung des Skelettes dar, welcher offenbar ein besonderes pathologisches Gen bzw. Genkomplex zugrundeliegt. Unter einer Reihe von anderen Faktoren aber, welche unter Umständen auf die Entwicklung des Leidens von Einfluß sein können, spielt auch eine Hypofunktion der Thyreoidea eine gewisse Rolle.

Viertes Kapitel.

# Störungen des periostalen und endostalen Knochenwachstums.

## 1. Osteopsathyrosis idiopathica. Osteogenesis imperfecta.

Die ältere Literatur unterscheidet zwei Formen der universellen, primären, abnormen Knochenbrüchigkeit. Die eine ist die kongenitale *Osteogenesis imperfecta* (Vrolik), bei welcher die Kinder mit Frakturen und den Residuen mehr minder zahlreicher intrauteriner Knochenbrüche zur Welt kommen. Meist sind es schwer mißbildete, häufig nicht lebensfähige Individuen mit den sonderbarsten Verbiegungen und Verkrümmungen ihrer Gliedmaßen und weicher Schädeldecke, deren knöcherne Stütze lediglich in einzelnen papierdünnen Knochenplatten an den Stellen der Ossificationszentren besteht. Die andere Form ist die in der Kindheit, in seltenen Fällen sogar erst am Erwachsenen manifest werdende *Osteopsathyrosis idiopathica* (Lobstein). Diese pflegt sich sogar in späteren Jahren zu bessern, die Frakturen werden seltener, hören manchmal ganz auf und solche Individuen können ein höheres Alter erreichen. Beide Krankheitsbilder sind aber, wie zuerst

LOOSER gezeigt hat, und wie es jetzt wohl von allen maßgebenden Autoren (FRANGENHEIM, K. H. BAUER, BLENCKE u. a.) anerkannt wird, nur verschiedene Grade ein und desselben pathologischen Prozesses. LOOSER schlägt daher vor, lieber von *Osteopsathyrosis idiopathica congenita* und *tarda* zu sprechen. DURANTE beschreibt dieselbe Skeletterkrankung unter dem Namen *Dysplasie périostale.*

Das klinische Bild wird beherrscht durch die häufigen, ohne adäquaten Anlaß bei der normalen Beanspruchung des täglichen Lebens erfolgenden Knochenbrüche. Beim Aufsetzen des Hutes, beim Anstoßen an eine nicht beachtete Stufe, bei raschem Auf-den-Boden-setzen usw. kommt es zu Frakturen. Häufig erfolgen bei kaum nennenswertem Anlaß schmerzhafte Infraktionen, die oft nicht diagnostiziert werden (vgl. KIENBOECK). Die Heilung der Brüche ist verzögert, und zwar bemerkt KIENBOECK, daß dies weniger an mangelhafter Callusbildung als vielmehr an verspäteter Vereinigung des Callus mit der Diaphyse liege. Dabei kommt es an der Bruchstelle mitunter zu einer hochgradigen, weit ins Gesunde hineinreichenden Kalkresorption. Manchmal finden sich auch osteomalaciforme Skelettveränderungen mit Kyphoskoliose oder typischer Kartenherzform des Beckens.

Die Ursache der abnormen Knochenbrüchigkeit ist vor allem die mangelhafte knochenbildende Tätigkeit des Periosts bzw. Endosts, vielleicht auch eine gesteigerte Resorption, wie sie hauptsächlich wegen der raschen Rückbildung des Callus von einigen Autoren angenommen wurde. EIKEN glaubt auch, daß eine mangelhafte Verkalkungsfähigkeit des neugebildeten osteoiden Gewebes eine Rolle spielt; dafür spräche der Befund von WIECHMANN und PAAL, welche bei ihrem Falle röntgenologisch in der Lunge Kalkmetastasen nachweisen konnten. Auch KÜSTNER führt in einem Falle von Osteopsathyrosis bei einem 21 jährigen Mädchen eine beiderseitige Nierensteinbildung auf eine derartige Störung des Kalkstoffwechsels zurück. Das enchondrale Knochenwachstum bleibt ungestört, solange nicht Frakturen in der unmittelbaren Nähe der Epiphysenfugen auftreten. Histologisch erscheint die Corticalis nicht kompakt, sondern durch areoläres Gewebe ersetzt. Die HOWSHIPschen Lacunen sind mangelhaft ausgebildet, die Osteoblasten spärlich. Röntgenologisch ist wohl eine Osteoporose zu konstatieren, doch ist sie nach KIENBOECK in Wirklichkeit immer stärker ausgeprägt, als es auf der Platte zum Ausdruck kommt.

Die periostale Dysplasie ist, wie allgemein bekannt, ausgesprochen vererbbar. Bei der schweren kongenitalen Form ist dies allerdings seltener, was ja auch nicht zu verwundern ist, da diese nicht lebensfähigen Kinder natürlich nicht in der Lage sind ihre Mißbildung weiter zu vererben. Familiäre Osteogenesis imperfecta wird nur von MAC OFFICER und von ROSENBAUM erwähnt. Dagegen stellt K. H. BAUER eine ganze Reihe von Familien zusammen, in welchen die kongenitale und die im extrauterinen Leben manifest werdende Form alternieren. Vererbbarkeit der eigentlichen Osteopsathyrosis aber findet sich häufig in der Literatur. Familiäre Fälle wurden von EKMANN, AXMANN, GREENISH, PRITCHARD, GRAHAM, GODARD, GRIFFITH, ATHERTON,

Eddowes, O. Schmidt, Rebbeling, Axhausen, Lipschütz, Matsuoka, Hartmann, Heister, Blattes, De Cortes, Burrows, Levy, Dighton, Peters[1], Zurhelle, Klose, , Tillaye, Cockayne, Bronson, Voorhoeve, Straat, van der Hoeve und de Kleyn, Hass, Freytag, Alexander, Buchanan, Franke, Blencke, Schinz, F. Schwarz, Steinhäuser, Rosenbaum, Küttner[2] u. a. beschrieben. Als recht illustratives Beispiel bilden wir den Stammbaum von Burrows ab (vgl. Abb. 44).

Auch wir selbst hatten Gelegenheit, Osteopsathyrosis bei Vater und Sohn zu beobachten und geben die Krankengeschichte dieses Falles im folgenden auszugsweise wieder:

Der 14jährige Ignaz J. kam mit einer frischen Fraktur des rechten Femur an die Wiener Poliklinik. Früher hatte er schon 6—7 verschiedene Knochenbrüche überstanden. Seine Mutter ist klein, aber vollkommen gesund. Ihre Schwester soll einmal einen Fuß gebrochen haben. Fünf Geschwister des Knaben haben keine Knochenbrüche erlitten. Der 52jährige Vater soll bis zu seinem

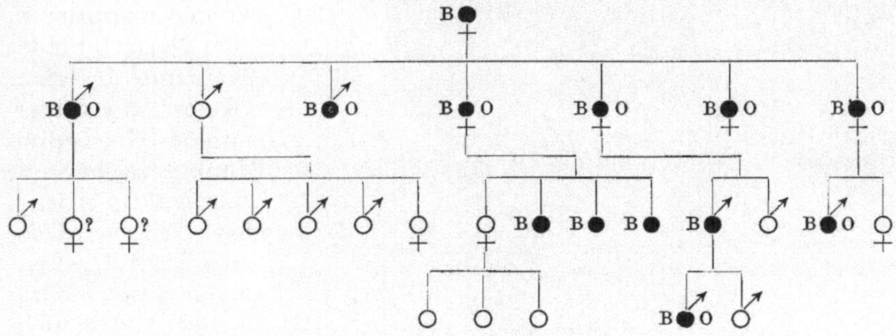

Abb. 44. Stammbaum mit Osteopsathyrosis und blauen Skleren. (Nach Burrows.)

O: Osteopsathyrosis. B: blaue Sklera.

6. Lebensjahr normal gewesen sein, damals wurde er angeblich von einem neugeborenen Kalb, welches auf ihn fiel, verletzt und ist seither verkrüppelt.

Die Untersuchung ergab bei Vater und Sohn eine typische Osteopsathyrose mit hochgradiger porotischer Knochenatrophie, mangelhaftem Dickenwachstum der Röhrenknochen und sehr spärlicher Callusbildung. Aber auch in allen Einzelheiten war eine eklatante Ähnlichkeit des Krankheitsbildes bei Vater und Sohn zu konstatieren.

Bei beiden ist der linke Femurschaft annähernd in der Mitte frakturiert und die Fragmente sind gleichsinnig ad latus disloziert (vgl. Abb. 45a und b). Dagegen zeigt der rechte Femurschaft ebenfalls eine bei beiden Patienten analoge, sehr beträchtliche arkuäre Verkrümmung (vgl. Abb. 46a und b). Beim Vater findet sich überdies eine hochgradige Coxa vara-Bildung rechts mit konsekutiver Subluxation.

Manchmal ist die familiäre Ähnlichkeit des Krankheitsbildes auffallend (Hartmann, unser Fall). Bis zu einem gewissen Grade scheint

[1] Peters publizierte die Familie ursprünglich (1908) wegen der blauen Skleren, welche 10 von 11 Mitgliedern in 4 Generationen aufwiesen. 1913 fügt er hinzu, daß auch abnorme Knochenbrüchigkeit in der Familie vorkommt.

[2] Unter diesen Fällen sind auch die von K. H. Bauer gesammelten mit Osteogenesis imperfecta und Osteopsathyrosis idiopathica in derselben Familie verzeichnet.

auch die *Quantität* der Anomalie, also der Grad der Knochenbrüchigkeit erblich. Diese ist nämlich bei den einzelnen Osteopsathyrotikern außerordentlich verschieden und läßt sich einigermaßen nach der Zahl der erlittenen Frakturen abschätzen. Es führen alle Übergänge von den Fällen, bei welchen die Brüche fast ohne Anlaß entstehen und die demgemäß trotz aller Vorsicht sehr zahlreiche Frakturen aufweisen — BLANCHARD sah deren bei einem einzigen Individuum 106 —, über solche, die nur eine leicht erhöhte Frakturdisposition haben und dementsprechend schon bei mäßigen Traumen Knochenbrüche akquirieren, zur Norm. Findet sich nun in einer Osteopsathyrotikerfamilie ein Individuum, welches nur *eine* Fraktur erlitten hat, bei dem die Quantität der Anomalie also niedrig ist, so sind manchmal noch mehrere betroffene Familienmitglieder nur mit geringgradiger Osteopsathyrose behaftet. Ein solches Beispiel ist der Fall TILLAYE, wo der Vater eine einzige Fraktur (Radius) erst mit 73 Jahren, eine Tochter erst mit 34 Jahren eine solche des Femur erlitt, sechs andere Kinder des ersten Mannes aber im ganzen 14 verschiedene Frakturen, darunter 11 des Femur, welche bei den einzelnen zwischen dem Alter von mehreren Monaten und dem 42. Jahr zum erstenmal auftraten. Sehr gut illustriert auch die Übergänge zur Norm die Familie von DE CORTES: der Proband ist ein 13jähriger Knabe mit Osteopsathyrose, daran leiden auch zwei seiner Brüder, deren einer außerdem eine mit dem 6. Lebensjahr beginnende progrediente Paraplegie der unteren Extremitäten mit Blasen- und Mastdarmstörungen hat. Der Urgroßvater und der Großvater

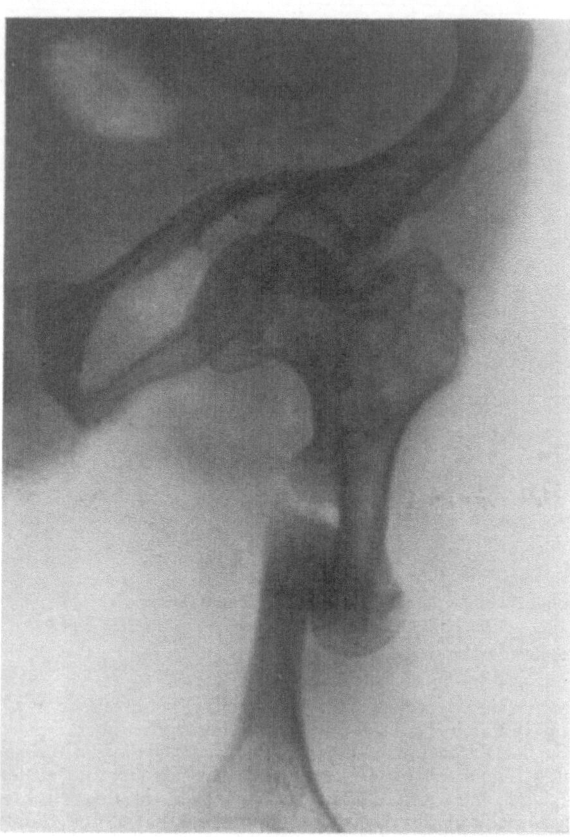

Abb. 45a. Osteopsathyrosis beim Vater. Fraktur des linken Femur.

väterlicherseits waren Osteopsathyrotiker, doch wurde die Anomalie beim Großvater erst gegen das 40. Lebensjahr manifest; eine Schwester des Großvaters erlitt mit 30 Jahren eine Fraktur des Femur und der Vater der Kinder brach als erwachsener Mann anläßlich eines Sturzes bei der Arbeit den Vorderarm. Diese Fraktur wurde vom Autor selbst untersucht und behandelt und er stellt nach dem ganzen Verlauf entschieden in Abrede, daß es sich dabei um eine Osteopsathyrose gehandelt habe. Es ist wohl sehr wahrscheinlich, daß dieser Mann einen rudimentären Fall repräsentiert, bei dem man allerdings nicht von typischer Osteopsathyrose sprechen kann, der aber doch eine der Norm gegenüber erhöhte Frakturdisposition hatte.

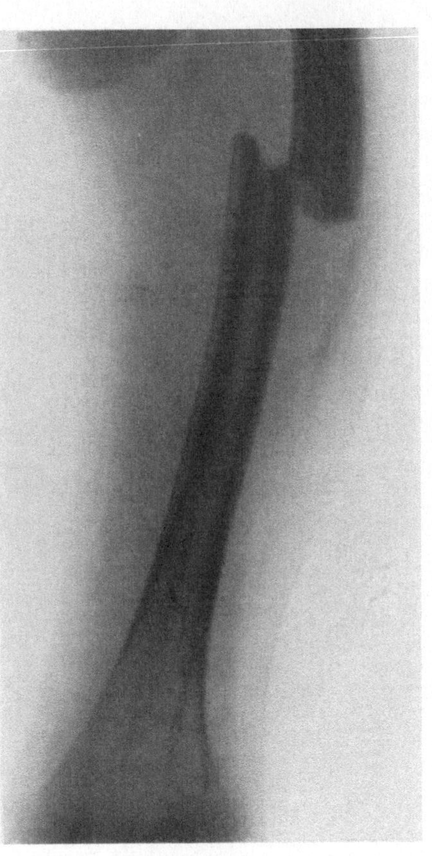
Abb. 45 b. Osteopsathyrosis beim Sohn. Fraktur des linken Femur.

Auch die Art der *Extensität*, also die Neigung bestimmter Knochen zu Frakturen, kann für gewisse Familien charakteristisch sein. Wir verweisen nur auf die ausgesprochene Femurbrüchigkeit im Falle TILLAYE oder auf die analoge Lokalisation der Brüche bei Vater und Sohn in unserem Fall.

Die *Intensität* der Erbanlage zur Osteopsathyrosis ist eine hohe, der Erbgang meist dominant. Es scheinen aber auch mitunter Generationen übersprungen zu werden. Derartige Stammbäume fand DE CORTES bei HEISTER und BLATTES und auch bei PRITCHARD scheint ein- oder sogar zweimal eine Generation übersprungen zu sein, obzwar es aus den Angaben nicht absolut sicher hervorgeht, ob der Vater des Probanden frei und zwei seiner Geschwister behaftet oder ob er selbst und noch eines seiner Geschwister behaftet waren. Desgleichen ist nicht gesagt, ob der Bruder des Vaters, welcher drei osteopsathyrotische Kinder hatte, selbst Knochenbrüchigkeit aufwies oder nicht. Daß aber die Erbanlage zur Osteopsathyrose unter Umständen nur in homozygotem Zustande manifest werden kann, zeigt ein Fall von KIENBOECK, wo zwar in der Familie kein weiterer Fall bekannt war, die Probandin aber aus einer Vetternehe ersten Grades stammte. Es ist behauptet worden, daß die Osteopsathyrose das männliche Geschlecht, wie daß sie das weibliche Geschlecht bevorzuge. Soweit sich das bis jetzt beurteilen läßt, dürfte keines von beiden zutreffen; auch die Vererbung scheint durch Männer und Frauen in gleichmäßiger Weise zu erfolgen.

Unter den Kombinationen ist vor allem die blaue Sklera und die Schwerhörigkeit zu nennen, welche ja mit der Osteopsathyrosis zusammen einen typischen Symptomenkomplex bilden. Die häufigere Kombination ist die blaue Sklera, welche zuerst von EDDOWES 1900 zusammen mit Osteopsathyrosis bei Vater und Tochter beschrieben wurde. Es handelt sich dabei, wie BUCHANAN histologisch feststellen konnte, um eine Verdünnung, nämlich Verminderung der Stützfasern der Sklera, so daß das Aderhautpigment durchschimmert. Diese Anomalie ist besonders in geringem Grade gar nicht selten und kommt auch ohne Osteopsathyrose vor. Sie ist ausgesprochen familiär. BISHOP HARMAN z. B. veröffentlicht einen Stammbaum, wo sich in 5 Generationen bei 31 Individuen (13 Männer und 18 Frauen) blaue Sklera findet. Die Betroffenen hatten kleinen Körperbau, aber keine Knochenbrüchigkeit. Auch in Familien mit beiden Anomalien sind fast immer die Träger der blauen Sklera häufiger, so daß dann einzelne Individuen wohl blaue Skleren, aber keine Osteopsathyrose, andere beides kombiniert haben, so z. B. in den Fällen von BURROWS, DIGHTON, F. SCHWARZ, STEINHÄUSER u. a.

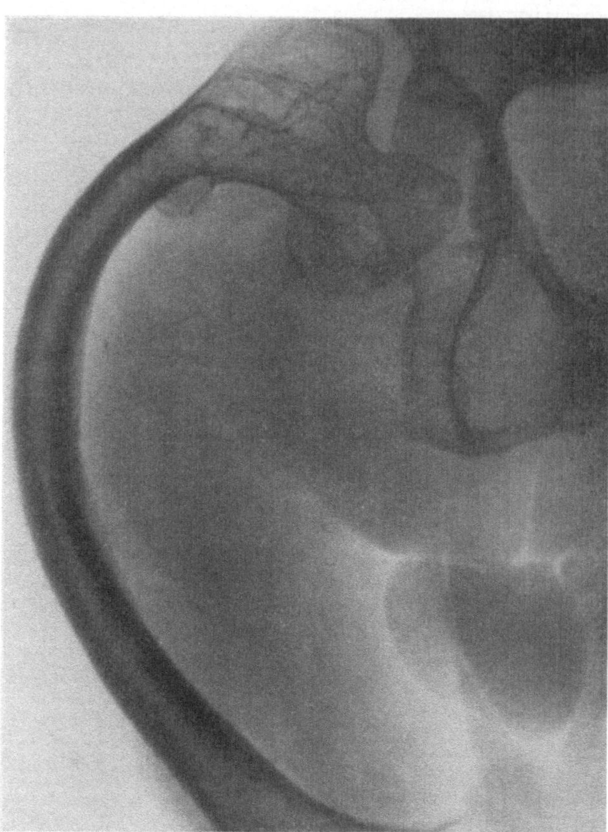

Abb. 46a. Osteopsathyrosis beim Vater. Arkuäre Verkrümmung des rechten Femur.

Daneben gibt es noch eine Reihe von Fällen, wo zwar die blaue Sklera, nicht aber die Osteopsathyrose bei mehreren Familienmitgliedern vorkommt, wo also in der Verwandtschaft eines Osteopsathyrotikers mit blauen Skleren noch weitere Fälle von blauer Sklera allein vorkommen. Dahin gehören die Fälle ROLLESTON, HOFMANN, UHTHOFF, SINGER, FRANKE, BLOCH, WIECHMANN und PAAL u. a. In den beiden letztgenannten Fällen hatte der Proband auch Schwerhörigkeit. Dagegen fanden wir, was auch schon BURROWS betont, in Familien, in welchen blaue Sklera vorkam, niemals einen Osteopsathyrotiker, der nicht gleichzeitig blaue Skleren gehabt hätte.

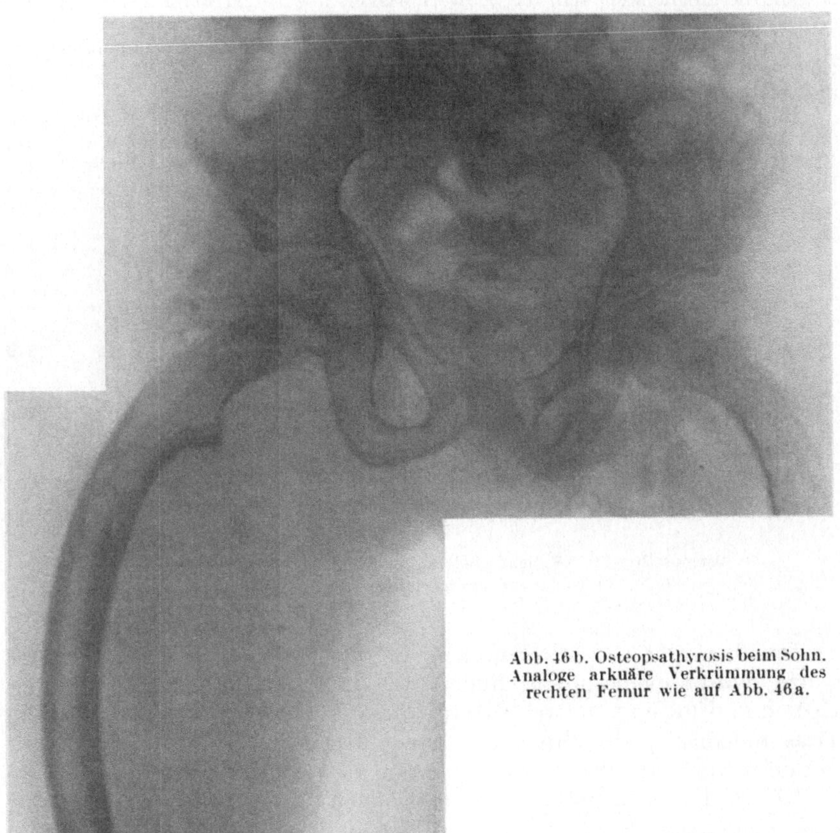

Abb. 46 b. Osteopsathyrosis beim Sohn. Analoge arkuäre Verkrümmung des rechten Femur wie auf Abb. 46a.

Auch die ganze Trias kommt familiär vor, so bei BRONSON, VAN DER HOEVE und DE KLEYN, HASS, FREYTAG, STRAAT, BLENCKE u. a. Dabei kann die Schwerhörigkeit bei einzelnen Individuen fehlen, welche blaue Skleren und Osteopsathyrose haben. Sie kann aber auch beim einen oder anderen Familienmitglied isoliert, ohne die beiden anderen Symptome, oder schließlich nur mit blauer Sklera kombiniert vorkommen, wie aus folgenden Beispielen hervorgeht.

*Familiäre Osteopsathyrosis, blaue Sklera und Schwerhörigkeit bei teilweisem Dissoziieren der einzelnen Symptome.*

Bronson (1917): Familie mit 55 Personen, von welcher 35 untersucht wurden. 21 davon haben blaue Skleren und Osteopsathyrosis, 7 auch Hörstörungen, unter denen bei 3 die Diagnose Otosklerose gestellt wurde.

Hass (1919): 3 Generationen, 8 Individuen betroffen; davon haben 3 die volle Trias, 2 blaue Skleren und Schwerhörigkeit, 2 bloß Schwerhörigkeit und der allerdings erst 6jährige Proband nur blaue Sklera und Osteopsathyrosis. Hier besteht die Möglichkeit, daß die Schwerhörigkeit noch nicht manifest ist. Außerdem Herzfehler in der Familie (vgl. Stammbaum Abb. 47).

Straat (1923): Mutter und zwei Kinder mit dem vollen Symptomenkomplex. Eines der Kinder hat zwei normale Töchter und zwei Söhne mit Osteopsathyrosis und blauen Skleren.

Blencke (1924): Osteopsathyrosis und blaue Skleren bei einer Mutter, Sohn und Tochter. Die Mutter ist auch schwerhörig. Alle drei sind klein und grazil. Eine Nichte der Mutter ist schwerhörig und hat blaue Skleren. Die Mutter blutet bei geringfügigen Verletzungen sehr lang. Die Tochter hat außerdem einen Schiefhals.

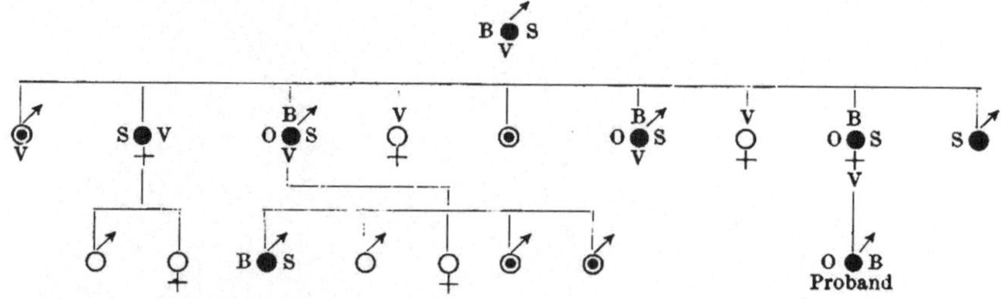


Abb. 47. Stammbaum mit Osteopsathyrosis, blauen Skleren u. Schwerhörigkeit. (Nach Hass.)

O: Osteopsathyrosis. B: blaue Sklera. S: Schwerhörigkeit. V: Herzfehler.
◉: früh verstorben.

Daneben gibt es auch Familien, in welchen sich immer wieder der ganze Symptomenkomplex findet, wie in einem Fall von van der Hoeve und de Kleyn, wo 10 Individuen in drei Generationen die volle Trias aufwiesen, ein elfter die Osteopsathyrosis vermissen ließ (vgl. Stammbaum Abb. 48).

Neben diesen typischen Kombinationen der Osteopsathyrosis wird noch eine ganze Reihe von Anomalien und pathologischen Prozessen das eine oder andere Mal mit ihr vergesellschaftet gefunden, unter anderem auch Störungen von seiten verschiedener innersekretorischer Drüsen. Diese wurden dann vielfach als Ursache des ganzen Krankheitsbildes angesehen. Daß aber nicht die Osteopsathyrosis die Folge einer endokrinen Störung ist, sondern daß es sich bloß um das Zusammentreffen verschiedenartiger Konstitutionsanomalien in dem gleichen degenerativen Milieu handelt, hat schon J. Bauer klar gezeigt und auf ihn verweisen wir auch bezüglich der einschlägigen Literatur. Dieselbe Bedeutung hat eine Reihe anderer Anomalien, die in Osteopsathyrotikerfamilien beschrieben wurden und die man mit demselben Rechte als Ursache der Osteopsathyrosis anschuldigen könnte, wie beispielsweise Funktionsstörungen der Schilddrüse. Nur ergibt sich das Absurde einer solchen Schlußfolgerung in vielen Fällen von selbst. So vererbte sich in der Familie von VOORHOEVE neben Osteopsathyrosis und blauen Skleren Hämophilie, angeborener Herzfehler, Gaumenspalte und Rachischisis, bei VAN DER HOEVE und DE KLEYN Syndaktylie der 2. und 3. Zehe, Refraktionsanomalien, Katarakt und Verkrümmungen der Wirbelsäule, bei HASS Herzfehler u. dgl. m. Sehr häufig und charakteristisch ist dagegen der Minderwuchs und grazile Knochenbau der Betroffenen.

Wie sind nun alle diese Befunde zu deuten? Die Ursache der Osteopsathyrosis ist zweifellos eine genotypisch bedingte Störung des periostalen Knochenwachstums. Diese ist eng korreliert mit mangelhafter Entwicklung der bindegewebigen Stützfasern der Sklera. Das

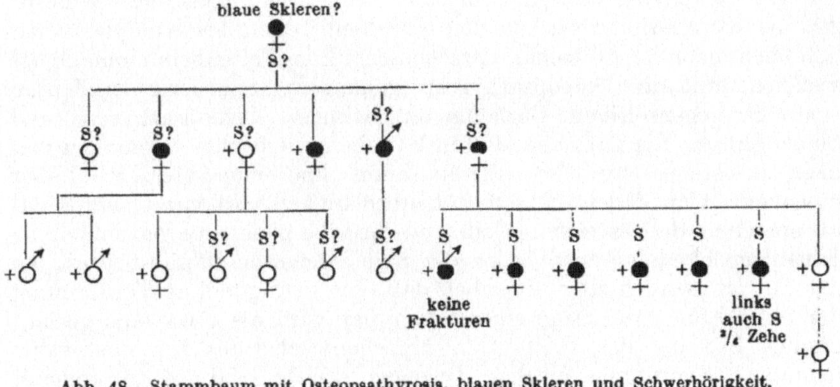


**Abb. 48. Stammbaum mit Osteopsathyrosis, blauen Skleren und Schwerhörigkeit. (Nach VAN DER HOEVE und DE KLEYN.)**

**Wo nichts Besonderes vermerkt ist, haben alle Betroffenen (♂, ♀) die volle Trias.**

**S: Syndaktylie zwischen 2. und 3. Zehe.**
**Die mit + bezeichneten Individuen sind von den Autoren selbst untersucht.**

ist auch insofern interessant, als die Sklera phylogenetisch dem Skelett sehr nahesteht und bei Fischen, Schildkröten, Krokodilen und Eidechsen knorpelig oder sogar knöchern ist. Eine weitere enge Korrelation besteht mit Schwerhörigkeit, und zwar handelt es sich, wie Röntgenaufnahmen von STENVERS, histologische Befunde von RUTTIN und mannigfaltige klinische Untersuchungen ergeben haben, meist um Otosklerose. In manchen Fällen wurde allerdings eine labyrinthäre Schwerhörigkeit festgestellt, doch möchten wir darauf aufmerksam machen, daß die Differentialdiagnose klinisch oft große Schwierigkeiten bereitet, ja unmöglich werden kann und daß der für die Otosklerose charakteristische Prozeß, nämlich herdförmige osteosklerotische Veränderungen im Felsenbein, bei atypischer Lokalisation das Bild einer labyrinthären Schwerhörigkeit vortäuschen kann. Es ist also sehr wohl möglich, daß die Schwerhörigkeit bei Osteopsathyrosis immer primär auf Veränderungen im Felsenbein beruht.

Wir haben mithin eine Korrelation dreier pathologischer Erbanlagen für mangelhaftes periostales Knochenwachstum, mangelhafte

Bildung des skleralen Bindegewebes und für Veränderungen im Felsenbein vor uns. Daß die letzteren einem osteosklerotischen und nicht einem osteoporotischen Prozeß entsprechen, ist wohl ein Hinweis dafür, daß hier ein *physiologischer Erbanlagenkomplex* nach verschiedenen Richtungen pathologisch verändert ist, *welcher für die normale Knochendichtigkeit und das normale gegenseitige Verhältnis von Apposition und Resorption zu sorgen hat. Analog wie wir im vorhergehenden einen Genkomplex kennengelernt haben, welcher das Knochenlängenwachstum überwacht, haben wir es hier mit einem solchen zu tun, welchem die Regelung des Knochendickenwachstums untersteht.* Daß der Wirkungsbereich dieses Genkomplexes auch über das eigentliche Skelett hinausgeht und auf die Sklera übergreift, darf uns um so weniger wundern, als sie ja, wie gesagt, phylogenetisch dem Knochensystem nahesteht. Welcher Art die Korrelation zwischen den einzelnen Teilen des Komplexes ist, läßt sich noch nicht sicher entscheiden. Die Felsenbeinanomalie ist vielleicht mit der Osteopsathyrosis gekoppelt. Schwierig zu deuten sind die gegenseitigen Beziehungen zwischen Osteopsathyrose und blauer Sklera. Die Tatsache, daß in Familien mit beiden Anomalien niemals ein osteopsathyrotisches Individuum ohne blaue Sklera, wohl aber umgekehrt blaue Sklera ohne Knochenbrüchigkeit vorkommt, würde dafür sprechen, daß es sich um ein und dieselbe pleiotrope pathologische Erbanlage handelt, die aber an der Sklera leichter manifest wird. In der Tat ist es auch sehr plausibel, daß eine geringgradige Verdünnung der Sklera für unser Auge eher erkennbar wird als etwa eine geringgradige Störung des periostalen Knochenwachstums für uns wahrnehmbare Symptome macht. Dagegen spricht, daß es in anderen Familien Osteopsathyrotiker ohne blaue Skleren gibt. Vielleicht ist doch noch ein Lokalisationsfaktor notwendig, ohne welchen sich die pathologische Erbanlage nicht an der Sklera auswirken kann, vielleicht ist unsere Annahme einer Pleiotropie unzutreffend.

In manchen Fällen scheint, wie K. H. Bauer zeigen konnte, die Osteopsathyrosis Teilerscheinung einer allgemeinen konstitutionellen Mesenchymminderwertigkeit zu sein, welche sich auch auf das Bindegewebe der Haut, die mesodermalen Anteile der Zähne usw. erstreckt. Die Annahme einer solchen generellen Mesenchymminderwertigkeit in allen Fällen von Osteopsathyrosis erscheint uns aber zu weit gegangen und eher geeignet, ein klar umgrenztes Krankheitsbild zu verwischen als seine Genese weiter aufzuklären.

## 2. Marmorknochen (Albers-Schoenbergsche Krankheit).

In gewissem Sinn ein Gegenstück zur Osteopsathyrose stellt die zum erstenmal im Jahre 1904 von Albers-Schoenberg beschriebene Marmorknochenerkrankung dar. Es handelt sich um eine sehr seltene Systemerkrankung des Skelettes, die ihren Namen von dem sonderbaren strukturlosen marmorartigen Aussehen hat, welches die Knochen dabei bekommen. Die Anomalie scheint kongenital zu sein, mindestens ließ sie sich in fast allen bekannten Fällen anamnestisch bis in die früheste

Jugend zurückverfolgen und bei dem einzigen entsprechend früh untersuchten Falle (LOREY und REYE) war sie 18 Tage nach der Geburt schon ausgebildet. Auf dem Röntgenbild findet sich eine sehr starke Knochenverdichtung und die Markhöhle ist häufig überhaupt nicht zu sehen. Diese wird nämlich hochgradig eingeengt bis zur völligen Aufhebung (SCHULZE), da die kompakte Knochensubstanz auf Kosten der Spongiosa beträchtlich an Dicke zunimmt.

Histologische Untersuchungen von CLAIRMONT und SCHINZ in einem typischen aber leichteren Falle haben gezeigt, daß das Wesentliche des pathologischen Prozesses in einem qualitativ normalen, quantitativ aber stark vermehrten endostalen Knochenanbau besteht, während der Knochenabbau in normalem oder sogar erhöhtem Ausmaße vor sich geht. Die Autoren fanden nämlich eher mehr Osteoklasten als es der Norm entspricht. In einem sehr schweren Falle allerdings berichtet SCHULZE über völliges Fehlen der Osteoklasten[1]. Der Kalkgehalt dieser Knochen ist vermehrt, wodurch sie spröder werden und an Elastizität einbüßen. So kommt es, daß die Marmorknochen trotz ihrer erhöhten Dichtigkeit nicht fester, sondern brüchiger sind als die normalen. Man findet an den Diaphysen häufig parallele Bänder von wechselndem Kalkgehalt, welche LOREY und REYE auf zeitweilige Remissionen abwechselnd mit neuerlichem Aufflammen des Prozesses zurückführen. Deformitäten und Verbiegungen der langen Röhrenknochen sind nicht selten, ihre Enden oft kolbig aufgetrieben. Auch in der Schädelhöhle finden sich ganz charakteristische Veränderungen: die Processus clinoidei sind keulenartig verdickt, die Sella turcica und alle Foramina der Schädelbasis merklich eingeengt. Neben der endostalen Hyperostose sind auch geringere Störungen des enchondralen Knochenwachstums nachzuweisen.

Das klinische Bild wird in leichteren Fällen beherrscht durch die abnorme Knochenbrüchigkeit, also durch multiple Frakturen bei nicht adäquatem Anlaß. Bei starker Einengung der Markhöhle kommt es naturgemäß zur Anämie, welche Remissionen aufweisen kann (ALBERS-SCHOENBERG), in schweren Fällen aber zum Tode führt. Wo die Knochenmarksfunktion stark eingeschränkt ist, kommt es zunächst zu einer kompensatorischen Hypertrophie der übrigen blutbildenden Apparate, zu einer Vergrößerung von Leber, Milz und Lymphdrüsen. Sobald die Anämie höhere Grade annimmt, finden sich alle Zeichen überstürzter Blutbildung, wie Aniso- und Poikilocytose, Polychromasie, Normo- und Megaloblasten usw. Im Ausstrich wird relative Lymphocytose beobachtet. Charakteristische Folgen der Veränderungen im Cavum cranii sind Hydrocephalus, Erhöhung des Liquordruckes, welcher z. B. in den Beobachtungen von LOREY und REYE ganz exorbitante Werte aufwies, und Opticusatrophie. Außerdem findet sich in der Regel hochgradige Zahncaries, manchmal auch Kiefernekrose.

Es ist wohl aus dem ganzen Krankheitsbilde zu entnehmen, daß es sich um eine autochthone Anomalie des Skelettes handelt und LAURELL

[1] SCHULZE sagt Osteoblasten, doch wiesen schon CLAIRMONT und SCHINZ auf diesen offenkundigen Irrtum hin.

und WALLGREN dürften mit ihrer Annahme einer endokrinen Störung als Ursache der Marmorknochenerkrankung wohl ziemlich allein dastehen. Auch SCHULZE sowie NADOLNY fanden in ihren autoptisch genau untersuchten Fällen an den endokrinen Drüsen nichts Abnormes. Dagegen ist das Krankheitsbild ausgesprochen familiär und auch die Anzahl der Verwandtenehen in der Ascendenz dieser Patienten ist eine auffallend hohe. Soweit wir die Literatur überblicken, sind bis jetzt weniger als 20 Fälle von ALBERS-SCHOENBERGscher Erkrankung bekannt und unter diesen sind 8 familiär, die sich auf 3 verschiedene Familien verteilen, und 4 Fälle stammen aus Verwandtenehen.

SICK beschrieb 1914 2 Geschwister und die Cousine ihrer Mutter mit dem typischen Krankheitsbild. Die letztere wurde auch 1920 von LOREY, die beiden Geschwister von LOREY und später von LOREY und REYE ausführlich beschrieben. Diese Autoren beobachteten dann in derselben Familie noch ein drittes jüngstes, ebenfalls erkranktes Geschwister. Die Familie stammt aus Helgoland. Die Cousine der Mutter starb mit 15 Jahren an typischer Marmorknochenerkrankung mit schwerer Anämie. Die 3 Geschwister stammen aus einer Verwandtenehe. Der Vater war ein Vetter der Großmutter mütterlicherseits. Alle 3 waren sehr schwere Fälle mit hochgradiger Anämie, Opticusatrophie und Kiefernekrose. Der ältere Bruder und die jüngere Schwester starben jedes im Alter von 7 Jahren, der jüngste Bruder mit $3^1/_2$ Monaten. LAUTERBURG beobachtete 2 Brüder mit dem typischen Krankheitsbild im Alter von 31 und 33 Jahren. Er erwähnt noch einen Fall von familiärem Vorkommen aus der Literatur betreffend Vater und Sohn, nennt aber den Autor nicht. Wahrscheinlich ist der von KARSHNER publizierte Fall gemeint. Außer den 3 Geschwistern von LOREY und REYE entstammte auch der Patient von ALEXANDER einer Verwandtenehe. Die Eltern sowie ein Paar der Großeltern und ein Paar der Urgroßeltern waren hier Geschwisterkinder, mithin ein ganz erheblicher Ahnenverlust.

Die Marmorknochenerkrankung ist daher mit Sicherheit eine genotypisch bedingte Skelettanomalie, welche offenbar einem recessiven Erbgang folgt. Wie haben wir uns das normale Allelomorph dieses Gens oder Genkomplexes für Marmorknochen, d. h. für endostale Hyperostose vorzustellen? Es muß de norma eine oder mehrere Anlagen geben, welche für das normale Ausmaß der endostalen Verknöcherung sorgen. Offenbar haben wir es da mit einem Genkomplex zu tun, welcher dem sehr nahesteht wenn nicht gar derselbe ist, welchen wir als normales Allelomorph der Anlage zur Osteopsathyrosis kennengelernt haben und dem die Regulierung des normalen Verhältnisses zwischen Knochenapposition und -resorption obliegt.

Es wären also die Beziehungen der ALBERS-SCHOENBERGschen Krankheit zur Osteopsathyrosis sehr interessant. Leider aber ist das Material so klein, daß sich weder darüber, noch über ihre Beziehungen zu anderen Krankheitsbildern etwas aussagen läßt. Auffallend ist immerhin die labyrinthäre Schwerhörigkeit, welche bei der 35jährigen Patientin mit Marmorknochen von CLAIRMONT und SCHINZ besteht. Ob es sich dabei um eine echte labyrinthäre Schwerhörigkeit oder um analoge Veränderungen des Felsenbeins wie bei der Osteopsathyrosis, gehandelt hat, läßt sich natürlich nicht entscheiden. Auch kann das Zusammentreffen in diesem einen Falle auf Zufall beruhen; doch möchten wir zu bedenken geben, daß ein Großteil der Patienten mit Marmorknochen noch vor dem 20. Lebensjahr stirbt, also zu einem Zeitpunkte, wo eine Otosklerose oder labyrinthäre Schwerhörigkeit noch gar nicht manifest sein muß. Nur genaue Beobachtungen möglichst vieler Fälle werden uns hier weiterführen können.

Fünftes Kapitel.

# Wachstumsstörungen der Belegknochen.

## 1. Dysostosis cleidocranialis hereditaria.

Die Dysostosis cleidocranialis (D. cl. cr.) stellt eine angeborene Anomalie dar, welche durch mangelhafte bzw. fehlende Verknöcherung der bindegewebig vorgebildeten Skeletteile, der sogenannten Belegknochen, charakterisiert ist. Das Bild ist folgendes: Die Clavicula ist ganz oder teilweise defekt, bei geringen Graden der Anomalie besteht sie aus einer sternalen und einer acromialen Knochenspange, welche zusammen allerdings der normalen Schlüsselbeinlänge entsprechen, aber nicht miteinander vereinigt sind, oder sie weist gar nur eine atypische Krümmung auf. Dadurch entsteht eine abnorme Beweglichkeit des Schultergürtels derart, daß solche Individuen Schultern und Oberarme vor dem Thorax zur Berührung bringen können (vgl. Abb. 50). Am Kopf besteht ein auffallendes Mißverhältnis zwischen dem kleinen Gesichts- und dem großen Hirnschädel, die Fontanellen können noch beim Erwachsenen offen sein, die Nähte klaffen, über die Mitte der Stirn führt eine breite Furche zur ebenfalls verbreiterten, eingesunkenen Nasenwurzel herab. Schädelbasis und Gesichtsskelett weisen Wachstumshemmung auf, welche ganz besonders die Kiefer betrifft, der Gaumen ist meist steil, der Unterkiefer gelegentlich prognath. Besonders an den Scheitelbeinen finden sich akzessorische Ossificationszentren, welche häufig isoliert bleiben und sich nicht miteinander vereinigen. Dentitionsanomalien gehören zur Regel. Als solche nennt Hesse vor allem: verspätetes Auftreten und lange Persistenz des Milchgebisses, Retention eines Großteiles des bleibenden Gebisses in den Kiefern, verspäteten Durchbruch einzelner Zähne, Anomalien ihrer Lage, Größe und Form, überzählige Zähne, mangelhaften Abschluß des Wurzelwachstums, Bildung follikulärer Cysten, Caries. Als begleitende Weichteilanomalie wird mitunter Defekt oder Hypoplasie der an der Clavicula inserierenden Muskeln, in erster Linie des Musculus subclavius, aber auch der Clavicula-Portion des Musculus sternocleidomastoideus, deltoideus, pectoralis major usw. erwähnt. Die Anomalien der Muskulatur einerseits und der Clavicula andererseits weisen aber eine gewisse Selbständigkeit und Unabhängigkeit voneinander auf. Die Muskel können trotz des Knochendefektes wohl entwickelt sein und Scheuthauer beschreibt sogar Hypertrophie des Musculus subclavius bei Claviculadefekt.

Natürlich können alle diese Symptome in wechselndem Ausmaß vertreten sein, es gibt Fälle, in denen nur die Schlüsselbeine, andere, bei denen nur der Schädel beteiligt ist usw. Andererseits können manchmal auch knorpelig vorgebildete Knochen an dem Krankheitsbild beteiligt sein. So beobachtet man nicht selten verspätete bzw ausbleibende Verknöcherung des Y-Knorpels der Hüftpfanne (DELHERM und THOYER-ROZAT, CROUZON und BOUTTIER, BLENCKE u. a.), in dem Falle von DELHERM und THOYER-ROZAT sogar noch weitere Beckenanomalien, nämlich Fehlen der Symphysenverbindung und eine Vertiefung oberhalb der Hüftpfanne, in welche der Trochanter major angeblich

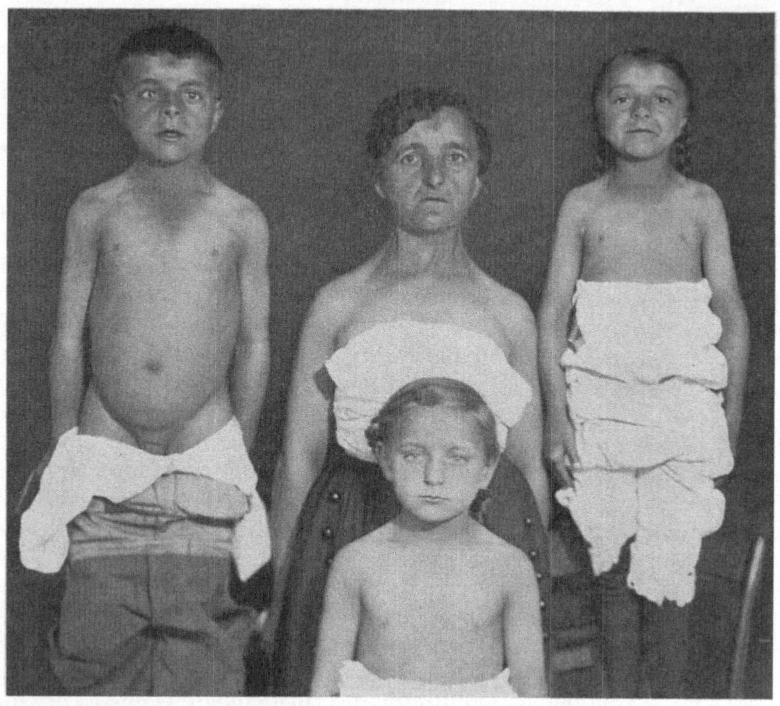

Abb. 49. Angeborene doppelseitige Claviculadefekte und Schädeldefekte bei der Mutter und den beiden ältesten Kindern, jüngstes Kind (unten) frei von Defekten.
(Nach BLENCKE.)

bei bestimmten Bewegungen einspringt, ferner finden sich sehr häufig Genu valgum und die verschiedensten Skelettanomalien, von denen bei Besprechung der Kombinationen noch näher die Rede sein soll. Die typischeste Begleiterscheinung am knorpelig vorgebildeten Skelett ist ein gewisser Minderwuchs, den z. B. STOCKS und BARRINGTON in fast allen der 47 genau gemessenen Fälle zahlenmäßig nachweisen konnten. Charakteristisch ist dabei die relative Kürze der Oberarme und Oberschenkel im Vergleich zu den Vorderarmen bzw. Unterschenkeln.

Es wäre dies vielleicht ein Argument zugunsten der Anschauung COUVELAIRES, SCHORSTEINS, FITZWILLIAMS', BLENCKES, BINGS u. a., daß die D. cl. cr. ein Analogon der Achondroplasie am bindegewebig vorgebildeten Knochen darstelle. Wir glauben wohl nicht, daß sich diese Parallele aufrechterhalten läßt, da der Achondroplasie ein viel komplizierterer pathogenetischer Mechanismus zugrunde liegt und sie nicht einfach durch ausbleibende oder mangelhafte Ossification der knorpelig angelegten Knochen zu erklären ist. Dagegen scheint es sehr wahrscheinlich, daß die mit D. cl. cr. behafteten Individuen auch eine Neigung zu Anomalien des enchondralen Verknöcherungsprozesses haben.

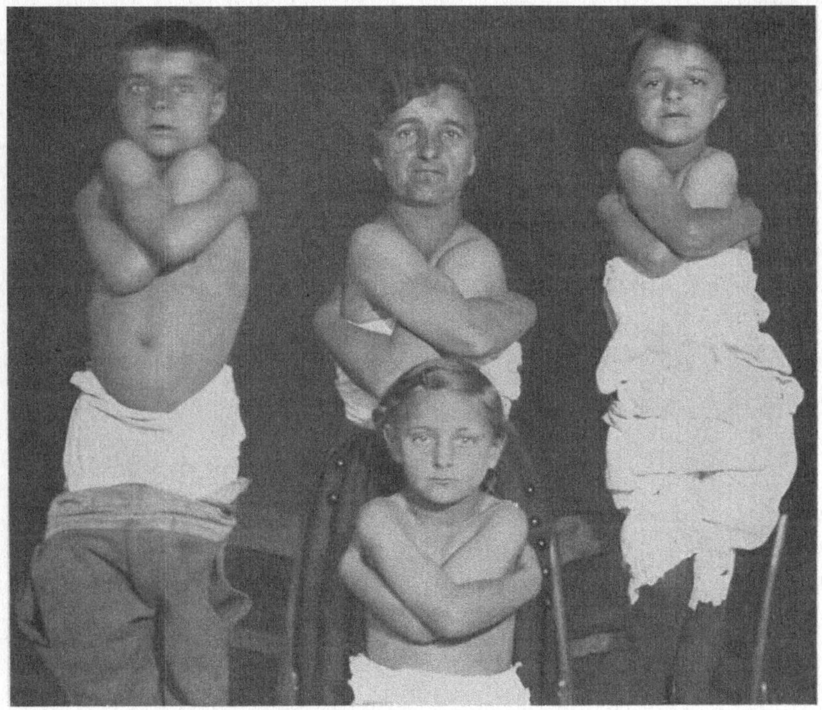

Abb. 50. Angeborene doppelseitige Claviculadefekte von Abb. 49. Schultern lassen sich aktiv vor der Brust fast zur Berührung bringen; vgl. defektfreies unteres Kind mit den defektbehafteten oberen Angehörigen.
(Nach BLENCKE.)

Die Ätiologie der in Frage stehenden Anomalie kann eigentlich heute nicht mehr Gegenstand der Diskussion sein. Ihr heredofamiliäres Vorkommen ist so charakteristisch, daß es selbst bei der Bezeichnung des Krankheitsbildes Berücksichtigung gefunden hat. Wenn BLENCKE trotzdem die bekannte Theorie MURK JANSENS auch hier angewendet wissen will und die Anomalie auf abnormen intrauterinen Druck zurückführt, so verweisen wir diesbezüglich auf das S. 31 und 37 Gesagte und fügen mit Rücksicht auf unseren speziellen Fall noch hinzu, daß die isolierte Beteiligung der Belegknochen an der Ossificationsstörung natürlich weder durch eine intrauterine Ernährungsstörung, noch durch eine direkte mechanische Wirkung zu verstehen wäre.

Die Anzahl der familiären Fälle ist eine relativ große. Schon 1910 konnte Fitzwilliams im ganzen 61 Fälle von D. cl. cr. zusammenstellen, von welchen 25 sporadisch waren, während 36 heredofamiliäre aus 14 Familien stammten[1]. Stocks und Barrington berichten 1925 über insgesamt 144 Fälle, von welchen 96 Familien mit mehreren Mißbildeten angehörten. Wir verweisen bezüglich der bis 1910 erschienenen Literaturfälle auf die sehr ausführliche Tabelle Fitzwilliams' und haben hier nur die dort noch nicht angeführten bzw. ohne Familienanamnese erwähnten (Bussche, Preleitner) Fälle von heredofamiliärer D. cl. cr. zusammengestellt, welche wir in der Literatur finden konnten. Es sind dies 16 Fälle; wenn wir den unsicheren

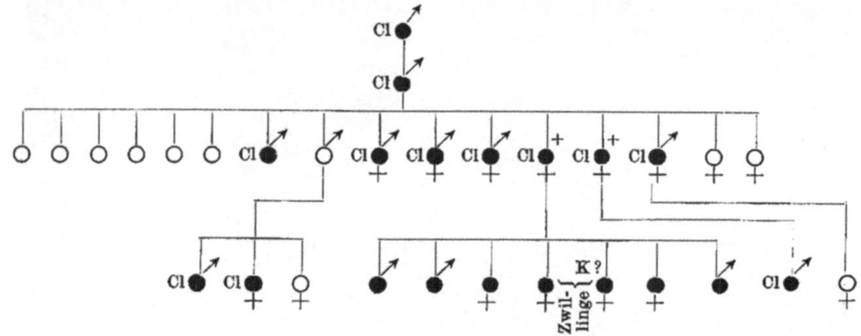


Abb. 51. Stammbaum mit Dysostosis cleidocranialis hereditaria.
(Nach Carpenter-Langmead.)

Die mit + bezeichneten Individuen von Carpenter untersucht, die letzte Generation von Langmead untersucht.
Cl: nur Clavicula betroffen.
K: nur die Schädelverbildung vorhanden.
Die nicht separat bezeichneten Merkmalsträger haben den vollen Symptomenkomplex.

Fall Solmitz nicht mitrechnen, ferner berücksichtigen, daß die Publikationen von Carpenter und Langmead nur eine Familie betreffen und daß die Fälle Bussche und Preleitner bei Fitzwilliams und bei uns vorkommen, so verfügen wir also mit dem Material von Fitzwilliams zusammen im ganzen derzeit über 26 Familien mit Dysostosis cleidocranialis.

[1] Fitzwilliams spricht nur von 60 Fällen, 58 aus der Literatur zusammengetragenen und 2 Eigenbeobachtungen, stellt aber in seiner Tabelle 59 Fälle aus der Literatur zusammen. Er nimmt auch die Zahl der sporadischen Fälle zu groß, die Zahl der familiären zu klein an, da er die Fälle von Martin, wo die Mißbildung beim Vater und den Brüdern des Probanden nicht im Detail beschrieben ist, von Wolf, wo der Vater des Probanden bloß die Schädelanomalie hatte und von Hirtz und Louste, wo beim Vater nur über verspätetes Gehenlernen, verspätete Dentition und sonderbares Aussehen berichtet wird, nicht zu den familiären rechnen will. Wir glauben, auch den letzten Fall als hereditär ansehen zu dürfen, da doch der Vater mindestens die Schädelanomalie besessen zu haben scheint. Ferner erwähnt Fitzwilliams die ebenfalls mißbildete Schwester und deren Kinder des von van den Bussche publizierten Falles überhaupt nicht und weiß offenbar auch nicht, daß die beiden Fälle von Preleitner Geschwister sind.

*Heredofamiliäre Dysostosis cleidocranialis* (Literatur seit FITZWILLIAMS).

E. CUTTER (1870, nach STOCKS und BARRINGTON): Partieller Schlüsselbeindefekt bei 7 Brüdern und 1 Schwester (2 Schwestern normal), dem Vater und Großvater dieser Kinder. Schädeldeformität besteht bei keinem der Betroffenen.

BUSSCHE (Dissertation 1890, nach STOCKS und BARRINGTON): Mann mit D. cl. cr., Wirbelsäulenverkrümmung, schlecht entwickeltem Capitulum humeri und Subluxation des Radiusköpfchens bds. Seine Schwester und ihre 3 Kinder haben die charakteristische Schädelanomalie bei normaler Clavicula.

PRELEITNER (Wien. klin. Wochenschr. 1903): Partieller Claviculadefekt bei 12jährigem Bruder und 8jähriger Schwester. Eine Schädelmißbildung wird nicht erwähnt, doch scheint dem Autor das typische Syndrom unbekannt zu sein. Nach der beigegebenen Photographie dürfte wenigstens das Mädchen auch die charakteristische Schädelkonfiguration in leichtem Grade haben.

LANGMEAD (1916, nach STOCKS und BARRINGTON): Beobachtung einer weiteren Generation der von CARPENTER 1899 veröffentlichten Familie (vgl. Stammbaum Abb. 51).

LA CHAPELLE (1918, nach STOCKS und BARRINGTON): Mutter und 6 von 10 Kindern, sowie der Bruder der Mutter haben eine D. cl. cr. Bei letzterem besteht nur die Schädelanomalie, und zwar in geringem Grade. Auch bei einer der Töchter sind nur Schädelanomalien bei gut ausgebildeter Clavicula vorhanden. Dieselbe

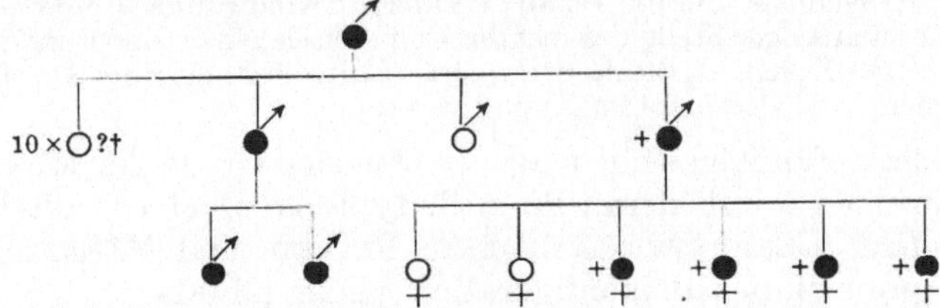


Abb. 52. Stammbaum mit Dysostosis cleidocranialis hereditaria. (Nach MCCURDY und BAER.)

+: Von den Autoren selbst gesehen.
10×○?†: 10 früh verstorbene Kinder, über die nichts Näheres bekannt ist.

hat überdies Riesenwuchs des linken Zeige- und Mittelfingers in leichtem Grade. Die beiden jüngsten unter den Geschwistern sind verschiedengeschlechtliche Zwillinge. Beide betroffen.

W. G. STERN (Journ. of the Americ. med. assoc. 1919): Ein 6jähriger Knabe und seine 2 Brüder, sowie der Vater der Kinder und dessen 3 Brüder haben einen Defekt der Clavicula. Über den Schädel ist nichts ausgesagt. Die Schwester des Vaters und die 3 Schwestern des Probanden sind normal.

YTTRI (Norsk magaz. f. laegevidenskaben 1920): 66jähriger, kleiner, grazil gebauter Mann mit typischer cleidocranialer Dysostose. Sein 26jähriger Schwestersohn und eine 12jährige Enkelin derselben Schwester (Tochter ihrer Tochter) haben dieselben Schädelveränderungen bei sonst vollkommen normalem Skelett. Alle 3 Personen vom Autor selbst untersucht.

HEINECKE, nach BLENCKE: 7 von 10 Geschwistern haben Dysostosis cleidocranialis.

H. BLENCKE (Arch. f. orthop. u. Unfall-Chir. 1922): Dysost. cl. cr. mit Genua valga und schlechten Zähnen, bei den Kindern abnorm lange Persistenz des Milchgebisses bei einer Mutter, ihrer 11jährigen Tochter und ihrem 9jährigen Sohn (vgl. Abb. 49 und 50). Der Claviculadefekt ist partiell, doch sind die erhaltenen Reste bei den Kindern nur knorpelig angelegt. Der Knabe hat außerdem eine doppelseitige, links stärker ausgeprägte Coxa vara und abnorm weit offene Knorpelfugen der Hüftpfanne, ferner eine ausgedehnte Trübung der linken Cornea. Das jüngste Kind der Mutter, ebenso wie ihre 6 Geschwister sind normal, dagegen hatte ihr Vater eine D. cl. cr. mit X-Beinen.

J. J. MC CURDY und R. W. BAER (Journ. of the Americ. med. assoc. 1923): D. cl. cr. bei 9 Individuen in 3 Generationen, von welchen 5 vom Autor selbst untersucht wurden (vgl. Stammbaum Abb. 52). Die meisten Betroffenen waren klein, die näher Untersuchten (im Stammbaum mit + bezeichnet) hatten auch Anomalien der Dentition. Bei den zwei Geschwistern der dritten Generation wird ferner auch steiler Gaumen angegeben.

A. Radulescu (Clujul. med. 1923): D. cl. cr. mit Skoliose, Cubitus valgus, Genu valgum, Plattfüßen und Trichterbrust. Die Mutter ist ebenso mißbildet.

G. Hesse (Vierteljahrsschr. f. Zahnheilk. 1925): 21 jährige eineiige Zwillingsschwestern von größter Ähnlichkeit mit D. cl. cr. und verspäteter Dentition. Nur einzelne Zähne durchgebrochen, im Kiefer aber überzählige nachweisbar. Das ganze klinische Bild, besonders die Zahnanomalie, äußerst ähnlich. Die eine Patientin hat auch eine kongenitale Hüftluxation. Zwei verstorbene Geschwister, ein Bruder und eine Schwester, waren auch Zwillinge.

W. Nettesheim (Monatsschr. f. Geburtsh. u. Gynäkol. 1926): Typische Dysost. cl. cr. bei einer 29 jährigen Frau, ihrer neugeborenen Tochter, ihrem 22 jährigen Bruder, ihrer 18 jährigen Schwester und ihrer Mutter. Die drei letzteren haben auch Genua valga, die Großmutter der erstgenannten Patientin hatte dieselbe Schädelmißbildung; über ihre Clavicula ist nichts bekannt.

F. Vogel (Arch. f. Kinderheilk. 1926): Dysost. cl. cr. bei Mutter, Sohn und Tochter und beim Bruder der Mutter. Bei der Tochter soll die Mißbildung nur angedeutet sein.

Solmitz[1] (Demonstr. Berlin 1926): 1 Vater, 2 Kinder und 1 Schwester des Vaters haben an analoger Stelle des rechten Os parietale einen Knochendefekt.

B. Valentin (Kongr. d. dtsch. orth. Ges. 1926): 9 Fälle von D. cl. cr. in 3 Generationen nach dominantem Typus vererbt.

In manchen Familien sieht man verschiedene Grade der Mißbildung bei den einzelnen Mitgliedern. So z. B. typische D. cl. cr. mit bloßem Claviculadefekt (Carpenter-Langmead, Pinard und Varnier) oder mit der abnormen Schädelkonfiguration allein (Marie und Sainton, Bussche, Wolf, Villaret und Francoz, La Chapelle, Yttri) in der gleichen Familie alternierend. Auch verschiedene Grade der Defektbildung, also Unterschiede in der Quantität der Anomalie werden in manchen Stammbäumen beobachtet. So finden wir alle Stufen des Claviculadefektes von der bloßen Verkrümmung des Knochens über die Teilung in zwei gegeneinander bewegliche Teile bis zum fast vollständigen Defekt mit Ausnahme eines kleinen sternalen Knochenrudimentes unter den von Carpenter selbst untersuchten Individuen. Trotzdem ist eine gewisse Familienähnlichkeit in bezug auf die Quantität und vor allem auf die *Extensität* der Anomalie manchmal auffallend. So gibt es ganze Familien, in welchen immer nur die Clavicula betroffen ist (Martin, Gegenbaur, Cutter, Stern), andere, bei denen immerhin mehrere Mitglieder nur Schädelanomalien aufweisen (Bussche, La Chapelle, Yttri). Dagegen scheint bloßer Claviculadefekt und isolierte Schädelverbildung in derselben Familie nur ganz ausnahmsweise vorzukommen. Der einzige derartige Fall, welcher uns bekannt ist, ist die Familie von Carpenter-Langmead (vgl. Stammbaum Abb. 51), wo neben typischen Fällen und einer Reihe von Individuen, welche bloß mit Schlüsselbeindefekt behaftet sind, in der letzten Generation auch ein allerdings fraglicher Fall verzeichnet ist, bei welchem bloß die Schädelanomalie bestanden zu haben scheint. Das besagt, daß die besondere oder vorwiegende Lokaldisposition zur Manifestation der

[1] Entgegen der Ansicht des Autors würden wir diesen Fall nicht als Dysostosis cleidocranialis, sondern als sog. hereditären Lückenschädel deuten.

Ossificationsstörung an den Belegknochen (Clavicula oder Schädel) vererbbar und mithin endogen bedingt ist. Nicht nur die Anlage zur D. cl. cr., sondern auch die Stelle, an welcher sie vorwiegend manifest wird, nach unserer Nomenklatur die Art ihrer Extensität, ist bereits im Keimplasma festgelegt.

Weniger leicht zu beurteilen sind die Verhältnisse bezüglich der *Quantität* der Anomalie. Daß sie in derselben Familie großen Schwankungen unterliegen kann, haben wir schon erwähnt; aber auch beim gleichen Individuum kommen derartige Differenzen zwischen der rechten und linken Clavicula vor. STOCKS und BARRINGTON haben versucht, ein Maß für die Vererbbarkeit der Quantität der Dysostosis cl. cr. zu finden, und haben den Korrelationskoëffizienten zwischen den Graden des Claviculadefektes bei Eltern und Kindern an möglichst viel Fällen berechnet. Dieser Koëffizient beträgt $+ 0{,}54 \pm 0{,}07$. Es besteht demnach eine wenn auch nicht sehr hohe, so doch immerhin bemerkenswerte Korrelation, was dafür spricht, daß die Quantität der Anomalie zum Teil endogen bedingt, aber auch von äußeren Faktoren abhängig ist.

Der *Erbgang* der D. cl. cr. scheint in der Mehrzahl der Fälle ein dominanter zu sein. Dafür spricht schon der häufig mögliche Nachweis der Vererbbarkeit bei einer so seltenen Anomalie. Eine besondere Disposition eines Geschlechtes zur Manifestation oder Übertragung unseres Symptomenkomplexes dürfte nicht bestehen. Zwar bemerken STOCKS und BARRINGTON, daß das Latentbleiben der Erbanlage beim Überspringen einer Generation selten und nur beim Mann beobachtet wird, und meinen damit offenbar die Familie von CARPENTER-LANGMEAD, wo einmal ein männliches Individuum übersprungen ist. Doch können auch Frauen übersprungen werden, wie der Fall YTTRIS beweist (vgl. S. 127). Dieses Überspringen von Generationen ist auf Ausnahmen beschränkt, so daß wir trotzdem im großen und ganzen an der Dominanz der pathologischen Erbanlage festhalten können. Dagegen scheinen jedoch die Ziffern von STOCKS und BARRINGTON zu sprechen. Diese Autoren finden nämlich unter den Nachkommen aus Ehen eines dysostotischen mit einem normalen Elter 48,8% der Individuen betroffen, unter den Nachkommen zweier normaler Eltern 35,5%. Die Zahlen sind ohne Anwendung der WEINBERGschen Probandenmethode gewonnen und daher besonders für den zweiten Kreuzungstypus zu hoch. Für die Ehen eines mißbildeten mit einem normalen Individuum geht die Berechnung von der Elterngeneration aus und die einzige, bei der kleinen Zahl der Fälle relativ geringe Fehlerquelle ist die, daß eine Familie ceteris paribus eine um so größere Aussicht hat, in die Literatur zu gelangen, je mehr Merkmalsträger sie enthält. Anders bei den Ehen zweier normaler Individuen. Die Berechnung muß hier von der Nachkommenschaft ausgehen, da ja nur unter dieser Merkmalsträger auftreten. Kreuzungen, in welchen wegen der zu kleinen Kinderzahl bloß zufällig keine Merkmalsträger vorkommen, entgehen der Beobachtung völlig, und die Nichtanwendung der Probandenmethode muß, wie wir ja schon früher auseinandergesetzt haben, zu einem immerhin beträchtlichen Fehler führen. Unter Berücksichtigung dieses Umstandes scheinen die Zahlen zunächst für einen recessiven Erbgang zu sprechen: unter den Kindern eines behafteten mit einem nichtbehafteten Elter ca. 50%, unter denen zweier nichtbehafteter Eltern merklich weniger als 35% Merkmalsträger, Ziffern, welche den für einen recessiven Erbgang theoretisch geforderten von 50% und 25% sehr wohl entsprechen könnten. 50% kranke Nachkommen aus Ehen eines kranken mit einem gesunden Individuum sind übrigens auch beim dominanten Erbgang zu erwarten. Dagegen spricht die große Prozentzahl abnormer Kinder normal gebildeter Eltern für Recessivität; während natürlich auch eine dominante Anlage in einer Familie als Mutation entstehen kann und die Eltern des ersten Trägers nicht behaftet zu sein brauchen, liegt kein bekannter Grund dafür vor, daß solche Mutationen bei mehreren Geschwistern auftreten sollten.

Sehen wir uns aber das Material daraufhin an, wo mehrere Geschwister eine Dysost. cl. cr. hatten, beide Eltern aber bestimmt frei waren, so bleiben nur wenige Fälle übrig. Neben den schon erwähnten Beispielen von Überspringen einer Generation (Carpenter-Langmead und Yttri) sind hier eigentlich nur die Fälle von Preleitner und Hesse zu nennen, da bei Heinecke, Bussche, La Chapelle und Stern zwar Geschwisterschaften mit mehreren Merkmalsträgern vorkommen, bei deren Eltern von D. cl. cr. nichts erwähnt wird, aber es ist in keinem dieser Fälle sicher bekannt, daß die Eltern normal waren. Da nun der Fall Hesse, welcher ja eineiige Zwillinge betrifft, überdies ausschaltet — eine Mutation könnte ja bei beiden Eineiern vorliegen —, so sind die vorhandenen Beispiele von Freibleiben einer Generation so selten, die kontinuierliche Vererbung durch 3 und 4 Generationen demgegenüber so häufig, daß wir doch für die Mehrzahl der Fälle an der Dominanz des pathologischen Gens festhalten müssen. Dafür spricht u. a. auch die Beobachtung Gegenbaurs, betreffend eine dysostotische Frau, welche in zwei Ehen mit gesunden Männern jedesmal dysostotische Kinder zur Welt brachte. Daß aber die Dominanz nicht stets eine absolute ist, daß die Intensität der Anlage manchmal auch geringer sein kann, darf uns nach vielen analogen Beispielen nicht wundern. Tatsächlich verhält sich die Erbanlage zur D. cl. cr. manchmal recessiv, wie das Überspringen einer Generation und das Auftreten bei einem von 6 Kindern aus der Ehe zweier selbst normal gebildeter blutsverwandter (Vettern) Eltern (Villaret und Francoz) beweist. Dieser Fall ist übrigens auch insofern interessant, als das betreffende Kind, ein Mädchen, selbst in erster Ehe zwei normale, in zweiter drei dysostotische Kinder hatte, was — wie J. Bauer hervorhebt — „vom Standpunkte der Amphimixis und ihrer Bedeutung bemerkenswert ist“. Ob derartige Einflüsse gerade dort leichter wirksam werden, wo die Intensität schwächer ist, stellt eine weitere Möglichkeit dar, die wir zu bedenken geben.

Was die Kombinationen unserer Mißbildung anlangt, so haben wir einige davon schon besprochen: der Minderwuchs mit relativer Kürze der Oberarme und Oberschenkel, das X-Bein und die Beckenanomalien. Etwas seltener, aber immerhin häufiger, als es dem Durchschnitte der Population entspricht, scheinen verschiedene Anomalien des Sternums und knöchernen Thorax vor allem die Trichterbrust, Anomalien der Wirbelsäule und Halsrippen vorzukommen. STOCKS und BARRINGTON nennen ferner Plattfuß, verschiedene Luxationen, Synostosen von Wirbeln, Spindelform der Tibia, Atrophie des Humeruskopfes, Osteomyelitis, Osteopsathyrosis. Doch müssen wir alle diese Kombinationen als bloß zufällige ansehen, da sie unter den Dysostikern nicht besonders gehäuft sind, mit Ausnahme der Schulterluxation und -subluxation, welche aber infolge Fehlens einer einheitlichen Clavicula sekundär mechanisch leicht zu erklären sind. Da die meisten dieser begleitenden Anomalien gewöhnlich auch mehrere Familienmitglieder in ähnlicher Weise befallen, so z. B. die Halsrippe und Trichterbrust bei CARPENTER oder die Genua valga bei BLENCKE, NETTESHEIM u. a., werden wir wohl nicht fehlgehen, wenn wir eine Koppelung zwischen den Anlagen zu der D. cl. cr. einerseits und zu Trichterbrust, Genu valgum usw. andererseits annehmen. Inwieweit die Rachitis hier eine Rolle spielt, läßt sich naturgemäß schwer entscheiden. RADULESCU will die gesamten Begleitdeformitäten seines Falles als Ausdruck einer Rachitis aufgefaßt wissen. So einfach scheint die Sache indessen nicht zu sein. Warum sollten gerade Anomalien des Sternums und Genua valga so häufig sein, während über typische rachitische Verkrümmungen der Extremitäten, Rosenkranz u. dgl. so gut wie nichts berichtet wird? Leider ist es in der Mehrzahl der Fälle nicht bekannt, ob die betreffenden Anomalien angeboren waren.

Ob der Minderwuchs bloß als Ausdruck einer allgemeinen, anlagemäßig-autochthonen Skelettminderwertigkeit zu deuten ist, oder ob es sich — worauf die Kürze der Oberarme hinweisen würde — um eine leichte Form einer echten chondrohypoplastischen Wachstumsstörung handelt, kann ebenfalls heute noch nicht entschieden werden. In letzterem Falle wäre anzunehmen, daß die Gene, welche die Ossification der Belegknochen überwachen, in enger Bindung zu denjenigen stehen, welche für die Verknöcherungsprozesse an den knorpeligen Epiphysenfugen verantwortlich sind, so daß bei Störungen im Bereiche der ersteren auch die zweiten häufig in geringem Grade mitbeteiligt sind. Besonders mit Rücksicht auf die große Häufigkeit des Minderwuchses bei Dysostosis cleidocranialis wäre auch noch die Möglichkeit zu erwägen, daß eine einzige pleiotrope Erbanlage die schweren Ossificationsdefekte am Belegknochen hervorruft und gleichzeitig die knorpelig vorgebildeten Skeletteile im Sinne einer leichteren Wachstumsstörung beeinflußt.

*Zusammenfassend* läßt sich folgendes sagen: *Der normale Genotypus enthält ein Gen bzw. einen zusammengehörigen Genkomplex, welcher die Aufgabe hat, für die regelrechte Verknöcherung speziell der bindegewebig angelegten Knochen zu sorgen. Störungen innerhalb dieses Genkomplexes können eine mangelhafte Verknöcherung der betreffenden Skelettabschnitte, das klinische Bild der Dysostosis cleidocranialis hereditaria, hervorrufen.* Dies hat schon K. H. BAUER angenommen. Dabei haben die einzelnen

Knochen (Schädel, Clavicula) eine gesonderte genotypische Vertretung, sei es, daß jedem von ihnen eine besondere Erbeinheit entspricht, welche zusammen einen besonders eng gekoppelten Komplex bilden, sei es, daß ein einziges Gen durch den Einfluß anderer ebenfalls genotypischer Faktoren an verschiedenen Stellen manifest wird. Diese pathologische Anlage zur Dysostosis cleidocranialis ist in der Regel über ihr normales Allelomorph dominant und scheint ferner mit den Anlagen zu Genu valgum, Halsrippe, Deformitäten des Sternums und des knöchernen Thorax sowie gewissen Verkrümmungen der Wirbelsäule in engerer Bindung zu stehen. Sehr nahe korreliert ist der pathologische Genkomplex mit einer Anlage zu Minderwuchs, vielleicht auch zu allgemeiner Wachstumsstörung des Skelettes, vielleicht zu achondroplastischer Ossificationsstörung.

## 2. Dysostosis craniofacialis hereditaria.

Eine eigenartige konstitutionelle Entwicklungsstörung der Belegknochen stellt die zuerst von Crouzon als „dysostose craniofaciale héréditaire" beschriebene Anomalie dar. Es handelte sich um eine 29jährige Frau mit stark buckeliger Vorwölbung der Stirn, enormer Prognathie, auffallend gebogener Nase, Exophthalmus, Strabismus und Struma. Ihr nicht ganz dreijähriger Sohn hatte einen ebenso verbildeten Schädel. Die vorderen Fontanellen waren noch offen und von da zog eine Knochenleiste, in welcher sich eine eindrückbare Stelle befand, zur Nasenwurzel. Die Claviculae schienen nicht ganz das Akromion zu erreichen, hatten also vielleicht einen kleinen Defekt. Sämtliche Anomalien waren nach Angabe der Mutter kongenital, nur der Stirnbuckel hatte sich erst nach der Geburt entwickelt. Ein älteres Geschwister war normal. Unter den 7 Kindern des Bruders der erstgenannten Frau hatte das zweite, ein Knabe, Prognathie und Rachitis, das 5. und 6., ebenfalls Knaben, eine ähnliche Knochenleiste auf der Stirn wie ihr Vetter. Ein Onkel der Mutter hatte einen Hydrocephalus. Einen weiteren familiären Fall beschrieben Crouzon und Chatelin bei einem Kinde und dessen Onkel. Chatelin veröffentlichte einen Stammbaum mit 7 Fällen in 2 Generationen. Bezüglich aller Einzelheiten verweisen wir auf J. Bauer, welcher noch einen sporadischen Fall aus der Literatur beschreibt und einen eigenen rudimentären Fall abbildet.

Wir sehen also wiederum eine der Hauptsache nach auf die Belegknochen, und zwar ganz vorwiegend auf die bindegewebig vorgebildeten Teile des Schädels beschränkte Anomalie ausgesprochen vererbbar. Diese Erfahrung bildet eine Bestätigung der bei Untersuchung der Dysostosis cleidocranialis gewonnenen Ansicht, daß die Belegknochen im Genotypus eine eigene Repräsentation besitzen. Der für die normale Entwicklung der bindegewebig vorgebildeten Skeletteile verantwortliche Genkomplex kann offenbar in verschiedener Weise Störungen erfahren, die sich im Phänotypus als verschiedenartige Anomalien auswirken. Inwieweit etwa zwischen den Erbanlagen zu Dysostosis cleidocranialis hereditaria und zu Dysostosis craniofacialis hereditaria Korrelationen bestehen, läßt sich an Hand der wenigen bis jetzt bekannten Fälle natürlich nicht annähernd erkennen. Dagegen scheint es wahrscheinlich, daß auch die Dysostosis craniofacialis hereditaria vorzugsweise auf dem Boden einer allgemeinen biologischen Skelettminderwertigkeit vorkommt. Darauf deutet die Rachitis in der Familie CROUZONS.

### 3. Hypertrophie cranienne simple familiale. Dystrophia periostalis hyperplastica familiaris.

Wir kommen zur Besprechung zweier Skelettanomalien, die in gewisser Beziehung ein Gegenstück zur Dysostosis cleidocranialis darstellen. Die von KLIPPEL und FELSTEIN beschriebene *Hypertrophie*

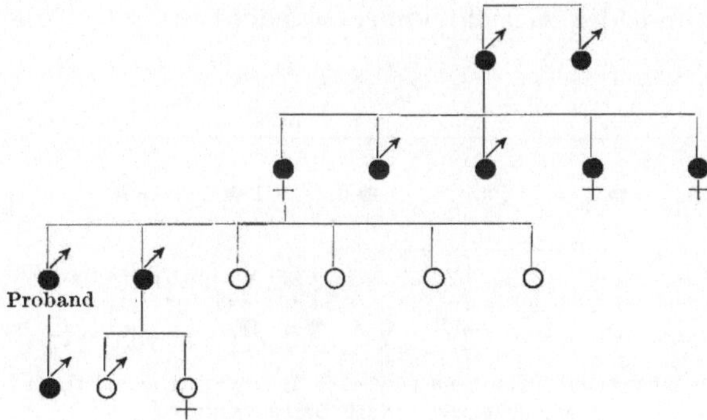


Abb. 53. Stammbaum mit Hypertrophie cranienne simple familiale. (Nach KLIPPEL und FELSTEIN.) Auszug.

*cranienne simple familiale* ist charakterisiert durch einen großen Schädel mit vorspringender Stirn und Augenbrauenbogen, tiefen Orbitae und einen vorspringenden Unterkiefer. Die Schädelbasis und das übrige Skelett sind normal. Röntgenologisch findet sich eine gleichmäßige Verdickung des ganzen Schädeldaches ohne unregelmäßige Osteophytauflagerung. Dieser Befund ermöglicht die Differentialdiagnose gegenüber der Leontiasis ossium. In der Familie von KLIPPEL und FELSTEIN ließ sich die Anomalie an 10 Mitgliedern durch 4 Generationen verfolgen, wie der beigefügte Stammbaum Abb. 53 zeigt.

Als *Dystrophia periostalis hyperplastica familiaris* bezeichnet DZIERZYNSKY eine Skelettanomalie, welche er in zwei miteinander nicht verwandten und in verschiedenen Distrikten Rußlands lebenden Bauernfamilien beobachten konnte. Im ersten Fall handelt es sich um einen Mann mit hohem Schädel, dessen sämtliche Nähte verwachsen waren, mit Verdickung und Sklerosierung der Schädel- und Gesichtsknochen sowie der Schlüsselbeine. Kurze Orbitae, pneumatische Höhlen auffallend klein, Vergrößerung der Unebenheiten des Cavum cranii. Gebiß sehr mangelhaft. Überdies war die Mittelphalanx des linken kleinen

Fingers verdickt und verkürzt. Er hatte erst mit 5 Jahren gehen gelernt. Seine Tochter bot genau dasselbe Bild, nur daß der rechte kleine Finger von der Brachymesophalangie betroffen war. Sein zwölfjähriger Sohn hatte die gleiche Schädelbildung, alle Nähte waren schon verwachsen. Hände normal. Vater und Sohn zeigen außerdem eine besonders starke Wölbung des Sternums. In derselben Familie ist sowohl die Schädelanomalie als auch die Brachymesophalangie erblich (vgl. Stammbaum Abb. 54). Mit Rücksicht auf die Beteiligung des Sternums, der Clavicula und der Gesichtsknochen möchten wir im Gegensatz zu K. H. Bauer doch annehmen, daß es sich nicht um einen bloßen Turmschädel, sondern um ein besonderes Krankheitsbild handelt.

Der zweite Fall betrifft einen 40jährigen Bauern mit hohem, nach oben spitz zulaufendem Schädel. Röntgenologisch ist Verwachsung der Suturen und beträchtliche Verdickung des Schädeldaches und der Schädelbasis und der Gesichtsknochen nachzuweisen. Die pneuma-

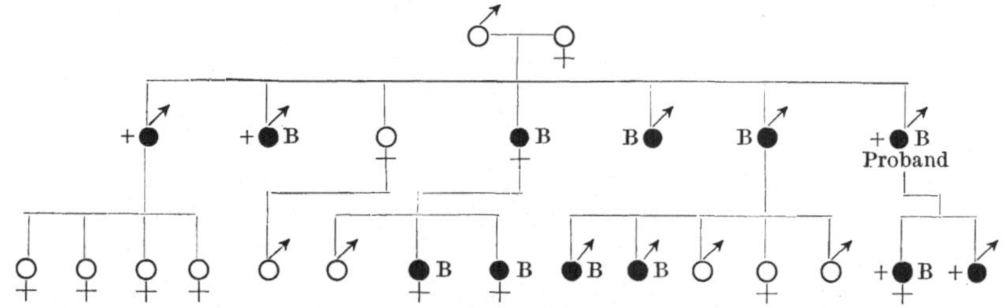


Abb. 54. Stammbaum mit Dystrophia periostalis hyperplastica familiaris und Brachymesophalangie. (Nach Dzierzynsky.)

+ : typische Schädelverbildung. B : Brachymesophalangie des kleinen Fingers.

tischen Höhlen sind klein. Steiler Gaumen, schlechte Zähne. Auch die Knochen des Rumpfes und der Extremitäten, ganz besonders die Claviculae sind verdickt. Er lernte erst mit 3 Jahren gehen. Von vier noch lebenden Kindern hat eine Tochter dieselbe Schädelform. Alle Mitglieder der väterlichen Familie haben sehr dicke Knochen.

Dzierzynsky sagt, daß die beschriebenen Veränderungen einen diametralen Gegensatz zur Dysostosis cleidocranialis darstellen, und tatsächlich handelt es sich ja um eine besonders frühzeitige und abnorm dichte Verknöcherung insbesondere der Belegknochen. Im zweiten Falle scheinen allerdings auch die knorpelig vorgebildeten Knochen an dem Prozeß beteiligt zu sein, aber immerhin bei weitem nicht in dem Grade wie das Schädel- und Gesichtsskelett. Was die gleichzeitig vorhandenen Fingeranomalien im ersten Falle anlangt, so dürfte es sich wohl um eine gewöhnliche Brachymesophalangie handeln, obwohl eine Verdickung der verkürzten Phalanx hervorgehoben wird. Eine solche findet sich ja auch bei der Brachydaktylie gelegentlich, und daß sie nicht unbedingt zum Krankheitsbild der Dystrophia periostalis hyperplastica gehört, beweist der zweite Fall, wo die Finger normal sind. Auch scheinen die beiden Anomalien unabhängig voneinander vererbt zu werden. Im Stammbaum Dzierzynskys haben die meisten Mitglieder nur die Brachyphalangie, einzelne nur die Schädelverbildung und bei zweien ist beides kombiniert. Offenbar vererben sich in der Familie zwei verschiedene pathologische Erbanlagen, eine zur Brachydaktylie und eine zur Sklerosierung der Belegknochen, welche bei manchen Individuen zusammentreffen und durchaus nicht in einer engen Korrelation miteinander stehen müssen. Eine solche wäre auch insofern wenig wahrscheinlich, als in den zahlreichen bekannten Fällen von Brachymesophalangie nirgends etwas von einer ähnlichen Schädelanomalie berichtet wird. Diese letztere hat zweifellos Ähnlichkeit mit der Hypertrophie cranienne simple, und beide stellen exquisit vererbbare Belegknochenanomalien dar.

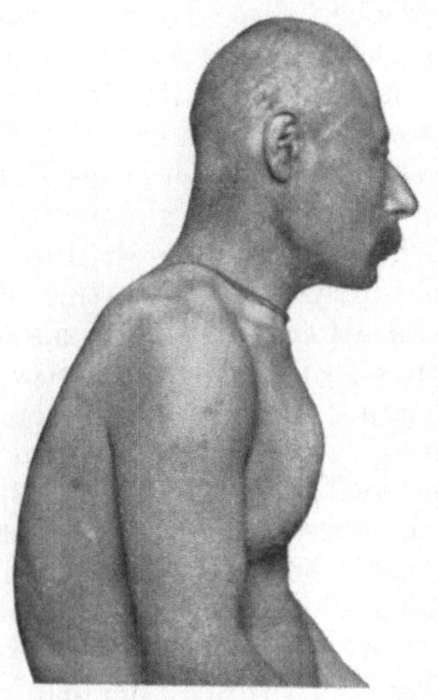

Abb. 55. Dystrophia periostalis hyperplastica familiaris. (Nach DZIERZYNSKY.)

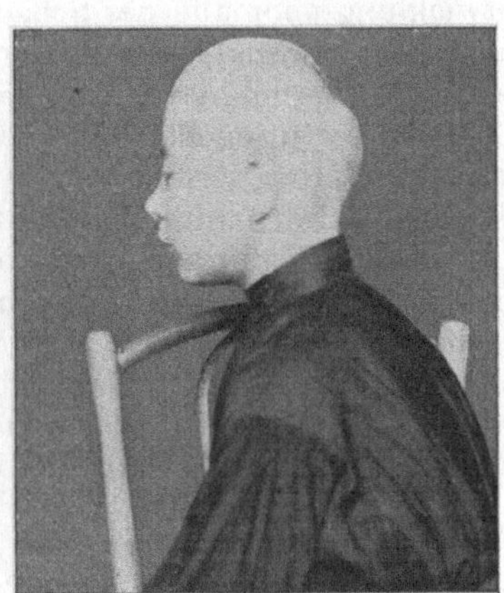

Abb. 56. Dystrophia periostalis hyperplastica familiaris. Sohn von Abb. 55. (Nach DZIERZYNSKY.)

Wir können also *zusammenfassend* sagen, daß *die Dysostosis cleidocranialis, die Dysostosis craniofacialis, die Hypertrophie cranienne simple und die Dystrophia periostalis hyperplastica auf verschiedenen Störungen eines normalen Genkomplexes beruhen, welcher die Aufgabe hat, für die richtige Entwicklung der Belegknochen zu sorgen.* Ob es sich dabei freilich um verschiedenartige pathologische Veränderungen der gleichen Gene, also um multiplen Allelomorphismus oder um pathologische Vorgänge in verschiedenen, mit besonderen Funktionen ausgestatteten Teilen eines größeren zusammengehörigen Komplexes handelt, läßt sich heute nicht entscheiden, da die gegenseitigen Beziehungen der einzelnen in Rede stehenden Anomalien wegen ihrer großen Seltenheit nicht zu analysieren sind. Es ist nicht verwunderlich, daß diejenige Störung, welche zu einer einfachen Entwicklungshemmung im Bereiche dieser Skelettabschnitte führt und deren phänotypisches Resultat die Dysostosis cleidocranialis ist, noch bei weitem häufiger ist als die anderen.

## 4. Anomalien und Varietäten der Schädelnahtsynostosen.

### a) Abnorme Schädelkonfiguration.

Unter den abnormen Schädelformen ist der sogenannte *Turmschädel, Turricephalus* oder *Oxycephalus* die häufigste und wichtigste. Der Schädel erscheint hoch, spitzig, gewissermaßen seitlich und frontal zusammengedrückt. Die Anomalie beruht bekanntlich auf vorzeitiger Verknöcherung der Pfeil- und Kranznaht. Exophthalmus, Opticusatrophie und allgemeine Hirndrucksymptome sind häufige Folgen der abnormen Schädelkonfiguration. PEIPER sondert sogar die Fälle ohne cerebrale Symptome als „Pseudoturmschädel" ab. Doch erscheint uns diese prinzipielle Trennung nicht berechtigt. Dagegen sprechen diese Fälle ebenso wie manche typische Kombinationen des Turmschädels mit anderen Skelettanomalien dafür, daß wenigstens in einem Teil der Fälle eine primäre Entwicklungsanomalie des Schädel*skelettes* vorliegt. In anderen Fällen mag eine abnorme Entwicklung und Wachstumstendenz des Gehirns die primäre Ursache der Turmschädelbildung darstellen (vgl. REICHARDT).

Die konstitutionelle Natur dieser Schädelverbildung ist durch ihr heredofamiliäres Vorkommen hinreichend bewiesen. Derartige Beobachtungen wurden mitgeteilt von SCHÜLLER, MÜLLER, ÖLLER, VELHAGEN, CARPENTER, HEUBNER, MANCHOT, KLEINSCHMIDT, MEHNER, SAVELLI, STREBEL, PEIPER, HANHART, SIEMENS u. a. Auch GREIG bezeichnet das hereditäre Auftreten der Mißbildung als charakteristisch. Die Fälle von ÖLLER und SIEMENS betreffen Zwillinge, der von HANHART Drillinge, von welchen zwei verbildet und eines frei waren. Ferner erwähnt PEIPER noch einen Fall von GRIEBEN sowie einen eigenen, wo je ein Zwillingspaar die Schädelverbildung ohne cerebrale Symptome zeigte. Trotzdem sieht SIEMENS den Turmschädel neuestens als exogen bedingt an, weil er ihn unter 4 Paaren eineiiger Zwillinge bei dem einen Zwilling fand, beim andern vermißte. Daß und warum diese Argumentation nicht beweiskräftig ist, haben wir schon an anderer Stelle auseinandergesetzt (vgl. S. 25). Wir halten die genotypische Bedingtheit des Turmschädels für sichergestellt, doch mögen unter Umständen auch exogene Momente bei seiner Manifestation eine mehr minder bedeutende Rolle spielen.

Der Erbgang der Anomalie ist nach LENZ und SIEMENS' früheren Ausführungen dominant, während PEIPER ihn für recessiv hält. Auch wir sehen in den von uns angeführten Beispielen keinen Anhaltspunkt für einen dominanten Erbgang. Die meisten Fälle betreffen Geschwister, einige Elter und Kind, bei SCHÜLLER ist eine Generation übersprungen, indem hier ein Kind und sein Großvater mütterlicherseits betroffen waren. Fortlaufend durch mehr als zwei Generationen ließ sich der Turmschädel dagegen nur in dem Falle MANCHOTS verfolgen; dieser Autor beobachtete einen Säugling mit hochgradigem Turricephalus, dessen Vater einen leichten, dessen Mutter dagegen einen ausgebildeten Turmschädel hatte; ebenso waren die Großmutter mütterlicherseits und eine Tante mütterlicherseits verbildet. Hier besteht also eine zufällige Kreuzung zweier turricephaler Individuen und das Auftreten des Turmschädels in der dritten Generation ist somit auch bei recessivem Erbgang erklärt. Ganz besonders sprechen aber die relativ zahlreichen Verwandtenehen in der Aszendenz solcher Patienten für Recessivität. So waren in den Fällen KLEINSCHMIDTS und PEIPERS die Eltern Cousin und Cousine, bei STREBEL die Großeltern väterlicherseits Geschwisterkinder. Sollte sich aber in der Literatur der eine oder andere Fall von hereditärem Turmschädel finden, der nur durch Dominanz zu erklären ist, so wird uns das nicht wundern, da wir ja immer wieder gesehen haben, daß keine Anomalie einen absolut konstanten Erbgang hat.

Die Kombinationen des Turmschädels sind zahlreich und mannigfaltig. An typischen Kombinationen im Bereiche des Skelettsystems haben wir schon die Akrocephalosyndaktylie und das BIEDLsche Syndrom kennengelernt. Auch die psychischen Störungen hält J. BAUER wenigstens zum Teil für koordiniert. Eine weitere gelegentliche Komplikation bildet der konstitutionelle hämolytische Ikterus. In allen diesen Fällen handelt es sich offenkundig um erbanlagemäßige Bindungen.

Was hier über die Pathogenese des Turmschädels gesagt wurde, dürfte wohl auch mut. mut. für die anderen durch prämature Nahtsynostose entstandenen Schädeldeformitäten gelten, also für die Skaphocephalie, Plagiocephalie, Trigonocephalie usw.

### b) Normale Varietäten der Schädelkonfiguration.

Schon daraus, daß die Verknöcherungszeiten der einzelnen Schädelnähte, wie wir eben gesehen haben, genotypisch bedingt sind, geht hervor, daß auch die normale Schädelkonfiguration, wenigstens teilweise bereits im Keimplasma angelegt ist. Nach neueren Untersuchungen scheint die Schädelform wohl von äußeren Einflüssen abhängig, zum größten Teil aber konstitutionell zu sein. Zwar konnte WALCHER zeigen, daß der Schädel des Neugeborenen außerordentlich modellierungsfähig ist und unter geeigneten Versuchsbedingungen umgeformt werden kann, doch fand BASLER bei Nachuntersuchungen an denselben Individuen eine deutliche Tendenz, zu der ursprünglichen Schädelform zurückzukehren. FRETS kam auf Grund umfangreicher Untersuchungen an 360 Familien mit 3600 Individuen zu dem Schlusse, daß die Schädelform überwiegend erblich bedingt sei, und glaubt sogar, der Anlage für Brachycephalie einen dominanten, der Anlage für Mikrocephalie einen recessiven Erbgang zuschreiben zu dürfen. Bekanntlich wird ja übrigens die Schädelform, nämlich der Längen-Breitenindex des Gehirnschädels, zu den Rassencharakteren gezählt, und gilt daher eo ipso als genotypisch bedingt. Nebenbei wollen wir darauf aufmerksam machen, daß, wie WEIDENREICH an großem Material überzeugend dargelegt hat, zwischen der eigentlichen Schädelform und dem Gesichtsschnitt (Leptoprosopie, Euryprosopie usw.) streng zu unterscheiden ist. Letzterer ist kein Rassenmerkmal, wohl aber, wie der gesamte Habitus, auch bereits in der Erbmasse repräsentiert.

Auch die anscheinend sehr häufigen, geringeren Grade von Asymmetrien, welche in einer einseitigen Abflachung der Hinterhaupt- und gegenüberliegenden Scheitelgegend bestehen, sind vorwiegend endogen bedingt (vgl. S. Weiss, Frommolt und Caffier). S. Weiss fand nämlich gleichgerichtete Schädelasymmetrien in den Familien der von ihm beobachteten Kinder und Frommolt und Caffier betonen, daß derartige Schädelasymmetrien auch bei sehr kleinen Früchten, Frühgeburten und Zwillingskindern vorkommen, daß sie also nicht auf das Geburtstrauma zu beziehen sind. Die Autoren erwähnen besonders die oft große Ähnlichkeit der Schädelform bei neugeborenen Zwillingen, auch wenn sie in ganz verschiedener Lage zur Welt gekommen sind.

Sechstes Kapitel.

# Partielle Exzeßbildungen des Skelettsystems[1].

Wir haben im vorhergehenden nur Wachstumsstörungen besprochen, welche auf einer autochthonen und, wie wir zeigen konnten, immer auch genotypischen Anomalie des Skelettsystems beruhten, und nur solche Formen abnormen Wachstums gehören ja zu unserem engeren Thema. Wir wollen das genauer präzisieren. J. Bauer teilte kürzlich alle Vegetationsstörungen in drei Gruppen ein, nämlich in solche 1. Ordnung, das sind diejenigen, welche durch pathologische Veränderungen innerhalb eines übergeordneten Genkomplexes zustande kommen, welcher z. B. in unserem Falle die Wachstumsvorgänge regulieren würde, ferner in Vegetationsstörungen 2. Ordnung, das sind solche, deren Ursache in einer Störung im endokrinen System zu suchen ist, und schließlich in Vegetationsstörungen 3. Ordnung, welche auf einer Anomalie des peripheren Erfolgsorgans beruhen. Wir werden uns also hier ausschließlich mit Wachstumsstörungen 3. Ordnung beschäftigen und verweisen bezüglich aller anderen, der verschiedenen Formen von allgemeinem Hoch-, Riesen- und Zwergwuchs auf die einschlägigen Arbeiten auf dem Gebiete der inneren Medizin, Konstitutionslehre und Endokrinologie, insbesondere auf J. Bauers: „Die konstitutionelle Disposition zu inneren Krankheiten“ und „Innere Sekretion“, Berlin: Julius Springer 1927.

Als Wachstumsstörung 3. Ordnung im Sinne eines *übermäßigen Wachstums* können wir nur den kongenitalen *partiellen Riesenwuchs* und in gewissem Sinne auch die *Arachnodaktylie* auffassen.

## 1. Angeborener partieller Riesenwuchs.

Der partielle Riesenwuchs kommt bekanntlich in verschiedenster Ausdehnung vor. Von Fällen, bei denen nur ein oder mehrere Finger oder Zehen betroffen sind, führen fließende Übergänge zu solchen, welche sich auf eine ganze Körperhäfte erstrecken. Die Anomalie ist meistens angeboren, doch wachsen die vergrößerten Teile parallel mit dem Wachstum des übrigen Körpers oder etwas intensiver weiter. Dies gilt zum mindesten vom sogenannten einfachen Riesenwuchs. Bei den mit

[1] Wir besprechen hier nur die graduellen Exzeßbildungen, da von den numerischen schon im 1. Kap. die Rede war.

geschwulstartigen Wucherungen des Unterhautfettgewebes kombinierten Formen, dem sogenannten Fettriesenwuchs, kann es unter Umständen ganz plötzlich zu einem raschen tumorartigen Wachstum kommen.

Welches sind nun die Ursachen des partiellen Riesenwuchses? Die Annahme trophisch-nervöser Störungen wird durch zwei Momente wahrscheinlich gemacht. Einmal wissen wir, daß sich im Verlaufe einer Syringomyelie ein partieller Riesenwuchs entwickeln kann, und für diese erworbenen Fälle scheint ja die trophisch-nervöse Genese sicher. Doch macht SCHLESINGER darauf aufmerksam, daß diese Komplikation einer Syringomyelie vorzugsweise Individuen mit besonders kräftigem Körperbau oder mindestens kräftigen Extremitäten betrifft. Es scheint also selbst in diesen Fällen eine entsprechende Disposition des Skelettsystems die notwendige Voraussetzung zur Entstehung der partiellen Makrosomie zu sein. Das zweite Argument zugunsten der nervösen Genese wäre die gar nicht seltene Kombination mit Neurofibromatosis *Recklinghausen*. Besonders naheliegend wäre dieser Schluß in den allerdings äußerst seltenen Fällen, wo beide Anomalien auf den gleichen engen Bezirk beschränkt bleiben. Derartiges beobachtete L. PICK an einer Dünndarmschlinge eines Pferdes mit isoliertem, konzentrischem Riesenwuchs und Neurofibromatose sowie echter Hyperplasie der zu diesem Darmstück führenden mesenterialen Nerven; Riesenwuchs und Neurinome des AUERBACHschen und MEISSNERschen Plexus nur im Bereiche der vergrößerten Darmschlinge. Ähnliches beobachtete OBERNDORFER an einer menschlichen Appendix, nur daß hier auch eine allgemeine Neurofibromatose vorhanden war. Nebenbei bemerkt war der Morbus *Recklinghausen* in seinem Falle familiär.

Gegen die Annahme eines derartigen Kausalzusammenhanges spricht die Seltenheit dieses regionären Zusammentreffens, ferner die Tatsache, daß es sehr viele Fälle von Neurofibromatose überhaupt ohne Riesenwuchs, desgleichen partielle Riesenwuchsfälle ohne nachweisbare Nervenänderung gibt. Schließlich werden wir auch dadurch auf eine ganz andere Betrachtungsweise und Auffassung dieser Zusammenhänge gelenkt, daß wir wissen, daß der M. *Recklinghausen* auch mit ganz anderen Manifestationsformen eines abnorm gesteigerten Wachstums typisch kombiniert vorkommt, welche sich gewiß nicht auf eine trophoneutorische Störung zurückführen lassen, vor allem mit Tumoren aller Art. Die eine von uns konnte es seinerzeit wahrscheinlich machen, daß die RECKLINGHAUSENsche Neurofibromatose einerseits eine besondere phänotypische Erscheinungsform einer allgemeinen konstitutionellen Blastomdisposition darstellt und daß andererseits genotypische Beziehungen bestehen zu fast allen anderen Arten gesteigerten Wachstums, wie Elephantiasis, partiellem Riesenwuchs, Hochwuchs und Akromegalie. In diesem Sinne haben wir damals das gleichzeitige Auftreten des Morbus Recklinghausen und des partiellen Riesenwuchses auch in den beiden oben zitierten Fällen von PICK und OBERNDORFER als Koordination der beiden Anomalien aufgefaßt. Wir halten diese Erklärung auch für die wahrscheinlichste. Warum sollte ein Zusammenhang, welcher für das Tumorwachstum, für den allgemeinen Hochwuchs und die Akromegalie gelten muß und gar nicht anders vorstellbar ist, für den partiellen Riesenwuchs nicht gelten? Wir meinen also, daß in der Mehrzahl der Fälle die beiden Anomalien einander koordiniert sind, möchten es aber nicht von der Hand weisen, daß einzelne Fälle von partiellem Riesenwuchs tatsächlich durch trophoneurotische Störungen verursacht werden, oder daß diese wenigstens in dem die Anomalie auslösenden Bedingungskomplex eine wesentliche Rolle spielen.

Dasselbe, was wir hier über das Nervensystem gesagt haben, gilt mut. mut. auch für die Gefäße. Unmöglich ist es gewiß nicht, daß unter Umständen eine mit erhöhter Durchblutung des betreffenden Bezirkes einhergehende Gefäßmißbildung (Angiom, erweiterte Arterie u. dgl.) als primäre Ursache die Riesenwuchsbildung auslöst, doch sehen wir oft genug verschiedene Gefäßanomalien bei Trägern eines partiellen Riesenwuchses auch an nicht vergrößerten Organen und Organteilen und umgekehrt wieder partielle Makrosomie ohne Gefäßveränderungen. Wir werden also auch hier für die Mehrzahl der Fälle eine Koordination zweier verschiedener kongenitaler Mißbildungen annehmen müssen.

Wenn nun trophische Störungen und Gefäßanomalien nur in seltenen Fällen als Ursache gelten können, wie entsteht dann die Mehrzahl der Fälle von partiellem Riesenwuchs? Es ist wohl sehr naheliegend, diese kongenitale Anomalie, welche wir uns auch nicht durch während des intrauterinen Lebens wirksame mechanische Faktoren entstanden denken können, als genotypisch bedingt anzusehen, um so mehr, als wir ja wissen, daß die Wachstumsvorgänge im allgemeinen durch besondere Erbanlagen geregelt werden. Nun lesen wir aber immer und immer wieder in der Literatur, der partielle Riesenwuchs sei nicht erblich. Daneben wird freilich der eine oder andere familiäre Fall erwähnt, ihm aber keine besondere Bedeutung beigemessen und die keimplasmatische Bedingtheit wird abgelehnt. Ja, ehe man sich entschließt, die Ursache in das Keimplasma zu verlegen, geht man lieber so weit, sogar hormonale Einflüsse für den partiellen Riesenwuchs verantwortlich zu machen (vgl. FERIZ), welche doch selbstverständlich für eine derartige lokalisierte Störung als Ursache überhaupt nicht in Betracht kommen können[1]. Nur eine vollständige Verkennung der heute schon feststehenden Lehren der Vererbungsforschung kann zu solchen Schlüssen führen. Wir wissen ja, daß familiäre Manifestationen so seltener Mißbildungen, wenn sie zufällig einen recessiven Erbgang haben, nur ausnahmsweise zu erwarten sind, und selbst wenn gar keine solchen Fälle bekannt wären, könnte das die Annahme einer endogenen Entstehungsweise nicht widerlegen. In Wahrheit aber kennen wir eine Reihe von Fällen mit familiärem partiellen Riesenwuchs, welche im folgenden zusammengestellt sind.

*Familiärer kongenitaler partieller Riesenwuchs.*

T. B. CURLING (Med. chir. trans. London 1845): CURLING beschreibt den Abguß der linken Hand eines erwachsenen Mannes im Mus. of Kings College. Dieser Abguß zeigt nun einen isolierten Riesenwuchs des Mittelfingers. Die Ano-

[1] In diesem Sinne lehnt auch CURTIUS mit vollem Recht für seine Patientin mit partiellem Riesenwuchs trotz ausgesprochenem Virilismus und Hypoplasie der Ovarien die endokrine Genese der Makrosomie wegen der Halbseitigkeit ab.

malie war kongenital und andere Mitglieder derselben Familie sollen ähnlich verbildete Hände gehabt haben.

BOECHAT (nach WINCKLER): Kongenitale Verlängerung des Ringfingers, welche sich durch vier Generationen verfolgen läßt.

E. WINCKLER (Wien. med. Wochenschr. 1892): 23jährige Frau mit angeborenem Riesenwuchs des rechten Ringfingers mit ziemlich vollständiger Ankylosierung der Interphalangealgelenke und leichter Bewegungseinschränkung im Metacarpophalangealgelenk. Die anatomische Untersuchung des excochleierten Fingers zeigte Hypertrophie fast aller Gewebe, der Haut, des Unterhautzellgewebes, des Fettgewebes und der Knochen, welche überdies an den Epiphysen Exostosen aufwiesen, und ein Sehnenscheidenlipom. Ein Onkel väterlicherseits soll eine ähnliche Mißbildung gehabt haben, doch ließ sich nicht eruieren, an welchem Finger.

A. NOLDA (Virchows Arch. f. pathol. Anat. u. Physiol. 1904): Mann mit kongenitalem Riesenwuchs des rechten Daumens mit mäßiger Ankylosierung des Metacarpophalangealgelenkes. Auch die Grundphalanx des rechten Zeigefingers ist etwas hypertrophisch, seine Endphalanx verkümmert. Die Schwester des Vaters hatte einen angeborenen Riesenwuchs „der rechten Zehe" (um welche Zehe es sich dabei handelt, geht aus der Originalarbeit nicht hervor). Das einzige Kind des Probanden hatte einen doppelten Wolfsrachen.

J. BLACK-MILNE (Brit. journ. of childr. dis. 1920): 18jähriger Mann, dessen rechtes Bein um $1^1/_2$ Zoll länger ist als das linke, mit kompensatorischer Skoliose. Der Vater weist genau die gleiche Anomalie auf.

Diese Beispiele genügen vollauf, um die genotypische Bedingtheit des Riesenwuchses zu erweisen; daß dabei die Intensität der pathologischen Erbanlage eine geringe ist, geht aus dem Gesagten ohne weiteres hervor. Wir möchten noch besonders darauf hinweisen, daß in keinem dieser familiären Fälle eine Gefäß- oder Nervenanomalie besonders erwähnt wird, trotzdem der eine Fall sogar anatomisch untersucht ist; wir dürfen also nicht annehmen, daß sich z. B. irgendeine Gefäßstörung vererbt, welche ihrerseits zum Riesenwuchs führt, sondern dieser selbst muß primär erbanlagemäßig bedingt sein.

Wie ist nun die oben erwähnte Koordination mit Neurofibromatose und Gefäßanomalien zu erklären? Wir haben schon gehört, daß der partielle Riesenwuchs als Vegetationsstörung 3. Ordnung eine autochthone Anomalie des Erfolgsorganes, in unserem Falle, wo es sich nicht immer um einheitliche Organe handelt, vielleicht besser eine Lokaldisposition, voraussetzt. Es ist mithin von vornherein zu erwarten, daß diese lokalisierte konstitutionelle Disposition zu allen möglichen Abweichungen von der Norm auch in anderer Weise als durch den Riesenwuchs allein manifest werden wird. Es darf uns also auch nicht wundern, wenn wir diese Stigmen vorzüglich in der von der Makrosomie betroffenen Region finden; freilich sind sie gelegentlich auch auf den ganzen Körper verteilt (Naevi, Neurofibrome!), denn es handelt sich ja zweifellos neben der besonderen Lokaldisposition auch um ein allgemein degeneratives Milieu.

Ist dieser Zusammenhang so richtig gedeutet — Koordination auf dem Boden der gleichen konstitutionellen Lokaldisposition —, dann müssen wir voraussetzen, daß außer Gefäßmißbildungen und Nervenanomalien im Gebiete des Riesenwuchses noch andere Konstitutionsanomalien zu finden sind, auch solche, die selbst als seine Ursache oder direkte Folge nicht in Betracht kommen können, mithin ihm koordiniert sein müssen. Ja, wir können sogar noch weitergehen und behaupten, da es sich hier meist um Anomalien der peripheren Extremitätenenden handelt, so wird vor allem die Syndaktylie, welche wir im 1. Kapitel als die häufigste Manifestationsform einer lokalen Disposition an Fingern und Zehen kennengelernt haben, auch als typische Begleiterin des partiellen Riesenwuchses zu erwarten sein. Und tatsächlich ist ja die Syndaktylie eine der häufigsten Kombinationen des partiellen Riesenwuchses. Daneben finden sich noch andere Mißbilder peripheren Extremitätenenden, wie Ektro-, Poly- und Klinodaktylie, ferner Exostosen, multiple Tumorbildungen (vgl. ÜBELIN), wozu in gewissem Sinne auch die schon erwähnte Lipomatosis zu rechnen ist, sowie eine ganze Reihe von verschiedenen Degenerationszeichen, wie Kryptorchismus, Hernien, Phimose, Hypospadie, Strabismus, HIRSCHSPRUNGsches Megasigma, Taubstummheit, Schwachsinn u. a. m.

Tabelle 4. *Kombinationen des angeborenen partiellen Riesenwuchses.*

| Es waren kombiniert mit | Unter 80 Fällen von einfachem Riesenwuchs | Unter 107 Fällen von lipomatösem Riesenwuchs |
|---|---|---|
| Syndaktylie | 8 = 10 % | 41 = 38,3% |
| Polydaktylie | 4 = 5 % | 3 = 2,8% |
| Ektrodaktylie | 2 = 2,5% | 1 = 0,9% |
| Klinodaktylie | 7 = 8,8% | 21 = 19,6% |
| Gefäßmißbildungen mit gesteigertem Wachstum (Angiome, Cavernome, Erweiterung der Art. rad., Hypertrophia vasorum) | 5 = 6,2% | 3 = 2,8% |
| Naevi | 27 = 33,8% | 14 = 13,1% |
| darunter Naevi gigantei | 7 = 8,8% | 1 = 0,9% |
| Stellungsanomalie des Daumens | 0 | 1 = 0,9% |
| Tibiadefekt | 0 | 1 = 0,9% |
| Defekte des Sehnenapparates am Fuße | 0 | 1 = 0,9% |
| Klumpfuß | 0 | 1 = 0,9% |
| Mißbildungen an Fingern oder Zehen | **18 = 22,5%** | **62 = 57,9%** |
| Degenerationszeichen außerhalb der Extremitäten, welche nicht auf gesteigertem Wachstum beruhen | **5 = 6,2%** | **5 = 4,7%** |

Wir haben die relative Häufigkeit einzelner Kombinationen des partiellen Riesenwuchses in unserer Tabelle 4 wiedergegeben. Die Zahlen der Tabelle beziehen sich auf eine äußerst sorgfältige und übersichtliche Zusammenstellung von FERIZ, der mit seinen eigenen 187 Fälle von partiellem Riesenwuchs aus der Literatur ohne besondere Auslese zusammengetragen hat. Unsere Tabelle hat hauptsächlich den Zweck, die Wichtigkeit der Lokaldisposition zu zeigen, und bringt daher vor allem einerseits die Mißbildungen im Bereiche der Extremitäten, auf welche auch bei FERIZ besonders geachtet ist, und andererseits zum Vergleich die nicht die Gliedmaßen betreffenden und nicht auf gesteigertem Wachstum beruhenden Anomalien. Tumoren sind nicht erwähnt.

Die Tabelle lehrt, daß beim einfachen Riesenwuchs die Naevi unter den Kombinationen im Vordergrund stehen und hier auch weit häufiger sind als bei dem mit Lipomatose komplizierten. Diese Zahlen erfahren allerdings insofern eine Einschränkung ihrer Gültigkeit, als es sich ja nicht um ein einheitliches Untersuchungsmaterial handelt und gerade beim Registrieren der Naevi die einzelnen Untersucher verschieden verfahren sein dürften. Einzelne kleine Naevi sind gewiß in manchen Krankengeschichten gar nicht verzeichnet, während sie von anderen Beobachtern besonders hervorgehoben werden. Auch wissen wir über die allgemeine Häufigkeit der Muttermäler in unserer Bevölkerung zu wenig, um auf eine besondere Häufung unter den Trägern des partiellen Riesenwuchses schließen zu dürfen. Höchstens von den gewiß überall ausdrücklich erwähnten und sonst nicht gerade häufigen Naevi gigantei läßt sich sagen, daß sie besonders beim einfachen Riesenwuchs gehäuft vorkommen. Gleich an zweiter Stelle und beim lipomatösen Riesenwuchs sogar an erster bezüglich der Häufigkeit steht die Syndaktylie. Aber auch Klino-, Poly- und Ektrodaktylie sind gewiß öfter zu finden als in der Gesamtpopulation. Dasselbe gilt von Gefäßmißbildungen. Eine deutliche Sprache bezüglich der Lokaldisposition sprechen die beiden letzten Rubriken unserer Tabelle. Während Mißbildungen der Finger oder Zehen beim einfachen Riesenwuchs in 22,5%, beim lipomatösen in 57,9% der Fälle verzeichnet sind (bei allen Fällen der FERIZschen Tabelle war zuzumindest eine Extremität an der Makrosomie beteiligt), finden sich außerhalb der Extremitäten lokalisierte degenerative Stigmen beim einfachen Riesenwuchs nur in 6,2%, beim lipomatösen sogar bloß in 4,7% der Fälle notiert. Auf der anderen Seite weisen die Naevi gigantei, die Gefäß- und anderen Tumoren, der Morbus Recklinghausen auf eine allgemeine Tendenz zu gesteigertem Wachstum hin.

Auch in der Familie derartiger Patienten kommen gelgentlich andersartige Wachstumsanomalien vor. So beobachtete z. B. ALLARIA ein Zwillingskind mit Riesenwuchs der drei mittleren Finger an der rechten Hand, dessen Mutter eine Akromegalie hatte. A. KÖHLER beschreibt zwei Schwestern, deren eine partiellen Riesenwuchs der 1. und 2. Zehe des rechten Fußes aufwies, während die andere zwergwüchsig war.

*Zusammenfassend* können wir also sagen: *Der angeborene partielle Riesenwuchs ist eine endogen bedingte Anomalie, zu deren Zustandekommen neben einer genotypischen Lokaldisposition der riesenwüchsigen Partien auch eine pathologische Veränderung in jenem Genkomplex, welcher die Wachstumsvorgänge reguliert, und zwar im Sinne überschießenden Wachstums notwendig ist.*

## 2. Arachnodaktylie, Dolichostenomelie.

Unter dem Namen Dolichostenomelie beschrieb zuerst MARFAN eine später nach ACHARD auch als Arachnodaktylie bezeichnete kongenitale Anomalie, welche durch abnorme Länge und Grazilität besonders der Finger und Zehen charakterisiert ist. Auch die langen Röhrenknochen sind auffallend lang und schmal, und die Patienten weisen im ganzen ein sehr graziles Skelett und asthenischen Habitus auf. In fast allen Fällen wird das starke Vorspringen des Calcaneus ausdrücklich erwähnt.

Auch die Muskulatur ist hypoplastisch und das subcutane Fettgewebe sehr spärlich. Anatomische Untersuchungen von MÉRI und BABONNEIX an dem Falle MARFANS und SCHMINCKES am Falle BÖRGERS, sowie Röntgenaufnahmen verschiedener Autoren (BÖRGER, NERESHEIMER, GROSSER und IGERSHEIMER u. a.) haben gezeigt, daß ein verfrühtes Knochenwachstum vorliegt. Die Knochenkerne erscheinen früher, wachsen schneller, und die Epiphysenfugen verstreichen rascher als beim Normalen. Dagegen ist die Struktur der Knochen normal. K. H. BAUER sieht die Anomalie als Gegenstück zur Chondrodystrophie an; in wieweit das berechtigt ist, wagen wir noch nicht zu entscheiden. J. BAUER weist darauf hin, daß rudimentäre Fälle, also Individuen mit sehr langen, schmalen Händen, mit sog. Madonnenfingern, gar nicht so selten vorkommen.

Als Ursache der Anomalie sah DUBOIS eine Hypophysenstörung an, doch wurde im Falle BÖRGERS autoptisch nichts Abnormes an den Blutdrüsen gefunden. Die neueren Autoren (NERESHEIMER, J. BAUER, THOMAS, SCHLACK, GANTHER u. a.) sprechen sich auch zumeist gegen die endokrine Genese der Arachnodaktylie aus. Wir sind überzeugt, daß es sich nicht um eine endokrine Störung, sondern um eine autochthone Konstitutionsanomalie des Skelettsystems handelt. Ob man sie auch, wie BÖRGER u. a., als partiellen Riesenwuchs auffassen soll, ist eine sekundäre Frage, doch darf man nicht vergessen, daß keine proportionierte Vergrößerung, sondern nur erhöhtes Längenwachstum beobachtet wird.

Daß die Verbildung konstitutioneller Natur ist, ist von vornherein sehr wahrscheinlich, da wir keine exogene Schädlichkeit kennen, welche eine derartige Skelettdeformität hervorbringen könnte. Bestätigt wird diese Annahme durch das schwer degenerative Milieu, in welchem die Arachnodaktylie vorkommt und von dem sogleich eingehender die Rede sein soll. Beweisend ist wohl bei einer so seltenen Mißbildung der allerdings einzige bis nun bekannte familiäre Fall ACHARDS, wo die 11 jährige Schwester der 18 jährigen Probandin eine ganz ähnliche Anomalie aufwies. Allerdings war es kein hochgradiger Fall, da auch bei der Probandin fast nur die Hände und Füße betroffen waren. Die Mutter der beiden Mädchen und deren Großvater mütterlicherseits hatten auch auffallend große Hände. Hochwuchs wird in den Familien Arachnodaktyler mehrfach erwähnt (THOMAS, BÖRGER).

An Kombinationen der Arachnodaktylie kommen die mannigfaltigsten Degenerationszeichen vor. Unkomplizierte Fälle gibt es fast nicht. Am charakteristischsten sind konstitutionelle Anomalien des Sehorgans, welche nach einer Literaturzusammenstellung von ORMOND und WILLIAMS in 9 von 17 Fällen nachweisbar waren. Als solche sind vor allem zu nennen: Luxation oder Subluxation der Linse mit Iridodonesis, persistente Pupillarmembran, ferner seltener Nystagmus, Myopie, Farbenblindheit u. a. m. Auch angeborene Herzfehler und Syndaktylie wurden wiederholt beobachtet. THOMAS sah in 2 eigenen Fällen eine sehr sonderbare Deformität der Ohrmuscheln, welche hauptsächlich darin bestand, daß die Crura helicis abnorm stark ausgeprägt waren und sich in eine prominente, auf die Längsrichtung der Ohrmuschel senkrecht stehende Duplikatur fortsetzten. Auch KALLIUS sah die Anomalie mit einer Mißbildung der Ohrmuschel vergesellschaftet. Besonders für die doch ebenfalls sehr seltenen und dabei so relativ oft mit Arachnodaktylie kombinierten Augenanomalien ist ein bloß zufälliges Zusammentreffen wohl ausgeschlossen und eine erbanlagemäßige Bindung anzunehmen. Welcher Art aber diese ist, muß vorläufig noch unentschieden bleiben.

Siebentes Kapitel.

# Deformitäten der Wirbelsäule.

## 1. Skoliose.

Wir können die Skoliosen in drei Gruppen einteilen:

1. *Die angeborene Skoliose:* Darunter versteht man jene nicht gerade häufigen Fälle von Skoliose, welche als Folge von angeborenen Wirbelasymmetrien oder Assimilation von Wirbeln auftreten[1]. Es handelt sich also um Skoliosen, welche durch partielle Doppelbildungen oder partielle Verschmelzungen von Wirbeln bedingt sind, sei es nun, daß diese Veränderungen bloß einseitig oder auf einer Körperseite stärker ausgebildet sind. Diese kongenitalen Skoliosen können aber nicht nur gleich nach der Geburt erkennbar sein und diagnostiziert werden (*primäre* kongenitale Skoliosen), sondern es können auch Fälle von angeborenen Wirbelasymmetrien bis zum Einsetzen rascheren Wachstums der Wirbelsäule, ja oft sogar bis zum 12. und 14. Lebensjahr unbeachtet bleiben und erst dann deutlich als Rückgratsverkrümmung in Erscheinung treten (*sekundäre* kongenitale Skoliosen). Solche Fälle, von denen wir jüngst wieder zwei beobachten konnten, imponieren zunächst als habituelle Skoliose.

Ätiologisch wurden für die Entstehung der kongenitalen Skoliosen einerseits mechanische Momente, wie Druck der Uteruswand (CRUVEILHIER, BUSCH, HOFFA), oder Fruchtwassermangel verantwortlich gemacht, während andererseits entzündliche Prozesse (HIRSCHBERGER) oder fehlerhafte Keimanlage, wie abnorme Segmentierung der Wirbelsäule, oder aber auch ungleichmäßige Entwicklung der Wirbelkörper durch Ernährungsstörung (MOUCHET und BROCAT, FALK) als ursächliches Moment bezeichnet wurden. Es ist das Verdienst PUTTIS, gezeigt zu haben, daß Amnioneinflüsse und Uterusdruck nur für ganz wenige Fälle von kongenitalen Skoliosen als Ursache angenommen werden können. Die Mehrzahl derselben ist endogen durch „*Alteration des Keimes*" bedingt und als Anomalie oder Fehler der regionären Differenzierung aufzufassen.

---

[1] Nach FALK genügt die Assimilation allein nicht: erst durch ungleichmäßige Höhenentwicklung des assimilierten Wirbels wird (im extrauterinen Leben) die Bedingung für das Entstehen der Skoliose gegeben. Nach seiner Ansicht sind die schon bei der Geburt bestehenden Skoliosen durch eine Störung der Wachstumsrichtung und Wachstumsenergie bedingt.

Von prinzipieller Bedeutung in dieser Richtung ist eine Veröffentlichung von BUDDE, in der eineiige Zwillinge erwähnt werden, welche beide eine angeborene Lumbosakralskoliose, aber in entgegengesetzter Richtung aufwiesen, eine Symmetrie der Fehlbildung im Sinne des Spiegelbildes. Bei beiden fand sich eine geringgradige Spaltung des ersten Sakralbogens, zu unbedeutend, um als Spina bifida gedeutet zu werden, und außerdem bestand eine Assimilation des 5. Lendenwirbelquerfortsatzes. Dieser Fall spricht wohl unzweifelhaft für genotypische Bedingtheit.

In letzter Zeit neigt man wieder der Auffassung zu, einzelne mit Wirbelmißbildungen einhergehende Fälle von angeborenen Skoliosen nicht als Folge der Wirbeldeformität, sondern die Verbiegung der Wirbelsäule als das Primäre aufzufassen, die erst sekundär zur Verbildung der Wirbel (Spaltbildungen) führt (HACKENBROCH, MÜLLER), eine Auffassung, die wohl kaum genügend begründet ist.

Den angeborenen Skoliosen sind auch jene seitlichen Wirbelsäulenverbiegungen zuzuzählen, welche auf kongenitale Beckendeformität zurückzuführen sind.

Zur *zweiten* Gruppe gehören die *Skoliosen* auf *rachitischer Grundlage.* Diese Gruppe bildet das Hauptkontingent aller seitlichen Wirbelsäulenverbiegungen. Wissen wir doch, daß nach den neuesten Forschungen nicht weniger als 87,8% aller Skoliosen rachitischen Ursprungs sind. Hierher gehört vor allem die *rachitische Kleinkinderskoliose* und die *habituelle Skoliose.* Über den Grund dieser Einteilung wollen wir später noch ausführlich sprechen, hier aber nur kurz erwähnen, daß nach den älteren Autoren die habituelle Skoliose auch als „konstitutionelle" bezeichnet wurde, während spätere Forscher der rachitischen Skoliose überhaupt die Bezeichnung „konstitutionelle" beifügten. Wir können nicht fehlgehen, wenn wir nach den Ergebnissen jahrelang betriebener pathologisch-anatomischer Studien des einen von uns als Ursache der habituellen Skoliose eine rachitische Erkrankung der Wirbelkörperbogenfugen annehmen. Diese *Fugenrachitis der Wirbelbogen* tritt in den allerersten Lebensjahren auf, befällt den wachsenden Knochen und die einmal durch diese Art der Rachitis geschädigte Wirbelsäule wird zur Zeit ihres stärksten Wachstums, zwischen dem 6. und 7. Lebensjahr (KARL LANGER) skoliotisch. Außer dem gesteigerten Wachstum sind dafür noch die vielen Noxen verantwortlich zu machen, welche die Wirbelsäule gerade zu eben derselben Zeit durch die dem Organismus ungewohnte, übermäßige funktionelle Beanspruchung beim Sitzen in den ersten Schuljahren treffen. Auch LORENZ hat schon die ersten Gestaltsveränderungen des skoliotischen Wirbels im Sinne der Torsion in der Körperbogenwurzelepiphyse gesehen. Seinerzeit haben BREUS und KOLISKO in ihrem klassischen Werke „Über die Pathologie der Beckenformen" für die Entstehung ganz ähnlicher pathologischer Formen am Becken die große Bedeutung der Fugenrachitis und des Wachstums hervorgehoben. In letzter Zeit wurde von FROMME für die Entstehung der habituellen Skoliose Rachitis tarda angenommen.

Für die Entstehung der *Kleinkinderskoliosen* ist eine diffuse malacische Form der Rachitis, welche den Wirbel in seiner Gänze befällt, verantwortlich zu machen.

Zur *dritten Gruppe* zählen wir die *Skoliosen*, welche als *mechanische Folge von anderen Anomalien*, sei es, daß diese endogener oder exogener Natur sind, aufzufassen sind. Hierher gehören die *statischen Skoliosen*, welche durch Beckensenkung infolge ungleicher Länge beider unteren Extremitäten bedingt sind, eine Skoliosenart, welche von manchen (LANGE, SCHEDE) zu den habituellen gezählt wurde. Weiter rechnen wir zu dieser Gruppe die cicatriziellen Skoliosen, die empyematischen, die neuromuskulären, die traumatischen und die durch Schmerzeinstellung bedingten Skoliosen. Diese ganze Gruppe von Rückgratsverbiegungen, welche sekundäre mechanische Folgen anderer Krankheitsbilder darstellen und demgemäß immer exogen bedingt sind, werden uns im folgenden nicht zu beschäftigen haben.

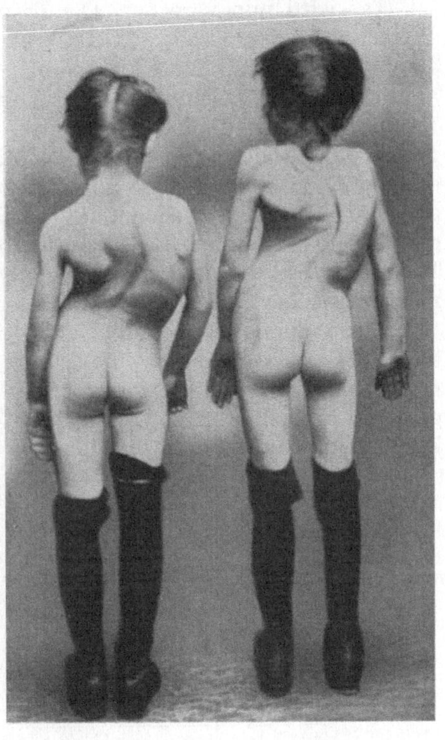

Abb. 57. Skoliose bei Schwestern.

Die Art des Auftretens, die Form der Skoliose, das kolossale Überwiegen der Linksskoliosen gegenüber den Rechtsskoliosen (nach SCHOLDER, WAITH und COMB gibt es 70,3%, nach E. MÜLLER 68% Linksskoliosen) scheint wenigstens zum Teil durch exogene Einflüsse bestimmt zu werden. In einer kurzen Schrift ,,Über das Liegendtragen der Kinder und die Häufigkeit der Linksskoliose" hat der eine von uns nachgewiesen, daß durch das ständige Tragen des Kindes am linken Arm der Mutter oder Pflegeperson, falls diese Rechtshänder sind, zur Zeit des intensivsten Wachstums des Säuglings in den ersten 5 Lebensmonaten sich eine größere Ausbiegungsfähigkeit der Wirbelsäule nach links entwickelt. Diese führt bei rachitischen, muskelschwachen Säuglingen öfters zur Skoliose, welche sich in manchen Fällen sogar in kurzer Zeit fixieren kann. In dieser Hinsicht es ist interessant, daß die seltenen Fälle von primären rechtsseitigen Totalskoliosen fast immer aus Linkshänderfamilien stammen.

Ein sicherer Beweis für die Rolle der Konstitution bei der Entstehung der Skoliosen ist durch ihre Heredität gegeben, welche nach den

Forschungen EULENBURGS und HOFFAS wie auch nach unseren eigenen Beobachtungen in mindestens 25—30% der Fälle nachzuweisen ist. Sie findet sich bei allen Arten von Skoliosen, besonders aber ist es die rachitische Kleinkinder- und die habituelle Skoliose, welche entsprechend ihrer überwiegenden Häufigkeit einen hohen Prozentsatz von Erblichkeit aufweist. Anamnestisch ist in den meisten Fällen dieser rachitischen seitlichen Rückgratsverkrümmungen in der Aszendenz mindestens noch ein zweiter Fall zu verzeichnen.

Was wird nun vererbt? Die Disposition zur Rachitis, oder die der Wirbelsäule zur Skoliose? Daß es eine vererbbare Disposition zur Rachitis gibt, kann heute als sichergestellt gelten. Eine Reihe von Beobachtungen aber, welche dadurch allein nicht zu verstehen wären, geben uns nähere Anhaltspunkte über die Art der genotypischen Repräsentation der Skoliose. So z. B. die Tatsache, daß wir sehr oft bei Fällen schwerster rachitischer Skoliosen keinerlei rachitische Verkrümmungen an den Extremitäten sehen, und daß sich auch bei den Familienangehörigen dieser Individuen die Rachitis vorzüglich als Skoliose manifestiert. Eine gewiß erwähnenswerte Eigenbeobachtung betrifft eine Familie mit rachitischer Skoliose. Bei zwei Geschwistern ist dieselbe was Verlauf, Grad und Torsion anbelangt, vollkommen gleichartig ausgebildet und auch die Mutter zeigte eine völlig analoge Rückgratsverkrümmung (vgl. Abb. 57). Leider war es nicht möglich, auch die Rückenphotographie der Mutter zu erlangen. JOACHIMSTHAL demonstrierte ein Zwillingspaar mit völlig gleichartiger Skoliose.

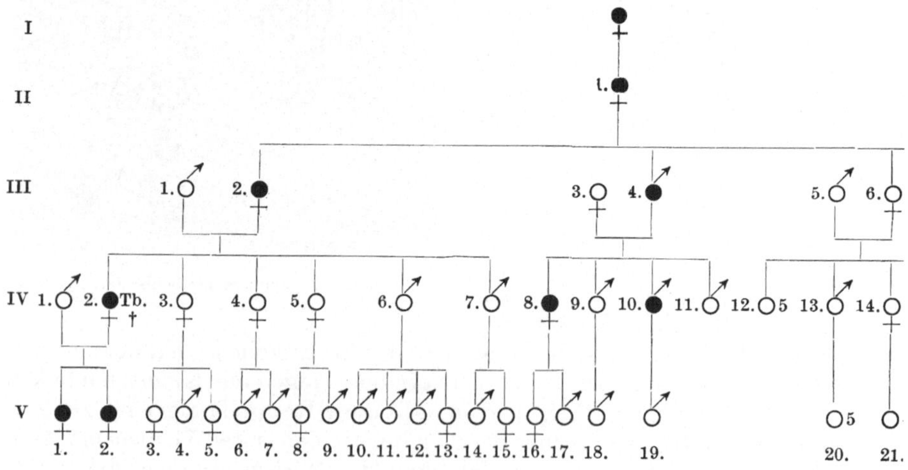


Abb. 58. Stammbaum (Nach

I ist „sehr krumm" gewesen und 14 Tage vor der diamantenen Hochzeit gestorben. II, 1 war „krumm", 74 Jahre alt geworden. III, 2 ist wenig rundrückig. 4 hat ausgeprägt runden Rücken. Ehepaar 5 und 6 sind kräftig und gesund. 7 ist hochgradig rundrückig. 8 mager, 61 Jahre alt, immer gesund gewesen, alle Geschwister und Eltern angeblich gesund. IV, 2 ist an Lungentuberkulose gestorben und war angeblich schmal, groß und krumm. IV, 8 und 10 sind gesund. 12: 4 Kinder sind klein gestorben, unbekannt woran, ein Kind 19 Jahre alt an Lungenentzündung. 13 ist sehr groß, wahrscheinlich Habitus asthenicus, PAULSEN nicht näher bekannt. 14: typische Asthenica, langer, flacher Rücken, costa X-fluctuans, retroflexio uteri, Prognathie, nervös. In der Familie des Vaters III, 5 kommen Astheniker vor. IV, 17: 6 Kinder

Besonders bemerkenswert ist eine Publikation von STAUB, in welcher eine ganze Skoliotikerfamilie beschrieben wird. Die Eltern waren leicht skoliotisch. *Ein Kind* hatte eine *angeborene Skoliose*, zwei Geschwister zeigten costovertebrale Anomalien; eines davon wies gleichzeitig angeborenen Schulterblatthochstand auf. Die restlichen *drei Kinder* waren ebenfalls skoliotisch, wobei es sich offenbar um *rachitische Skoliose handelte*.

Es gibt aber auch Skoliosefälle, bei denen die von uns früher zitierten Allgemeinschädigungen fehlen. So kennen wir selbst eine Familie, deren Mitglieder, soweit sie in der Aszendenz verfolgt werden konnten, rachitisfrei waren, wo die Kinder auf dem Lande in bestmöglichstem Milieu aufwuchsen und nicht einmal die Schule besuchten. Trotzdem fanden wir bei der Großmutter, Mutter und bei mehreren Kindern Skoliosen. Dabei stammen die behafteten Kinder aus zwei Ehen von normalen Vätern.

Diese drei Tatsachen, nämlich, daß sich *erstens* die Rachitis in ganzen Familien nur oder doch vorwiegend als Skoliose manifestiert, *zweitens* das Alternieren verschiedener, angeborener und rachitischer Skolioseformen in derselben Familie und *drittens* die gelegentliche familiäre Häufung von Skoliosen ohne Vorhandensein irgendeines der sonst ursächlich in Betracht kommenden Momente, beweisen, daß es eine konstitutionelle Bereitschaft der Wirbelsäule zur Skoliose gibt. Die genotypische Repräsentation der Skoliose haben wir uns also als pathologische Veränderung in dem der normalen Ausbildung der Wirbelsäule

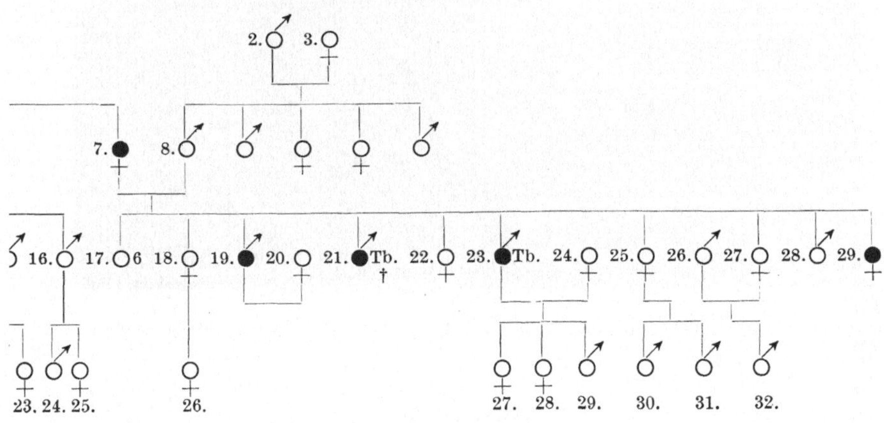


mit Rundrücken.
PAULSEN.)

sind klein gestorben. 21 ist unverheiratet 35 Jahre alt an Lungenschwindsucht gestorben. Mager, typischer phthisischer Habitus mit rundem Rücken. 23 hat typischen phthisischen Habitus mit Rundrücken, sehr mager, ist angeblich nie lungenkrank gewesen, hat aber als Kind eine Tuberkulose des rechten Knies und Fußgelenkes gehabt, seither gesund. V 1 und 2: 14 und 11 Jahre alt, haben leichten Rundrücken, sehr groß, mager, schmale flache Brust, beginnender Habitus asthenicus. 32 leidet an schwerer Bronchialdrüsentuberkulose; die Mutter ist unehelich und hat Drüsennarben am Halse. Der größte Teil der Generation V ist von PAULSEN untersucht, befindet sich aber noch in den ersten Kinderjahren.

dienenden Genbestand zu denken. In manchen Fällen kann dieses abnorme Gen bzw. Genkomplex allein schon im Phänotypus als Skoliose manifest werden, in anderen bedarf es zu seiner Manifestation noch anderer Momente, wie einer hinzutretenden rachitischen Erkrankung, abnormer Belastung der Wirbelsäule, usw.

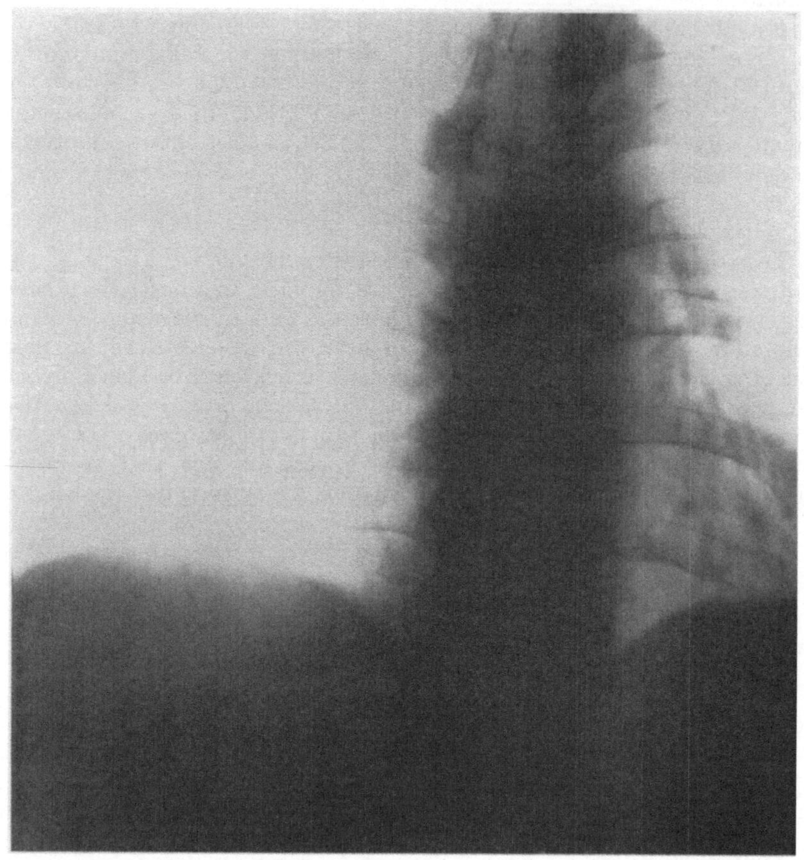

Abb. 59. Chronische Spondylarthritis bei 35 jährigem Mann, dem Bruder von Abb. 60.

## 2. Rundrücken.

Neben der Skoliose ist unter den Rückgratsverkrümmungen vornehmlich der *Rundrücken* zu erwähnen. Auch dieser tritt häufig familiär auf und läßt sich oft durch viele Generationen verfolgen. Es ist nun interessant zu beobachten, wie groß die Ähnlichkeit zwischen Eltern und Kindern in bezug auf die Körperhaltung sein kann und wie in manchen Fällen eine ausgesprochene Gleichheit z. B. schon in der Schiefhaltung des Rumpfes, bevor sich noch etwa eine Skoliose ausgebildet hat, besteht. Auch beim Rundrücken hatten wir oft Gelegenheit, denselben Typus der Deformität bei mehreren Familienmitgliedern zu beobachten. In einem Fall sahen wir bei 9jährigen eineiigen Zwillingen

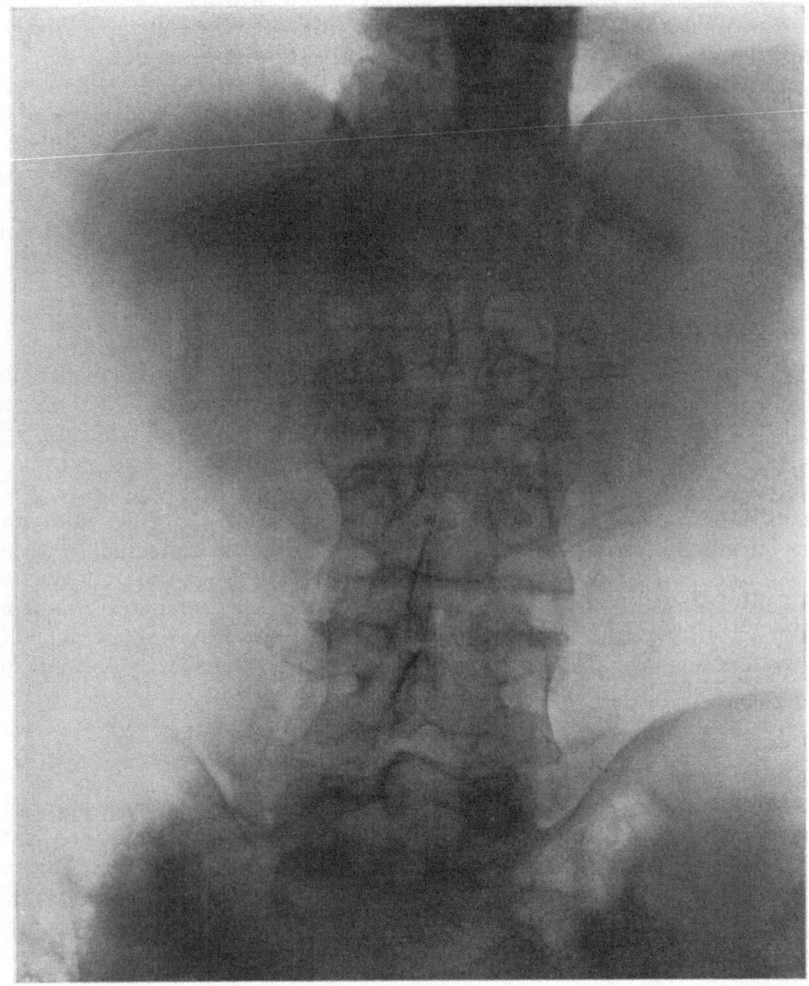

Abb. 60. Chronische Spondylarthritis bei 40jährigem Mann, dem Bruder von Abb. 59.

genau denselben Grad und die gleiche Art des Rundrückens. Auch der Altersrundrücken läßt sich in manchen Familien durch mehrere Generationen verfolgen. Wir bilden als Beispiel einen Stammbaum PAULSENS ab, wo der Rundrücken durch fünf Generationen bei 14 Individuen auftrat (vgl. Abb. 58).

Allerdings sind diese Einzelbeispiele als Auslesefälle beim Rundrücken für endogene Bedingtheit noch nicht beweisend. Diese Anomalie ist nämlich eine so häufig vorkommende Deformität, daß ein rein zufälliges Zusammentreffen von mehreren damit behafteten Individuen in derselben Familie recht gut denkbar und möglich wäre. Ein solcher Zufall ließe sich mit Sicherheit nur durch eine Statistik ausschließen, welche unter Berücksichtigung aller nötigen Kautelen zeigen würde, daß das Vorkommen des Rundrückens unter den Familienangehörigen von damit behafteten Patienten häufiger ist, als unter den Familienangehörigen von Kontrollfällen mit normaler Wirbelsäule. Eine solche Statistik steht uns derzeit nicht zur Verfügung, so daß wir über die endogene Bedingtheit des Rundrückens noch nichts absolut Entscheidendes sagen können, doch glauben wir immerhin berechtigt zu sein, eine genotypische Komponente anzunehmen, da ein zufälliges Auftreten der Anomalie durch fünf Generationen (vgl. Stammbaum Abb. 58) sehr wenig Wahrscheinlichkeit für sich hat.

## 3. Heredotraumatische Kyphose.

Die konstitutionelle Lokaldisposition der Wirbelsäule wird auch deutlich durch die Lokalisation von arthritischen Prozessen daselbst, welche sich bei mehreren Familienmitgliedern wiederholen kann. MARIE und ASTIÉ bezeichneten als heredotraumatische Kyphose eine chronisch ankylosierende Spondylitis, welche meist zur Verkrümmung der Wirbelsäule führt, nicht selten durch leichtere Traumen ausgelöst wird und wiederholt familiär beobachtet wurde. J. BAUER untersuchte einen Patienten mit schwerer deformierender Arthritis des unteren Wirbelsäulenabschnittes nach Trauma, dessen Vater seit seinem 14. Lebensjahr aus unbekannten Gründen bucklig war. Wir sind überzeugt, daß sich derartige Beispiele gar nicht so selten finden ließen, wenn auf die Familienverhältnisse entsprechend geachtet würde.

## 4. Chronische Spondylarthritis.

Auch die chronische Spondylarthritis kommt zuweilen ausgesprochen familiär vor. So beobachtete VOGL eine außerordentlich interessante Familie, deren Krankengeschichte und Röntgenbilder er uns in liebenswürdigster Weise zur Verfügung stellte und welche wir hier kurz beschreiben wollen. Es handelt sich um vier Brüder und deren Mutter, welche sämtlich an chronischer Spondylarthritis ankylopoëtica erkrankt waren.

Der älteste Bruder, ein 48jähriger Werkführer, leidet seit 4 Jahren an Schmerzen im Kreuz und in beiden Hüftgelenken. Geringgradige Kyphose der Brustwirbelsäule, röntgenologisch typische Spondylarthritis, außerdem besteht ein Ulcus pepticum ad pylorum.

Der zweite Bruder, ein 40jähriger Drechsler, hatte als Kind häufig Anginen. Seit 2 Jahren hat er Schmerzen im Rücken und der Kreuzgegend, besonders beim Bücken. Vor einem halben Jahr waren die Schmerzen besonders stark, vorzugsweise in der Nackengegend. Patient fieberte durch 2 Wochen. Seither zunehmende Steifigkeit des Genicks und zunehmende Kyphose. Normaler innerer Organbefund; die obere Brustwirbelsäule arkuär kyphotisch; *Röntgenbefund*: mehrere Wirbelkörper sind in ihrer Höhe vermindert, an vielen finden sich beiderseits unregelmäßige Randwülste, die stellenweise miteinander zu artikulieren scheinen. Zwischen $D_9$ und $D_{10}$ links und zwischen $D_{10}$ und $D_{11}$ rechts bestehen starre Knochenbrücken. $D_{11}$ und $D_{12}$ sind an ihrer dem intravertebralen Spalt zugewendeten Basis grob umgebaut und unregelmäßig begrenzt. Auch die Lendenwirbelsäule ähnlich verändert, nahezu vollkommene Knochenbrücken zwischen $L_2$ und $L_3$, grober Umbau in der oberen Hälfte von $L_5$ (vgl. Abb. 60).

Der dritte Bruder, ein 38jähriger Beamter, hatte vor 11 Jahren eine rezidivierende Angina und Torticollis rheumatica. Nachher Tonsillektomie. Seit 10 Jahren immer im Frühling und Herbst Schmerzen in den Hüftgelenken, besonders rechts, seit 2 Jahren auch Kreuzschmerzen, in letzter Zeit überdies starke Schmerzen im Nacken. Leichte Kyphose und Klopfempfindlichkeit der Wirbelsäule. *Röntgenbefund*: Leichte spondylarthritische Veränderungen in Form zarter Randexostosen, die zur Ankylosierung und Brückenbildung neigen, und zwar im Bereiche der unteren Brustwirbelsäule bis auf $L_1$ und $L_2$. Das rechte Hüftgelenk röntgenologisch normal.

Der vierte Bruder, ein 35jähriger Kaufmann, litt als Kind häufig an Anginen. Nachher Tonsillektomie. Seit dem 25. Lebensjahr Schmerzen im Rücken, Lendengegend und Brustbein. Anfangs Temperaturen bis 38°, auch jetzt noch häufig subfebrile Temperaturen. Zwischen dem 30. und 31. Lebensjahr öfters vorübergehende Schwellungen der Knie- und Handgelenke. 1923: Normaler innerer Organbefund. Wirbelsäule im Bereiche der oberen Brustwirbel arkuär kyphotisch, leicht klopfempfindlich. *Röntgenbefund*: Spondylarthritische Veränderungen verschiedenen Grades, bei $D_7$ beginnend und nach unten zu stärker werdend. Hauptsächlich spornartige Exostosen an den Wirbelkanten, welche insbesondere von den Grundflächen des Wirbels ausgehen, die Deckfläche des nächstunteren Wirbels berühren, gelegentlich, allerdings nur einseitig, auch Ankylosen machen. Stärkste Veränderungen zwischen $L_3$ und $L_1$. 1927: Beschwerden konstant, Kyphose und Versteifung der Brustwirbelsäule zunehmend, Röntgenbefund im wesentlichen unverändert (vgl. Abb. 59).

Wir glauben, daß dieser Fall die konstitutionelle Lokaldisposition der Wirbelsäule auch für arthritische Prozesse in überzeugender Weise illustriert.

## Achtes Kapitel.

# Angeborene, willkürliche und habituelle Luxationen.

## 1. Formale Genese der Luxationen.

Unter *Luxation* im allgemeinen versteht man das Heraustreten eines beweglichen Knochens aus seiner Gelenkverbindung.

Bei den angeborenen Luxationen allerdings handelt es sich im Gegensatz zu den traumatischen eigentlich nicht um ein Heraustreten aus der Gelenkverbindung, weil die das Gelenk konstituierenden Teile in den meisten Fällen vorher noch gar nicht in gelenkiger Verbindung miteinander waren, sondern ihre gegenseitige Lage von vornherein abnorme Verhältnisse aufwies. Bevor wir auf die Besprechung der *angeborenen Luxationen*, mit welchen wir uns hier fast ausschließlich befassen wollen, näher eingehen, möchten wir auf die Tatsache hinweisen, daß die Häufigkeitsgrade der *angeborenen* zu den *erworbenen* Luxationen der einzelnen Gelenke in umgekehrtem Verhältnis zueinander stehen, und daß die Luxationen der *oberen* und die der *unteren* Extremitäten bezüglich der Häufigkeit ihres Vorkommens sich ganz verschieden verhalten.

So wird die *angeborene Luxation in Hüft- und Kniegelenk bedeutend häufiger beobachtet, als die erworbene Verrenkung dieser Gelenke.* Dagegen gehört die *angeborene Schulter-* und *Ellbogenluxation* gegenüber den oft beobachteten *erworbenen* Schulter- und Ellbogenverrenkungen zu den größten Seltenheiten.

Einiges Licht auf diese Verhältnisse werfen entsprechende Beobachtungen im Tierreich. Es werden nämlich auch bei den Säugetieren *angeborene* und *erworbene* Luxationen im Hüft-, Schulter-, Knie- und Ellbogengelenk beobachtet. So ist die *erworbene* Schulterluxation bei Pferden, Wiederkäuern und Hunden zu konstatieren und dürfte hier hauptsächlich durch die seichte Gelenkspfanne bedingt sein. Sie kommt aber nach MÖLLER, FRICK u. a. bei den Tieren *viel seltener* vor als beim Menschen. Die Ursache dafür dürfte wohl darin zu suchen sein, daß beim Vierfüßler die vorderen Extremitäten, d. h. die *Vorarme*, sich bei Schulterbewegungen ständig in *Pronationsstellung* befinden. Beim Menschen hingegen kommt die Pronationsstellung der Vorderarme, resp. der Hände (Ristgriff) bei gleichzeitigen Bewegungen der Oberarme für sehr viele Verrichtungen gar nicht in Betracht, da die meisten Bewegungen im Schultergelenk bei gleichzeitiger Mittel- oder Supinationsstellung der Vorderarme ausgeführt werden. Die Pronationsstellung der Vorderarme stellt also eine gewisse Art von Sicherung gegen das Zustandekommen einer Schulterluxation beim Tier dar. Die Supinationsstellung, der Kammgriff, hingegen gibt für diese die häufigste Vorbedingung ab. Außerdem kommen Drehbewegungen im Schultergelenk, welche ja in der Regel die Luxation auslösen und welche wir Menschen so häufig ausführen, beim Tier fast nicht vor.

Während zwischen der vorderen Extremität der Säugetiere und der oberen Extremität des Menschen dieser große Unterschied besteht, zeigen die hinteren Extremitäten der Säuger und die unteren Extremitäten des Menschen ein sehr ähnliches Verhalten. Bei beiden handelt es sich im postnatalen Zustand bloß um eine Adduction des Femur um 90° mit leichter Innenrotation gegenüber der Stellung der hinteren Extremitäten bei den Kriechtieren, so daß die Streckseite des Knies nach vorne zu stehen kommt. Es müßte demnach die *erworbene Hüftluxation* sowohl bei den Säugetieren wie beim Menschen aus dem gleichen Grunde viel häufiger zu konstatieren sein, als die *erworbene Schulterluxation,* wenn nicht durch die tiefe Ausgestaltung der Hüftpfanne, durch das Ligamentum teres, durch die Torsion der Gelenkskapsel und durch den schützenden starken Muskelschlauch gleichsam eine *vierfache* Sicherung gegen das Zustandekommen einer Hüftluxation bestände. Erworbene Oberschenkelluxationen kommen sowohl beim Menschen wie beim Pferd und Maultier verhältnismäßig selten vor, häufiger beim Hund und besonders oft beim Rinde. Rinder und Hunde haben aber eine seichte Hüftpfanne; bei Kälbern wird sogar die *angeborene* Hüftluxation verhältnismäßig häufig gefunden, während sie, soweit dies aus der Durchsicht des einschlägigen Schrifttums festzustellen ist, bei den anderen Säugetieren überhaupt nicht zur Beobachtung kommt. Bezüglich der Motilität als das die Luxation auslösende Moment wäre darauf hinzuweisen, daß die Drehbewegungen im Hüftgelenk beim Säugetier gegenüber denen beim Menschen die gleiche Rolle spielen wie bei der vorderen resp. oberen Extremität. Außerdem werden beim Menschen Drehbewegungen im Hüftgelenk viel seltener ausgeführt, als im Schultergelenk.

Eine erworbene Knieluxation wird beim Säugetier höchst selten beobachtet; nur vereinzelte Fälle finden sich bei Kühen. Bei Pferden, Maultieren und Hunden kommen erworbene Luxationen des Vorarmes vor; bei Hunden sogar angeborene. Auch beim Menschen gehören erworbene Knieluxationen gegenüber den häufigen erworbenen Ellbogenluxationen zu den großen Seltenheiten. Als Erklärung dafür dient die Art der Motilität des Kniegelenks, die eingeschalteten Menisci, die Patella und die stärkere Muskulatur der unteren resp. hinteren Extremitäten.

Ganz anders liegen die Verhältnisse bei den *angeborenen Luxationen*, welche an der unteren Extremität ebenso häufig (speziell die Hüftluxation) beobachtet werden, wie sie an der oberen Extremität zu den größten Seltenheiten gehören. Wir können der Ansicht STOFFELS vollkommen beipflichten, welcher in der viel größeren Schulterbreite als Beckenbreite in den ersten 2 Monaten des Fetallebens und der daraus resultierenden angepreßten Lage der oberen Extremität am Brustkorb einerseits, in der exponierten Stellung der unteren Extremität andererseits einen Grund für das häufigere Auftreten der Hüftluxation erblickt.

Vom formalgenetischen Gesichtspunkte aus interessant ist vor allem die Tatsache, daß stets das proximale Gelenkskonstituens in weit höherem Grade deformiert ist als das distale, so bei Schulter und Hüfte die Pfanne, beim Knie die Femurkondylen usw. Im normalen Zustand, bei Kongruenz beider Gelenksteile, bildet der proximale Gelenkskörper gleichsam als „tutor“ einen Schutzwall gegen die übermäßigen Bewegungen des distalen Gelenkskonstituens. Ist dieser Wall aber schlecht ausgebildet, so geht der Schutz verloren und es kann zur Luxation kommen.

Als weitere Entstehungsbedingung der Luxationen, oder zumindest als begünstigendes Moment für das Zustandekommen derselben in gewissen Fällen ist die Gelenkschlaffheit, eine fehlerhafte Kapselentwicklung oder die Nachgiebigkeit des ganzen Bandapparates anzusehen. Und es ist interessant, daß alle die hier genannten Befunde nicht bloß bei Einzelfällen zu konstatieren sind, sondern sich oft heredofamiliär nachweisen lassen.

In der Deformitätenstatistik der neuesten Auflage des HOFFAschen Lehrbuches unter Zugrundelegung der Einzelstatistiken von HOFFA, SCHANZ, ROSENFELD wird der *angeborenen Hüftluxation* eine Häufigkeit von 4,44% zugeschrieben. Dieser Befund deckt sich so ziemlich mit den Beobachtungen anderer Autoren. So haben LANGE und die Mitarbeiter seines Lehrbuches der Orthopädie eine Statistik über die von ihnen im Jahre 1911 behandelten orthopädischen Fälle zusammengestellt. Diese umfaßt 15000 Fälle. Davon entfielen 3,7% auf die angeborenen Verrenkungen. Bei den 3,7% findet sich der Vermerk:

*fast ausschließlich* Verrenkungen der Hüfte. Auch GAUGELE fand unter 100 orthopädischen Leiden 3 angeborene Hüftluxationen. Es ist nun interessant, wie stark die Luxatio coxae congenita über die angeborenen Luxationen der anderen Gelenke dominiert. So entfallen nach DREHMANN auf 150 angeborene Hüftverrenkungen nur 5 angeborene Knieluxationen, nach KRÖNLEIN sogar auf 90 kongenitale Hüftluxationen bloß *eine* Knieluxation. Auch die angeborene Schulterluxation kommt nur selten zur Beobachtung, ebenso wie die kongenitale Ellbogenverrenkung. Etwas häufiger findet sich die angeborene Verrenkung des Radiusköpfchens. Nach KRÖNLEIN tritt sie doppelt so oft auf wie die anangeborene Knieverrenkung.

Was die absolute Häufigkeit der angeborenen Hüftluxation in unserer Bevölkerung anlangt, so sei auf folgendes verwiesen:

Nach den Statistiken der Vorkriegszeit kommt die kongenitale *Hüftluxation* unter den angeborenen orthopädischen Deformitäten am häufigsten zur Beobachtung; so hat ROSENFELD (1902) unter 2046 Fällen von Deformitäten 155 angeborene Hüftverrenkungen gesehen, denen bloß 90 Fälle von angeborenem Klumpfuß entgegenstehen. SCHANZ registriert 1901 unter 896 Fällen 3,3% angeborene Hüftluxation und 1,8% angeborenen Klumpfuß. HOFFA hingegen fand 1894 (*vor* RÖNTGEN und vielleicht an jüngeren Kindern) unter 1444 Fällen 11,84% Klumpfüße und nur 0,49% angeborene Hüftverrenkungen und HIROMOTO konnte, allerdings in Japan, unter 454 angeborenen Mißbildungen 73 Fälle von Hüftluxation und 118 Klumpfußfälle konstatieren. ROSENFELD hat seine eigene Beobachtungsreihe mit der von SCHANZ und HOFFA (zusammen 4386 Fälle) zu *einer* vereinigt und fand den angeborenen Klumpfuß in 279, die angeborene Hüftluxation in 195 Fällen. 1924 gelangt SCHELLER in einer Statistik, welche die orthopädischen Fälle des orthopädischen Universitäts-Ambulatoriums in Wien (LORENZ) in den Jahren 1901—1923, also Vorkriegs-, Kriegs- und Nachkriegszeit zusammen erfaßt, zum Resultat, daß 2138 Fälle von kongenitaler Hüftluxation 1752 Fällen von angeborenem Klumpfuß gegenüberstehen.

Es ist nun sehr interessant zu konstatieren, daß die Häufigkeit der einzelnen Deformitäten im Laufe größerer Zeitabschnitte etwas zu variieren scheint, und daß auch das Verhältnis der Deformitäten zueinander zu verschiedenen Zeiten ebenfalls Schwankungen aufweist. Beweisend dafür sind neuere statistische Daten über die angeborene Hüftluxation und den angeborenen Klumpfuß, welche einerseits von PROPPE aus der Leipziger orthopädischen Poliklinik, andererseits von KOCHS am Kölner Material gefunden wurden. Beide Autoren haben die Häufigkeitszahlen der genannten angeborenen Deformitäten in der *Vorkriegszeit* denen der *Nachkriegszeit* gegenübergestellt und berichten darüber folgendes:

PROPPE fand in den Jahren 1908—1914 an einem Material von 8284 Patienten 27 Klumpfüße und 130 angeborene Hüftluxationen; in den Jahren 1915—1921 aber unter 6101 Patienten 27 Klumpfüße und 72 angeborene Hüftluxationen;

KOCHS beobachtete von 1910—1913 an 2505 Patienten 26 Klumpfüße und 43 angeborene Hüftluxationen; in den Jahren 1920—1921 an

2680 Patienten hingegen 63 Klumpfüße und nur 30 angeborene Hüftluxationen.

Nach SCHANZ kamen vor dem Kriege auf 2000 Patienten 3 Klumpfüße und nach dem Kriege auf dieselbe Anzahl sogar 24 Klumpfüße.

BLENCKE fand unter 3000 Patienten vor dem Kriege 16 Klumpfüße und 34 Hüftluxationen, unter ebenso vielen Patienten nach dem Kriege aber 43 Klumpfüße und 13 Hüftluxationen.

Alle diese Zahlen beweisen die Richtigkeit der Annahme, daß in der *Vorkriegszeit die angeborene Hüftluxation* unter allen *angeborenen* Deformitäten am *häufigsten* beobachtet wurde. Das Verhältnis der Häufigkeit ihres Vorkommens zu der des angeborenen Klumpfußes hat sich in der Nachkriegszeit stark zugunsten des Klumpfußes verschoben, so daß *jetzt der Klumpfuß* unter den angeborenen Deformitäten an *allererster Stelle* steht. Für diese Zunahme der Anzahl der Klumpfußfälle wird von BLENCKE und KOCHS die größere Häufigkeit der Knabengeburten während und nach dem Kriege verantwortlich gemacht.

Bezüglich der *formalen Genese* der Hüftluxation verweisen wir auf das Schema, welches der eine von uns (E.) in seiner Arbeit über angeborene Hüftluxation in der Zeitschr. f. orthop. Chir., Bd. 45. 1924, entworfen hat.[1]

Wie schon in der angeführten Publikation auseinandergesetzt wurde, kommt es zu anormaler Anlage der Gelenkskonstituentien, zur Hypoplasie der befallenen Beckenhälfte, zu Hyperplasie des Pfannenbodens, zu Hypoplasie des Femurkopfes und dies auf verschiedene Weise; nämlich einmal durch Retardation des Knorpelknochensubstitutionsprozesses, ein andermal durch Nachgiebigkeit des ganzen Bandapparates.

Durch die Retardation des Knorpelknochensubstitutionsprozesses wächst der Knorpel der Gelenkskonstituentien über sein normales Maß weiter, so entwickelt sich einerseits der Pfannenboden des Hüftgelenkes zu flach, er wird tellerartig, andererseits ist das Pfannendach schlecht ausgebildet, abgeschrägt und der hypoplastisch gebildete Knorpelfemurkopf in seiner Gestalt nicht für die Pfanne passend. Daraus resultiert eine Insuffizienz der gesamten Gelenkskonstituentien (Pfanne, Femurkopf, Femurhals, Bänder und Kapsel).

Doch auch auf dem Wege über die Antetorsion des Femurkopfes kann es durch Wegfall des Gegendruckes zwischen Femurkopf und Pfanne zu abnormem Weiterwachsen des Knorpels der Gelenkskonstituentien kommen, so daß eine besonders in ihren beiden unteren Quadranten viel zu flache Pfanne, also gleichfalls eine Anomalie der Gelenkskonstituentien entsteht.

Wir pflichten der Ansicht BADES bei, welcher die formale Genese der meisten Fälle von angeborener Hüftluxation durch diese anatomischen Gründe erklärt. Es findet ein Abdrängen des zu kleinen Femurkopfes von dem unteren hyperplastischen Pfannenboden statt und durch das zu schwach entwickelte Pfannendach kann der abgedrängte Kopf nicht genügend aufgenommen werden. Der Wachstumsdruck des

---

[1] ENGELMANN: Über angeborene Hüftluxation. Zeitschr. f. orthop. Chir., Bd. 45, S. 438. 1924.

hyperplastischen Pfannenbodens auf den hypoplastischen Kopf, das Fehlen des vorhin erwähnten Tutors (hauptsächlich bedingt durch die Hypoplasie des Pfannendaches), welcher normal sein schirmendes Dach über den höher drängenden Femurkopf legen könnte, führt in utero oder bald nach der Geburt, selten erst später, zur Hüftluxation.

Bade, welcher die statische, intrauterine Theorie für eine reine Hypothese hält, die durch nichts bewiesen werden kann, ist Anhänger der teratologischen Entstehungsweise. Nach ihm bleiben die das Gelenk zusammensetzenden Teile auf einem frühen Entwicklungsstadium stehen.

Vogel, welcher bei Untersuchung von 200 Hüftluxationsfällen in 34% geringe Fruchtwassermengen fand, nimmt als Ursache für die angeborene Hüftluxation trotzdem eine *Entwicklungsstörung* des Blastems an. Einzelne Organteile sind in ihrer Entwicklung gehemmt, andere entwickeln sich zu stark, und ein letzter Teil entwickelt sich normal. Es kommt zu einer abnormen Verteilung des zur Gelenksentwicklung verfügbaren Gewebes. Vor allem sei es die Hyperplasie des Pfannenbodens, welche zur Hüftluxation disponiert.

Den Befunden Vogels widerspricht übrigens die Beobachtung Ludloffs, der bei fast allen seinen 23 genau beschriebenen Fällen von angeborener Hüftluxation normale Fruchtwassermengen beobachtete, allerdings in der Voraussetzung, daß das Verhältnis der Fruchtwassermenge zum Embryo sich nicht erst am Ende der Schwangerschaft der Norm genähert hätte.

Gegen die Annahme Ewalds, der eine originäre Hemmungsbildung bei der angeborenen Hüftluxation deshalb ausschließt, weil die Luxationspfanne nach richtiger Reposition ganz normale Konfiguration annehmen kann, hat sich der eine von uns (E.) schon in seiner 1919 erschienenen Abhandlung „Über die angeborene Hüftluxation" ausgesprochen.

Die Annahme von *akuten Traumen*, von äußerer Gewalt, welche den schwangeren Leib der Mutter trifft, von geburtshilflichen Encheiresen usw. kommt ätiologisch wohl kaum in Betracht.

Auch eine Spina bifida mit Dysplasie der entsprechenden Rückenmarksabschnitte und Parese bestimmter Muskelgruppen wurde von einigen Autoren als Ursache der kongenitalen Hüftluxation angesehen. Diese Auffassung, welche bereits Beck widerlegt hat (vgl. S. 214), ist schon deshalb unhaltbar, weil die Mehrzahl der Hüftluxationsfälle gar nicht mit Spina bifida kombiniert ist.

Die Möglichkeit, daß die angeborene Hüftluxation in vereinzelten Fällen durch *spastische Zustände* der Muskulatur entstehen könne, ist nicht ganz von der Hand zu weisen. Doch kann man fast alle hier aufgezählten Einwirkungen nach unserer Meinung nicht als alleinige Ursache werten, sie stellen bestenfalls bloß die *letzte Veranlassung* für das Entstehen der angeborenen Hüftluxation dar. Absolut unzulässig erscheint uns die alte Auffassung der Entstehung der angeborenen Hüftluxation als pathologische Luxation, welche auf Entzündung des Gelenkes, auf Ausweitung der Gelenkskapsel zurückzuführen ist, weil die Untersuchung in diesen Fällen ein von dem angeborenen ganz verschiedenes Krankheitsbild ergibt.

Auch der von etlichen Autoren beschuldigte *intrauterine Druck* kann wohl kaum als *ätiologisches* Moment für die angeborene Hüftluxation aufgefaßt werden, wissen wir doch, daß ein in allen seinen Konstituentien normal angelegtes Hüftgelenk auch bei flektierter, adduzierter Lage des Femurs in utero durch abnormen Druck *niemals* luxiert werden kann, da ja der Druck in gleicher Weise auch auf den Trochanter major ausgeübt wird und so auf den Femurkopf in der Pfanne direkt *retinierend* wirkt.

Nur ein schon in seiner Anlage abnorm entwickeltes Gelenk kann durch jene mechanischen äußeren Einwirkungen, welche in utero in Betracht kommen (Amnionenge usw.), zur Luxation gebracht werden. Mithin können die hier erwähnten äußeren Einflüsse *höchstens als auslösendes* Moment für etliche Fälle von angeborener Hüftluxation in Frage kommen.

HEUSNER hat gewissermaßen eine traumatische intrauterine Entstehung der Hüftluxation ungefähr im 3. Monat der Schwangerschaft angenommen; Fuß oder Knie fängt sich nach seiner Ansicht in einer Amnionfalte und führt zur Verrenkung der Hüfte.

Die Ansicht von LORENZ, die kongenitale Hüftluxation durch die dauernde Zwangshaltung des fetalen Oberschenkels in maximaler Flexions- und Adductionsstellung in utero entstanden zu denken, besteht nicht mehr zu Recht. Sie wurde von ihm selbst verlassen. Und doch wird man diese Stellung in manchen Fällen, bei welchen es sich a priori um eine autonome Entwicklungsstörung (LORENZ) handelt, ganz mit Recht als *auslösendes* oder zumindest *begünstigendes* Moment für das Zustandekommen einer angeborenen Hüftluxation ansprechen können.

Nach LE DAMANY entstehen die wichtigsten, zu Hüftluxation disponierenden Veränderungen der Gelenkskonstituentien (Antetorsion) während der zweiten Hälfte der Schwangerschaft. Die schief nach vorn gerichtete Hüftpfanne entspricht mehr dem Gang der Vierfüßler und ist dem aufrechten Gang des Menschen noch nicht richtig angepaßt.

LE DAMANY faßt die Hüftluxation als indirekte Folge der Hypertrophie des Gehirnvolumens der weißen Rasse auf. 13mal häufiger fand er die angeborene Hüftluxation bei der weißen Rasse vor als bei den Howasnegern. Nach ihm kommt es durch die übermäßige Kauerstellung des Fetus zu Gelenkskörperdeformitäten (zu allzu geringer Tiefe der Hüftpfanne, zur Antetorsion des Femurkopfes), welche eine Disposition für das Entstehen der Hüftluxation abgeben. Man könnte nach LE DAMANY direkt von einer *Luxatio anthropologica* sprechen.

VERNEUIL, welcher fetale Paralyse der Beckenbeinmuskeln für die Entstehung der angeborenen Hüftluxation verantwortlich machte, hatte seinerzeit als Prosektor einen Preis von 3000 Franken für den Nachweis einer Hüftluxation bei einem Neugeborenen ausgeschrieben (zitiert nach LORENZ). LORENZ selbst hat bei über 1000 untersuchten Neugeborenen und ganz jungen Kindern nicht ein einziges Mal eine Hüftluxation klinisch finden können. Die systematische Untersuchung mit Röntgenstrahlen hat auch in dieser Sache eine Wandlung geschaffen, so daß wir tatsächlich — wir stützen uns auf eigene Befunde — die angeborene

Hüftluxation, wenn auch nur in vereinzelten Fällen, doch schon bei Säuglingen feststellen konnten.

Pathologisch-anatomische Befunde des Hüftgelenkes aus der *ersten* Fetalzeit existieren nicht. Auch die der späteren Fetalzeit sind äußerst spärlich. In einer 1923 erschienenen Monographie „Eine vollständig ausgebildete Hüftluxation bei einem 7monatigen Fetus“ schildert HARRENSTEIN (Amsterdam) einen sehr interessanten Fall, bei dessen Obduktion kein anderes angeborenes Leiden gefunden wurde, außer einer einseitigen Hüftluxation. Er kommt auf Grund der von ihm bei der Sektion erhobenen Befunde zu dem Schluß, daß in diesem Falle eine primäre Störung in der Entwicklung des Hüftgelenkes die prädisponierende Ursache der Erkrankung abgegeben habe.

In einer späteren Arbeit desselben Autors: „Eine gefährliche Periode in der Entwicklung des Hüftgelenkes und ihre Bedeutung für das Entstehen der Hüftgelenksverrenkung“ werden charakteristische Form- und Stellungsveränderungen der Pfanne am Ende der intrauterinen Entwicklung und der Druck der Gebärmutterwand als ursächliche Momente angeführt.

Nach LORENZ' Meinung kommen Befunde an teratologischen Mißbildungen lebensunfähiger Feten für die Frage der Entstehung der angeborenen Hüftluxation nicht in Betracht. Wir teilen diese Ansicht ebensowenig wie die anderer Autoren (JOACHIMSTHAL, HEUSNER u. a.), welche behaupten, daß von den mit anderen Deformitäten kombinierten Hüftluxationsfällen nicht auf die Genese der *unkomplizierten* Fälle geschlossen werden darf.

Geographische bzw. ethnographische Einflüsse machen sich durch den verschiedenen Grad der Häufigkeit des Auftretens der kongenitalen Hüftluxation in den einzelnen Ländern geltend. Holland ist wohl das Land, in welchem die angeborene Hüftverrenkung am häufigsten vorkommt. Ebenso interessant ist es, daß Nord- und Süditalien ganz enorme Unterschiede in der Häufigkeit des Vorkommens dieser Abnormität aufweisen. Gewiß kann auch die regionär verschiedene Ausbildung der Ärzte und die kulturelle Aufgeklärtheit der Bevölkerung in gewissem Sinn an dieser territorialen Verschiedenheit der Hüftluxationsstatistik schuld sein.

Über die Prävalenz des weiblichen Geschlechtes bei den Fällen von kongenitaler Hüftluxation haben wir genaue statistische Angaben bei NARATH, welcher unter 109 Fällen von kongenitaler Hüftluxation 88,9% Mädchen und nur 11,1% Knaben fand. Auch LORENZ gelangt zum gleichen Resultat und zählt unter 671 Fällen 87,8% Mädchen und 12,2% Knaben.

Nach FEHLINGS Untersuchungen und nach der Meinung von FRIEDLÄNDER ist für die Prävalenz des weiblichen Geschlechtes bei der kongenitalen Hüftluxation die eigentümliche Form des weiblichen embryonalen Beckens verantwortlich zu machen.

HARRENSTEIN sah beim *weiblichen* Becken die von ihm beobachteten charakteristischen, zur Luxation disponierenden Form- und Stellungsveränderungen der Pfanne gegen Ende der intrauterinen Entwicklung in stärkerem Maße auftreten als beim männlichen Becken und erklärt auf diese Weise das häufigere Vorkommen der angeborenen Hüftluxation beim weiblichen Geschlecht.

Eine typische, regelmäßige Begleiterscheinung der angeborenen Hüftluxation bildet die von dem einen von uns (E.) und anderen Autoren nachgewiesene *Hypoplasie* der ganzen Beckenhälfte der luxierten Seite, welche fast ausnahmslos in allen Fällen von kongenitaler Hüftluxation zu konstatieren ist. E. geht in seinen Überlegungen noch weiter und behauptet, daß jede doppelseitige Hüftluxation wieder entsprechend ihrer graduellen Verschiedenheit auf beiden Seiten auch verschieden hochgradige Unterentwicklung der beiden Beckenhälften aufweist. Und E. wiederholt auch in diesem Zusammenhang, daß wir aus dieser Beobachtung für die Praxis die Konsequenz ziehen müssen, nach der Reposition beider Hälften jede Seite in individuell gewählter Stellung zu fixieren, selbst auf die Gefahr hin, auf die funktionelle Belastung während der Fixation im Gipsverband verzichten zu müssen.

Einseitige Beckenhypoplasie *ohne* Hüftluxation finden wir nur ausnahmsweise in den seltenen Fällen von totaler halbseitiger Skeletthypoplasie.

Die verschiedenen Entstehungsmöglichkeiten der angeborenen Hüftluxation dokumentieren sich praktisch in der differenten therapeutischen Beeinflußbarkeit des Einzelfalles.

Interessant ist, daß Luxationskinder meist auffallend schöne, ihrem Alter entsprechend gut entwickelte Kinder mit ebenmäßigem, breiten Oberkörper und proportionierten Extremitäten sind, wie dies auch schon K. H. Bauer hervorhebt.

Nach der angeborenen Hüftluxation rangiert die *kongenitale Knieluxation* unter den angeborenen Luxationen bezüglich der Häufigkeit ihres Vorkommens an erster Stelle. Allerdings gehört sie zu den *seltenen* Deformitäten. So verzeichnet Scheller unter den 4664 im Wiener orthopädischen Universitäts-Ambulatorium von Prof. Lorenz in 23 Jahren beobachteten angeborenen Deformitäten nur *drei* angeborene Knieluxationen, welchen er 2138 Fälle von angeborener Hüftverrenkung entgegenstellt. Krönlein fand den Prozentsatz zwischen beiden 90 : 1, während Drehmann auf 30 angeborene Hüftluxationen schon eine Kniegelenksluxation rechnet.

Im Jahre 1888 finden sich in der einschlägigen Literatur bloß 25 Fälle von angeborener Knieluxation zusammengestellt, 1900 bereits 127 und 1914 wird schon über 188 einschlägige Fälle berichtet. Die überwiegende Mehrzahl all dieser Fälle stellt eine Subluxation oder totale Verrenkung nach *vorne* dar.

Was die formale Genese der kongenitalen Knieluxation anlangt, so müssen wir, ebenso wie wir für das Zustandekommen der angeborenen Hüftluxation eine bestimmte angeborene Veränderung der Gelenkskonstituentien angenommen haben — auch für die einzelnen Stadien der kongenitalen Kniegelenksluxation, für das angeborene Genu recurvatum, für die Sub- und Totalluxation des Knies, trotzdem der

Symptomenkomplex für die einzelnen Stadien ein verschiedener ist —, eine Veränderung der Gelenkskörper verantwortlich machen. Auch hier haben wir es mit einer veränderten Form vornehmlich des proximalen Gelenkteiles, mit einer fehlerhaften Ausbildung des vorderen kondylären Anteils des Femurs, mit einer primären Entwicklungsanomalie seiner Gelenksflächen zu tun. Die vordere Kondylenfläche erscheint in der Richtung von vorne oben nach hinten unten abgeschrägt (Kopits, Jung u. a.) und erleichtert ein Abgleiten des Unterschenkels nach vorne. Die Fossa intercondyloidea ist dabei gewöhnlich seichter entwickelt. Auch fehlt oft die Patella, oder sie wird kleiner als der Norm entsprechend gefunden.

Hingegen erscheint die Tibia fast immer normal konfiguriert.

Der Annahme Drehmanns einer mechanischen Entstehungsweise der angeborenen Knieluxation durch die Entwicklung der unteren Extremität in einer abnormen Zwangshaltung in utero (Hyperextension) können wir wohl nur insoweit beipflichten, als wir sie als auslösendes Moment für die Überstreckung im Kniegelenk und für das Abgleiten des Unterschenkels ansehen können. Es fehlt so wie bei der Luxatio coxae cong. auch hier an dem „tutor", der die Normalgestalt des Gelenkes gewährleistet, an der schützenden vorderen Rundung der Femurkondylen, welche die Hyperextension, das Vor- und Abgleiten sowohl der Menisci, als auch der Tibia unmöglich macht. Sekundär kommt es zur veränderten Lagerung und Spannung der das Gelenk übersetzenden Muskeln. Diese haben sich der falschen Gelenkstellung angepaßt, ebenso wie die Gelenkskapsel und die Verstärkungsbänder des Gelenkes, und bieten oft bei der Reposition ein großes Hindernis.

Die Quadricepsverkürzung als Ursache der Luxation anzunehmen, wie dies Potel und Owen taten, ist bei normal konfigurierten Gelenkskonstituentien wohl nicht gerechtfertigt.

Nach Wolff ist abnorme *Schlaffheit* und *Lockerheit des Bandapparates* als Ursache anzusehen. Perthes beschuldigt Nachgiebigkeit der Gelenkskapsel. Diese Kapselerschlaffung des Kniegelenks können wir als alleinige Ursache nur für die wenigen Fälle von angeborenen Knieluxationen gelten lassen, bei welchen gleichzeitig eine ganz besondere Dehnbarkeit und Schlaffheit der Kapsel konstatierbar ist. Bei solchen Individuen findet sich in der Regel aber auch eine Schlaffheit mehrerer anderer Gelenke und Bänder.

Die *angeborene laterale Patellarluxation* ist selten. Nach Schellers Statistik der orthopädischen Ambulanz Lorenz' wurde sie 6mal unter 64980 Deformitäten beobachtet. Friedland führt dieselbe auf die pathologische Lateroposition des Musculus quadriceps auf Grund folgender Überlegung zurück: Die unteren Extremitäten des Fetus nehmen während der Differenzierungsperiode (im 3. Monat des Intrauterinlebens) eine typische Lage ein, bei der die Hüftgelenke stark nach außen rotiert und die Femora an den Bauch angedrückt sind. Im weiteren werden die Hüften immer mehr nach innen rotiert, was als Folge des *spiralartigen* Wachstums der Knochen anzusehen sei. Bei Störungen dieses normalen Wachstums, bei dem die Hüfte mehr oder weniger nach außen rotiert bleibt, kommt es dadurch, daß der Quadriceps der Hüfte eng anliegt, zur Lateroposition dieses Muskels und der Patella. Der Druck der Patella führt dann zu einer Unterentwicklung des lateralen Femurepicondylus. FRIEDLAND faßt diese Knochenveränderungen als sekundär auf. Andere Autoren (APPEL, WIEMUTH) haben diese Unterentwicklung als ätiologisches Moment für die Entstehung der Patellarluxation angesehen.

Die *angeborene Schulterluxation* gehört zu den seltensten Mißbildungen. In 23 Jahren wurde im orthopädischen Ambulatorium Prof. LORENZ' kein einziger Fall beobachtet. Bis 1904 waren in der Literatur bloß 33, bis 1914 nur 61 einwandfreie Fälle von kongenitaler Humerusluxation bekannt. Sie tritt meist einseitig auf und es sind nur fünf doppelseitige angeborene Schulterverrenkungen in der Literatur angeführt. Knaben und Mädchen scheinen bezüglich der Häufigkeit des Auftretens in der gleichen Weise betroffen.

Für die formale Genese der *angeborenen Schulterluxation* gilt das schon bei der kongenitalen Hüft- und Knieluxation Erwähnte. Die meisten Fälle sind wohl ätiologisch als endogen bedingt aufzufassen. Dafür sprechen die von MELCHIOR beschriebenen anatomischen Befunde der *abnormen Kleinheit* der Schultergelenkspfanne. Ebenso erwähnt SMITH in einem Sektionsbericht starke Veränderungen sowohl der Pfanne als auch des Caput humeri, welch letzteres eine ovale Form aufwies. Auch der Schaft des luxierten Humerus war dünner als der der anderen Seite. Auch CUMSTONS spricht von „mangelhafter Ausbildung der Knochenteile am Schultergelenk“. Es dürfte sich also, wie bei der angeborenen Hüftluxation, auch hier um eine Schulter und Oberarm betreffende Wachstumsstörung handeln, welche sich am deutlichsten an der Schulterpfanne zeigt.

Auch hier wird eine Inkongruenz der einzelnen Gelenkskonstituentien anzunehmen sein. Die zu kleine, zuwenig tiefe Pfanne bietet dem ebenfalls abnorm gebildeten hypoplastischen Kopfe des Oberarmes zuwenig Halt, es fehlt auch hier der „tutor“, und es wird zur Luxation kommen.

Doch auch in frühester Fetalzeit entstandene amniotische Verwachsungen werden von anderen Autoren für die Entstehung der kongenitalen *Humerusluxation* verantwortlich gemacht. So konnte EBERT in einem Falle eine lange, am Rücken über der Wirbelsäule verlaufende Narbe als Fortsetzung der Analfalte als Rest amniotischer Verwachsung beobachten. Derartige Fälle gehören allerdings zu den Seltenheiten. Uterusdruck selbst kann wohl nur als auslösendes Moment bei starker Adductions- und Innenrotationsstellung des Oberarmes für das Zustandekommen einer Luxation angenommen werden.

Die *angeborene Luxation des Radiusköpfchens* wird sowohl einseitig als auch doppelseitig beobachtet und zwar ungefähr gleich oft. Die angeborene Verrenkung des Capitulum radii nach *hinten* ist die häufigste, die nach *vorne* kommt viel seltener vor und die nach *außen* am seltensten. So fand PICCIOLI dieselbe unter 41 Fällen 25mal nach hinten, 12mal nach vorne und bloß 4mal nach außen; UFFREDUZZI unter

51 Fällen 34mal nach hinten, 13mal nach vorne und 4mal nach außen.

Was die *formale Genese* der *Luxatio capituli radii congenita* anlangt, so können wir uns dieselbe so vorstellen wie bei der angeborenen Knieluxation. Wie wir bei dieser eine mangelhafte Ausbildung des proximalen Gelenkskonstituens beobachteten, eine Entrundung, ein Abgeschrägtsein der Femurkondylen, so findet sich auch bei den in der Literatur beschriebenen Fällen von angeborener Luxation des Radiusköpfchens überall eine *defekte Ausbildung* des Condylus lateralis humeri erwähnt. Es besteht eine Inkongruenz der Gelenksteile. Auch die Fovea radii wird meist zu flach, von ovaler Gestalt statt rund gefunden (vgl. auch S. 190).

Wir können das Kapitel der Luxationen nicht beschließen, ohne vorher noch der sog. „*willkürlichen*" und „*habituellen*" Luxationen Erwähnung zu tun. Unter *willkürlicher* Luxation verstehen wir die Fähigkeit mancher Menschen, *ohne* vorausgegangene Verletzung oder Lähmung ein Gelenk ihres Körpers willkürlich zu luxieren und wieder zu reponieren. Es handelt sich in diesen Fällen, wie röntgenologisch festgestellt wurde, nicht um Totalluxationen, sondern mehr weniger um eine Subluxationsstellung des betroffenen Gelenkes. Derartige willkürliche Luxationen konnten wir an der Schulter, am Daumen und an der Patella des öfteren konstatieren und in manchen Fällen ihr heredofamiliäres Vorkommen beobachten. Beim Schultergelenk hat WITTEK diese willkürliche Luxation beschrieben und erwähnt, daß die Gelenkfläche der Scapula vielleicht etwas weniger stark gebogen erscheint, als es der Norm entspricht. Es käme also nach unserer Meinung für das Zustandekommen der Luxation in gewissem Sinn ebenfalls das Fehlen des schon erwähnten „tutor" in Betracht, ähnlich wie wir es bei der formalen Genese der einzelnen *angeborenen* Luxationen bereits früher besprochen haben. Bei der willkürlichen Patellarluxation läßt sich am Kniegelenk gewöhnlich eine Abflachung des äußeren Epicondylus konstatieren, welche die Luxation der Patella, die bei diesen Fällen meist in ihrer Größe etwas zurückgeblieben ist, hervorruft.

Die *habituellen* Luxationen, deren erstmaliges Auftreten in der Regel im Anschluß an ein Trauma erfolgt, wiederholen sich später häufig und bei den geringfügigsten Anlässen. Oft genügt die Übertreibung einer physiologischen Bewegung, um die Luxation, welche man eigentlich als Rezidiv auffassen kann, zu erzeugen. In manchen Fällen kann auch ein epileptischer Krampfzustand dazu führen.

## 2. Erbbiologie der Luxationen.

Wir haben bereits bei Besprechung der formalen Genese der kongenitalen Gelenksluxationen gehört, daß sie mit der allergrößten Wahrscheinlichkeit schon im Keimplasma angelegt sind, wobei dann im Einzelfall äußere, während des intrauterinen Lebens wirksame Faktoren die Manifestation dieser Anlage begünstigen können. Bewiesen wird ihre konstitutionelle Natur durch das heredofamiliäre Auftreten der angeborenen Luxationen, welches sich auch für die selteneren von ihnen nachweisen läßt. Wir dürfen also für das Entstehen der kongenitalen Luxationen mit Sicherheit eine Erbanlage bzw. einen Komplex von Erbanlagen verantwortlich machen, deren genauere Analyse unsere nächste Aufgabe sein soll.

Wir beginnen mit der *Hüftluxation*, als der häufigsten und praktisch wichtigsten unter allen angeborenen Luxationen, über welche auch

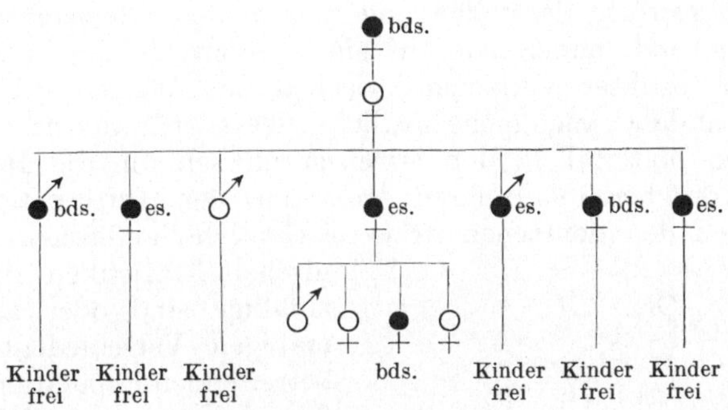


Abb. 61. Stammbaum mit angeborener Hüftluxation. (Nach NARATH.)
bds.: beiderseitig. es.: einseitig.

das meiste Material vorliegt. Ihr heredofamiliäres Vorkommen ist allgemein bekannt (vgl. Stammbaum Abb. 61). WOLLENBERG konnte z. B. schon 1908 168 derartige Fälle aus der Literatur, einschließlich seiner eigenen Beobachtungen zusammenstellen. Bezüglich der Häufigkeit des heredofamiliären Vorkommens weichen allerdings die von den

Tabelle 5. *Häufigkeit des heredofamiliären Vorkommens der Hüftluxation.*

| Autor | Zahl der Fälle, bei welchen Familienanamnesen erhoben wurden | darunter Fälle mit positiven Familienanamnesen | Fälle mit positiven Familienanamnesen in % |
|---|---|---|---|
| NARATH (1904) . . . . . | 100 | 40[1] | 40 % |
| VOGEL (1905) . . . . . . | über 200 | — | ca. 30 % |
| ROCH (1925) . . . . . . | 115 | 32 | 27,8 % |
| LE DAMANY (1908) . . . . | 72 | 19 | 26,4 % |
| ROSENFELD (1902) . . . . | 155 | 34 | 21,9 % |
| GLAESSNER (1908) . . . . | 200 | 41 | 20,5 % |
| DELANGLADE (1896) . . . | 126 | 17 | 13,5 % |
| HAYASHI und MATSUOKA (1913) . . . . . . . . | 223[2] | 12 | 5,4 % |

[1] Nach WOLLENBERG finden sich unter NARATHS Krankengeschichten nur 31 Fälle mit positiver Familienanamnese verzeichnet. NARATH selbst gibt die Zahl 40 an.

[2] HAYASHI und MATSUOKAS Originalangabe lautet: 19 Fälle mit positiver Familienanamnese unter 230 Luxationsfällen. Darunter finden sich aber 5 mal je 2 und einmal sogar 3 Probanden aus der gleichen Familie jedesmal gesondert angeführt, so daß manche Familien doppelt, eine dreifach gerechnet würde. Die für die Statistik nötige Korrektur ergibt 223 Familien im ganzen, von denen 12 mehr als einen Luxationsträger aufweisen.

einzelnen Autoren gefundenen Zahlen zum Teil ziemlich beträchtlich voneinander ab.

Tabelle 5 zeigt den Prozentsatz der heredofamiliären unter den überhaupt beobachteten Fällen von Hüftluxation, wie er in verschiedenen Statistiken angegeben wird. Die Tabelle ist nach abnehmender Häufigkeit des heredofamiliären Vorkommens der Hüftluxation geordnet. Mit Rücksicht darauf, daß die angegebenen Zahlen zum Teil nur Näherungswerte darstellen und daß manche Beobachtungsreihen relativ klein sind, haben wir auf eine Fehlerrechnung (s. S. 20) verzichtet. Ein exakter Vergleich zwischen den Werten der einzelnen Statistiken ist daher auch nicht möglich und erst spätere Untersuchungen an größerem Material werden erweisen müssen, ob die Häufigkeitsdifferenzen des heredofamiliären Auftretens der Hüftluxation, welche sich zwischen den deutschen, französischen, holländischen und japanischen Statistiken finden, nur zufällige sind oder auf rassenmäßigen Verschiedenheiten der betreffenden Population beruhen. Jedenfalls ist es auffallend, daß die an deutschen Kliniken gefundenen Zahlen mit 20—30% noch am besten miteinander übereinstimmen, während HAYASHI und MATSUOKA trotz sehr sorgfältiger Krankengeschichten in ihrem japanischen Material nur 5% familiäre Fälle finden. Hier scheinen wohl Rassenunterschiede mit im Spiele zu sein. Immerhin liefern die in der Tabelle zusammengestellten Ziffern auch ohne Fehlerrechnung den Beweis, daß sich in den Familien von Hüftluxationsträgern weit häufiger noch andere Behaftete finden, als es dem bloßen Zufall nach bei einer doch immerhin nicht häufigen Anomalie, wie die kongenitale Hüftluxation, möglich wäre. Es muß also bei der Entstehung dieser Deformität ein Erbfaktor eine gewisse Rolle spielen. Diese Befunde entsprechen auch unseren eigenen Erfahrungen, insofern der eine von uns aus seiner Praxis der letzten Jahre 25 Fälle von familiärer kongenitaler Hüftluxation zusammenstellen konnte. Unter diesen war siebenmal die Mutter des Probanden, zweimal ein Bruder, zehnmal Kollateralen der väterlichen, zweimal solche der mütterlichen Familie betroffen. Fünfmal fehlen Angaben darüber, ob der Sekundärfall aus der mütterlichen oder väterlichen Familie stammte. In 19 Fällen waren außer dem Probanden noch ein, in 6 Fällen noch 2 Hüftluxationsträger zu eruieren.

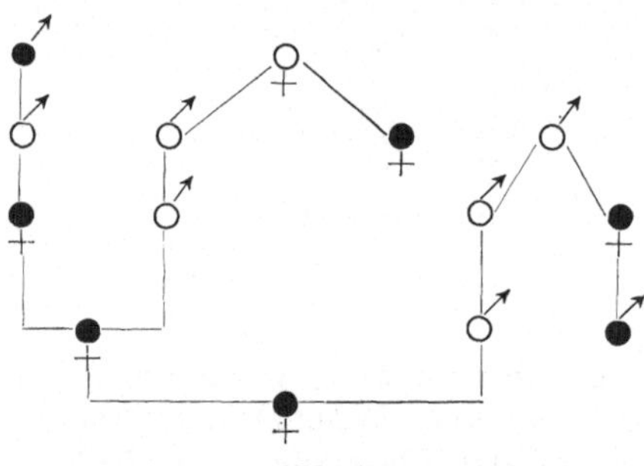

Abb. 62.
Stammbaum mit kongenitaler Hüftluxation.
(Nach DUBREUIL-CHAMBARDEL.)

Die gleichsinnige Vererbung lehrt weiter, daß die Hüftluxation im Keimplasma durch ein besonderes Gen bzw. einen Genkomplex repräsentiert wird.

Ausführlichere Studien liegen bereits über die *Intensität* dieser Erbanlage, also den Erbgang der Anomalie vor. Schon LENZ, SIEMENS

u. a. bezeichneten auf Grund der in der Literatur vorliegenden Beobachtungen, vor allem derjenigen NARATHS wegen des fast regelmäßigen Überspringens von Generationen in weiter ausgedehnten Stammbäumen den Erbgang der Hüftluxation als recessiv. Und wenn auch gelegentlich in drei aufeinander folgenden Generationen Hüftluxationsträger vorkommen (NARATH, JAKKS), so ist das noch lange kein Beweis für Dominanz bzw. Dominanzwechsel, da die Hüftluxation wesentlich häufiger ist als die im vorangehenden besprochenen Anomalien und daher die Wahrscheinlichkeit des zufälligen Zusammentreffens eines Merkmalträgers mit einem heterozygoten Ehepartner auch wesentlich größer. Sehr schön wird das durch einen von DUBREUIL-CHAMBARDEL veröffentlichten Stammbaum illustriert (vgl. Abb. 62). Hier findet sich die Hüftluxation bei Großmutter, Mutter und Tochter. Recessiven Erbgang vorausgesetzt, mußte also zufällig sowohl die Groß-

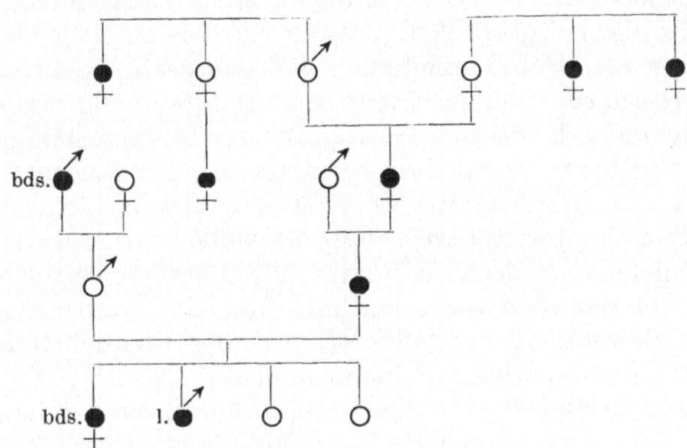


Abb. 63. Stammbaum mit kongenitaler Hüftluxation. (Nach MAISSIAT.)

mutter als auch die Mutter einen in bezug auf die Erbanlage zur Hüftluxation heterozygoten Mann geheiratet haben. Und wirklich zeigt sich, daß beide Männer aus Hüftluxationsfamilien stammen. Es sind hier also innerhalb von 2 Generationen 3 verschiedene Familien zusammengetroffen, in welchen die pathologische Erbanlage vorkommt. Ähnlich verhält es sich in dem Falle MAISSIAT (Abb. 63). Dies sei ROCH gegenüber hervorgehoben.

Auch das Auftreten der Hüftluxation unter den Nachkommen aus Verwandtenehen, wenn die Eltern von der Anomalie frei sind (LUDLOFF, NARATH, LE DAMANY, HAYASHI und MATSUOKA, ROCH), spricht für Recessivität der pathologischen Erbanlage.

Eine genauere Analyse des Erbganges hat erst ROCH geliefert, welcher die familienanamnestischen Daten von 115 ohne Auslese gesammelten Fällen der Tübinger Klinik und Leipziger Poliklinik nach der WEINBERGschen Probandenmethode verarbeitete. Mit Recht berechnet er das Verhältnis der mit Hüftluxation behafteten zu den normalen Geschwistern für beide Geschlechter getrennt, da ja

Mädchen bekanntlich etwa 6—9mal so häufig befallen sind als Knaben und wir daher annehmen müssen, daß die pathologische Erbanlage beim männlichen Geschlecht oft latent bleibt. Ein geschlechtsgebundener Erbgang läßt sich ausschließen. Denn dieser müßte, entsprechend dem Überwiegen der weiblichen Merkmalsträger, dominant geschlechtsgebunden sein, und wir haben eben gesehen, daß wir es bei der angeborenen Hüftluxation wohl mit Sicherheit mit einer recessiven Anlage zu tun haben. Außerdem könnte bei einem geschlechtsgebunden-dominanten Erbgang ein kranker Vater niemals gesunde Töchter haben, während z. B. in ROCHS Stammbaum Nr. 23 ein kranker Mann aus 2 Ehen 5 gesunde und 2 kranke Töchter hat, und schließlich könnte eine gesunde Frau niemals kranke Söhne haben, wie es z. B. in NARATHS Stammbaum Nr. 81, in ROCHS Stammbaum Nr. 108, 12, 23, 26, 106, und in drei Eigenbeobachtungen ENGELMANNS der Fall ist. Da wir einen geschlechtsgebundenen Erbgang mithin ausschließen können, da ferner auch Männer erkranken, müssen wir eine partielle Geschlechtsbegrenztheit in dem Sinne annehmen, daß das pathologische Gen beim männlichen Geschlecht nur in einem Bruchteil der Fälle manifest wird. Deswegen eignen sich die für die männlichen Geschwister gefundenen Zahlen von vornherein nicht zum Studium des Erbganges, und da sie außerdem in dem Material ROCHS naturgemäß sehr klein sind (keine einzige positive Geschwistererfahrung), so wollen wir nur die von ihm für das weibliche Geschlecht gefundenen Zahlen verwerten.

ROCH findet das Verhältnis der mit Luxatio coxae congenita Behafteten zur Gesamtzahl der Schwestern seiner weiblichen Probanden etwa 5%, bei einem mittleren Fehler von etwas über 2%. Er berechnet ferner dasselbe Verhältnis für alle Geschwisterschaften seiner Stammbäume, welchen der jeweilige Proband wohl nicht angehört, die aber mindestens eine Merkmalsträgerin enthalten. Dieser Vorgang, der ursprünglich von WEINBERG empfohlen wurde, ist ein mathematisch durchaus korrekter. In der neuen Geschwisterserie wird ein beliebiges behaftetes Individuum — in unserem Falle natürlich nur eine Frau — willkürlich als sekundärer Proband angenommen und so gerechnet, als ob der betreffende Merkmalsträger als gewöhnlicher primärer Proband durch unsere Statistik erfaßt worden wäre. Ein fingiertes Beispiel möge dies veranschaulichen: Ein Mädchen mit Hüftluxation gelangt als Patientin, mithin als primärer echter Proband, in die Statistik. Die Anamnese ergibt, daß das Kind 2 normale und 2 mit Hüftluxation behaftete Schwestern habe. Dann ist in diesem Falle das Verhältnis der positiven zu den gesamten Schwestererfahrungen 2 : 4. Nun erfahren wir weiter, daß die selbst normale Mutter des Kindes 3 Schwestern hat, welche sämtlich an Hüftluxation leiden. Wir können zur Vergrößerung des Materials auch diese Geschwisterserie verwenden. Wir nehmen eine der behafteten Schwestern der Mutter als sekundäre Probandin an und berechnen ihre Schwestererfahrungen in der gewöhnlichen Weise. In unserem Beispiel ist das Verhältnis der positiven zu den gesamten Schwestererfahrungen dann 2 : 3. Auch in diesem Falle muß aber die Probandenmethode angewendet werden, da es sich ja um genau dieselbe Familienauslese handelt wie bei den primären Probanden. ROCH wendet auf die Geschwisterschaften der sekundären Probanden fälschlich die Geschwistermethode an und kommt daher bei der Berechnung des Anteiles der behafteten unter den gesamten Schwestern zu einer zu hohen Zahl, nämlich 16%, welche auch mit seinem für die primären Probanden gefundenen Wert von 5% nicht übereinstimmt. Berechnet man die diesbezüglichen Zahlen aus seinen 32 Stammbäumen mit mehr als einem Merkmalsträger, welche hier ja ausschließlich in Betracht kommen, nach der Probandenmethode und ebenfalls nur für das weibliche Geschlecht, so findet man das Verhältnis der kranken zu sämtlichen Schwestern 3 : 31 = 9,7%. Diese Abweichung von dem für die primären Probanden gefundenen Wert erklärt sich durch die kleine Zahl im zweiten Fall.

Obwohl ROCHS Angaben nicht sehr genau sind (die Zahl der Probanden wird einmal mit 115 und einmal mit 117 angegeben, die Durchsicht seiner Stammbäume ergibt nicht 5, sondern 6 befallene Schwestern weiblicher Probanden; wie die Zahl 91 für die Gesamtzahl der Schwestern berechnet wird, ist aus der Arbeit überhaupt nicht ersichtlich usw.), können wir also den Prozentsatz der behafteten unter sämtlichen Schwestern ungefähr mit 5—9% beziffern. Dieser Wert bezieht sich auf die Nachkommen zweier Gesunder, also wahrscheinlich heterozygoter Eltern. ROCH hat sich allerdings um den Kreuzungstypus, dem seine Geschwisterserien entstammen, überhaupt nicht gekümmert und sein ganzes Material zusammen verarbeitet. Doch finden wir unter seinen weiblichen Probanden nur 3, bei welchen ein Elter, und zwar immer die Mutter, auch erkrankt war, so daß wir diese Fehlerquelle vielleicht vernachlässigen und so rechnen können, als ob alle verwerteten Geschwisterserien aus Ehen gesunder Eltern stammen würden. Eine andere Schwierigkeit ist die, daß die pathologische Erbanlage bei Männern nicht immer manifest wird. Wir werden also annehmen müssen, daß unter den äußerlich gesunden Vätern der eine oder andere die Erbanlage zur Hüftluxation sogar in homozygot-recessivem Zustand besitzt. Es befinden sich also aller Wahrscheinlichkeit nach in dem zur Statistik verwendeten Material auch einige Ehen eines Heterozygoten mit einem homozygot Recessiven, unter deren Kindern ein höherer Prozentsatz von Merkmalsträgern zu erwarten ist als unter den Nachkommen zweier Heterozygoter. Dadurch werden unsere Werte ein wenig erhöht und wir müssen tatsächlich die Zahl der kranken Nachkommen aus DR×DR-Kreuzungen noch etwas geringer annehmen, als sie empirisch gefunden wurden. Diese Werte nun, 5—9% bzw. etwas weniger, entsprechen keinesfalls einem einfach recessiven Erbgang, bei welchem ja 25% Merkmalsträger zu erwarten wären. ROCH schließt daraus mit Recht, daß entweder der Erbgang wohl einfach recessiv sei, aber nur ein Teil der homozygot-recessiven Anlagen zur Hüftluxation auch wirklich manifest wird, oder aber, daß das Merkmal polygen, zumindest aber digen sei. Eine sichere Entscheidung zwischen diesen beiden Möglichkeiten läßt sich natürlich nicht treffen. Selbst wenn zuzugeben ist, daß auch beim weiblichen Geschlecht äußere

Faktoren bei der Manifestation der pathologischen Erbanlage eine gewisse Rolle spielen, so ist es doch unwahrscheinlich, daß bloß ein Fünftel der homozygot-recessiven Frauen tatsächlich eine Hüftluxation haben sollte. Bei digenem Erbgang wären unter der Voraussetzung, daß die Eltern in bezug auf beide Anlagen heterozygot sind, 6,25% behafteter Nachkommen zu erwarten. Doch liegt die Sache hier insofern komplizierter, als gesunde Individuen, die kranke Kinder zeugen können, nicht in bezug auf beide Anlagen heterozygot sein müssen, sondern auch die eine in heterozygotem, die andere aber in homozygot-

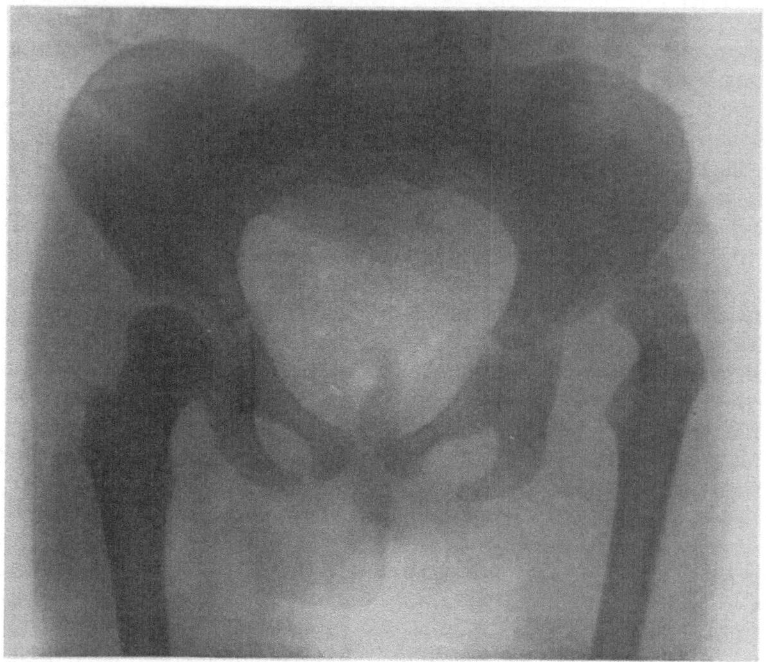

Abb. 64. Kongenitale Hüftluxation links.

recessivem Zustand enthalten können. Wir haben schon in der Einleitung gezeigt, daß die erwartungsgemäße Zahl der kranken Kinder gesunder Eltern bei digenem Erbgang zwischen dem Minimum von 6,25% und dem Maximum von 14,58% liegt (vgl. S. 15). Mithin bliebe auch bei Annahme eines dihybriden Erbganges für äußere, die Manifestation beeinflussende Faktoren noch ein gewisser Spielraum übrig.

Wir können also zusammenfassend sagen: *die kongenitale Hüftluxation ist ein recessiv mendelndes, höchstwahrscheinlich digenes Merkmal. Bei der Manifestation der genotypischen Anlage spielen äußere Faktoren beim weiblichen Geschlecht eine geringe, beim männlichen Geschlecht eine bedeutende Rolle.*

Die *Quantität* der Anomalie zeigt gewisse Schwankungen von der leichten Subluxation bis zur kompletten Luxation. Es liegt in der

Natur der Sache, daß Familienähnlichkeiten nur schwer und nur dort zu beurteilen sind, wo der Autor Gelegenheit hatte, mehrere Familienmitglieder selbst zu untersuchen. Doch liegen Angaben über große Ähnlichkeit im klinischen Bild der Hüftluxation verschiedener Individuen derselben Familie vor, Ähnlichkeiten, welche zwar nicht bloß auf gleicher Quantität beruhen, aber auch diese zur Voraussetzung haben. Auf diese Art können luxierte Hüften verschiedener Mitglieder derselben Familie einander ähnlicher sehen als

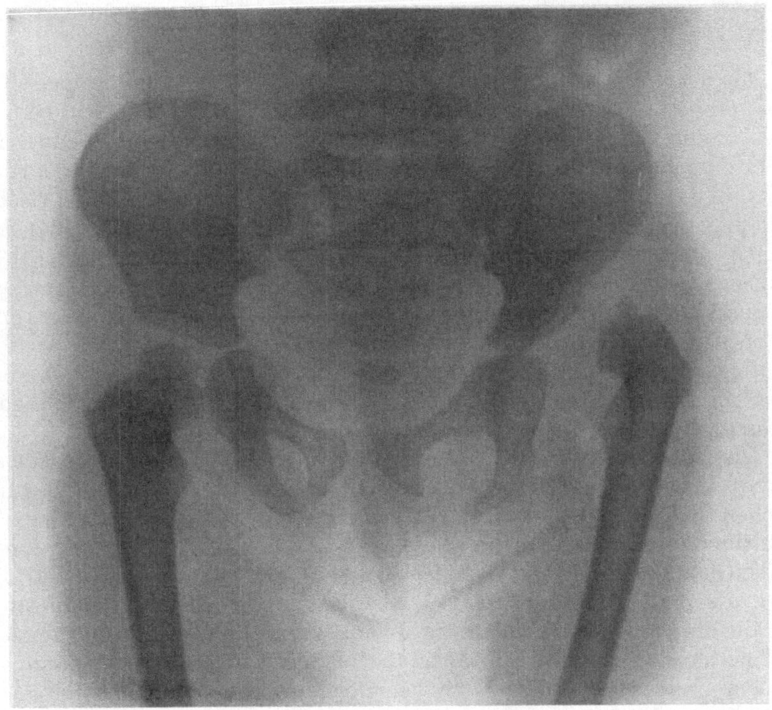

Abb. 65. Kongenitale Hüftluxation links. Tochter von Abb. 64.

die rechte und linke des gleichen Individuums bei doppelseitiger Luxation.

So sahen HAYASHI und MATSUOKA 2 Schwestern und einen Bruder mit beiderseitiger Hüftluxation, deren große Ähnlichkeit besonders betont wird und welche folgende Merkmale gemeinsam hatten: Das Caput femoris steht oberhalb des Pfannenrandes; an dieser Stelle hat sich eine falsche Pfanne gebildet, links steht es höher als rechts. Die eigentliche Pfanne ist vollständig planiert, die Knorpelfuge zwischen dem Ramus inf. ossis pubis und dem Os ischi ist verknöchert, obwohl die ältere Schwester erst 14 Jahre alt ist. Eine Schwester des Vaters hat ebenfalls eine beiderseitige Hüftluxation.

Ein anderes Mal sahen dieselben Autoren 2 aus einer Vetternehe stammende Schwestern mit linksseitiger bzw. doppelseitiger Hüftluxation. Bei beiden findet sich in analoger Weise Luxatio iliacalis, Steilstellung der Linea terminalis, frühzeitige Verknöcherung des Epiphysenfugenknorpels, Verdickung des Pfannenbodens, die gleiche Form des Pfannencavums. Beide hatten eine Hühnerbrust.

Auch die von dem einen von uns beobachteten Fälle lassen familiäre Ähnlichkeiten kaum je vermissen. Zwei besonders instruktive Beispiele seien hier beschrieben. In dem einen handelt es sich um Bruder und Schwester mit doppelseitiger Luxation und sehr ähnlichen Veränderungen an den Gelenkskonstituentien. Die zweite Beobachtung (Abb. 64 u. 65) betrifft Mutter und Tochter mit linksseitiger Hüftgelenksverrenkung (die Mutter wurde vor 19 Jahren von E. eingerenkt), bei welcher Art und Grad der Luxation, die Form der Nearthrose, die Hyperplasie des Pfannenbodens und die Hypoplasie der befallenen Beckenhälfte einander bis in die kleinsten Einzelheiten gleichen, so daß man leicht das Röntgenbild der Mutter für ein späteres Stadium des bei der Tochter erhobenen Röntgenbefundes halten könnte.

Ob der *Grad der Extensität*, das ist das ein- oder doppelseitige Auftreten der Anomalie, familiär konstant, also genotypisch bedingt ist, können wir an Hand des uns zur Verfügung stehenden Materials nicht entscheiden, da bei den Sekundärfällen sehr häufig nichts darüber bekannt ist und nur ein zahlenmäßiger statistischer Vergleich zwischen Familien mit gleichen und verschiedenen Extensitätsgraden der einzelnen Merkmalsträger Zufälligkeiten mit Sicherheit ausschließen ließe. Dagegen scheint eine andere schon mehrfach besprochene Gesetzmäßigkeit auch hier Geltung zu haben, das ist der Parallelismus zwischen Intensität und Extensität. Die einseitige Hüftluxation ist nämlich häufiger als die doppelseitige, daher die Extensität im allgemeinen eher gering und gleichzeitig auch die Intensität schwach, der Erbgang recessiv.

Die *Art der Extensität* der Hüftluxation selbst ist natürlich keiner Variation unterworfen. Doch haben wir schon im formalgenetischen Teil erfahren, daß die Pathogenese aller angeborenen Gelenksluxationen im wesentlichen dieselbe ist, daß wir es also mit einem einheitlichen Prozeß wechselnder Lokalisation zu tun haben dürften, und die Fälle mit multiplen kongenitalen Luxationen deuten wohl darauf hin, daß es eine Anlage zu Gelenksverrenkungen schlechthin gibt, welche sich an den verschiedensten Gelenken manifestieren kann. In diesem Falle wären tatsächlich verschiedene Arten der Extensität der Luxationsanlage zu unterscheiden, je nachdem welches Gelenk betroffen ist. Zur Entscheidung, ob ein solches Gen bzw. Genkomplex wirklich existiert, war zunächst der Nachweis zu führen, daß mit irgendeiner kongenitalen Gelenksverrenkung behaftete Individuen zu weiteren Luxationen eine größere Disposition haben als der Durchschnitt der Bevölkerung, und auch eine größere Disposition als sie selbst zu andersartigen Anomalien haben.

Zu diesem Zwecke wollen wir vor allem die mit der angeborenen Hüftluxation kombiniert auftretenden kongenitalen Deformitäten einer näheren Betrachtung unterziehen. Die von Engelmann zusammengestellte Tabelle 6 enthält 172 Fälle angeborener Hüftluxation aus der Literatur und seiner eigenen Beobachtung, die mit irgendwelchen anderen angeborenen orthopädischen Anomalien kombiniert waren. Eine einseitige Auslese in bezug auf die als Kombination auftretenden anderen Deformitäten wurde dabei vermieden, so daß die in der Tabelle verzeichneten Fälle ein möglichst korrektes Bild von der relativen Häufigkeit der einzelnen Anomalien als Begleiterscheinung einer angeborenen Hüftverrenkung geben. Wir haben uns dabei mit Absicht nur auf die orthopädischen Deformitäten beschränkt, weil auf andersartige Anomalien und Degenerationszeichen von den Beschreibern nicht gleichmäßig geachtet wurde und auch kein entsprechendes Kontrollmaterial über die Häufigkeit der betreffenden Merkmale ohne begleitende Hüftluxation vorlag. Zum Vergleich dienen uns die Statistiken Rosenfelds, Hiromotos und Schellers über die Häufigkeit der einzelnen orthopädischen Deformitäten.

Da sich die Zusammenstellungen dieser Autoren ausschließlich auf klinisches Material beziehen, haben wir bei der Berechnung jene Fälle von kombinierter Hüftluxation ausgeschaltet, welche durch besonders schwere Verbildungen nicht lebensfähig waren und daher in einer orthopädischen Ambulanz nicht vorkommen und nicht registriert werden können. Es sind dies die Fälle 6, 8, 9, 10, 11, 12, 33, 34, 35 und 55 unserer Tabelle 6. Desgleichen mußten wir die mit Littlescher Krankheit kombinierten Fälle (Fall 60, 77, 78, 79 und 131) deshalb ausschalten, weil in der Statistik Schellers der Morbus Little nicht berücksichtigt ist. Es bleiben also insgesamt 157 Fälle aus Tabelle 6 zur Berechnung übrig.

Die absolute und prozentuelle Häufigkeit der einzelnen Deformitäten in den Vergleichsstatistiken und unter den Kombinationen der angeborenen Hüftluxation ist in Tabelle 7 wiedergegeben. Diese enthält in ihren ersten 3 Kolonnen die Häufigkeit der für unseren Vergleich in Betracht kommenden Deformitäten bei Rosenfeld, Hiromoto und Scheller. Selbstverständlich mußten dabei alle Hüftluxationsfälle von der Gesamtzahl in Abrechnung gebracht werden, denn uns interessiert ja die relative Häufigkeit der Deformitäten mit Ausnahme der Hüftluxation, da diese in unserem Material den Ausgangspunkt bildete und daher unter den Kombinationen nicht vorkommen konnte. Ebenso durften auch die bei einzelnen dieser Hüftluxationsträger der Vergleichsstatistiken beobachteten anderen Deformitäten (z. B. bei Hiromoto einmal Trichterbrust und einmal Spina bifida und Klumpfuß usw.) hier nicht mit eingerechnet werden. Auch die Little-Fälle Rosenfelds und Hiromotos wurden zum Zwecke eines einheitlichen Vergleiches ausgeschaltet.

Daß auch im Vergleichsmaterial nur die kongenitalen Fälle berücksichtigt wurden, bedarf wohl keiner weiteren Auseinandersetzung. Auf einen zahlenmäßigen Vergleich mußten wir natürlich bei denjenigen ganz vereinzelten Anomalien verzichten, welche im Vergleichsmaterial überhaupt nicht vorkommen (Skoliose der Schädelbasis, Defektbildung am Becken, Sakralisation des 5. Lendenwirbels, Halbheit eines Dorsalwirbels u. a.) und haben darauf auch bei der Spina bifida verzichtet, weil das Material gerade in bezug auf die Spina bifida von verschiedenen Autoren und zu verschiedenen Zeiten in ganz unregelmäßiger Weise gesichtet wurde. Während die einen nur hochgradige Fälle, evtl. mit Meningocele ausdrücklich erwähnen, registrieren die anderen auch rudimentäre mit bloß röntgenologisch nachweisbarer Spaltbildung. Da nun die letzteren ebenso häufig wie die ersteren selten sind, so ist es nicht möglich, die Zahlen der einzelnen Autoren zu vergleichen. Wir haben daher die Spina bifida in Tabelle 7 gar nicht erwähnt.

Zur Klarheit und Vermeidung von Irrtümern wollen wir die Art der Verwertung der Vergleichsstatistiken für unsere Zwecke am Beispiele ROSENFELDS noch genau erläutern:

ROSENFELD berichtet über 2046 Deformitäten, von welchen 306[1] angeboren waren. Die letzteren betreffen 299 Individuen, da 7 Fälle mit mehreren kombinierten Deformitäten je zweimal genannt sind. Von diesen 299 fallen 20 unter die Diagnosen: LITTLEsche Krankheit, cerebrale spastische Diplegie, cerebrale spastische Monoplegie, welche wir ausschalten müssen. Ferner finden sich in der Statistik ROSENFELDS 155 Träger einer kongenitalen Hüftluxation, von welchen einer auch gleichzeitig einen Morbus Little hat, mithin unter den 20 obgenannten Fällen schon vorkommt. Wir haben also insgesamt 174 Individuen für unsere Vergleichsstatistik unberücksichtigt zu lassen und es bleiben daher für die Berechnung im ganzen 299 — 174 = 125 Fälle übrig.

Im einzelnen waren noch folgende Korrekturen nötig: Von den 17 Schiefhalsfällen und den 2 Schulterluxationsfällen schaltet je einer, von den 43 Klumpfußfällen schalten 2 als gleichzeitige Hüftluxationsträger aus, so daß wir also nur mit 16 Schiefhälsen usw. rechnen dürfen. Dagegen ist unter den Kombinationen des Klumpfußes ein angeborener Pes valgus erwähnt, welcher bei Besprechung des Plattfußes offenbar nicht vorkommt (Kombination mit Klumpfuß wird nicht genannt). Wir werden also statt mit 19 mit 20 Plattfußfällen zu rechnen haben. Auch der angeborene Pes calcaneus war zweimal mit ebensolchem Klumpfuß kombiniert, Fälle, die beim Klumpfuß nicht besprochen werden. Einer davon kommt für uns nicht in Betracht, da es sich um einen spastischen Klumpfuß bei LITTLE zu handeln scheint, den anderen aber müssen wir wohl der Gesamtzahl der Klumpfüße zurechnen, die demnach 42 (43 — 2 + 1) beträgt.

Tabelle 6. *Kombinationen der angeborenen Hüftluxation mit anderen angeborenen orthopädischen Deformitäten.*

| Nr. | Autor | Art der Hüftluxation | Andere Anomalien des Probanden | Bemerkungen |
|---|---|---|---|---|
| 1 | CRUVEILHIER (1800) | bds. | Klumpfuß, Klumphand, Atresie des Afters | — |
| 2 | SANDIFORT (1837) | rechts Luxation, links Subluxation | Klumpfuß mit nur 4 Zehen links, Skoliose | — |
| 3 | FRIEDLEBEN (1860) | bds. | Knieluxation bds. | — |
| 4 | ADAMS (1873) | — | Klumpfuß | — |
| 5 | TILLMANN (1873) | links | Klumpfuß und Patellarluxation bds. | — |
| 6 | GRAWITZ (1878) | bds. | Klumpfüße und -hände, Subluxation der Schultergelenke, Bauchspalt, mit Ektopie der Leber und des Darmes | — |
| 7 | „ | „ | Spina bifida, Lordose der Lendenwirbelsäule, intra partum entstandene Fraktur des Femur | — |

[1] ROSENFELD selbst spricht zwar nur von 302 angeborenen Deformitäten, übersieht aber dabei die im Text S. 440 beschriebenen 4 Fälle von kongenitaler Hüftcontractur.

Tabelle 6 (Fortsetzung).

| Nr. | Autor | Art der Hüftluxation | Andere Anomalien des Probanden | Bemerkungen |
|---|---|---|---|---|
| 8 | GRAWITZ (1878) | bds. | Klumpfüße, Spina bifida, Blasenspalt, Diastase der Symphyse, Ektopie der Baucheingeweide | — |
| 9 | „ | „ | Spina bifida, Diastase der Symphyse, Bauch- und Blasenspalt, Ektopie der Baucheingeweide | — |
| 10 | „ | „ | Klumpfüße, Bauch-, Blasen-, Symphysen- und Lendenwirbelspalt | — |
| 11 | „ | rechts | Skoliose, Diastase der Symphyse, Bauch- und Blasenspalt mit Ektopie der Baucheingeweide | — |
| 12 | „ | „ | Klumpfuß links, Skoliose, Spina bifida, Bauch- und Blasenspalt mit Ektopie der Baucheingeweide | — |
| 13 | EWALD (1880) | bds. | rechtsseitiger Schiefhals | — |
| 14 | „ | „ | Klumpfüße, rechtsseitiger Schiefhals | — |
| 15 | GUÉRIN (1880/82) | „ | bds. Klumpfuß, Subluxation der Tibia, Luxation der Patella, Radiusdefekt | Fetus |
| 16 | BARTH (1885) | — | Knieluxation | — |
| 17 | ZEHNDER (1886) | links | rechtsseitiger Schiefhals | — |
| 18 | TEUFEL (1888) | rechts | Genu recurvatum rechts, Luxation und Ankylose im rechten LISFRANCschen Gelenk, Luxation im linken Talotarsalgelenk, Syndaktylie der 2. u. 3. Zehe. Wolfsrachen | — |
| 19 | WOLFF (1889) | — | Klumpfuß rechts, Spaltfuß links, Syndaktylie und Phalangendefekt an der rechten Hand, Rippendefekt, Flughaut | — |
| 20 | WOLFF (1893) | bds. | Luxation des linken Knies, rechtes Knie willkürlich luxierbar, Luxation beider Radiusköpfchen, sehr lokkerer Bandapparat und passive Luxationsmöglichkeit in Schulter-, Hand-, Finger-, Fuß-, Zehen, Clavicular- und Kiefergelenken | — |
| 21 | „ | rechts | Klumpfuß rechts | — |
| 22 | BAUMGARTNER (1890) | bds. | Klumpfüße, Ulnopalmarcontractur der Handgelenke, Subluxation der | — |

Tabelle 6 (Fortsetzung).

| Nr. | Autor | Art der Hüftluxation | Andere Anomalien des Probanden | Bemerkungen |
|---|---|---|---|---|
| | | | Ellbogen[1], Flexionsstellung der Knie und Ellbogen, rechte Patella fehlt, linke hypoplastisch | |
| 23 | BAR u. LAMOTTE (1891) | links | Flexion und Adductionscontractur des linken Beines | — |
| 24 | BRUNNER (1891) | bds. Subluxation | Defekt beider Kniescheiben | — |
| 25 | WIRT (1891) | rechts | Klumpfüße und -hände, Streckstellung der Knie und Ellbogen, Flexion der Hüften, Patellae rudimentär | — |
| 26 | CANTRU (1892) | links | Klumpfuß bds., multiple angeborene Mißbildungen | — |
| 27 | BERNACCHI (1893) | rechts | Femurdefekt links, bds. Fibuladefekt, Zehendefekt, bds. Plattfuß | — |
| 28 | SAINTON (1893) | links | bds. Klumpfuß, Flexions- und Adductionscontractur des linken Beines | — |
| 29 | ,, | ,, | bds. Klumpfuß | — |
| 30 | ,, | — | Hochstand des Schulterblattes | — |
| 31 | GOESCHE (1895) | bds. | Trichterbrust | — |
| 32 | HOLTZMANN (1895) | | Klumpfuß bds., Spina bifida | — |
| 33 | ,, | ,, | Klumpfuß bds., Skoliose, Bauch-, Becken- und Blasenspalt, Myelo-Meningocele | — |
| 34 | ,, | links | Defekt der rechten Bauchwand, Beckenhälfte und unteren Extremität, Abschluß durch adhärente Placenta, Klumpfuß links | Fetus |
| 35 | ,, | ,, | Skoliose, Bauchspalt mit Eventration der Eingeweide Verwachsung der Placenta mit den Eihäuten | Fetus |
| 36 | ,, | bds. | Luxation beider Kniegelenke, Spina bifida, Spaltung der Sakralwirbelsäule, Pseudo-Hermaphroditismus femininus externus | Fetus |
| 37 | ,, | ,, | Klumpfüße, Skoliose, hämorrhagische Infiltration der Dura mater | Fetus |
| 38 | PACOUD DE BOURGE, nach HOLTZMANN | ,, | Defekt der rechten oberen Extremität und des linken Vorderarmes mit Hand, es existieren bloß zwei | — |

[1] Diese Subluxation der Ellbogen wurde bei der statistischen Verarbeitung aus weiter unten näher erörterten Gründen nicht als Luxation gerechnet (vgl. S. 216).

Tabelle 6 (Fortsetzung).

| Nr. | Autor | Art der Hüftluxation | Andere Anomalien des Probanden | Bemerkungen |
|---|---|---|---|---|
| | | | verwachsene Mittelphalangen und eine Endphalanx, Fibuladefekt bds., rechts starker Pes varus mit 4 Metatarsalknochen, die 2 dreigliedrige Zehen tragen | |
| 39 | PACOUD DE BOURGE, nach HOLTZMANN | bds. | linker Fuß stark supiniert, in Calcaneusstellung, rechter Fuß dorsalflektiert, Contractur der unteren Extremitäten, Kyphoskoliose der Wirbelsäule, Skoliose der Schädelbasis | — |
| 40 | ,, | ,, | Kyphose der Brustwirbelsäule, Wirbeldefekte und Synostosen | — |
| 41 | LORENZ (1896) | links | Klumpfuß bds., Subluxation beider Radiusköpfchen, Spina bifida | — |
| 42 | ,, | rechts | Pes calcaneo-valgus rechts | — |
| 43 | KIRMISSON (1898) | einseitig | Klumpfuß derselben Seite | — |
| 44 | ,, | bds. | Schiefhals, Ankylose der Finger, Unregelmäßigkeiten des Hand- und Fußskelettes | — |
| 45 | ,, | rechts | Plattfußrechts,Spina bifida, | — |
| 46 | SCHANZ (1898) | einseitig | einseitiger Klumpfuß, Plattfuß der anderen Seite | — |
| 47 | DREHMANN (1899) | rechts | Genu recurvatum rechts | — |
| 48 | ,, | ,, | abnorme Schlaffheit fast aller Gelenke | — |
| 49 | FRONING (1899) | links | Klumpfuß bds., Radiusluxation rechts, Cystennieren, Uterus bicornis | — |
| 50 | DAVIS | bds. | doppelseitige Knieluxation | — |
| 51 | DEFOREST-VILLARD (1900) | rechts | Hypoplasie beider Femora, Defekt der linken Fibula und Patella, bds. Zehen-, rechts Fingerdefekt | — |
| 52 | DIRUF (1900) | bds. | Kniegelenksluxation, Luxation der Patella, Pes equino-varus leichten Grades, doppelseitiger offener Leistenkanal mit völligem Defekt der Bruchkanaldecken, Verkrümmung u. Verkümmerung der Ohrknorpel | — |
| 53 | HANTKE (1900) | links | Linksseitiger Schiefhals | — |
| 54 | HIRSCHBERGER (1900) | rechts | Skoliose | — |

Tabelle 6 (Fortsetzung).

| Nr. | Autor | Art der Hüftluxation | Andere Anomalien des Probanden | Bemerkungen |
|---|---|---|---|---|
| 55 | FRIEDLÄNDER (1901) | bds. | Pes varus rechts, Skoliose, Defekt der linken Bauchwand mit totalem Prolaps aller Baucheingeweide | — |
| 56 | JOUON (1901) | rechts | bds. Hallux flexus malleus, Infundibulum para coccygeum | Hammerzehe familär |
| 57 | LE PAGE und GROSSE (1901) | rechts | Hypoplasie der rechten Beckenhälfte, Pes adductus, Gaumenspalte | — |
| 58 | BENDER (1902) | links | Subluxation des Kniegelenkes und Hackenfuß links | — |
| 59 | VOGEL (1904) | „ | Hypoplasie der ganzen linken Beckenhälfte, rechtskonvexe Skoliose | — |
| 60 | GLÄSSNEER (1904) | bds. | LITTLEsche Krankheit | — |
| 61 | KARCH (1904) | „ | Klumpfüße, bds. Knieluxation und Patellardefekt, Ellbogenluxation | — |
| 62 | REINER (1904) | rechts | Klumpfüße, bds. Knieluxation, habituelle Luxation des rechten Ellbogens, Beugecontractur der meisten Finger im zweiten Interphalangealgelenk, Flughautbildung angedeutet | — |
| 63 | BACILIERI (1905) | bds. | Klumpfüße. Totalluxation der rechten Tibia, Luxation beider Radiusköpfchen | — |
| 64 | COURDON (1905) | links | Klumpfuß rechts, Defekt des linken Metatarsus | — |
| 65 | POTOCKI (1905) | „ | Klumpfuß | — |
| 66 | RIEDINGER (1905) | rechts | Hypoplasie der rechten Beckenhälfte. Schiefhals links | — |
| 67 | WEHSARG (1905) | links | Subluxation des linken Kniegelenks | — |
| 68 | MAGNUS (1905) | — | Kniegelenksluxation, Schlaffheit der Finger-, Zehen- und Handgelenke, Rachitis | — |
| 69 | „ | — | desgl. | Bruder des Vorigen |
| 70 | „ | — | desgl. | Schwester der Vorigen |
| 71 | WOLLENBERG (1906) | links | Streckcontractur beider Kniegelenke, Plattfuß, Skoliose | — |
| 72 | „ | „ | Klumpfuß links | — |
| 73 | „ | bds. | Schiefhals | Steißlage |
| 74 | „ | „ | Schiefhals rechts | Steißlage |
| 75 | „ | „ | Schiefhals rechts | Steißlage |
| 76 | „ | links | Schiefhals rechts | Steißlage |

Tabelle 6 (Fortsetzung).

| Nr. | Autor | Art der Hüftluxation | Andere Anomalien des Probanden | Bemerkungen |
|---|---|---|---|---|
| 77 | Wollenberg | bds. | Littlesche Krankheit | — |
| 78 | (1906) | „ | Littlesche Krankheit | — |
| 79 | „ | links Subluxation | Littlesche Krankheit | — |
| 80 | „ | bds. | Klumpfüße, Streckcontractur beider Knie, Spaltbildung des Os sacrum. Kloake | — |
| 81 | Ardouin (1907) | links | Genu recurvatum | — |
| 82 | Springer (1907) | bds. | Abductionsstellung des rechten Daumens, Atresia ani | — |
| 83 | Joachimsthal (1903) | rechts | Knieluxation rechts | — |
| 84 | „ | bds. | Klumpfuß beiderseits | — |
| 85 | „ | „ | Spina bifida | — |
| 86 | „ | links | Spina bifida | — |
| 87 | Joachimsthal (1908) | „ | Schiefhals links | — |
| 88 | „ | rechts | Schiefhals links | — |
| 89 | „ | „ | Schiefhals rechts. | — |
| 90 | „ | links | Schiefhals links | — |
| 91 | „ | bds. | Doppelseitige Luxation des Radiusköpfchens | — |
| 92 | „ | — | Kniegelenksluxation | — |
| 93 | „ | — | Kniegelenksluxation | — |
| 94 | „ | — | Kniegelenksluxation | — |
| 95 | „ | bds. | doppelseitige Knieluxation, bds. Pes calcaneus | — |
| 96 | „ | „ | Klumpfüße, Bewegungseinschränkung der Knie, Parese der unteren Extremitäten | — |
| 97 | „ | rechts | Klumpfuß links, Hackenfuß rechts | — |
| 98 | „ | links | Defekt der ganzen linken Fibula mit zwei Zehen, Pes valgus | — |
| 99 | „ | „ | Defektbildung am rechten Oberschenkel und der rechten Beckenhälfte | — |
| 100 | Bade (1908) | bds. | doppelseitige Knieluxation, Hackenfuß bds. | — |
| 101 | „ | „ | Klumpfüße | Mutter hat auch bds. Klumpfüße |
| 102 | Cauville (1908) | „ | bds. Klumpfuß, bds. Knieluxation | — |
| 103 | Hohmann (1908) | rechts Subluxation | Klumpfüße und -hände, Contractur beider Kniegelenke, der Schultern und Ellbogen, Subluxation des Metacarpus I, Skoliose, | — |

Tabelle 6 (Fortsetzung).

| Nr. | Autor | Art der Hüftluxation | Andere Anomalien des Probanden | Bemerkungen |
|---|---|---|---|---|
| | | | Trichterbrust, Kryptorchismus, Testikel hypoplastisch | |
| 104 | HOHMANN (1908) | bds. | Klumpfuß bds., Streckcontractur der Knie, Spina bifida, Hydrocephalus, Hernie, Kryptorchismus | Stammt aus Verwandtenehe |
| 105 | HORVATH (1908) | links | Schiefhals rechts | — |
| 106 | WEIH (1909) | ,, | Hexadaktylie der rechten Hand, Rachitis | — |
| 107 | PELTESOHN (1910) | — | multiple Gelenkschlaffheit | — |
| 108 | M. STRAUSS (1910) | ,, | Klumpfuß und Knieluxation bds. | — |
| 109 | FRAENKEL (1913) | links | Klumpfüße, Leistenhernie links | — |
| 110 | HAYASHI und MATSUOKA (1913) | bds. | Streckcontractur der Hüften und Knie, Leistenhernie rechts, Strabismus | — |
| 111 | ,, | ,, | Streckcontractur der Hüften und Knie, Labialhernie rechts | — |
| 112 | ,, | ,, | Genu recurvatum bds., doppelseitige Inguinalhernie | — |
| 113 | ,, | ,, | Streckcontractur der Hüften und Knie | — |
| 114 | ,, | ,, | Klumpfuß rechts, Plattfuß links, Adductionscontractur des Daumens | Mutter und ein Bruder haben Adductionscontractur beider Daumen |
| 115 | ,, | ,, | Klumpfüße, Contractur der Arme und Beine, der Hand- und Fingergelenke | — |
| 116 | ,, | ,, | Fehlen der rechten dritten Zehe | Ein Geschwister hat angeborenen Tumor d. rechten Stirngegend, ein Geschwister schwerhörig, eines gesund |
| 117 | ,, | ,, | doppelseitiger Klumpfuß | — |
| 118 | ,, | ,, | Pes equino-varus links, calcaneo-valgus rechts, Streckcontractur der Hüften und Knie | — |
| 119 | ,, | ,, | Pes varus rechts, valgus links, Streckcontractur beider Hüftgelenke, Genu varum rechts, valgum links | — |
| 120 | ,, | ,, | doppelseitiger Hackenfuß, Streckcontractur der Hüften und Knie | — |

Tabelle 6 (Fortsetzung).

| Nr. | Autor | Art der Hüftluxation | Andere Anomalien des Probanden | Bemerkungen |
|---|---|---|---|---|
| 121 | HAYASHI und MATSUOKA (1913) | bds. | doppelseitiger Hackenfuß | Schwester hat Hüftluxation rechts |
| 122 | „ | „ | doppelseitiger Plattfuß | — |
| 123 | „ | „ | Streckcontractur der Hüften und Knie | — |
| 124 | „ | „ | desgl. | — |
| 125 | „ | „ | desgl. | Schwester der Mutter hat angeborene Hüftluxation links |
| 126 | „ | rechts | Trichterbrust, Plattfüße | — |
| 127 | „ | „ | Valguscontractur des rechten Fußes, Trichterbrust, Adductionscontractur des rechten Daumens | — |
| 128 | „ | „ | intrauterine Amputation des kleinen Fingers links | — |
| 129 | „ | links | doppelseitiger Plattfuß | — |
| 130 | „ | „ | doppelseitiger Plattfuß | — |
| 131 | ENGELMANN (1919) | rechts | Klumpfuß links, LITTLEsche Krankheit | — |
| 132 | „ | bds. | Schiefhals | — |
| 133 | „ | links | Schiefhals | — |
| 134 | „ | bds. | doppelseitige Knieluxation | — |
| 135 | „ | einseitig | Klumpfuß | — |
| 136 bis 138 | ANOVAZZI (1925) | — | Schiefhals | 3 Fälle |
| 139 bis 140 | „ | — | Amputation des Hand | 2 Fälle |
| 141 | „ | — | Mißbildung der Hand | 1 Fall |
| 142 bis 145 | „ | — | Skoliose und Spina bifida | 4 Fälle |
| 146 | „ | — | Skoliose und Sakralisation des 5. Lendenwirbels | 1 Fall |
| 147 bis 148 | „ | — | Skoliose und Halbheit eines Dorsalwirbels | 2 Fälle |
| 149 | „ | — | Femurdefekt derselben Seite | 1 Fall |
| 150 bis 158 | „ | — | Klumpfuß | 9 Fälle, 1 mit Pes valgus, 1 mit Genu recurvatum kombiniert |
| 159 | „ | — | Klumpfuß und Spina bifida | 1 Fall |
| 160 bis 162 | „ | — | Plattfuß | 4 Fälle im ganzen (s. auch bei Klumpfuß) |
| 163 | „ | — | Metatarsus varus | 1 Fall |
| 164 | „ | — | Plattfuß und Spina bifida | 1 Fall, Schwester des Vaters hat bds. Hüftluxation |

Tabelle 6 (Fortsetzung).

| Nr. | Autor | Art der Hüftluxation | Andere Anomalien des Probanden | Bemerkungen |
|---|---|---|---|---|
| 165 bis 166 | ANOVAZZI | — | Luxation des Radiusköpfchens | 2 Fälle, 1 mit Genu recurvatum und Pes talo-valgus kombiniert |
| 167 | „ | — | Defekt der rechten Patella und Genu recurvatum | 1 Fall |
| 168 | RINGHOFER, nach WATERMANN | — | Fibuladefekt derselben Seite | — |
| 169 | WATERMANN (1925) | links | Fibuladefekt links, leichtes Genu valgum | — |
| 170 | SONNTAG (1925) | „ | Klumphände und -füße | — |
| 171 | RUPPRECHT | — | Klumpfuß | — |
| 172 | HELBING | bds. | Doppelseitiger Klumpfuß, Flexionscontractur der Hüft-, Streckcontractur der Kniegelenke, Verkürzung beider Beine, Spaltbildung des Kreuzbeins, Kloake | — |

Wir haben uns bemüht, diese Zahlen so genau und den Tatsachen entsprechend als möglich zu erfassen, doch sind leider die Angaben manchmal nicht genau genug, um z. B. immer sicher entscheiden zu können, ob ein Fall im Original doppelt gerechnet ist oder nicht. Es ist aber für das Endresultat, wie man sich leicht überzeugen kann, ganz gleichgültig, ob mit einem Klump- oder Plattfuß mehr oder weniger gerechnet wird, zumal wir überall Fehlerrechnung angewendet haben und zumal drei Kontrollstatistiken vorliegen, deren Werte gegenseitig recht gut übereinstimmen.

In ganz analoger Weise wurde auch die Statistik HIROMOTOS und SCHELLERS für unsere Zwecke bearbeitet; bei HIROMOTO mußte z. B. auch eine Reihe nicht eigentlich orthopädischer Deformitäten ausgeschaltet werden, ein Trichterbrust- und ein Spina bifida-Fall gestrichen werden, da die beiden letzteren, wie schon früher erwähnt, mit Hüftluxation kombiniert waren, sich also zum Kontrollmaterial nicht eigneten usw.

Die vierte Rubrik der Tabelle 7 enthält die Häufigkeit der betreffenden Deformität unter den Kombinationen der in Tabelle 6 zusammengestellten Hüftluxationsfälle. Klumpfüße und -hände im Gefolge von Tibia- bzw. Radiusdefekt sowie bei Paresen der betroffenen Extremität wurden, da sie anderer Pathogenese sind als die Mehrzahl der Fälle, unter die Klumpfußträger der Tabelle nicht mit eingerechnet, vielmehr finden sich diese Patienten nur unter den Beispielen des Knochendefektes bzw. der Extremitätenparesen verzeichnet. Dasselbe gilt auch vom Plattfuß bei Fibuladefekt. Ferner wurden die nur bei HAYASHI und MATSUOKA vorkommenden Streckcontracturen der Hüfte bei Hüftluxation nicht unter die Contracturen gerechnet, da es sich hier wohl eher um Motilitätsstörungen, die als sekundäre Folge der Luxation anzusehen sind, als um eigentliche Contracturen gehandelt haben dürfte. Dort, wo eine Contractur der unteren Extremität schlechthin angegeben ist, rechneten wir bloß mit Contracturen der Hüfte, bei der Angabe „Contractur der Arme“ mit Ellbogencontractur. Das Genu recurvatum bzw. die Streckcontractur des Kniegelenkes wurde nicht zu den Contracturen gerechnet, da diese Anomalie aus später noch näher zu erörternden Gründen meist als Luxation leichtesten Grades zu werten ist.

Die Tabelle 7 enthält die Häufigkeit der einzelnen Deformitäten in Prozenten ausgedrückt und den wahrscheinlichen Fehler (vgl. S. 20) ebenfalls in Prozenten. Darunter eingeklammert die absolute Häufigkeit, d. h. also die Anzahl der Träger der betreffenden Deformität, welche in der in Frage stehenden Statistik festgestellt wurde. Die Anwendung der Fehlerrechnung war im vorliegenden Fall durchaus geboten, um zu entscheiden, ob die empirisch gefundenen Unterschiede durch bloßen Zufall erklärbar sind, oder ob sie auf einer wesentlichen Verschiedenheit des Materials beruhen.

Ein Überblick über die gefundenen Zahlen lehrt zunächst, daß die Zahlen der drei Kontrollstatistiken für die einzelnen Anomalien untereinander recht gut übereinstimmen, insbesondere ist überall dort, wo eine Deformität in einer oder zwei Statistiken überhaupt nicht vorkommt, ihre Häufigkeit auch unter den anderen sehr gering, ja fast immer ist der absolute Wert des wahrscheinlichen Fehlers größer als die gefundene prozentuelle Häufigkeit, der zu errechnende Minimalwert also kleiner als Ø, mit anderen Worten: es wäre bei der gegebenen Gesamtzahl der Fälle ebensogut möglich gewesen, daß die betreffende Deformität überhaupt nicht vertreten gewesen wäre. Eine Ausnahme bildet der nur bei SCHELLER erwähnte Pes adductus mit einer Häufigkeit von 3,12% ± 0,98%, welche aber sicher zu hoch gegriffen ist. Sie bezieht sich nämlich auf die gesamten 79 Fälle in SCHELLERS Material, von welchen nur gesagt ist, daß die meisten, aber nicht wie viele, kongenital waren. Es dürften demnach auch einige postnatal entstandene Fälle mitgezählt sein.

Zu beachten ist, daß der wahrscheinliche Fehler für die Statistik SCHELLERS, welche ja das bei weitem größte Material umfaßt, viel geringer ist als bei den anderen, was beim Vergleich berücksichtigt werden muß. Wenn daher ein gefundener Wert ROSENFELDS oder HIROMOTOS außerhalb der für SCHELLER errechneten Fehlergrenzen liegt, so besagt das noch nicht, daß die Werte nicht übereinstimmen, wofern nur die von SCHELLER empirisch gefundenen Zahlen innerhalb der für die beiden anderen Autoren berechneten Fehlergrenzen liegen. Ein konkretes Beispiel möge dies veranschaulichen: Für das Genu recurvatum findet ROSENFELD die Häufigkeit 0,8 ± 2,2%, SCHELLER dagegen bloß 0,28% ± 0,29%. Der von dem ersteren tatsächlich gefundene Wert von 0,8% ist größer als der Maximalwert SCHELLERS von 0,57%, dagegen liegen die gefundene Zahl (0,28%), das Maximum (0,57%) und das Minimum (— 0,01%) SCHELLERS sämtlich noch inner-

Tabelle 7.

| Deformität | Häufigkeit angeborener orthopädischer Deformitäten in den Statistiken von ROSENFELD | HIROMOTO | SCHELLER | unter den Kombinationen der angeborenen Hüftluxation |
|---|---|---|---|---|
| Gesamtzahl der Individuen | 125 | 293 | 2535 | 157 |
| Schiefhals . . . . . . . . | 12,8 ± 8,45 (16) | 16,04 ± 6,06 (47) | 19,13 ± 2,21 (485) | 12,74 ± 7,53 (20) |
| SPRENGELsche Deformität . | — | 1,37 ± 1,92 (4) | 0,67 ± 0,46 (17) | 0,64 ± 1,8 (1) |
| Luxation der Clavicula . | 0,8 ± 2,2 (1) | — | — | — |
| „ „ Schulter . . | 0,8 ± 2,2 (1) | — | — | — |
| „ des Ellbogens . | — | 0,34 ± 0,96 (1) | — | 1,27 ± 2,53 (2) |
| „ „ Radiusköpfchens . . | — | 0,34 ± 0,96 (1) | — | 4,46 ± 4,66 (7) |
| „ „ Daumens . . | 1,6 ± 3,17 (2) | — | — | — |
| „ „ Os metacarpale I . . | — | — | — | 0,64 ± 1,80 (1) |
| „ „ Kniegelenks | — | — | 0,12 ± 0,19 (3) | **15,29 ± 8,12 (24)** |
| „ der Patella . . . | — | — | 0,24 ± 0,27 (6) | 1,91 ± 3,09 (3) |
| „ des LISFRANCschen Gelenks | | — | — | 0,64 ± 1,80 (1) |
| „ „ Talotarsalgelenks . . | | | | 0,64 ± 1,80 (1) |
| „ multipler Gelenke | — | — | — | 3,82 ± 4,33 (6) |
| Individuen mit mindestens einer Luxation . . . . | 3,2 ± 4,45 (4) | 0,68 ± 1,36 (2) | 0,36 ± 0,33 (9) | **21,66 ± 9,3 (34)** |
| Gesamtzahl d. Luxationen | 3,2 ± 4,45 (4) | 0,68 ± 1,36 (2) | 0,36 ± 0,33 (9) | **40,13 ± 11,06 (63)** |
| Genu recurvatum . . . . | 0,8 ± 2,2 (1) | — | 0,28 ± 0,29 (7) | **12,74 ± 7,53 (20)** |
| Contractur der Schulter . | — | — | 0,04 ± 0,11 (1) | 0,64 ± 1,8 (1) |
| „ des Ellbogens . | — | 4,78 ± 3,52 (14) | 0,08 ± 0,16 (2) | 1,91 ± 3,09 (3) |
| Klumphand . . . . . . . | 0,8 ± 2,2 (1) | 0,34 ± 0,96 (1) | 0,47 ± 0,39 (12) | 2,55 ± 3,56 (4) |
| Andersartige Contracturen der Hand . . . . . . | — | — | — | 1,27 ± 2,53 (2) |
| Contractur der Finger . . | — | 4,44 ± 3,4 (13) | — | 2,55 ± 3,56 (4) |
| „ „ Hüfte . . | 3,2 ± 4,45 (4) | 0,34 ± 0,96 (1) | 0,2 ± 0,25 (5) | 3,19 ± 3,15 (5) |
| „ des Knies . . | — | 1,02 ± 1,66 (3) | 0,16 ± 0,22 (4) | 1,27 ± 2,53 (2) |

Tabelle 7 (Fortsetzung).

| Deformität | Häufigkeit angeborener orthopädischer Deformitäten in den Statistiken von ROSENFELD | HIROMOTO | SCHELLER | unter den Kombinationen der angeborenen Hüftluxation |
|---|---|---|---|---|
| Klumpfuß | 33,6 ± 11,95 (42) | 41,64 ± 8,15 (122) | 55,82 ± 2,79 (1415) | 34,39 ± 10,72 (54) |
| Individuen mit mindestens einer seltenen Contractur | 4,0 ± 4,96 (5) | 9,9 ± 4,93 (29) | 0,95 ± 0,54 (24) | 8,28 ± 6,22 (13) |
| darunter nicht mit Klumpfuß behaftete | 4,0 ± 4,96 (5) | 9,56 ± 4,86 (28) | 0,95 ± 0,54 (24) | 1,91 ± 3,09 (3) |
| Plattfuß | 16,0 ± 9,27 (20) | 2,73 ± 2,69 (8) | 7,65 ± 1,49 (194) | 10,19 ± 6,83 (16) |
| Hackenfuß | 8,0 ± 6,14 (10) | 3,07 ± 2,85 (9) | 2,76 ± 0,92 (70) | 5,73 ± 5,25 (9) |
| Pes adductus | — | — | 3,12 ± 0,98 (79) | 0,64 ± 1,80 (1) |
| Hammerzehe | 4,0 ± 4,96 (5) | — | — | 0,64 ± 1,80 (1) |
| Defekt des Humerus | — | — | 0,04 ± 0,11 (1) | 0,64 ± 1,80 (1) |
| „ „ Radius | — | 0,34 ± 0,96 (1) | 0,16 ± 0,22 (4) | 0,64 ± 1,80 (1) |
| „ der Ulna | — | — | 0,08 ± 0,16 (2) | — |
| „ des ganzen Vorderarms | — | — | 0,16 ± 0,22 (4) | 0,64 ± 1,80 (1) |
| „ der Hand | — | — | 0,04 ± 0,11 (1) | 0,64 ± 1,80 (1) |
| „ des Femur | — | — | 1,34 ± 0,65 (34) | 2,55 ± 3,56 (4) |
| „ der Tibia | — | 0,68 ± 1,36 (2) | — | — |
| „ „ Fibula | — | 0,34 ± 0,96 (1) | 1,38 ± 0,66 (35) | 3,82 ± 4,33 (6) |
| „ des ganzen Unterschenkels | — | — | 0,04 ± 0,11 (1) | — |
| „ im Metapodium | — | 0,34 ± 0,96 (1) | 0,04 ± 0,11 (1) | 0,64 ± 1,80 (1) |
| Phokomelie ohne nähere Angaben | — | — | 0,2 ± 0,25 (5) | — |
| Individuen mit Defekt mindestens eines langen Röhrenknochens | — | 1,37 ± 1,92 (4) | 3,39 ± 1,02 (86) | 5,73 ± 5,25 (9) |
| Ektrodaktylie | — | 1,71 ± 2,14 (5) | 0,55 ± 0,42 (14) | 4,46 ± 4,66 (7) |
| Amniogene Abschnürungen | 0,8 ± 2,2 (1) | 1,71 ± 2,14 (5) | 0,51 ± 0,40 (13) | 2,55 ± 3,56 (4) |
| Polydaktylie | 0,8 ± 2,2 (1) | 4,78 ± 3,52 (14) | 0,32 ± 0,32 (8) | 0,64 ± 1,80 (1) |
| Syndaktylie | — | 5,81 ± 3,86 (17) | 1,14 ± 0,6 (29) | 1,27 ± 2,53 (2) |

Tabelle 7 (Fortsetzung).

| Deformität | Häufigkeit angeborener orthopädischer Deformitäten in den Statistiken von ROSENFELD | HIROMOTO | SCHELLER | unter den Kombinationen der angeborenen Hüftluxation |
|---|---|---|---|---|
| Flughaut . . . . . . . . | — | 0,34 ± 0,96 (1) | — | 1,27 ± 2,53 (2) |
| Genu varum . . . . . . | — | 1,02 ± 1,66 (3) | — | 0,64 ± 1,80 (1) |
| „ valgum . . . . . . | 0,8 ± 2,2 (1) | 2,05 ± 2,34 (6) | — | 0,64 ± 1,80 (1) |
| Paresen der Extremitäten | — | 0,34 ± 0,96 (1) | — | 0,64 ± 1,80 (1) |

halb der Fehlerbreite ROSENFELDS, welche sich von — 1,4% bis + 3,0% erstreckt. Es wäre mithin ebensogut möglich gewesen, daß ROSENFELD unter seinen 125 Fällen eine Anzahl von Merkmalsträgern gefunden hätte, welche innerhalb der Fehlergrenzen SCHELLERS gelegen wäre. Von einem Nichtübereinstimmen der Werte kann also nicht die Rede sein, nur hat das größere Material eine engere Abgrenzung ermöglicht. Wirklich außerhalb der Fehlergrenzen liegende Verschiedenheiten finden wir nur vereinzelt: der Klumpfuß ist bei SCHELLER etwas häufiger als bei den anderen Autoren, was zum Teil daran liegen mag, daß vielleicht auch manche zentral neurogene kongenitale Klumpfüße im Gefolge eines Morbus Little in die allgemeine Klumpfußrubrik mitgerechnet wurden[1], während diese bei den anderen Autoren ausgeschaltet sind. Im japanischen Material finden sich ferner Contracturen besonders des Ellbogens und der Finger sowie Syndaktylie etwas häufiger, Plattfüße dagegen etwas seltener als im deutschen. Höchstwahrscheinlich sind dafür rassenmäßige Verschiedenheiten verantwortlich zu machen, um so mehr, als auch die Contracturen, welche wir als Kombination der angeborenen Hüftluxation fanden, zum großen Teil die Fälle von HAYASHI und MATSUOKA betreffen.

Sehen wir von diesen gewiß geringfügigen Differenzen ab, so stimmen die zu verschiedenen Zeiten und an ganz verschiedenen Orten aufgestellten drei Statistiken bezüglich der relativen Häufigkeit der einzelnen Deformitäten wirklich gut überein und das ist ja die notwendige Voraussetzung für den Vergleich mit unserem von einem bestimmten Gesichtspunkt aus gesammelten Material, nämlich mit den als Kombination der kongenitalen Hüftluxation auftretenden Deformitäten. Bei Betrachtung der letzteren fällt zunächst auf, daß in dieser Rubrik die Anzahl der Deformitäten im Verhältnis zur Zahl der Individuen eine relativ große ist, besonders wenn man sich vor Augen hält, daß einige der in Tabelle 6 vorkommenden seltenen Deformitäten, wenn nicht genügend Vergleichsmaterial vorlag, in Tabelle 7 gar nicht angeführt sind. Es sind daher unter den von uns gesammelten Fällen mehr Indi-

[1] SCHELLER selbst hat in einer privaten Unterredung diese Möglichkeit durchaus zugegeben.

viduen mit zwei oder mehreren Deformitäten behaftet als unter den Kontrollen und es hat somit den Anschein, als ob es Individuen mit einer besonderen Disposition zur Häufung von Skelettanomalien gäbe, da die mit mindestens zwei Deformitäten Behafteten eine größere Neigung zur Manifestation noch weiterer derartiger Mißbildungen aufweisen als die Träger einer einzigen Deformität.

Wenden wir unsere Aufmerksamkeit nun den einzelnen Merkmalen zu, so finden wir die Häufigkeit der meisten in guter Übereinstimmung mit dem Kontrollmaterial und auch das ist wieder ein Beweis dafür, daß gelegentliche Verschiedenheiten kein Zufall sein können. Derartige ausgesprochene Differenzen finden wir nun ausschließlich bei den Luxationen und beim Genu recurvatum. Auch „seltene Contracturen" scheinen auf den ersten Blick unter den Luxationsträgern häufiger zu sein als unter den Kontrollen. Mindestens liegt der für unser Material berechnete Minimalwert von 2,06% gänzlich außerhalb der Fehlerbreite SCHELLERS, welche sich von 0,41% bis 1,49% erstreckt. Dies mag zum Teil daran liegen, daß unser Material ja aus der Weltliteratur zusammengetragen ist und eine ganze Reihe japanischer Fälle enthält. Nun sind aber, wie schon erwähnt, im japanischen Material die angeborenen Contracturen viel häufiger vertreten als im deutschen und auch häufiger als unter unseren Hüftluxationspatienten. Ein weiterer Grund ist der, daß Klumpfußträger, wie in einem andern Kapitel noch erörtert werden soll, eine höhere Disposition zu angeborenen Contracturen auch anderer Gelenke haben als der Durchschnitt der Bevölkerung. Da sich nun unter unseren Fällen überhaupt eine gewisse Neigung zu multiplen Mißbildungen bemerkbar macht, so darf es uns nicht wundern, wenn die mit Klumpfuß behafteten Individuen gelegentlich noch andere Contracturen aufweisen. Wir haben daher nicht bloß die Anzahl der Träger einer seltenen Contractur überhaupt, sondern auch derjenigen unter ihnen berechnet, welche nicht gleichzeitig einen Klumpfuß hatten. Nun zeigt die Tabelle, daß die letzteren unter den Hüftluxationsträgern durchaus nicht gehäuft vorkommen und wir können daher sagen, daß die geringe Häufung der Contracturen unter den Hüftluxationsfällen nicht auf eine besondere Disposition dieser, sondern zum Teil auf die Mischung des Materials, zum Teil auf eine Disposition der Klumpfußträger unter ihnen zu beziehen ist.

*Die angeborenen Luxationen anderer Gelenke sind unter den Kombinationen der Hüftluxation ganz beträchtlich häufiger als im Kontrollmaterial.* Bei den einzelnen Luxationen, wie Verrenkung des Ellbogens, des Radiusköpfchens, der Patella, des Lisfrancschen- und des Talotarsalgelenkes, sowie auch bei der multiplen Gelenkschlaffheit, wird das wegen der großen Seltenheit dieser Krankheitsbilder und des relativ kleinen Materials nicht genügend deutlich, da hier überall der wahrscheinliche Fehler ein sehr großer ist. Aber schon bei der etwas häufigeren Knieluxation finden wir eindeutige Zahlenverhältnisse. Selbst der berechnete Minimalwert ihrer Häufigkeit unter den Hüftluxationskombinationen, nämlich 7,17%, ist mehr als 20mal so groß als der Maximalwert im Material SCHELLERS (0,31%). Fassen wir alle Luxationen zusammen und vergleichen wir einerseits die Zahl der Luxationsträger überhaupt — natürlich nur insofern mindestens ein Gelenk außer der Hüfte befallen ist — andererseits die Zahl der einzelnen Luxationen, wobei doppelseitige analoger Gelenke als eine gerechnet wurden, so ergibt sich einwandfrei, daß die Luxationen anderer Gelenke unter den Kombinationen einer Hüftluxation ganz beträchtlich häufiger sind, als sie sonst vorkommen. Der Unterschied ist bei Berechnung der einzelnen luxierten Gelenke noch größer, d. h. daß unter unseren kombinierten Fällen eine größere Zahl von Individuen neben der Hüftluxation noch mehrere andere Gelenksverrenkungen gleichzeitig aufweist, mit anderen Worten: *die Hüftluxationsträger haben eine größere Disposition zu weiteren Luxationen und auch zu multiplen Luxationen als der Durchschnitt der Bevölkerung.* Dies spricht sich schon darin aus, daß wir unter unseren 157 kombinierten Fällen nicht weniger als 6 mit multipler angeborener Gelenkschlaffheit, also mit mindestens passiver Luxationsmöglichkeit in fast allen Gelenken fanden, während SCHELLER unter 4673 mit kongenitalen orthopädischen Deformitäten behafteten Individuen keinen einzigen solchen Fall sah.

Außer den Luxationen fanden wir nur das Genu recurvatum unter den Luxationsträgern häufiger als unter den Kontrollen. Nun haben wir schon bei Besprechung der formalen Genese der Luxationen gesehen, daß das Genu recurvatum bzw. die Streckcontractur des Knies wenigstens in manchen Fällen als Subluxation im Kniegelenk anzusehen ist. Wir haben aber, da diese Anschauung noch nicht allgemein anerkannt ist und auch nicht für alle Fälle gilt, bei der Berechnung das Genu recurvatum zunächst von den Luxationen getrennt und als Anomalie für sich behandelt. Nun zeigt sich, daß unter allen in Betracht kommenden Deformitäten einzig und allein die Luxationen und das Genu recurvatum eine von den Kontrollfällen abweichende Häufigkeit zeigen, und wir sehen darin einen schwerwiegenden Grund mehr, das Genu recurvatum wirklich den Luxationen zuzuzählen. Die Zahlen, welche sich ergeben, wenn wir das Genu recurvatum in die Rubrik „Knieluxation" einreihen, zeigt Tabelle 8. Die Häufigkeitsdifferenzen werden auf diese Weise noch viel eklatanter[1].

Die Bedeutung dieser Befunde liegt klar auf der Hand. Von allen angeborenen orthopädischen Deformitäten, welche wir als Komplikation einer Hüftluxation beobachten können, sind nur die Luxationen bei weitem häufiger, als es ihrem sonstigen Vorkommen in der Population entspricht; nur sie stehen also in einem inneren ursächlichen Zusammenhang mit der Hüftluxation, mit welcher sie kombiniert sind, während die Kombination mit anderen Deformitäten nur den Gesetzen des Zufalls unterliegt. Anders ausgedrückt: *Zwischen der kongenitalen Hüftluxation und den übrigen angeborenen Luxationen bestehen bestimmte erbanlagemäßige Beziehungen.*

---

[1] Da es sehr wohl möglich ist, daß ein wahrscheinlich geringer Teil der Fälle von Genu recurvatum primär doch als Contractur und nicht als Luxation aufzufassen ist, so stellen diese Ziffern, bei welchen jedes Genu recurvatum als Luxation gerechnet wird, für die Luxationen Maximalzahlen dar.

Bezüglich der Art dieser Bindung kommen zwei Möglichkeiten in Betracht: Entweder handelt es sich um einen zusammengehörigen Komplex mehrerer, offenbar eng aneinander gekoppelter Erbanlagen, welche die einzelnen verschiedenen Luxationsformen (Hüft-, Knie-, Radiusluxation usw.) bedingen würden, oder aber es gibt im normalen Genotypus eine besondere Erbanlage, welche die richtige gegenseitige Stellung der Gelenkskonstituentien überwacht; ist diese Anlage pathologisch verändert, so kann es zur Luxation kommen, und man könnte in diesem Sinn von einem *Luxations-Gen* sprechen. Die Art der Luxation im Einzelfalle hinge dann von der jeweiligen Lokalisation dieses Luxations-Gens ab, welche übrigens mindestens teilweise auch erbanlagemäßig bedingt sein müßte, da wir ja bei der Hüftluxation gesehen haben, wie sich die gleiche Art der Lokalisation durch Generationen vererbt. Zum Teil könnte das freilich insofern durch Zufall bedingt sein, als die Hüftverrenkung ja die bei weitem häufigste unter den angeborenen Luxationen ist, und daher in einer Familie, in welcher sich ein derartiges Luxations-Gen vererbt, die davon betroffenen Individuen a priori die größte Chance hätten, diese Erbanlage gerade an der Hüfte zu manifestieren.

Tabelle 8.

| Es finden sich (wenn die Genu recurv.-Fälle zu den Knieluxationen gerechnet werden) | Unter 157 Individuen mit angeborener Hüftluxation Häufigkeit in % | | | | Gefundene % Häufigkeit in SCHELLERS Statistik | Unter 2535 Individuen der Statistik SCHELLERS Häufigkeit in % | | | | Gefundene % Häufigkeit unter d. Hüftluxträgern |
|---|---|---|---|---|---|---|---|---|---|---|
| | Fehlergröße in % | Maximum | Gefunden | Minimum | | Fehlergröße in % | Minimum | Gefunden | Maximum | |
| Knieluxationen | 10,14 | 38,17 | 28,03 | **17,89** | **0,39** | 0,35 | 0,04 | 0,39 | **0,74** | **28,03** |
| Individuen mit mindestens 1 Luxation | 10,62 | 43,74 | 33,12 | **22,5** | **0,63** | 0,44 | 0,19 | 0,63 | **1,07** | **33,12** |
| Luxationen im ganzen | 11,27 | 64,14 | 52,87 | **41,6** | **0,63** | 0,44 | 0,19 | 0,63 | **1,07** | **52,87** |

Wir sehen also eine Reihe offener Fragen, zu deren Lösung vor allem ein eingehendes Studium der seltenen Luxationen notwendig schien. Ließe sich bei diesen z. B. auch eine gleichsinnige Vererbung nachweisen, so könnte das nicht auf bloßem Zufall beruhen, und es wäre bewiesen, daß die Lokalisation der Luxationen endogen bedingt ist. Ferner müßten wir erwarten, daß gerade bei den seltenen Luxationen die Kombination mit anderen Verrenkungen relativ häufiger ist als bei der Hüftluxation, wenn überhaupt unsere Anschauung von den engen erbanlagemäßigen Beziehungen zwischen den einzelnen Luxationsformen zu Recht besteht. Denn es ist klar, daß ein Individuum mit allgemeiner Luxationsdisposition, welche sogar an seltener befallenen Gelenken manifest wird, eine größere Chance hat, sie auch an der Prädilektionsstelle, der Hüfte, zu manifestieren als umgekehrt.

Im formalgenetischen Teil sind schon eine Reihe von Gründen dafür angeführt, daß auch die *übrigen kongenitalen Luxationen* keimplasmatisch angelegt sind, und es ist von vornherein mehr als wahrscheinlich, daß das, was für die angeborene Luxation des Hüftgelenkes gilt, mutatis mutandis auch bei der Verrenkung der anderen Gelenke zu Recht bestehen dürfte. Trotzdem werden wir ein heredofamiliäres Vorkommen nur selten erwarten können. Es handelt sich ja um an sich sehr seltene Anomalien, und wenn diese nun etwa einen recessiven Erbgang haben, was in Analogie zur Hüftluxation sehr wahrscheinlich ist, so wird ihre Vererbbarkeit nur ausnahmsweise nachweisbar sein, wie wir das schon öfters gesehen haben.

Tatsächlich finden wir die seltenen kongenitalen Luxationen fast stets sporadisch, aber immerhin wurde eine Reihe familiärer Fälle (vgl. S. 192) beobachtet, welche einerseits wegen der großen Seltenheit der Anomalien, andererseits wegen der manchmal außerordentlichen Ähnlichkeit in allen Einzelheiten bei den verschiedenen Mitgliedern derselben Familie nicht durch bloß zufälliges Zusammentreffen erklärt werden können und mithin einen Beweis ihrer erbanlagemäßigen Bedingtheit darstellen. Eine Ausnahme bildet die Patellarluxation und die Luxation des Radiusköpfchens. Beide werden wesentlich häufiger heredofamiliär angetroffen als die übrigen. Bei der Patellarluxation ist dies durch ihren dominanten Erbgang zu erklären, von welchem gleich eingehender die Rede sein soll. Dagegen sind die heredofamiliären Fälle von Radiusluxation zum Großteil nicht als Vererbung der Luxationsdisposition sensu strictiori zu werten.

Die Verrenkung des Radio-Humeralgelenkes ist nämlich eine relativ häufige Begleiterscheinung des totalen und partiellen Ulnadefektes, der multiplen cartilaginären Exostosen und der radio-ulnären Synostose. In diesen Fällen ist die Luxatio capituli radii nur eine sekundäre mechanische Folge der anderen Skelettanomalie. Es ist ja klar, daß bei Fehlen oder Verkürzung der Ulna der Radius relativ zu lang, die Knochenstütze des Vorderarmes bedeutend geschwächt ist und daß auf diese Art der Zug der Oberarmmuskulatur den allein weniger widerstandsfähigen Radius gewissermaßen aus dem Ellbogengelenk heraushebeln kann, so daß die normale Artikulation gestört ist. Ähnlich finden wir bekanntlich bei Tibiadefekt sehr häufig das Fibulaköpfchen längs des Oberschenkels hinaufgerutscht. Auch als Komplikation der multiplen cartilaginären Exostosen ist die Luxation eine sekundäre und entsteht in ganz analoger Weise derart, daß die Wachstumsstörungen, welche die Exostosen (siehe diese) zu begleiten pflegen, zu einem Längenmißverhältnis zwischen Ulna und Radius führen (vgl. auch Bessel-Hagen, Lippert, Pels-Leusden, Herzfeld u. a.). Bei der radioulnären Synostose endlich ist die Luxation des Köpfchens eine Folge der festen Verbindung zwischen Ulna und Radius. Der letztere, in seiner normalen Beweglichkeit gehindert, kann wohl, aber muß nicht aus der Gelenksverbindung mit dem Humerus treten. Wir kommen also zu dem Schlusse, daß die Radiusluxationen bei Ulnadefekt, multiplen cartilaginären Exostosen und radio-ulnärer Synostose ihrer ganzen Genese nach in eine besondere Kategorie gehören. Diese Ansicht wird durch die Verteilung auf die Geschlechter und die Vererbungsverhältnisse noch weiter bestätigt. Während das weibliche Geschlecht im allgemeinen eine größere Disposition zu angeborenen Luxationen zeigt als das männliche — nur die Patellarluxation scheint bei Männern etwas häufiger zu sein —, überwiegen die Männer unter den Trägern einer Radiusluxation ganz beträchtlich. Diese Unregelmäßigkeit ist auf Kosten der Fälle mit multiplen cartilaginären Exostosen zu setzen, welche ja bekanntlich in der überwiegenden Mehrzahl bei Männern vorkommen. Ein Grund mehr, diese Fälle nicht zu den Luxationen im engeren Sinne zu rechnen. Ferner mußte es auffallen, warum gerade die Luxatio capituli radii im Gegensatz zu den anderen seltenen angeborenen Gelenksverrenkungen so häufig familiär vorkommt; es ergibt sich nun bei näherem Zusehen, daß eben diese Fälle in ihrer überwiegenden Mehrzahl

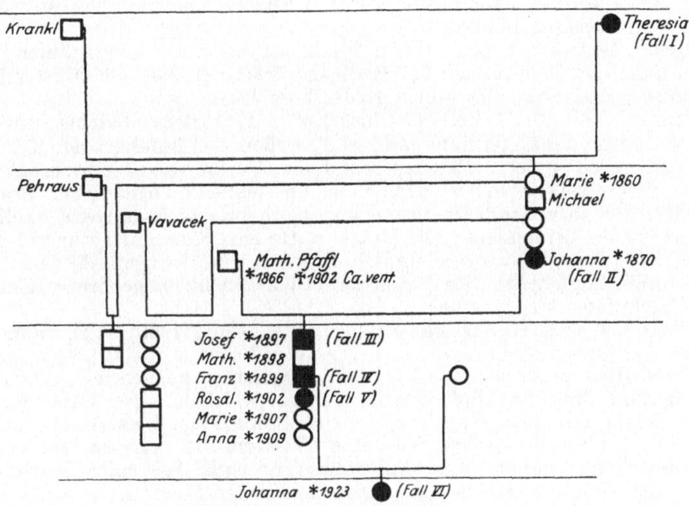


Abb. 66. Familiäre kongenitale Radiusluxation mit Anomalien der Finger- und Kniegelenke sowie der Nagelbildung.

(Nach TRAUNER und RIEGER.)

mit multiplen cartilaginären Exostosen oder radio-ulnärer Synostose kombiniert sind, deren exquisite Vererbbarkeit ja allgemein bekannt ist. Hier wird also nicht eine Gelenksanomalie, sondern die multiplen cartilaginären Exostosen bzw. die Synostose vererbt, die dann zur Luxation führen. Dagegen sind die unkomplizierten Radiusluxationen ebenso selten bei mehreren Familienmitgliedern zu finden wie die übrigen. Die Exostosen und Synostose nehmen also auch in genetischer Beziehung eine Sonderstellung ein und wir werden aus den erwähnten Gründen in diesem Kapitel die Radiusluxation bei Ulnadefekt, multiplen cartilaginären Exostosen und radio-ulnärer Synostose unberücksichtigt lassen. Der folgende Absatz enthält die Fälle von heredofamiliärem Vorkommen angeborener Luxationen, mit Ausnahme der Hüftgelenksverrenkung, welche wir in der Literatur finden konnten, ohne Anspruch auf Vollständigkeit zu erheben.

*Heredofamiliäre kongenitale Luxationen.*

Scudder (nach Ebert): Schulterluxation bei zwei Geschwistern.

Hoeftmann-Weszkalnys (nach Hoffa): Bds. Ellbogenluxation nach vorn bei Vater und zwei Töchtern; die beiden Mädchen haben noch andere Verbildungen der Hände und Finger.

Weszkalnys[1] (nach Andreini): Radiusluxation bei Vater und Sohn.

Servier (Gaz. hebdom. 1872): Bds. Luxation des Radiusköpfchens und der Patella bei einem Vater und zwei Söhnen. Bei den Brüdern besteht außerdem Klumpfuß.

Princetau (1907, nach Andreini): 15 jähriger Knabe mit Subluxation des linken Radiusköpfchens, die Patient nie bemerkt hatte. Rechts entstand nach einem geringfügigen Trauma totale Luxation des Capitulum radii. Die Mutter hat eine Subluxation rechts, ohne davon zu wissen.

v. Sury (Korrespondenzbl. f. Schweiz. Arzte 1909): 13 jähriger Knabe mit beiderseitiger kongenitaler Radiusluxation nach hinten. Sonst obere Extremität normal. Seine Mutter, Großmutter mütterlicherseits und die Schwester der letzteren waren ebenso mißbildet.

Dencks (Zentralbl. f. Chir. 1925): 20jähriger Mann mit kongenitaler Patellarluxation links und Subluxation des Radiusköpfchens rechts. Die Mutter hat eine kongenitale Subluxation des linken Radiusköpfchens.

S. Sieber (Zeitschr. f. orthop. Chir. 1925): 17jähriges Mädchen mit beiderseitiger Luxation des Capitulum radii nach außen und hinten, beide Tibiae nach hinten und außen luxiert. Patellae sehr klein, Genua valga, Einschränkung der passiven Beweglichkeit im rechten Knie, anscheinend angeborener Pes valgus beiderseits, der aber durch Operation korrigiert ist. Linkskonvexe Skoliose der Brustwirbelsäule, Strabismus. Die Mutter hatte eine Kniecontractur unbekannter Ursache, zwei ihrer Schwestern und ihre Mutter eine kongenitale Luxation des rechten Radiusköpfchens. Der Vater der Probandin hat angeborene Klumpfüße, ihre 5 Geschwister sind normal.

R. Trauner und H. Rieger (Arch. f. klin. Chir. 1925): Vgl. Stammbaum Abb. 66.

Guépin (Cpt. rend. soc. de biol. 1892): Eigenartige kongenitale, symmetrische Dorsalluxation des Ulnaköpfchens im Ulnocarpalgelenk. Das Capitulum ulnae läßt sich leicht mit dem Finger in seine normale Lage hinabdrücken, schnellt aber beim Loslassen ähnlich wie eine Klaviertaste sogleich wieder in die Luxationsstellung empor. Die Anomalie fand sich bei einer Mutter und 9 Kindern, den Geschwistern der Mutter sowie bei den Kindern der einen Tochter.

Magnus: Vgl. Tabelle 6, Fall 68—70.

Beutzen-Folmer (Hospitalstidende 1909): Zwillinge mit kongenitaler Knieluxation, beim einen beiderseits, beim andern nur rechts. Bei beiden auch Mißbildungen „an den meisten anderen Gliedern“.

Wutzer (Müllers Arch. 1835): Patellarluxation bei einem Manne und seinen zwei Söhnen.

Shapleigh (1881, nach Wiemuth): Kongenitale beiderseitige Patellarluxation bei einem Manne, einem seiner Kinder sowie beim Vater und Großvater des erstgenannten Patienten.

New York med. journ. 1885: Frau mit Schlottergelenken und beiderseitiger Patellarluxation nach außen. Ihr Vater, dessen Schwester und eine Tochter der letzteren haben auch eine beiderseitige Patellarluxation nach außen.

Bessel-Hagen (Dtsch. med. Wochenschr. 1886): Mann mit seit Geburt bestehender beiderseitiger intermittierender Patellarluxation, welche bei Beugung im Kniegelenk in Erscheinung tritt. Sein Bruder hat eine permanente, ebenfalls kongenitale Patellarluxation.

Jens Schou (Zentralbl. f. Chir. 1894): Mädchen mit linksseitiger Patellarluxation. Mutter und Schwester haben beiderseits Patellarluxation.

Kocher (Allg. Schweiz. Ärztetag 1898): Kongenitale Patellarluxation bei Mutter und Tochter.

---

[1] Der Fall von Pye-Smith mit familiärer Radiusluxation scheint eine radioulnäre Synostose zu sein und wird a. O. besprochen werden.

Spitzy (Zeitschr. f. orthop. Chir. 1899): 10jähriges Mädchen mit kongenitaler Luxation der rechten Patella nach außen. Die Großmutter und eine Tante väterlicherseits haben auch eine rechtsseitige Patellarluxation.

Caswell: Vgl. Stammbaum Abb. 67.

Prewitt: Vgl. Stammbaum Abb. 68.

H. Bogen (Zeitschr. f. orthop. Chir. 1906): Beiderseits Hypoplasie und Außenluxation der Patella bei einer 51jährigen Frau und zweien von ihren drei noch lebenden Kindern, einem Sohne und einer Tochter. Die Kinder der Tochter normal, dagegen hat der Sohn wieder zwei Söhne, deren älterer, $1^1/_2$jähriger, etwas hypoplastische Kniescheiben hat, welche bei Beugung des Gelenkes unvollständig prätibialwärts luxieren, während der jüngere, 10 Tage alte beiderseits bohnengroße, nach außen luxierte Patellae aufweist.

Fiebach (nach Karl): Beiderseitige kongenitale Patellarluxation bei einem 11jährigen Mädchen, deren Bruder, Vater und Großvater.

F. Karl (Arch. f. klin. Chir. 1921): 24jähriger Mann mit kongenitaler habitueller Luxation beider Kniescheiben, blauen Skleren und multiplen Knochenbrüchen, seine jüngste Schwester hat ganz die gleichen Anomalien.

Kirste (1924): Vgl. Seite 108.

Deutschländer (Münch. med. Woch. 1926): Zwei Geschwister mit kongenitaler Patellarluxation.

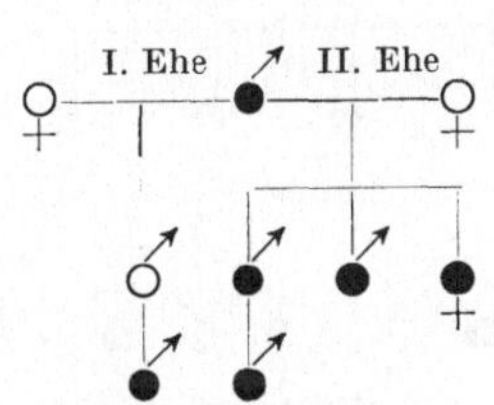


Abb. 67. Stammbaum mit kongenitaler Patellarluxation. (Nach Caswell.)

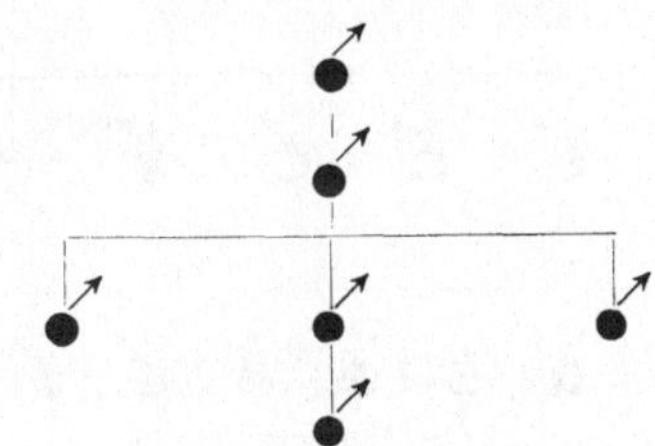

Abb. 68. Stammbaum mit kongenitaler Patellarluxation. (Nach Prewitt.)

Hartmann-Keppel (Rev. d'orth. 1923): 44jähriger Mann mit kongenitaler Knieluxation nach hinten. Eine Tochter und seine Mutter haben eine beiderseitige Hüftluxation.

Ettore und Zanoli erwähnen in ihren zusammenfassenden Arbeiten die häufige Vererbbarkeit der Patellarluxation. Murphy beschreibt Subluxation des Kniegelenks, welche zur Zeit der Pubertät anscheinend spontan auftrat, bei 10 Mitgliedern[1] einer und derselben Familie, in welcher sich auch Kamptodaktylie vererbte (vgl. Stammbaum Abb. 69).

Ein Überblick über diese Zusammenstellung lehrt, daß auch die seltenen kongenitalen Luxationen vererbbar, mithin endogen bedingt sind und daß sich fast immer eine Verrenkung des- oder derselben Gelenke in einer Familie wiederholt. Es wird also zweifellos nicht nur eine allgemeine Luxationsdisposition, sondern die Anlage zur Luxation eines bestimmten Gelenkes vererbt. Wir sind berechtigt, von einer Anlage zur Hüftluxation, zur Radiusluxation, zur Patellarluxation usw. zu sprechen, womit aber noch nicht gesagt ist, daß diesen Anlagen auch je eine Erbeinheit, ein einziges Gen entspricht. Doch zeigt der Fall Hartmann-Keppel, daß auch gelegentlich verschiedenartige Luxationen in der gleichen Familie alternieren können, was eben wieder besagt, daß

[1] Der Autor spricht von 11 Betroffenen, doch sind im Stammbaum nur 10 verzeichnet.

zwischen den einzelnen Luxationsanlagen engere genotypische Beziehungen bestehen.

Die Anzahl der beobachteten heredofamiliären Fälle ist zu gering, als daß sich über die Eigenschaften der hier zugrunde liegenden Gene, ihre Intensität, Extensität und Quantität etwas Näheres aussagen ließe. Der *Erbgang* scheint bei der Patellarluxation ein dominanter zu sein; sie ist am häufigsten familiär, nur ganz ausnahmsweise wird eine Generation übersprungen (SPITZY) und relativ oft läßt sie sich durch drei und vier Generationen verfolgen. Die anderen Luxationen sind so selten familiär, daß sich kaum Schlüsse über ihren Vererbungsmodus ziehen lassen, aber gerade diese Seltenheit spricht hier für Recessivität, besonders im Verein mit der Tatsache, daß sie sich nur ausnahmsweise über mehr als zwei Generationen verfolgen lassen. Nur die Radiusluxation bei SURY und vor allem bei TRAUNER und RIEGER scheint

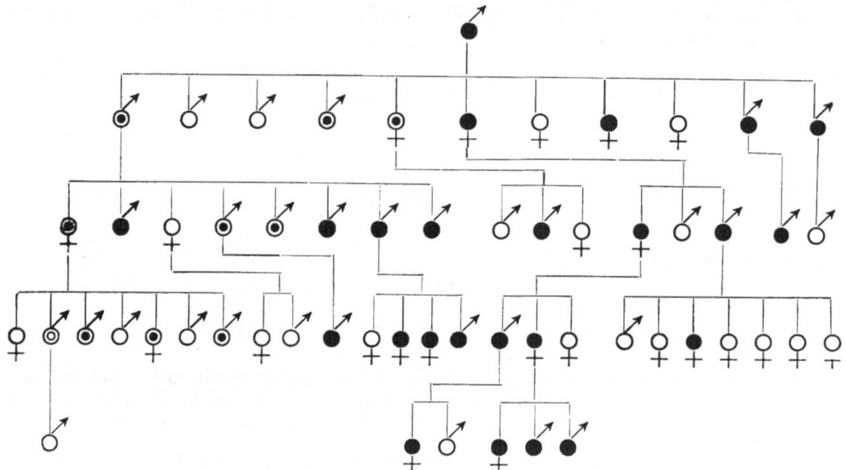

Abb. 69. Stammbaum mit Kniegelenksluxation und Kamptodaktylie. (Nach MURPHY.) Auszug.

●♂, ●♀: Kamptodaktylie. ◎♂, ◎♀: Luxation. ⊙♂, ⊙♀: Luxation + Kamptodaktylie.

dominant zu mendeln, doch konnten wir schon oft genug zeigen, daß die Intensität der Erbanlage für kein Merkmal ein absolut konstantes und feststehendes Charakteristicum ist, sondern daß ein in der Regel recessiv vererbbares Merkmal in manchen Fällen dominant mendeln kann und umgekehrt. Jedenfalls ist die Intensität der pathologischen Erbanlage zur Luxation bei der Patella größer als bei den Gelenken der langen Röhrenknochen. Ein analoges Verhalten haben wir schon bei den Defekten kennengelernt, als wir die Defekte langer Röhrenknochen recessiv, den isolierten Patellardefekt dominant vererbt fanden (vgl. S. 62). Dies ist also eine neue Bestätigung unserer Vermutung, daß der phylogenetisch jüngere Sesamknochen eine größere Disposition zur Manifestation verschiedener pathologischer Erbanlagen hat, daß also der Bestand der normalen Gene, welche die artgemäße Entwicklung des Knochens bestimmen, offenbar noch nicht so fest gesichert ist wie bei den phylogenetisch älteren Organteilen.

Auch die *Quantität* der Anomalie dürfte mehr minder weitgehend genotypisch festgelegt sein, vererbt sich doch in manchen Familien eine ausgesprochen geringe Quantität, so bei PRINCETAU und DENCKS, wo Mutter und Kind bloß eine Subluxation des Radius hatten. Über die Vererbbarkeit der Ein- oder Doppelseitigkeit, also des *Grades der Extensität*, läßt sich an Hand der wenigen Fälle nichts Sicheres sagen. Da wir zeigen konnten, daß die einzelnen Luxationen genotypisch zusammengehören, so sind wir nunmehr berechtigt, von verschiedenen *Arten der Extensität* in dem Sinne zu sprechen, daß das Merkmal Luxation an verschiedenen Gelenken manifest werden kann. Daß diese Art der Extensität vererbbar ist, haben wir schon betont und müssen noch hinzufügen, daß sie auch dort, wo sie sich auf mehrere Gelenke erstreckt, bei allen betroffenen Familienmitgliedern in multipler Form manifest werden kann (vgl. SERVIER, MAGNUS, BEUTZEN).

Unter den Kombinationen der in Rede stehenden Anomalien hätten wir gemäß dem bei der Hüftluxation Gefundenen andere Luxationen an erster Stelle zu erwarten. Und tatsächlich finden wir an sich seltene Luxationen unter den Kombinationen der angeborenen Knie- und Radiusverrenkung auffallend oft. So sind unter den von DREHMANN 1900 zusammengestellten 127 *Knieluxations*fällen 50 noch mit anderen angeborenen orthopädischen Deformitäten kombiniert und unter diesen 50 Individuen befinden sich 8, also 16%, welche außer der Kniegelenksverrenkung noch eine andere seltene Luxation — von der Hüftluxation wurde vorläufig abgesehen — aufweisen. Unter diesen wieder sind: 1 Clavicular-, 1 Humerus-, 1 Ellbogen-, 1 Radius-, 1 Hand-, 1 Finger-, 3 Patellar-, 1 Fußluxation und 1 Fall mit allgemeiner Gelenkschlaffheit verzeichnet. In RECHMANNS seit DREHMANN gesammeltem Material von angeborener Knieluxation, welches 61 Fälle umfaßt, sind 44 mit anderen kongenitalen orthopädischen Deformitäten kombiniert und davon sogar 11, d. i. 25%, mit anderen seltenen Luxationen; darunter finden sich 1 Sternoclavicular-, 2 Ellbogen-, 2 Radius-, 1 Hand-, 2 Patellarluxationen und 5 Fälle von multipler Gelenkschlaffheit.

Die Zusammenstellung BONNENBERGS über *Luxationen* des *Radiusköpfchens* ist allerdings zu klein, um daraus bindende Schlüsse zu ziehen, da bei Ausschaltung der Fälle von Ulnadefekt, multiplen cartilaginären Exostosen und radio-ulnärer Synostose von seinen 31 Fällen nur 9 mit anderen orthopädischen Anomalien kombinierte übrig bleiben. Doch ist es interessant, daß in 5 von diesen 9 Fällen Anomalien anderer Gelenke und in 2 Fällen Gelenkserkrankungen gefunden wurden; so bei SERVIER Patellarluxation und Klumpfuß, bei HEELE allgemeine Gelenkschlaffheit, bei LEISRINK Spontanluxation der linken Ulna nach hinten (beide Radii nach vorn luxiert), bei ADAMS Bildungsfehler an verschiedenen Gelenken, bei SMITH kongenitale Luxation des Hand- und Kniegelenkes, in einem zweiten Falle von ADAMS Caries des betroffenen und bei JOPPICH Tuberkulose des Ellbogengelenkes der Gegenseite. Die späteren Sammelarbeiten über Radiusluxation standen uns zum Teil nicht im Original zur Verfügung (Riss, Blodgett, Bernard), bei Piccioli sind die Fälle nicht in extenso angeführt und bei Andreini nur die Fälle seit Bernard. Da nun obendrein auch Uffreduzzis und Andreinis Statistiken zu klein sind, um die Befunde rechnerisch einwandfrei verwerten zu können, zumal ja die Mehrzahl der Fälle als multiple cartilaginäre Exostosen und radio-ulnäre Synostosen auszuschalten wäre, so haben wir darauf verzichtet, die relative Häufigkeit der einzelnen Kombinationen auszurechnen, doch haben wir entschieden den Eindruck, daß auch hier andere Luxationen gehäuft vorkommen. So war ein Fall von Nehrkorn mit Knie-, je einer von Riss und von Joudet und Touchard mit Patellarluxation kombiniert usw.[1]

Außerdem werden als Kombinationen wiederholt Klumpfüße und Ektrodaktylie genannt. Die letzteren Fälle sind allerdings mit einiger Vorsicht zu beurteilen. So scheint es uns nach dem über den isolierten Defekt randständiger Finger und über Röhrenknochendefekte geringster Quantität Gesagten gar nicht ausgeschlossen, daß in dem Falle von Cléret und Bienvenue mit kongenitaler Luxation des rechten Radiusköpfchens, Defekt des rechten kleinen Fingers und Metakarpus V und geringgradiger Hypoplasie der ganzen rechten oberen Extremität eigentlich ein Defekt des rechten Ulnarstrahles von geringer Quantität angelegt war, welcher zu bleibendem Defekt des kleinen Fingers mit seinem Metacarpalknochen und zu einer zum Zeitpunkte der Geburt wahrscheinlich schon ausgeglichenen embryonalen Entwicklungsverzögerung der Ulna führte. Wir können uns leicht vorstellen, daß ein solches relatives Zurückbleiben der Ulna im Wachstum während der Embryonalperiode zu einer Radiusluxation geführt haben kann, ganz ebenso, wie wir es bei den bleibenden Ulnadefekten gesehen haben. Es wäre dies ein analoger Mechanismus, wie wir ihn für die Fibulaveränderungen bei vorhandener Tibia an Mäusen aus dem Tibiadefektstamm von Rabaud und Hovelacque angenommen haben (vgl. S. 60). Wir sehen also, daß es unter Umständen klinisch nicht zu entscheiden ist, ob man es mit einer primären oder einer sekundären, als Folge anderer Skelettanomalien entstandenen Luxation zu tun hat. Auch dieser Umstand erschwert natürlich statistische Berechnungen und läßt es gerechtfertigt erscheinen, solche nur dort anzuwenden, wo ein wirklich großes Material zur Verfügung steht wie bei der Hüftluxation.

Die Beobachtungen über Kombinationen der übrigen kongenitalen Luxationen sind so spärlich, daß wir sie nicht einzeln durchsprechen wollen, sondern nur auf die schon genannten Beispiele in Tabelle 6 auf Seite 174—182 und in den Zusammenstellungen Drehmanns und Rechmanns verweisen. Beachtung verdient ferner in diesem Zusammenhang ein Fall von Frölich. Es handelt sich um eine beiderseitige kongenitale Knieluxation, welche zur Zeit der Beobachtung, nämlich im Alter von 17 Jahren, nur mehr als willkürliche Luxation nachweisbar war, in

[1] Auch Schulze-Gocht sah jüngst ein Kind mit beiderseitiger kongenitaler Luxation des Capitulum radii und der Patella nach außen und noch anderen Deformitäten.

Kombination mit beiderseitiger willkürlicher Luxation der Sternoclaviculargelenke. Eine Reihe von Fällen mit Betroffensein von mehr als 3 Gelenken haben wir gesondert zusammengestellt (vgl. S. 198).

Diese Fälle sind gewiß zahlreicher, als es einem rein zufallsgemäßen Zusammentreffen entspräche und zweifellos haben Träger der einen oder anderen seltenen kongenitalen Luxation, ganz ebenso wie die Hüftluxationsträger, eine konstitutionelle Disposition zur Manifestation noch anderer derartiger Luxationen.

Zu erwarten wäre nun, daß die Hüftluxation als die häufigste aller angeborenen Gelenksverrenkungen ganz besonders oft bei den mit anderen Luxationen behafteten Individuen zu finden wäre. Untersuchen wir aber das Material daraufhin, so scheint es auf den ersten Blick, als ob diese Erwartung nicht zutreffen würde. Unter DREHMANNS 50 mit anderen Deformitäten kombinierten Knieluxationen finden sich 13 sichere und unter RECHMANNS 44 Fällen 29[1] sichere Hüftluxationen. Die ausgesprochene Seltenheit der Hüftluxation bei DREHMANN und die große Differenz zwischen den Ziffern der beiden Autoren fordern zunächst eine Erklärung. Während die Hüftluxation sonst, zum mindesten in den deutschen Statistiken (ROSENFELD und SCHELLER) etwa die Hälfte aller angeborenen Deformitäten ausmacht, finden wir unter den Kombinationen der Knieluxation bei DREHMANN nur 26% Hüftgelenksverrenkungen, also um die Hälfte weniger, als es ihrer sonstigen relativen Häufigkeit entspräche, bei RECHMANN dagegen 66%, also entschieden mehr als im Durchschnitt der mit angeborenen orthopädischen Deformitäten behafteten Bevölkerung. Dagegen ist bei den von DREHMANN gesammelten Fällen auffallend oft Flexionsstellung und Einschränkung der Beweglichkeit der Hüften, einmal auch abnorme Beweglichkeit im Hüftgelenk erwähnt. Nun wissen wir aber, daß die Eltern eine Knieluxation bei ihrem Kind fast stets schon bei der Geburt bemerken und es daher möglichst bald zum Arzt bringen, daß sich also das Knieluxationsmaterial zum großen Teile auf Neugeborene und Säuglinge erstreckt, während die Hüftluxation gewöhnlich erst später diagnostiziert wird[2]. So kommt es, daß eine Reihe von Hüftluxationen der Beobachtung entgehen, weil sie zur Zeit der Behandlung der Knieluxation noch keine Erscheinungen machen, worauf schon KOPITS hingewiesen hat. Besonders instruktiv zeigt das ein Fall von COVILLE: Ein Mädchen kommt mit beiderseitiger Knieluxation und Klumpfuß zur Welt. Die Abduktionsbewegungen in den Hüftgelenken sind etwas eingeschränkt. Patientin bleibt in Beobachtung und später wird eine ausgesprochene beiderseitige Hüftluxation manifest.

Viele der bei DREHMANN als Bewegungseinschränkung im Hüftgelenk angeführten Fälle mögen sich später als Luxation entpuppt haben. Da nun mit fortschreitender Diagnostik die Hüftgelenksver-

---

[1] RECHMANN selbst spricht nur von 27 Hüftluxationen, doch ergibt eine genaue Durchsicht der von ihm zitierten Fälle deren 29.

[2] ENGELMANN hatte wiederholt Gelegenheit, bei Kleinkindern die Diagnose angeborene Hüftluxation zu stellen, welche wegen rachitischer Deformitäten oder gar nur unter der Diagnose Pedes plani an ihn gewiesen wurden.

renkung jetzt häufiger und früher entdeckt zu werden pflegt, als in früheren Jahren, ist es wohl verständlich, daß unter den von RECHMANN seit DREHMANN gesammelten Knieluxationsfällen mehr Hüftluxationen verzeichnet sind als unter denen DREHMANNS. Wir werden jedenfalls eher annehmen müssen, daß die wirkliche Zahl der Hüftluxationsträger unter den mit Knieluxation behafteten Individuen noch größer ist als bei RECHMANN, mithin auch größer, als es dem Durchschnitt der mit angeborenen orthopädischen Deformitäten behafteten Bevölkerung entspricht. Genaue zahlenmäßige Angaben sind aber aus den eben angeführten Gründen nicht möglich. Wir werden uns daher darauf beschränken, noch einige bisher nicht genannte Beispiele für Kombination einer Hüftluxation mit anderen angeborenen Luxationen anzuführen. Hüft- und Knieluxation sahen BARGELLINI, SIPPEL, REY, KOPITS (unter 7 kombinierten Knieluxationsfällen 3mal), HEYDEMANN (2 Fälle), SCHANZ u. a.; Hüft- und Schulterluxation sah ROSENFELD. GREIG bezeichnet diese Kombination als häufiges Vorkommnis bei angeborener Schulterluxation; angeborene Hüft- und Ellbogenluxation demonstrierte WILHELM. Hüft- und Patellarluxation beschreiben BADE, BRADFORD, WAAS; FRIEDLÄNDER beobachtete beiderseitige habituelle Patellarluxation, die sich nach einer zu Ankylose führenden Reposition einer doppelseitigen Hüftgelenksverrenkung entwickelte. MEYER untersuchte eine Dame mit habitueller Luxation der rechten Patella nach innen, die im 20. Lebensjahr nach einem minimalen Trauma aufgetreten war; bei derselben Patientin war im Alter von $1^1/_2$ Jahren eine linksseitige kongenitale Hüftluxation eingerenkt worden usw.

Die überzeugendste Manifestation einer allgemeinen Luxationsdisposition bilden die oben schon erwähnten Fälle mit multiplen angeborenen Luxationen, oder mindestens passiv luxierbaren Gelenken, von welchen wir einige Beispiele zusammengestellt haben.

*Multiple kongenitale Luxationen.*

DORNSEIFF (Dissert. 1866): Bds. Radiusdefekt, Luxation fast aller größeren Gelenke.

TEUFEL (1888) siehe Tabelle 6, Fall 18.

J. WOLFF (1893) siehe Tabelle 6, Fall 20.

GOERTZ (nach DREHMANN): Luxation des Knies, Fußes, der Schulter und der Hand. Aplasie der Hüftpfanne, Verkürzung des Femur, welcher drei Kondylen trägt.

DREHMANN (1899) siehe Tabelle 6, Fall 48.

MAGNUS (1905): Drei Geschwister. Siehe Tabelle 6, Fall 68—70.

MAX MEYER (Zeitschr. f. orthop. Chir. 1908): Autopsie eines Fetus von 42 cm Länge. Streckcontractur mit Subluxation des linken Kniegelenks. Das rechte und beide CHOPARTschen Gelenke sind ausgesprochene Schlottergelenke. Beide Schulter- und das rechte Ellbogengelenk sehr schlaff, das linke Radiusköpfchen ist nach vorn luxiert, die Carpometacarpalgelenke beider Hände schlottern leicht. Pes equinovarus beiderseits.

PELTESOHN (1910) siehe Tabelle 6, Fall 107.

JUNG (Arch. f. orthop. u. Unfall-Chir. 1912): Autopsie eines 14 Monate alten Mädchens. Linkes Knie luxiert, beide Hände volo-ulnarwärts subluxiert. Schlaffheit aller Finger-, und zwar besonders der Metacarpo-Phalangealgelenke und aller Zehengelenke. Pedes calcaneo-valgi, Genu valgum leichten Grades rechts. Halluces valgi. Verkürzung des Metacarpus III links. Caput quadratum.

ENGELMANN: Kind, bei welchem sämtliche größere Gelenke passiv leicht luxierbar und wieder reponierbar waren.

Alle diese Befunde, welche besagen, daß alle Arten von Luxationsträgern eine besondere Disposition zu noch anderen, manche sogar zu vielerlei Luxationen haben, bilden eine vollinhaltliche Bestätigung des bei der Hüftluxation Gefundenen. Es fragt sich nun, ob wir einen näheren Einblick in die Art der erbanlagemäßigen Bindung der einzelnen Luxationen gewonnen haben, als es durch das Studium der angeborenen Hüftluxation allein möglich war. Eine sichere Entscheidung, ob es sich um einen zusammengehörigen Komplex verschiedener Luxationsanlagen oder um eine einzige, jeweils an verschiedenen Stellen lokalisierte pathologische Erbanlage handelt, ist noch immer nicht möglich. Doch spräche der digene Erbgang, wie er sich wenigstens für die Hüftluxation sehr wahrscheinlich machen ließ, und das Alternieren der Luxation mit Erkrankungen desselben Gelenkes, wie in den Fällen von ADAMS und JOPPICH, ceteribus paribus eher für das Mitspielen eines endogenen Lokalisationsfaktors, der im Einzelfalle die Manifestationsstelle des Luxations-Gens zu bestimmen hätte, also für die zweite Annahme. Daß nämlich auch die Lokalisation keimplasmatisch angelegt ist, beweist ihre ausgesprochene Vererbbarkeit (vgl. S. 193). *Zur Entstehung einer Hüftluxation wären demnach zwei Anlagen notwendig, eine für die Luxation und eine zweite, welche eine gewisse örtliche Disposition des Hüftgelenkes bedingt und damit erst das geeignete Milieu schafft, in welchem sich die erstere manifestieren kann. Die beiden Anlagen scheinen voneinander unabhängig zu mendeln und so ist der Erbgang der Anomalie ein digener.*

Außer den Luxationen anderer Gelenke ist uns keine weitere Anomalie aufgefallen, welche eine typische Begleiterscheinung der seltenen angeborenen Luxationen bilden würde. Auch für die kongenitale Hüftluxation konnten wir ja keine derartige Kombination finden. Nur scheinen die selteneren Luxationen überhaupt häufiger mit anderen Anomalien kombiniert aufzutreten, als die Hüftgelenksverrenkung. Während nämlich diese nur in etwa 3—10% der Fälle mit weiteren Deformitäten kombiniert ist, finden wir z. B. unter DREHMANNS 127 Knieluxationsträgern 50, d. i. 39% und unter RECHMANNS 61 Fällen von Knieluxation 44, d. i. 72% mit noch anderen orthopädischen Anomalien behaftet. Dieser Befund entspricht der allgemeinen Erfahrung, daß eine Anomalie, je seltener sie ist, ein um so degenerativeres Milieu bevorzugt, d. h. eine in höherem Grade und in bezug auf mehrere Merkmale vom Mittelwert der Population abweichende Konstitution. Bei Trägern seltener Anomalien ist mithin a priori die Wahrscheinlichkeit eine größere, daß sie auch noch anderweitige Abnormitäten aufweisen. In diesem Sinne finden wir also z. B. die Knieluxation häufiger mit anderen Deformitäten kombiniert als die Hüftluxation, aber die relative Häufigkeit der einzelnen dieser Deformitäten scheint dieselbe zu sein wie bei der Hüftluxation und mit Ausnahme der Luxationen anderer Gelenke auch dieselbe wie in der mit orthopädischen Deformitäten behafteten Gesamtbevölkerung. Wenigstens finden wir in den größeren Zusammenstellungen von DREHMANN, RECHMANN usw. keine andere Anomalie besonders häufig.

Eine scheinbare Ausnahme bildet die Familie von TRAUNER und RIEGER. Hier ist die kongenitale Radiusluxation bei einer ganzen Reihe von Familienmitgliedern in sehr ähnlicher Weise mit Anomalien der Kniegelenke, Beugecontracturen der Finger und einer eigenartigen Verbildung der Finger- und Zehennägel kombiniert. Die von der Luxation freien Familienmitglieder weisen auch die übrigen Anomalien nicht auf. Dieser Befund spricht freilich für einen inneren ursächlichen Zusammenhang zwischen den einzelnen Anomalien und die beiden Autoren machen für die Gelenk- und Nagelmißbildung eine einzige pleiotrope pathologische Erbanlage verantwortlich. Dieser Ansicht können wir uns wegen der Einzigartigkeit der in Rede stehenden Kombination nicht anschließen. Wäre tatsächlich die Erbanlage zur Radiusluxation eine pleiotrope, welche gleichzeitig am Phänotypus Nagelmißbildungen usw. bewirkt, dann müßten wohl die meisten, wenn nicht alle kongenitalen Radiusluxationen mit Nagelmißbildungen kombiniert sein. In Wirklichkeit aber fanden wir dieses Zusammentreffen bis jetzt einzig und allein in der von TRAUNER und RIEGER beobachteten Familie. Wir würden daher eher meinen, daß es sich um eine relativ lose Koppelung der für die einzelnen Merkmale verantwortlichen pathologischen Erbanlagen handelt. Lose insofern, als die betreffenden Gene wohl miteinander gekoppelt sind und daher in typischer Weise ungetrennt wie eine einzige Anlage vererbt werden, daß sie aber offenbar im Chromosom doch nicht so eng benachbart sind, daß pathologische Veränderungen des einen Gens bzw. Genkomplexes häufig auch auf den anderen übergreifen. Sind aber in einem speziellen Falle zufällig alle in Betracht kommenden Gene pathologisch verändert, dann werden die Anomalien auch zusammen vererbt. Man kann daher nicht sagen, daß die Träger einer kongenitalen Radiusluxation eine besondere Disposition z. B. zu bestimmten Nagelverbildungen haben, sondern bloß, daß diese beiden Anomalien miteinander weitervererbt werden, wenn sie einmal zufällig bei einem Individuum zusammentreffen.

Im vorhergehenden war neben den typischen *kongenitalen Luxationen* auch ab und zu von bloß passiver Luxationsmöglichkeit, *willkürlichen Luxationen* und vereinzelt auch von *habituellen Luxationen* die Rede. Sind wir nun tatsächlich berechtigt, alle diese Formen in einen Topf zu werfen? Vom formalgenetischen Standpunkte aus scheint ein prinzipieller Unterschied nicht zu bestehen (vgl. S. 164) und ihr gleichzeitiges Vorkommen beim selben Individuum (WOLFF, HEINICKE, REINER, FRÖLICH, FRIEDLÄNDER, MEYER, HACKENBROCH u. a.) deutet schon auf ihre Wesensverwandtschaft hin. In der Tat kommen auch die willkürlichen und habituellen Luxationen heredofamiliär vor, wofür wir einige Beispiele anführen.

### *Heredofamiliäre habituelle und willkürliche Luxationen.*

BADE (Zeitschr. f. orthop. Chir. 1903): Einseitige habituelle Luxation der Patella bei Bruder und Schwester.

ZUR VERTH (Dtsch. Zschr. f. Chir. 1909): Zwei Schwestern bekamen beide im Alter von etwa drei Jahren eine habituelle Luxation des Capitulum radii, welche bei der älteren im Alter von 5 Jahren wieder verschwand. Die jüngere hatte zur Zeit der Beobachtung dieses Alter noch nicht erreicht.

FR. KARL (1921): Vgl. Seite 193.

M. CHRYSSAFIS (Grèce méd. 1924): Ein 14jähriges Mädchen akquirierte bei gymnastischen Übungen eine linkseitige habituelle Luxation des Sterno-Clavicular-gelenkes. Eine Schwester und eine Cousine ihrer Mutter haben im gleichen Alter eine ebensolche Luxation erlitten.

W. HEINICKE (Wien. klin. Wochenschr. 1903): Mann mit Schlaffheit fast aller Gelenke. Bis zu seinem 11. Lebensjahre litt er an einer besonders beim Reiten auftretenden habituellen Luxation beider Oberschenkel, welche aber willkürlich reponierbar war. Seit seinem 9. Jahre hat er die Fähigkeit der willkürlichen Luxation des rechten Humeruskopfes nach hinten. Außerdem willkürliche Luxation des Daumens im Metacarpo-Phalangealgelenk volarwärts. Sein älterer Bruder hat auch mehrere auffallend schlaffe Gelenke, ferner eine willkürliche Subluxation beider Hände im Carporadialgelenk nach vorne und willkürliche Luxation beider Daumen dorsalwärts. In der Familie des Vaters kam einmal eine willkürliche Luxation vor, die Mutter und viele ihrer Verwandten haben Schlaffheit einiger kleiner Gelenke.

ARONHEIM (Monschr. f. Unfallk. u. Invalw. 1904): Einjähriges Mädchen mit beiderseitiger willkürlicher Knieluxation. Der Vater hat eine willkürliche Luxation des rechten Daumengrundgelenkes.

ENGELMANN: Habituelle Schulterluxation bei Vater und Sohn (beide Kavallerieoffiziere).

Auch MC. AUSLAND, RUSSEL und SARGENT, welche die rezidivierende Patellarluxation an Hand von 16 Eigenbeobachtungen besprechen, erwähnen ihre Vererbbarkeit.

Die willkürlichen Luxationen kommen übrigens, ganz ebenso wie die kongenitalen, häufig multipel oder wenigstens mit Überstreckbarkeit anderer Gelenke kombiniert vor. MATHEIS will sogar auf Grund dieser Tatsache die willkürlichen Luxationen in zwei scharf getrennte Gruppen einteilen: in die traumatisch entstandenen, also exogen bedingten und in diejenigen, welchen eine endogene Luxationsdisposition zugrunde liegt. Dort, wo kein Trauma als auslösende Ursache nachweisbar ist, findet er nämlich immer mehrere Gelenke befallen. Dies sowie die scharfe Trennung in die endogen und exogen bedingte Gruppe läßt sich natürlich nicht aufrechterhalten. Einerseits kann bei bestehender genotypischer Disposition manchmal doch ein äußerer Anlaß, ein Trauma oder dgl. zur tatsächlichen Manifestation der Luxation notwendig sein, andererseits muß sich die endogene Disposition nicht immer auf mehrere Gelenke erstrecken. Sicherlich aber beweist es eine besondere Veranlagung zur Luxation, wenn ein Individuum mehrere Gelenke willkürlich verrenken kann, so bei ADAMS beide Hüften und den Unterkiefer, bei MC. LEOD die Hüften in totale, Unterkiefer, Schulter, Hand, Finger, Knie und Fuß in Subluxation, bei RIEDINGER die Schultern und die Sternoclaviculargelenke, bei CHRYSOSPATHES das Metacarpophalangealgelenk des linken Daumens und das rechte Kiefergelenk (vgl. auch die Fälle von HEINICKE und FRÖLICH) usw. In dem gleichen Sinne spricht die Kombination mit Überstreckbarkeit anderer Gelenke, wie in den folgenden Beispielen: WOLFF (Tabelle 6), ZUR VERTH: willkürliche und habituelle Luxation in beiden Kniegelenken, Überstreckbarkeit der Finger, Cubitus valgus; OMBRÉDANNE: willkürliche Subluxation der Hüfte, Überstreckbarkeit der Metacarpophalangealgelenke, in geringem Grade auch der Ellbogen, passive Luxierbarkeit des Metacarpophalangealgelenkes des rechten Daumens und beider Sternoclaviculargelenke; u. a. Wenn auch entsprechendes Training eine gewisse Rolle spielen kann, wie z. B. in dem Falle Mc. Leods, welcher einen Berufsathleten betraf, so ist es doch bei der Seltenheit der Anomalie nicht zu bezweifeln, daß eine besondere Disposition hierzu erforderlich ist, zumal sie auch mit kongenitaler und habitueller Luxation zusammen auftritt, für welche ja das Training bedeutungslos ist.

Damit erscheint es wohl erwiesen, daß auch die habituellen und willkürlichen Luxationen, auch wenn sie erst durch ein Trauma ausgelöst werden, eine konstitutionelle Luxationsdisposition zur Voraussetzung haben, nur ist hier offenbar die Durchschlagskraft der pathologischen Erbanlage eine geringere, als bei den kongenitalen Luxationen und sie bedarf zu ihrer phänotypischen Manifestation noch eines mehr minder schwerwiegenden exogenen Anlasses. Hier drängt sich nun die Frage auf, ob nicht auch bei den gewöhnlichen traumatischen Luxationen eine endogene Disposition eine gewisse Rolle spielt. Ganz von der Hand zu weisen ist diese Möglichkeit keinesfalls, wenn es auch im Einzelfalle kaum möglich sein dürfte, zu entscheiden, inwieweit die äußere Schädigung, inwieweit die konstitutionelle Disposition des Individuums an der Entstehung einer Luxation Anteil hat. An das Mitwirken endogener Faktoren werden wir besonders dort zu denken haben, wo es sich um atypische Luxationen handelt, die durch ein gewissermaßen nicht adäquates Trauma ausgelöst wurden. Wenn wir z. B. wissen, daß Traumen, welche das Os naviculare manus oder pedis treffen, fast immer eine Fraktur, in Ausnahmefällen dagegen eine Luxation dieser Knochen auslösen, so ist es naheliegend, bei solchen Individuen eine Luxationsdisposition anzunehmen, welche für die atypische Reaktion auf das Trauma verantwortlich ist. Nur genaueste Nachforschungen in den Familien solcher Individuen an größerem Material könnten hier einige Klarheit schaffen. Vorläufig müssen wir uns damit begnügen, auf die Möglichkeit des Mitwirkens endogener Faktoren bei traumatischen Luxationen hingewiesen zu haben.

## *Zusammenfassung:*

*Die kongenitalen und habituellen Luxationen kommen heredofamiliär vor, sind also endogen bedingt. Unter den Kombinationen der angeborenen Luxationen sind Verrenkungen anderer Gelenke und nur diese beträchtlich häufiger, als es dem Durchschnitt der mit kongenitalen orthopädischen Deformitäten behafteten Bevölkerung entspricht, was sich für die Hüftluxation auch zahlenmäßig statistisch nachweisen ließ. Es gibt im normalen Genotypus ein Gen bzw. einen Genkomplex, welcher die richtige Artikulation der Gelenkskonstituentien aller gelenkigen Verbindungen des Organismus zu überwachen hat. Pathologische Veränderungen dieses Gens oder Genkomplexes führen zur Luxationsbereitschaft, welche dann bei Mitwirken besonderer Lokalisationsfaktoren an den verschiedenen Gelenken, kongenital am häufigsten an der Hüfte manifest werden kann.*

Neuntes Kapitel.

# Angeborene Contracturen.

## 1. Die formale Genese des angeborenen Klumpfußes.

Wir fassen heute den angeborenen Klumpfuß als arthro-desmo- und myogene Contracturstellung des Fußes im Sinne der Supination, Adduktion, Inflexion und Plantarflexion auf. Je nachdem die eine oder andere dieser Komponenten im Vordergrunde steht, werden wir von Pes adductus (eigentlich eine unrichtige Bezeichnung, weil beim Pes adductus im engeren Sinne nur der vordere Teil des Fußes adduziert ist, während Calcaneus und Talus in Abduction stehen), von Pes excavatus, Pes varus oder Pes equinovarus sprechen. Der Klumpfuß kann sich zu den verschiedensten Zeiten des Embryonallebens entwickeln und je früher es in utero zur Bildung der einzelnen Contracturstellungen kommt, desto größer werden die Veränderungen in der Entwicklung der Knochen, Gelenke und Muskeln sein. Doch auch die Quantität der Deformität zeigt oft selbst bei demselben Individuum große Verschiedenheiten. Wie verschieden sind doch manchmal bei doppelseitigem Vorkommen die Grade der Deformität auf beiden Körperseiten: In manchen Fällen könnte man eigentlich bloß von angeborener Klumpfuß*haltung* eines anscheinend normal gebildeten Fußes sprechen, in anderen wieder haben wir es mit einem ganz schwer veränderten Klumpfuß zu tun.

Nach der heute allgemein herrschenden Auffassung unterscheidet man zunächst ätiologisch zwei große Gruppen von angeborenen Klumpfüßen: Die endogen und die exogen bedingten Fälle, eine Scheidung, wie sie schon von v. Volkmann durchgeführt wurde. Zu den ersteren zählt man den sog. primär idiopathischen kongenitalen Klumpfuß, welcher von fast allen Orthopäden auf eine fehlerhafte Keimanlage zurückgeführt wird (vgl. Volkmann, Hüter, Eschrich, Adams, Hoffa, Joachimsthal u. a.). In diese Klumpfußgruppe gehören vor allem die seltenen Fälle, deren anatomische Untersuchung grobe Abweichungen von der Norm durch Achsenänderung einzelner Teile der Fußwurzelknochen, z. B. schräge Richtung des Talushalses wie beim Orang Utang, oder vollständige Verlagerung der Sehnenansätze und Sehnen an den Fußwurzelknochen aufweisen und so formal eine Wiederholung phylogenetisch älterer Formen darstellen. Aber auch die physiologische intrauterine Supinationsstellung des Fußes wurde von einigen Autoren berücksichtigt, und mancher Fall von angeborenem Klumpfuß fälschlich als Hemmungsbildung, als Persistenz einer früheren Entwicklungsstufe angenommen. Fälschlich deshalb, weil in utero die physiologische Supinationshaltung stets mit Dorsalflexion des Fußes und niemals mit Plantarflexion verbunden ist. Diese physiologische Supinationsstellung des Fußes im Uterus, welche Weidenreich als typische Kletterfußstellung auffaßt, könnte höchstens in gewissem Sinne als prädisponierendes Moment für die Klumpfußbildung aufgefaßt werden. Als solches kann man auch die viel später erfolgende Ossification des Os naviculare im Vergleich zu der des Talus und Calcaneus gelten lassen, welche das Entstehen der Adduktionsstellung des Vorfußes sehr begünstigt, indem das ganz knorpelige Naviculare dem in falscher Richtung wachsenden Talus und Calcaneus nicht in genügender Weise entgegenwirkt.

Fälle von angeborenem Klumpfuß, wie der von BESSEL-HAGEN untersuchte mit nur 4 Zehen, von welchen nur die zwei äußeren dreiphalangig sind, mit Syndaktylie der beiden mittleren und Defekt des Musculus tibialis posticus, während der Musculus flexor hallucis longus an der Unterfläche des Calcaneus inseriert, oder der von FÖRSTER beschriebene Fall, bei welchem Calcaneus, Talus, Naviculare und Cuboideum zu einem Knochen verschmolzen waren und der Fuß nur 2 Cuneiformia, 3 Metatarsalknochen und 3 zweiphalangige Zehen hatte, oder endlich die Klumpfußfälle, welche KIRMISSON in einer Familie an Vater und 3 Kindern beobachtete, bei welchen sich im Röntgenbilde eine Verschmelzung sämtlicher Fußwurzelknochen und außerdem knöcherne Ankylosen der Metatarsophalangealgelenke fanden, sind zweifellos endogener Natur.

Dagegen möchten wir die typischen Klumpfußfälle bei Defekt der Tibia oder bei fehlendem Os naviculare als sekundäre auffassen. Stellen sie doch einfach mechanische Folgeerscheinungen des primären Knochendefektes dar. Dieser Gruppe von Klumpfüßen wäre vielleicht noch eine andere anzureihen, für deren Entstehen BADE partielle Hyperplasie des Malleolus externus verantwortlich macht. Er beschreibt eine Eigenbeobachtung von doppelseitiger partieller Hyperplasie des Malleolus externus, wo auf der einen Seite ein Klumpfuß, auf der anderen ein Tibiadefekt zu konstatieren war. Durch die außerordentlich starke Verbreiterung und Verdickung des Malleolus externus war der Fuß in Klumpfußstellung gedrängt. Den Tibiadefekt der anderen Seite erklärt BADE dadurch, daß der Tibia zu wenig Ernährungs- also Bildungsmaterial zur Verfügung stand. Wir würden diesen Fall als Tibiadefekt mit der typischen Hyperplasie der Fibula auffassen und würden die Hyperplasie des Malleolus externus auf der Seite mit voll entwickelter Tibia als minimale Verspätung der Tibiaentwicklung mit entsprechenden Veränderungen an der Fibula auffassen, analog den Mäusebeobachtungen von RABAUD und HOVELAQUE (vgl. S. 60).

Alle die bis jetzt genannten Klumpfußformen bilden nur einen ganz verschwindend geringen Prozentsatz der angeborenen Klumpfüße. Ihnen gegenüber bezeichnete man gewöhnlich als sekundär idiopathische kongenitale Klumpfüße jene Fälle von angeborenen Equinovari, welche durch abnormen Einfluß mechanischer Kräfte auf die sich entwickelnde Frucht entstanden sein sollen.

Um nun den Anteil äußerer Faktoren an der Pathogenese des angeborenen Klumpfußes festzustellen, wollen wir uns zunächst einmal überlegen, inwieweit die verschiedenen intrauterin wirkenden exogenen Momente (vgl. S. 29) hierfür in Betracht kommen.

Die exogene Wirkung kann entweder eine wachstumshemmende oder eine mechanisch deformierende sein. Meist wirken wohl beide Arten gleichzeitig auf die Frucht. Beweise für mechanische Einwirkungen bilden die Druckspuren und Schnürfurchen. Die ersteren finden sich beim angeborenen Klumpfuß gelegentlich in Gestalt von scharf umschriebenen Schwielen der Haut, gewöhnlich oberhalb des Malleolus externus. Manchmal kann man sogar Hautnekrosen an dieser Stelle beobachten. Damit ist allerdings noch nicht bewiesen, daß der an der betreffenden Stelle nachweisbare Druck auch wirklich die Ursache der Klumpfußstellung ist. Einen Fall von kongenitalem Klumpfuß, der durch einen amniotischen Strang entstanden sein muß, welcher den Fuß offenbar dauernd in Klumpfußstellung zog, und dessen Wirksamkeit am Neugeborenen noch durch eine Schnürfurche kenntlich war, konnten wir selbst beobachten. Andererseits kann ein Amnionstrang unter Umständen auch durch Druck den Nervus peroneus schädigen und auf diese Art einen angeborenen paralytischen Klumpfuß hervorrufen. Ein analoger Fall von Radialislähmung mit Schnürfurche am Oberarm wurde von JOACHIMSTHAL beschrieben. Am Knochen ist dabei im Röntgenbild keinerlei Wirkung des amniotischen Stranges zu konstatieren. Selbstverständlich kommt dieser Entstehungsmodus nur für einzelne einseitige Klumpfußfälle in Betracht. Wir wissen aber, daß im allgemeinen die doppelseitigen Fälle häufiger sind. BESSEL-HAGEN sah doppelseitige Klumpfüße in 56,8%, BILLROTH in 57,1% seiner Fälle. Nach HAGLUND ist sogar das Verhältnis der doppelseitigen zu den einseitigen Klumpfüßen wie 8 : 5. Diese Zahlen entsprechen auch ungefähr unseren eigenen Erfahrungen.

TURNER, J. FRÄNKEL und HEUSNER sind es vor allem, welche exogene Faktoren für die Entstehung der Mehrzahl der Klumpfußfälle verantwortlich machen. TURNER schreibt dabei auch noch der Druckwirkung durch das männliche Genitale eine große Bedeutung zu, doch können wir ihm hierbei nicht recht geben, da doch nur ein sehr geringer Prozentsatz aller Knabengeburten einen Klumpfuß aufweist. Auch J. FRÄNKELS Ansicht, daß die bloße Vergrößerung des räumlichen Mißverhältnisses in utero genüge, um auf dem Boden der physiologischen Fußhaltung die Bildung des Klumpfußes zu bewerkstelligen, können wir nicht zustimmen, weil gewöhnlich gar kein solches Mißverhältnis besteht. Seine Annahme, daß Klumpfußkinder meist sehr stark und kräftig gebaut sind und oft einen auffallend großen Schädel haben, können wir bestätigen. Klumpfußkinder sind meist kräftig, gut entwickelt und zeigen rundliche Formen. Daß aber unter den Müttern klumpfüßiger Kinder kleine, zierliche Figuren überwiegen, wie dies FRÄNKEL annimmt, der damit das räumliche Mißverhältnis zwischen Frucht und Fruchthalter zu erklären sucht, konnten wir nicht finden.

Auch den Standpunkt HEUSNERS, welcher die Erblichkeit des Klumpfußes durch Vererbung einer Neigung zu engem Amnion oder zu stärkerem physiologischen Nabelbruch erklärt, können wir nicht teilen. Die Gründe dafür sind schon a. O. erörtert worden.

Eine weitere Frage ist es, inwieweit im allgemeinen schon ein mäßig gesteigerter intrauteriner Druck imstande wäre, das Entstehen eines doppelseitigen Klumpfußes zu verursachen oder zu begünstigen. Es ist wohl keine Frage und die Fälle mit Klumpfuß auf der einen, Platt-

oder Hackenfuß auf der anderen Seite, welche gut ineinander passen, bestätigen es, daß eine Zwangshaltung in utero für das Entstehen eines solchen Klumpfußes verantwortlich oder mindestens mitverantwortlich sein kann. Solange aber nicht festgestellt ist, in welchem Ausmaß und in welchen Fällen dieser Einfluß stattfindet, dürfen wir jedenfalls nicht alle angeborenen Klumpfußfälle ohne schwere Knochenveränderungen einfach als mechanisch entstanden ansehen oder gar diese Hypothese als Einteilungsprinzip verwerten. Wir möchten daher auch diese Fälle nicht mehr als sekundär idiopathischen Klumpfuß bezeichnen. Vielmehr erscheint es uns einleuchtender, die Mehrzahl der kongenitalen Klumpfußfälle, ob sie nun schwere Knochenveränderungen in der Fußwurzel aufweisen oder nicht, als idiopathischen Klumpfuß anzusprechen, dagegen als sekundären nur jene Fälle, welche offensichtlich als Folge andersartiger Störungen (paralytischer Klumpfuß, Klumpfuß bei Tibiadefekt) aufzufassen sind. Es gibt nämlich auch, obwohl selten kongenitale paralytische Klumpfüße, die uns aber im folgenden als primär nervöse Störungen nicht zu beschäftigen haben werden.

Pathologisch-anatomische Forschungen (HOFFA, JOACHIMSTHAL u. a.) haben gezeigt, daß in der überwiegenden Mehrzahl der idiopathischen angeborenen Klumpfußfälle ganz beträchtliche Gestaltveränderungen der Fußwurzelknochen nachweisbar sind. Man hielt dementsprechend den angeborenen Klumpfuß für eine Skelettanomalie, zu welcher sich erst sekundär durch Schrumpfung die entsprechenden Weichteilveränderungen an Sehnen, Muskeln und Bändern hinzugesellen. Diese Anschauung wurde durch die neuesten, sehr sorgfältigen Untersuchungen von L. KREUZ erschüttert. Dieser Autor untersuchte einen Fall von wahrscheinlich angeborenem und 4 Fälle von erworbenem paralytischem Klumpfuß anatomisch und kommt dabei zu der „Feststellung, daß die Fehlform der Fußwurzelknochen des erworbenen Klumpfußes eine ausgesprochene Ähnlichkeit mit den bisher in der Literatur beschriebenen Fehlformen der Fußwurzelknochen des angeborenen Klumpfußes aufweist.“ Dieses überraschende Resultat beweist, daß die Knochenveränderungen, welche in der Regel beim Klumpfuß beobachtet werden, zum mindesten sekundär sein *können*, denn selbstverständlich müssen wir beim erworbenen Klumpfuß die Weichteilveränderungen als primär ansehen. Daß dabei die Knochenveränderungen in den Fällen von KREUZ weniger hochgradig waren, als wir sie beim angeborenen Pes equinovarus zu sehen gewohnt sind, ist leicht dadurch zu erklären, daß eine schon während des Embryonallebens wirksame Störung das Knochenwachstum natürlich viel weitgehender beeinflussen kann, als eine erst postnatal einsetzende.

Wir müssen also zumindest die Frage offen lassen, ob beim kongenitalen idiopathischen Klumpfuß die Umgestaltung des Fußskelettes oder die Contractur der Weichteile das Primäre ist.

## 2. Erbbiologie des angeborenen Klumpfußes.

In letzter Zeit mehren sich die Stimmen, welche auch den angeborenen Klumpfuß auf endogene Ursachen zurückführen wollen. Wir haben hier vor allem den primären Klumpfuß im Auge, denn bei sicher nervösen Störungen, z. B. poliomyelitischen Lähmungen, Knochendefekten usw. ist die Klumpfußstellung ja nur eine mechanische Folge eines andersartigen pathologischen Prozesses. Uns interessiert hier dagegen, inwieweit der — sit venia verbo — genuine Klumpfuß konstitutionell bedingt ist und wie wir uns die genotypische Repräsentation der phänotypisch abnormen Fußhaltung vorzustellen haben.

Daß die Anomalie als solche vererbbar ist, unterliegt keinem Zweifel. Familien mit mehreren Klumpfußträgern wurden von Adams, Little, Dollinger, Diruf, Joachimsthal, Bade, Brandenberg, Turner, Fränkel, Fetscher, Kochs, Smilga, Isigkeit, Schrader u. a. mitgeteilt[1]. Dabei ist ein bloß zufälliges Zusammentreffen, noch dazu von mehr als zwei behafteten Individuen in derselben Familie, recht unwahrscheinlich und nur ganz ausnahmsweise zu erwarten, da im Durch-

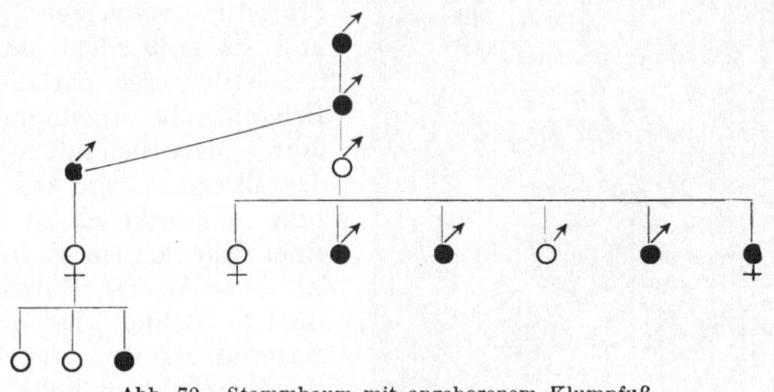

Abb. 70. Stammbaum mit angeborenem Klumpfuß. (Nach Brandenberg.)

schnitte nur jedes 1000. Neugeborene einen Klumpfuß aufweist. Ganz gewiß aber ist sein wiederholtes Auftreten in vier (Little), ja in fünf Generationen als Vererbung anzusehen. Ein solches Beispiel zeigt der Stammbaum Brandenbergs (vgl. Abb. 70). Einen Fall von Klumpfuß bei Geschwistern, dessen Überlassung wir Guildal verdanken, zeigt Abb. 71. Auch Engelmann konnte in seiner Praxis mehrfach ein familiäres Auftreten der Anomalie feststellen.

Doch all das sind Auslesefälle, die keine sehr weitgehenden Schlüsse auf die Art der Vererbung beim Klumpfuß zulassen. Fetscher gebührt unbestreitbar das Verdienst, als Erster an größerem Material das Was und Wie der Klumpfußvererbung näher studiert zu haben. Er verarbeitet die möglichst genau aufgenommenen Familienanamnesen von 184 kongenitalen Klumpfußfällen, von welchen 25 über weitere Träger der Anomalie in ihrer Familie zu berichten wußten. In zwei weiteren Stammbäumen fand sich neben dem Probanden noch je ein als Säugling verstorbenes angeblich klumpfüßiges Individuum. Ein bloßer Überblick

[1] Lauener beschreibt eine Familie, in welcher sich ein zwischen dem 8. und 10. Lebensjahr anscheinend spontan auftretender Klumpfuß durch 4 Generationen vererbte und 12 Individuen betraf. Eine nervöse Störung scheint nicht bestanden zu haben.

über FETSCHERS Stammbäume macht einen recessiven Erbgang sehr wahrscheinlich, da das Überspringen von Generationen häufig, ja fast die Regel ist.

Von der Voraussetzung ausgehend, daß es erbliche und exogen bedingte Klumpfüße gibt, welche sich phänotypisch nicht unterscheiden lassen, zieht FETSCHER zur Berechnung des Prozentsatzes der erkrankten Geschwister nach der WEINBERGschen Probandenmethode nur diejenigen Fälle heran, in deren Aszendenz mindestens ein Klumpfußträger vorkommt. Auf diese Weise erreicht er mit einer außerordentlich hohen Wahrscheinlichkeit, daß nur sicher endogen bedingte Fälle für die Statistik verwertet werden; und da außerdem das Manifestwerden der pathologischen Erbanlage bei irgendeinem Vorfahren, natürlich mit Ausnahme der Eltern selbst, auf die Anzahl der erkrankten Kinder einer Ehe keinen Einfluß hat, ist diese Auslese durchaus gestattet. Leider aber wird das Material dadurch beträchtlich eingeschränkt, so daß FETSCHER mit den „sekundären Geschwisterserien" (das sind bloß anamnestisch erfaßte Geschwisterschaften, unter welchen sich wohl Träger der Anomalie, aber kein Proband befindet; zur Berechnung wird ein betroffenes Individuum als „sekundärer Proband" willkürlich herausgegriffen) nur 53 Kreuzungen zweier phänotypisch gesunder, also bei recessivem Erbgang wahrscheinlich heterozygoter Eltern übrigbleiben. Unter den Nachkommen dieser 53 Kreuzungen berechnet FETSCHER 5,34% Klumpfüßige, und zwar 3,76% Knaben und 1,58% Mädchen mit Klumpfüßen. Da wir aber wissen, daß der Klumpfuß bei männlichen Individuen fast doppelt so häufig vorkommt wie bei weiblichen, ein streng geschlechtsgebundener Erbgang aber nicht in Frage kommt — er könnte nur geschlechtsgebunden recessiv sein, und dazu sind Frauen viel zu häufig betroffen —, müssen wir annehmen, daß die pathologische Erbanlage beim weiblichen Geschlecht nicht immer manifest wird. Deswegen können die auf die Gesamtgeschwister bezogenen Zahlen FETSCHERS kein genaues Bild von der Art des Erbganges geben und wir müssen viel-

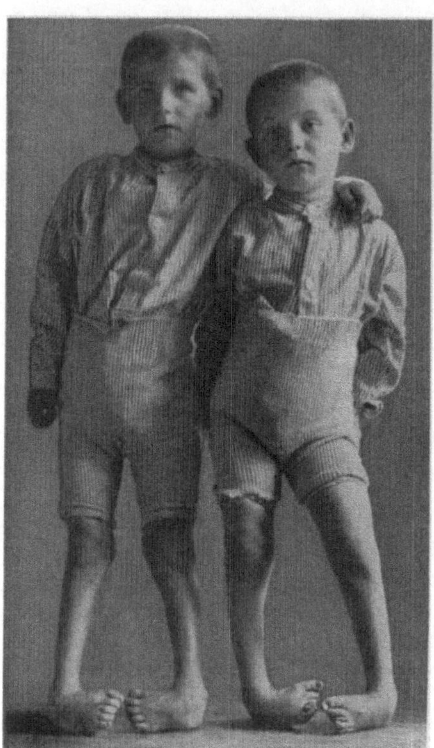

Abb. 71. Klumpfuß bei Geschwistern.

mehr die Zahl der klumpfüßigen Mädchen unter allen Schwestern sowie der klumpfüßigen Knaben unter allen Brüdern getrennt berechnen. In FETSCHERS Tabelle 3 finden sich nun nach Abzug der Probanden 8 klumpfüßige unter 92 Brüdern überhaupt, das sind 8,7% ± 8,3%[1] und 3 Behaftete unter 61 Schwestern im ganzen, das sind 4,9% ± 7,8%. Wie man sieht, sind die Zahlen viel zu klein, der wahrscheinliche Fehler dementsprechend viel zu groß, um daraus irgendwelche bindende Schlüsse zu ziehen. Höchstens das eine läßt sich feststellen, daß selbst das für die Anzahl der behafteten Brüder berechnete Maximum von 17% noch hinter der für einen einfach recessiven Erbgang theoretisch zu erwartenden Zahl von 25% deutlich zurückbleibt, so daß wir also sagen können, es besteht entweder ein mindestens digener Erbgang, oder aber es wird nur ein bestimmter Teil der in homozygotem Zustande vorhandenen pathologischen Erbanlagen auch tatsächlich phänotypisch manifest. Unter den Nachkommen eines klumpfüßigen, also wahrscheinlich homozygot-recessiven mit einem normalen, also wahrscheinlich heterozygoten Elter findet FETSCHER 11% behaftete Geschwister, auf die Brüder allein bezogen wären es 20%, eine Klumpfußschwester kommt außer einer Probandin hier überhaupt nicht vor. Da sich diese Zahlen aber nur auf 5 Familien mit insgesamt 14 Kindern beziehen, so berechtigen sie selbstverständlich zu keinen weiteren Schlüssen.

Die Annahme eines recessiven Erbganges wird auch außerordentlich gestützt durch die Häufigkeit von Verwandtenehen, welche FETSCHER in der Aszendenz seiner Klumpfüßigen findet. Vier von seinen 184 Probanden stammten aus Vetternehen ersten Grades, während im allgemeinen nach LENZ nur 0,5%—1% aller Menschen Verwandtenehen entstammen. FETSCHER stellt aus seinem Material 7 Blutsverwandtenehen phänotypisch normaler Eltern zusammen, unter deren Nachkommen er nach der Probandenmethode 7,15% Betroffene berechnet. Dazu bemerkt er: „Es ergibt sich daraus, daß bei Blutsverwandtschaft die Geschwisterprozente erhöht sind, was abermals für Recessivität des Merkmals spricht." Abgesehen davon, daß die Zahlen für einen statistischen Vergleich viel zu klein sind und daß von einer Differenz gegenüber dem Prozentsatze der klumpfüßigen Geschwister aus den übrigen Heterozygotenehen nicht die Rede sein kann — nach FETSCHERS Tabelle 7 wäre die Zahl der mißbildeten Brüder aus Blutsverwandtenehen 10%, was noch innerhalb der von uns oben berechneten Fehlergrenzen liegt —, wäre eine solche Differenz auch theoretisch gar nicht begründet. Bei einer Verwandtenehe ist ja bloß die Wahrscheinlichkeit größer, daß zwei in bezug auf dieselbe recessive pathologische Erbanlage heterozygote Individuen zusammentreffen und demnach unter den Kindern Träger der betreffenden Anomalie vorkommen, aber deren relative Zahl ist selbstverständlich nicht größer, als wenn zwei in bezug auf die gleiche Erbanlage heterozygote Individuen aus verschiedenen Familien zusammen Kinder zeugen, und betroffene Nachkommen können

[1] Der wahrscheinliche Fehler wurde hierbei ebenso wie bei allen vorhergehenden Zahlen nach der von uns S. 20 angegebenen Formel und nicht nach FETSCHERS Formel für den mittleren Fehler berechnet.

ja bei recessivem Erbgang überhaupt nur dann resultieren, wenn beide Eltern die Anlage in mindestens heterozygotem Zustande besitzen.

Weit schwieriger ist die ungleiche Geschlechtsdisposition zu verstehen. Daß der Klumpfuß vorzugsweise beim Manne vorkommt, ist allgemein bekannt und von uns schon erwähnt worden. BESSEL-HAGEN findet unter 245 Klumpfußträgern 156 männliche und 89 weibliche, das sind 63,7% $\pm$ 8,7% Männer und 36,3% $\pm$ 8,7% Frauen, FETSCHER findet unter den sicher hereditären Fällen (vgl. seine Tabelle 3) 43 = 67,2% $\pm$ 16,6% Männer und 21 = 32,8% $\pm$ 16,6% Frauen, in seinem Gesamtmaterial 130 = 64,7% $\pm$ 9,5% Männer und 71 = 35,3% $\pm$ 9,5% Frauen, Zahlen, die also im ganzen sehr gut miteinander übereinstimmen und die jedenfalls nicht auf Zufall beruhen können. Wir mußten also, da ein geschlechtsgebundener Erbgang auszuschließen ist, annehmen, daß die pathologische Erbanlage beim Mann häufiger und leichter manifest wird; nun finden wir aber noch eine höchst auffallende Tatsache, welche durch diese Annahme allein nicht erklärt ist. In FETSCHERS sämtlichen Geschwisterschaften, in welchen mindestens ein Klumpfüßiger sich befindet, stehen nämlich 386 Brüdern bloß 267 Schwestern gegenüber (vgl. seine Tabelle 9). Also nicht nur die Anomalie bevorzugt das männliche Geschlecht, sondern in den Geschwisterserien, in welchen recessive Homozygoten vorkommen, ist das Verhältnis der Knaben- und Mädchengeburten ganz beträchtlich zugunsten der ersteren verschoben. Statt der normalen Relation von 1,06 : 1 finden wir nahezu das Verhältnis 3 : 2. Ein Zufall reicht zur Erklärung dieser merkwürdigen Befunde gewiß nicht aus, da die Differenz außerhalb der Fehlergrenzen liegt. Die Berechnung des wahrscheinlichen Fehlers ergibt nämlich 59,11% $\pm$ 5,44% Brüder und 40,89% $\pm$ 5,44% Schwestern. Überdies hat ISIGKEIT in seiner kürzlich erschienenen, umfassenden Klumpfußstatistik ganz ähnliche Zahlenverhältnisse gefunden. Schließlich fanden wir bei Auszählung der männlichen und weiblichen Mitglieder der Geschwisterschaften, in welchen keine Klumpfußträger bekannt waren, in FETSCHERS Stammbäumen mit familiärem Klumpfuß 80 Brüder und 82 Schwestern, also annähernd das Verhältnis 1 : 1. In denselben Familien entspricht demnach das Verhältnis der Knaben- und Mädchengeburten in klumpfußfreien Geschwisterserien der Norm, in solchen mit Klumpfußträgern überwiegen die Knabengeburten beträchtlich. *Die Klumpfußanlage nimmt mithin in irgendeiner Weise Einfluß auf die Sexualproportion.*

FETSCHER sucht eine Erklärung dieses merkwürdigen Verhaltens und gleichzeitig der Geschlechtsdisposition zum Klumpfuß überhaupt zu geben. Unter Berufung auf die Beobachtungen an niederen Tieren, bei welchen ausnahmsweise bei der Reifeteilung eine regelwidrige Verteilung der Geschlechtschromosomen vorkommt, derart, daß einzelne Keimzellen eine abnorme, zu hohe oder zu geringe Chromosomenzahl enthalten, nimmt FETSCHER eine analoge Teilungsanomalie der Oocyten und Spermatocyten bei Individuen mit Klumpfußanlage an. Auf diese Art entstünden neben den normalen Ovula mit 12 auch solche mit 11 und solche mit 13 Chromosomen[1], und nach FETSCHERS schematischer Berechnung müßte dann angeblich unter der Nachkommenschaft das Verhältnis der Frauen zu den Männern wie 2:3 und das der erkrankten Frauen zu den erkrankten Männern wie 1:2 sein, ferner wären unter den Kindern aus Heterozygotenehen 3 : 10 manifest Kranke zu erwarten. Zur Erklärung der Unstimmigkeit dieses letzten Wertes mit den tatsächlich gefundenen Zahlen nimmt FETSCHER an, daß zur Manifestation eines Klumpfußes noch eine zweite recessive Erbanlage nötig sei.

Ganz abgesehen davon, daß man diese zweite Hilfshypothese brauchte, um die bestehenden Verhältnisse nach FETSCHER zu erklären, müssen wir seine Hypothese schon deshalb ablehnen, weil es sich um einen in der Natur vollkommen ohne Analogie dastehenden Mechanismus handeln würde. Wenn es nämlich schon durchaus nicht sicher ist, daß die bei Drosophila beobachteten abnormen Zellteilungen mit Veränderung der Chromosomenzahl auch beim Menschen vorkommen, so handelt es sich auch bei der Drosophila nur um ausnahmsweise auftretende Unregelmäßigkeiten der Zellteilung; daß aber bei Vorhandensein einer bestimmten pathologischen Erbanlage die Eireifung stets in dieser regelwidrigen Weise vor sich gehen sollte, ist auch bei niederen Tieren nicht bekannt. Nach FETSCHERS Schema müßte sich nämlich jede mit der Klumpfußanlage behaftete menschliche Eizelle nach diesem Typus teilen.

Wie aber ist die sonderbare Tatsache der Erhöhung der Knabenziffer in Geschwisterserien mit Klumpfußträgern in Wahrheit zu verstehen? Wir müssen leider zugeben, daß wir eine wirklich befriedigende Erklärung dafür nicht kennen. Am wahrscheinlichsten wäre es noch, daß die Klumpfußanlage, zumal im homozygoten Zustande, einen wenn auch nicht absoluten Letalfaktor darstellt, d. h. daß die Veränderung des normalen Genotypus, welche zum Klumpfuß führt, gleichzeitig eine so schwere Allgemeinschädigung der befruchteten Eizelle bzw. der sich entwickelnden Frucht macht, daß diese nicht lebens- und entwicklungsfähig ist. Wir müßten annehmen, daß diese Wirkung ausschließlich oder vorwiegend weiblichen Früchten gegenüber zutage tritt. Wenn somit ein bestimmter Teil der befruchteten Eizellen, aus denen sich weibliche Individuen mit Klumpfuß entwickeln würden, vorzeitig zugrunde geht, so wird einerseits die Anzahl der Klumpfußträger unter den Männern größer sein als unter den Frauen, andererseits werden in den betreffenden Geschwisterserien infolge Zugrundegehens einer Anzahl weiblicher Früchte die Knabengeburten überhaupt überwiegen. Wir wollen gleich hinzufügen, daß diese Annahme nicht durchaus befriedigt. Einmal ist es schwierig, sich vorzustellen, daß ein Letalfaktor gerade nur am weiblichen Geschlecht wirksam wird, wenn er nicht im Geschlechtschromosom selbst lokalisiert ist. Letzteres läßt sich aber ausschließen, da der Erbgang des Klumpfußes nicht geschlechtsgebunden ist. Ferner wäre vielleicht zu erwarten, daß diejenigen weiblichen

[1] Diese Ziffern gelten unter der Voraussetzung, daß die haploide Chromosomenzahl des Menschen 12 beträgt, wie es nach unseren heutigen Kenntnissen sehr wahrscheinlich ist.

Klumpfußträger, welche nicht vorzeitig absterben, wenigstens sonst gehäufte Degenerationszeichen aufweisen, und zwar in höherem Maße als die männlichen Klumpfußkinder. Davon ist aber nichts zu beobachten. Die Annahme eines derartigen Letalfaktors stellt also nur eine Erklärungsmöglichkeit dar, eine bestimmte Deutung ist heute noch nicht zu geben.

*Mit Sicherheit läßt sich nur sagen, daß es eine vererbbare Anlage zum Klumpfuß gibt, die bei Männern etwa doppelt so häufig manifest wird wie bei Frauen, einen recessiven, möglicherweise polygenen Erbgang hat und in irgendeiner Weise die Sexualproportion zugunsten der Knaben beeinflußt.*

FETSCHER hat sich weiter bemüht, eine Vorstellung über die relative Häufigkeit des endogen bedingten Klumpfußes zu gewinnen. Es ist ja eine von allen maßgebenden Autoren anerkannte und auch von uns im formalgenetischen Teil entsprechend gewürdigte Tatsache, daß einer Reihe von intrauterin wirksamen exogenen Faktoren, wie Uterusdruck, Amnionenge usw., ein gewisser begünstigender Einfluß auf die Klumpfußstellung nicht abzusprechen ist. Nun folgert FETSCHER weiter, daß diese Momente notwendig bei männlichen und weiblichen Früchten in gleichem Maße wirksam sein müssen, daß daher nur der endogen bedingte Klumpfuß bei Knaben häufiger sein kann, der exogen bedingte aber bei beiden Geschlechtern gleich häufig vorkommen muß. Die Differenz zwischen der relativen Häufigkeit der männlichen Klumpfußträger unter allen idiopathischen kongenitalen Klumpfüßen und ihrer relativen Häufigkeit unter den sicher endogen bedingten Klumpfüßen, also z. B. in FETSCHERS Stammbäumen mit mindestens zwei positiven Fällen, gäbe dann ein Maß für die Häufigkeit des erbanlagemäßig bedingten Klumpfußes. FETSCHER vergleicht seine familiären Fälle mit dem eigenen Gesamtmaterial und mit den Angaben BESSEL-HAGENS. Es geht aus den von uns oben für diese Ziffern berechneten Fehlergrenzen ohne weiteres hervor, daß aus diesen Differenzen nichts zu schließen ist, da sie viel zu gering sind und innerhalb der Fehlerbreite liegen. So erklärt es sich auch, daß FETSCHER bei Berechnung der relativen Anzahl endogener Klumpfüße nach verschiedenen Methoden Zahlen bekommt, welche zwischen 48% und 73% schwanken, also gewiß recht wenig übereinstimmende Resultate.

Die Tatsache allein, daß die Geschlechtsproportionen unter den Klumpfußträgern im Gesamtmateriale BESSEL-HAGENS fast dieselben sind wie unter FETSCHERS familiären Fällen, weist schon darauf hin, daß offenbar eine strenge Einteilung in endogen und exogen verursachte Klumpfußfälle gar nicht möglich ist. Und das wäre wohl auch von vorneherein zu erwarten gewesen. Hier wie überall greifen eben endogene und exogene Krankheitsbedingungen eng ineinander. Wenn wir nun gar oben gesehen haben, daß die Anzahl der mit der Anomalie behafteten Geschwister geringer ist, als es den theoretisch geforderten MENDELzahlen entspräche, daß also für das Mitwirken äußerer Momente immerhin ein Spielraum übrigbleibt, so werden wir verstehen, daß in der Mehrzahl der Fälle beiderlei Bedingungen, natürlich in jeweils wechselndem Ausmaß an der Entstehung des Klumpfußes mitwirken, nämlich die abnorme

Erbanlage und die exogenen Faktoren. Die gleiche Auffassung vertritt auch ABELS in bezug auf manche kongenitale Skelettanomalien. Gewiß mag es vorkommen, daß die Anlage zum Klumpfuß mit so hoher Durchschlagskraft ausgestattet ist, daß sie unter allen Umständen und auch bei ganz normalen Umweltbedingungen manifest wird, ebenso wie andererseits unter besonderen Umständen, z. B. bei extrachorialer Fruchtentwicklung, auch bei einem genotypisch diesbezüglich normal veranlagten Individuum ein Klumpfuß entstehen kann; vielleicht gehören hierher die Fälle von leicht reponierbarer Klumpfußhaltung. Aber diese Extremfälle von ausschließlich endogen oder ausschließlich exogen bedingtem Klumpfuß stellen nur die beiden Pole einer kontinuierlichen Reihe mit wechselndem Anteil der beiden Bedingungskomplexe dar. Es mag freilich im Einzelfalle schwer oder unmöglich sein festzustellen, wieviel auf Kosten der genotypischen Anlage, wieviel auf Kosten der Umweltbedingungen zu setzen ist. Doch ist das auch gar nicht unsere Aufgabe; diese besteht lediglich darin, gezeigt zu haben, daß es eine Erbanlage zum Klumpfuß gibt und weiter zu analysieren, was dabei eigentlich vererbt wird.

FETSCHER hält es für unwahrscheinlich, daß die Fußhaltung selbst genotypisch verankert sein sollte und greift daher auf die in neuerer Zeit beliebte Theorie der neurogenen Klumpfußentstehung zurück. Vererbt würde also eine Spina bifida occulta und die sie begleitende Myelodysplasie, welche zur Peronaeusschwäche und zur Klumpfußstellung führt. Diese Annahme stützt sich vor allem auf das relativ häufige Zusammentreffen von Klumpfuß und Spina bifida occulta beim selben Individuum und darauf, daß vor Erkenntnis der erbanlagemäßigen Bedingtheit der Anomalie alle Erklärungen der Klumpfußentstehung eigentlich unbefriedigend waren. So führt BECK etliche Gründe, vor allem auch die Neigung zu Rezidiven nach Redressement dafür an, daß eine Zwangshaltung in utero allein keine ausreichende Erklärung ist. Diese Schwierigkeit ist aber seit dem Nachweis der konstitutionellen Natur des Klumpfußes behoben und es bleibt nur mehr die häufige Kombination mit Spina bifida als Argument zugunsten der neurogenen Theorie übrig. Fälle von Klumpfuß und Spina bifida occulta wurden nun tatsächlich in der Literatur mehrfach, so von FISCHER, BRUNNER, JOACHIMSTHAL, SAINTON, REINER, LACAYS, KATZENSTEIN, VÖLCKER, CLAUSS, O. BECK u. a. beschrieben. Aber sichere Angaben über die Häufigkeit der Spina bifida bei Klumpfußträgern einerseits, in der Gesamtbevölkerung andererseits liegen leider nicht vor. CLAUSS fand z. B. unter 8 von ihm sezierten Klumpfußfällen 7mal auch eine Spina bifida; es handelt sich hier aber um eine Auslese schwer mißbildeter und nicht lebensfähiger Kinder (3mal auch Ektopie der Baucheingeweide!), bei welchen Klumpfüße allerdings gehäuft vorkommen, die aber keinesfalls zum Vergleich mit dem großen Durchschnitt der Klumpfußkinder dienen können. O. BECK hat 13 Klumpfußfälle röntgenologisch daraufhin untersucht und unter diesen 8mal eine Spina bifida occulta nachweisen können. Auch diese Zahlen sind natürlich viel zu klein, zumal die Spina bifida occulta eine nicht allzu seltene Anomalie zu sein scheint. BECK selbst macht überdies darauf aufmerksam, daß man mit der Deutung von Spaltbildungen am Kreuzbein bei Kindern sehr vorsichtig sein muß, da sie häufig später noch verschmelzen. Überdies ist nichts Bestimmtes über die Häufigkeit der Spina bifida occulta im Durchschnitt der Bevölkerung bekannt. Beck fand sie bei röntgenologischer Untersuchung von ca. 250 Lendenwirbelsäulen in 3,5%, Grässner spricht von 10% und Finck findet sie an autoptischem Material gar in 24% der Fälle. In der Literatur stößt man ausserdem mehrfach auf die Angabe, daß Cramer eine Wirbelspalte in 40% seiner Fälle feststellen konnte. Doch beruht das auf einem Irrtum. Cramer beobachtete nur bei Säuglingen in 40% der Fälle eine Fovea coccygea, welche in der Regel später verschwindet und nur, wenn sie über das 12. Lebensjahr hinaus persistiert, auf eine Spina bifida occulta hinweist. Da wir demnach noch nichts Sicheres über die Häufigkeit der Spina bifida occulta wissen, können wir auch nicht feststellen, ob sie unter Klumpfußträgern gehäuft auftritt oder nicht, nur eines scheint gewiß, daß sie nämlich ungleich öfter vorkommt als der Klumpfuß. Wenn aber der letztere die Folge der Spina bifida ist, warum ist er dann nicht in allen Fällen von Wirbelspalt vorhanden? Die Spina bifida muß nicht immer von einer Myelodysplasie begleitet sein, erwidert Beck. Auf der anderen Seite stellt er sich vor, daß in den Klumpfußfällen ohne Wirbelspalt diese Myelodysplasie ohne Spina bifida vorhanden ist. Wenn aber diese beiden Anomalien wirklich so häufig dissoziiert auftreten, dann läuft die Frage eben darauf hinaus, ob man jeden Fall von Klumpfuß auf eine als solche in der überwiegenden Mehrzahl der Fälle nicht nachweisbare Myelodysplasie zurückführen will oder nicht; das ist dann keine wissenschaftliche Fragestellung mehr, sondern eine rein willkürliche Annahme.

Hält man sich aber an die Spina bifida als nachweisbares Zeichen der supponierten Myelodysplasie, so sprechen noch zwei sehr wichtige Argumente gegen ihren Kausalzusammenhang mit dem Klumpfuß. Sie kommt nämlich nach Beck bei beiden Geschlechtern gleich häufig vor und ist nur in Ausnahmefällen nachweislich vererbbar. Auf diese beiden Gründe gestützt lehnt der genannte Autor selbst einen ursächlichen Zusammenhang zwischen Spina bifida und Hüftluxation ab. Was aber für die Hüftluxation recht ist, muß wohl für den Klumpfuß billig sein, da auch dieser häufig vererbbar ist und ein Geschlecht bevorzugt. Auch Fetscher, der das Überwiegen männlicher Klumpfußträger als sehr gewichtiges Argument gegen die Erklärung des Klumpfußes durch Uterusdruck ansieht, übersieht völlig, daß diese Tatsache ganz ebenso gegen die neurogene Entstehungsweise spricht. Sollte es sich bewahrheiten, daß Klumpfuß und Spina bifida häufiger kombiniert vorkommen, als es einem bloß zufälligen Zusammentreffen entspräche, so handelt es sich eben um eine Koordination der beiden Mißbildungen, aber ein Kausalzusammenhang im oben erläuterten Sinne ist aus den genannten Gründen wohl auszuschließen. Damit soll natürlich nicht gesagt sein, daß ein Klumpfuß nicht auch gelegentlich seine Ursache in einer zentral-nervösen Anomalie haben kann. Wir wissen ja, daß es zentral-nervös bedingte Klumpfüße gibt, nur wissen wir auch, daß sich dann meist noch andere Zeichen einer pathologischen Veränderung am

Nervensystem nachweisen lassen. Für die große Mehrzahl der kongenitalen Klumpfüße jedoch müssen wir diese Ätiologie ablehnen. *Was dabei vererbt wird, ist daher auch nicht eine Spina bifida und Myelodysplasie, sondern zweifellos die abnorme Fußstellung selbst.*

Aber nicht nur die Anomalie selbst, sondern auch der Grad ihrer Extensität scheint genotypisch bedingt zu sein. FETSCHER bemerkt nämlich, daß die Einseitigkeit des Klumpfußes fast immer vererbbar ist. Auch in ihrer ganzen Ausbildung können Klumpfüße aus derselben Familie einander sehr ähnlich sehen, so z. B. bei den Geschwistern auf Abb. 71.

Es entsteht nun die Frage, ob die Klumpfußanlage zu irgendwelchen anderen pathologischen Erbanlagen in näherer Beziehung steht. Von diesem Gesichtspunkte aus haben wir uns zunächst für die Kombinationen des angeborenen Klumpfußes zu interessieren. Unter diesen wurde die Spina bifida schon besprochen. FETSCHER fand in seinen Klumpfußfamilien vor allem kongenitale Taubstummheit, Trunksucht und Idiotie auffallend oft, daneben auch Epilepsie, Hysterie, Psychosen und Suicid, während andererseits auch der Klumpfuß unter geistig abnormen Individuen gehäuft vorzukommen scheint. Unter 460 Idioten fand FETSCHER 20 und unter 407 Geisteskranken 4 klumpfüßige Individuen. Zweifellos bevorzugt also der Klumpfuß ein allgemein degeneratives Milieu, insbesondere psychische Anomalien aller Art. An orthopädischen Deformitäten beobachtete FETSCHER in den Familien Klumpfüßiger 1 Fall von Schiefhals und 2 Fälle von Klumphand, was um so auffallender ist, als letztere ja zu den seltensten Anomalien zählt. Wir haben uns ferner bemüht, mit anderen Deformitäten kombinierte Klumpfußfälle aus der Literatur zu sammeln; es ist aber leider nicht gelungen, eine genügend große Anzahl ohne Auslese und ohne bestimmte Gesichtspunkte zusammengestellter Fälle zu finden, um sie zu einer einwandfreien Statistik über die Häufigkeit der einzelnen Deformitäten als Kombinationen des Klumpfußes verwerten zu können. Auf den ersten Blick gewinnt man aus den von uns gesammelten ca. 90 Fällen den Eindruck, als ob vor allem die Klumphand besonders gehäuft wäre.

Da es aber nicht möglich war, auf diesem Wege eine einseitige Auslese sicher zu vermeiden und zu einem einwandfreien Resultat zu gelangen, haben wir die Klumphand zum Ausgangspunkt unserer Untersuchungen gemacht. Sollte wirklich eine Korrelation zwischen Klumpfüßen und -händen bestehen, so müßte ja die letztere ungleich seltenere Anomalie in einem großen Teil der Fälle mit Klumpfuß vergesellschaftet sein, während umgekehrt der Klumpfuß wegen seiner überwiegenden Häufigkeit natürlich nur ausnahmsweise mit Klumphand kombiniert vorkommen könnte. TAYLOR findet z. B. unter 750 Klumpfußfällen nur 2, welche auch Klumphände aufwiesen.

## 3. Die angeborene Klumphand.

Wir wenden uns also zunächst der Klumphand zu, wobei aber die rein mechanisch leicht erklärbare Klumphandstellung bei Radiusdefekt nicht Gegenstand der Betrachtung sein soll, sondern lediglich die sehr seltenen Fälle von primärer kongenitaler Handcontractur ohne Knochendefekt. Dabei wollen wir die eigentliche Klumphand, nämlich die radiopalmare Handcontractur und die übrigen abnormen Handstellungen zusammen besprechen.

Rosenkranz hat 1905 die bis dahin bekannte Literatur sehr ausführlich zusammengestellt, und zwar im ganzen 56 Fälle[1] aus der Literatur und einen eigenen mit angeborenen Contracturen der oberen Extremitäten. In allen diesen Fällen bestand eine Contractur des Handgelenks, meist aber noch andere Deformitäten, unter denen Contracturen der übrigen Gelenke zweifellos die hervorragendste Rolle spielen. Rosenkranz spricht von 10 unkombinierten Klumphandfällen, doch sind es strenggenommen nur 7; in seinem Falle 8 (Musée Dupuytren Nr. 541c) wird Atrophie der 4 letzten Zehen erwähnt, in Fall 9 (Helbing) besteht außerdem Fingercontractur, in Fall 10 (Bednar) Syndaktylie. Wir wollen wegen der Analogie mit ähnlichen Berechnungen in den übrigen Kapiteln für unsere Zwecke nur die auch mit anderen *kongenitalen orthopädischen* Deformitäten behafteten Fälle zu den Kombinationen rechnen und werden daher neben den 7 ganz unkombinierten auch den mit der unklaren Zehenatrophie und den Fall 12 (Marigues) mit Hernien, Herzvergrößerung, Hasenscharte und Gaumenspalte unberücksichtigt lassen. Es bleiben somit 57 — 9 = 48 Fälle zur Berechnung übrig.

Wir haben zur besseren Übersicht die Kombinationen der angeborenen Klumphand, welche in den von Rosenkranz gesammelten Krankengeschichten notiert sind, in Tabelle 9 zusammengestellt.

Dabei waren wir bei Beurteilung der Angaben, besonders mit der Diagnose „Contractur" äußerst vorsichtig. So wurde z. B. dort, wo nur ein „eingeschlagener Daumen" angegeben ist, der Fall nicht als Fingercontractur gewertet, da es sich ja um eine bloße gewohnheitsmäßige Adductionsstellung des Daumens gehandelt haben kann, wie sie zweifellos durch die Beugung im Handgelenk begünstigt wird. Dasselbe gilt mut. mut. für eine leichte Beugestellung der Finger. Die Berechtigung dieser Auffassung beweist Fall 31 bei Rosenkranz (G. Schmidt). Hier lauten die diesbezüglichen Angaben: „Daumen für gewöhnlich in Hohlhand geschlagen, Fingerendglieder leicht gebeugt, lassen sich bis zum Rechten überstrecken, am Daumen unter Luxationsgeräusch." Mithin trotz des eingeschlagenen Daumens und der gebeugten Endphalangen gewiß keine Contractur, wie die Überstreckbarkeit der betreffenden Gelenke beweist. Wir haben also als Fingercontracturen nur die Fälle 9, 28, 34, 39, 47, 49, 50, 52 und 53 gerechnet. Ferner wurde Fall 53 (Verneuil) trotz der eingeschränkten Beweglichkeit im Schultergelenk nicht als Schultercontractur angesehen, da es sich ja um eine Luxatio humeri handelte, dagegen Fall 52 (Baumgartner) bloß als Contractur des Ellbogengelenkes geführt, da nach Einrenkung der vorhandenen Subluxation auf der linken Seite trotzdem nur eine Beugung bis zu 90° möglich war. Nun kann aber besonders eine *Sub-*

---

[1] In Rosenkranz' Tabelle sind zwar außer seinem eigenen Falle nur 54 Autoren erwähnt, doch werden 3 Fälle von Sayre angeführt.

Tabelle 9. *Kombinationen der angeborenen Handcontractur nach Rosenkranz.*

| Unter 48 Fällen von angeborener Contractur des Handgelenkes waren kombiniert mit | Zahl der Fälle | % |
|---|---|---|
| Klumpfuß | **34 (oder 35)** | **70,8 (72,9)** |
| Contractur der Finger | 9 | 18,8 |
| ,, des Ellbogens | 16 | 33,3 |
| ,, der Schulter | 4 | 8,3 |
| mindestens einer Contractur der oberen Extremitäten | **19** | **37,9** |
| Contractur der Hüfte | 9 | 18,8 |
| Beugecontractur des Knies | 7 | 14,6 |
| Streckcontractur des Knies | 8 | 16,6 |
| Contractur des Kiefers | 1 | 2,1 |
| ,, der Wirbelsäule | 1 | 2,1 |
| mindestens einer anderen Contractur | **41 (42)** | **85,4 (87,5)** |
| mindestens einer anderen seltenen Contractur[1] | **22** | **45,8** |
| Gesamtzahl der Contracturen[2] | **81** | **168,7** |
| Luxation der Hüfte | 3 | 6,2 |
| ,, des Knies | 1 | 2,1 |
| ,, der Patella | 2 | 4,2 |
| ,, der Schulter | 2 | 4,2 |
| ,, des Ellbogens | 1 | 2,1 |
| Defekt oder rudimentärer Ausbildung der Patella | 6 | 12,5 |
| Radiusdefekt | 2 | 4,2 |
| Tibiadefekt | 1 | 2,1 |
| Fingerdefekt | 2 | 4,2 |
| Polydaktylie | 2 | 4,2 |
| Skoliose | 2 | 4,2 |
| Plattfuß | 2 | 4,2 |
| Genu valgum | 2 | 4,2 |

luxation bei einer Beugecontractur des Ellbogens sehr leicht sekundär entstehen, und wir müssen daher in dem vorliegenden Falle die Contractur als die primäre Anomalie, die Subluxation bloß als ihre mechanische Folgeerscheinung auffassen. Den Klumpfuß in Fall 55 (Melde) mit Tibiadefekt haben wir aus mehrfach erörterten Gründen nicht zu den Klumpfüßen gerechnet. Die beiden Zahlen in der Rubrik Klumpfuß beziehen sich darauf, daß es nicht bekannt ist, ob unter den 3 Klumphandfällen von Sayre nur 2 oder alle 3 mit Klumpfuß kombiniert waren. Rechnet man mit 2, so ergeben sich im ganzen 34, sonst 35 Klumpfüße. Auf den gleichen, nicht ganz sicheren Klumpfußfall beziehen sich auch die beiden Zahlen in der Rubrik: Individuen mit mindestens einer Contractur; rechnet man den dritten Fall von Sayre als Klumpfußträger auch dazu, so ergeben sich eben 42, sonst 41. In der folgenden Rubrik: Individuen mit mindestens einer seltenen Contractur sind diejenigen Fälle aus der Tabelle Rosenkranz' verzeichnet, welche — selbstverständlich abgesehen von der Handcontractur — noch wenigstens eine angeborene Gelenkscontractur mit Ausnahme des Klumpfußes aufwiesen. Neben den in der Tabelle verzeichneten Kombinationen werden noch mehrmals Syndaktylie, ferner je einmal Atrophie der Zehen, Knickung des Vorderarmes, abnorme Epiphysen der Arm-

[1] Siehe Text.
[2] Die Streckcontracturen des Knies sind hierbei nicht mitgerechnet.

knochen, Hypoplasie der Armknochen mit Karpalanomalien, Atresia ani, Schnürfurchen der Finger mit Amnionfäden, Atresia rectovesicalis, Ankylose des Ellbogens, Asymmetrie des Schädels und mehrmals Hydrocephalus, Hernien und Anomalien innerer Organe erwähnt.

Die Gesamtzahl der Fälle ist leider für Anwendung der Fehlerrechnung viel zu klein, so daß wir auf einen mathematisch korrekten statistischen Vergleich verzichten müssen. Immerhin glauben wir, daß die Zahlen zum Teil so sehr vom großen Durchschnitt der Häufigkeit der einzelnen Deformitäten abweichen, daß sie wohl nicht durch einen bloßen Zufall zu erklären sind.

Auffällig ist vor allem die Seltenheit der isolierten, nicht mit anderen Deformitäten kombinierten Klumphand; während z. B. die Hüftluxation oder der Klumpfuß nur in einem geringen Prozentsatz überhaupt mit anderen orthopädischen Anomalien vergesellschaftet sind, ist es die angeborene Klumphand in einem sehr hohen Prozentsatz, nämlich 48mal unter 57 Fällen, so daß also hier die unkombinierten Fälle die Ausnahme bilden. Wir haben schon in einem anderen Kapitel auseinandergesetzt, daß Kombinationen um so häufiger zu erwarten sind, je seltener ein Merkmal ist und als je hochwertigeres Zeichen einer abgearteten Konstitution es somit zu gelten hat. Der kongenitalen Klumphand kommt also als Degenerationszeichen eine sehr beträchtliche Dignität zu. Unter den Kombinationen wiederum nehmen die angeborenen Contracturen zweifellos die erste Stelle ein. In 85—87% der kombinierten Fälle findet sich noch mindestens eine weitere Contractur. Noch eklatanter wird diese Häufung, wenn wir den Klumpfuß ausschließen und nur die seltenen angeborenen Contracturen ins Auge fassen, also die kongenitale Schulter-, Ellbogen- und Fingercontractur sowie die Beugecontractur der Hüfte und des Knies, Anomalien, welche im Durchschnitte der Bevölkerung nur höchst selten vorkommen, während mindestens die eine oder die andere davon in fast der Hälfte der angeborenen Klumphandfälle als Begleiterscheinung auftritt. Den größten Teil machen dabei die Contracturen der oberen Extremitäten aus. Noch überraschender wird das Resultat, wenn wir alle einzelnen Contracturen zusammenfassen. Sie machen 168,7% der Klumphandträger aus, d. h. daß jedes mit Klumphand behaftete Individuum durchschnittlich noch 1,7 weiterer Contracturen aufweist. Es ist mithin eine ausgesprochene Disposition zur Entwicklung mehrfacher Contracturen am selben Individuum vorhanden. Was für die Gesamtheit gilt, gilt natürlich auch für die einzelnen Contracturen: Klumpfüße, Finger-, Ellbogen-, Schulter-, Hüft- und Kniecontracturen zeigen ausgesprochene Häufung, wie ein Blick auf die Tabelle lehrt.

Aber nicht nur die Beugecontractur des Knies, sondern auch das Genu recurvatum ist auffallend oft vertreten. Nun haben wir bei Besprechung der Luxationen behauptet, daß das Genu recurvatum zumeist nicht als Streckcontractur, sondern als Luxation aufzufassen sei. Das ist auch der Grund, warum wir bei Zusammenfassung aller Contracturen die Streckcontractur des Kniegelenkes nicht mitgerechnet haben. Wir müßten demnach annehmen, daß die Klumphandträger eine erhöhte

Disposition zu Luxationen haben. Dafür spräche die relative Häufigkeit der Schulter- und Patellarluxationen unter Rosenkranz' Fällen. Es ist aber noch sehr die Frage, ob diese Häufigkeit nicht eine rein zufällige ist. Wenn unter 48 Individuen 16 eine kongenitale Contractur des Ellbogens haben, so dürfen wir wohl trotz der kleinen Gesamtzahl auch ohne Fehlerrechnung annehmen, daß diese eklatante Häufung nicht auf bloßem Zufall beruht. Wenn aber unter denselben 48 Individuen 2 eine angeborene Schulterluxation haben, so ist das zwar auch beträchtlich mehr, als es dem Durchschnitte der Bevölkerung entspräche, aber immerhin scheint ein zufälliges Zusammentreffen nicht ausgeschlossen. Aus derartigen Ziffern kann eben ohne Fehlerrechnung kein bindender Schluß gezogen werden. Obendrein aber betreffen die beiden Patellarluxationen Fälle mit anderen Anomalien des Kniegelenkes, und es wäre sehr naheliegend, daß bei der einen oder anderen der Schulterluxationen ein ähnlicher pathogenetischer Mechanismus bestanden hat, wie wir ihn für die Ellbogenluxation im Falle Baumgartner annehmen mußten, nämlich primäre Contractur und sekundäre Luxation. Gegen die erhöhte Disposition der Klumphandfälle für Luxation spricht auch die auffallende Seltenheit der Hüftluxation. Freilich bezieht sich das Material zum Großteil auf Neugeborene, bei denen die Hüftluxation häufig noch nicht diagnostiziert wird (vgl. S. 197), aber von einer Häufung kann selbst bei Berücksichtigung dieser Fehlerquelle natürlich keine Rede sein.

Es bleibt also nur die große Anzahl der Genu recurvatum-Fälle zu erklären. Wir müßten entweder annehmen, daß die Individuen mit Klumphand eine besondere Disposition gerade zur Knieluxation haben, was mit Rücksicht auf die in einem anderen Kapitel nachgewiesene genotypische Zusammengehörigkeit aller kongenitalen Luxationen nicht gerade plausibel ist, oder daß das angeborene Genu recurvatum, wie schon früher angedeutet, seiner Pathogenese nach keine einheitliche Anomalie darstellt, sondern das eine Mal durch eine primäre Luxation bzw. Subluxation der Tibia nach vorne, das andere Mal — wahrscheinlich seltener — durch eine primäre Contractur des die Kniestreckung besorgenden Muskel- und Bandapparates entstehen kann. Diese Auffassung scheint gewiß weniger hypothetisch, wenn wir bedenken, wie häufig Subluxationen die Folgeerscheinung hochgradiger Contracturen sein können (vgl. auch den Fall Baumgartner) und daß auch eine nicht behandelte Luxation im weiteren Verlaufe zur Contractur führen kann. Es wäre also das Genu recurvatum zum Teil als Luxation, zum Teil als Contractur aufzufassen, was sich aber klinisch am fertigen Bilde nicht mehr entscheiden ließe. Es ergibt sich somit die Möglichkeit, daß die Knieluxation unter den Trägern einer Klumphand gar nicht gehäuft wäre, sondern daß es sich um wirkliche Streckcontracturen handelt. Eine sichere Entscheidung darüber ist natürlich unmöglich.

Auffallend oft fanden wir ferner Defekt bzw. Hypoplasie der Patella, doch handelt es sich dabei meist um Patellardefekt in Begleitung von Kniegelenksanomalien (Beugecontracturen, Genu recurvatum), wie er ja auch sonst nicht eben selten ist; mehrfach erwähnt werden außerdem Radiusdefekte, Fingerdefekte, Polydaktylie und vor allem Syndaktylie.

Das kann uns nicht wundern, da wir es ja zweifellos mit einem schwer degenerativen Milieu und überdies anscheinend mit einer lokalen Disposition im Bereiche der Extremitäten zu tun haben.

Es besteht aber auch die Möglichkeit, daß die Häufung der Knochendefekte nur eine scheinbare ist, bedingt durch eine nicht ganz einheitliche Auswahl der Fälle. In den 2 Fällen mit Radiusdefekt findet sich wie gewöhnlich auf der betreffenden Seite eine Klumphand, aber natürlich auf der Gegenseite ebenfalls eine solche mit normal entwickelten Vorderarmknochen, da ROSENKRANZ ja nur Fälle mit wenigstens einer Klumphand ohne Knochendefekt in seiner Tabelle berücksichtigt. Ein derartiges Zusammentreffen — Radius- bzw. Tibiadefekt mit Klumphand bzw. -fuß auf der einen, Klumphand (bzw. -fuß) ohne Knochendefekt auf der anderen Seite — ist in der Literatur mehrfach beobachtet (VOIGT, MELDE, PRESTAT, BIRNBACHER u. a.). Das muß bei der Seltenheit der in Frage kommenden Anomalien auffallen. Es drängt sich die Vermutung auf, daß in solchen Fällen auch auf der Seite mit anscheinend normalem Skelett ein minimaler Defekt, etwa eine Hypoplasie der distalen Epiphyse des Radius oder der Tibia besteht, welcher zur Klumpstellung disponiert. Vielleicht spielt auch eine Entwicklungsverzögerung des betreffenden Knochens eine Rolle, welche wir ja schon als Defekt leichtesten Grades kennengelernt haben. Eine solche Entwicklungsverzögerung im Vergleich zum Parallelknochen kann zur Klumpstellung während der Embryonalperiode führen, welche dann bestehen bleibt, auch wenn der Knochen seine normale Länge erreicht hat. Bei den bekannten nahen Beziehungen zwischen Defekt des Radius und der Daumenknochen kann vielleicht auch ein bleibendes Fehlen des Daumens (CRUVEILHIER) oder des Os metacarpale I (FÜRST) auf eine solche Entwicklungsverzögerung des Radius hinweisen.

Auf diese Art kann es im Einzelfalle schwer, ja unmöglich werden, die primäre Contractur von der sekundären mechanischen Klumphand bzw. -fuß zu unterscheiden. Jedenfalls aber müssen wir daran festhalten, daß diese beiden Gruppen prinzipiell voneinander zu trennen sind. Dies wird auch dadurch erhärtet, daß die Klumphände bei Radiusdefekt durchaus nicht die Disposition zu Contracturen verschiedener anderer Gelenke zeigen, welche wir eben für die primäre Klumphand ohne Knochendefekt kennengelernt haben.

Resümierend läßt sich sagen, daß die *Träger einer primären kongenitalen Klumphand ohne Knochendefekt einem schwer degenerativen Milieu mit Neigung zu mehrfachen Anomalien angehören und eine ganz besonders hochgradige Disposition zu angeborenen Contracturen aller übrigen Gelenke, vielleicht auch eine gewisse Disposition zur Knieluxation haben.*

## 4. Multiple, kongenitale Contracturen.

Es erscheint wünschenswert, auch die Kombinationen jeder einzelnen der anderen seltenen Contracturformen zu studieren, wobei dann zu erwarten wäre, daß auch hier kongenitale Contracturen anderer Gelenke vorherrschen. Leider sind die in Frage kommenden Anomalien zu selten, als daß sich ein entsprechend großes Material zusammentragen ließe. Wir begnügen uns daher damit, einige Beispiele von multiplen kongenitalen Contracturen am selben Individuum anzuführen, Fälle, die ja eine ganz besonders überzeugende Illustration des Vorhandenseins einer Contracturdisposition bilden. Einige derartige Beispiele finden sich auch bei ROSENKRANZ, und einige weitere haben wir im folgenden zusammengestellt. ROCHER hatte schon 1914 30 solche Fälle gesammelt.

*Multiple, kongenitale Contracturen.*

MAGNUS (Zeitschr. f. orthop. Chir. 1903): 15jähriger Knabe, dessen Ellbogengelenke nur bis zu 90° gebeugt werden können, die Handgelenke und die Finger stehen in Beugecontractur. Beide Hüften in Abductionscontractur, so daß die Oberschenkel miteinander einen Winkel von 120° einschließen. Die Kniegelenke, welche auch röntgenologisch schwere Veränderungen aufweisen — die distale Femurepiphyse mit den beiden Kondylen ist nach hinten umgebogen —, sind maximal gebeugt, so daß der Patient, ähnlich wie bei der orientalischen Sitzweise, mit den ganzen Ober- und Unterschenkeln auf dem Boden aufruht und die Füße gekreuzt etwa vor die Symphyse zu liegen kommen. Passiv können die Kniegelenke bis zu 45° gestreckt werden. Flughautbildung zwischen Ober- und Unterschenkeln. Ziemlich allgemein ausgebreitete Hypoplasie und teilweise totaler Defekt der Muskulatur.

EWALD (Zeitschr. f. orthop. Chir. 1907): 22jähriges Mädchen mit kongenitaler Contractur beider Schultergelenke, Flexionscontractur des rechten Ellbogens, extremer Pronation des rechten Vorderarmes, Supination auch passiv unmöglich und Beugecontractur des rechten Handgelenkes sowie der Finger. Links Pronation des Unterarmes weniger ausgesprochen, Hände in Dorsalflexion, Finger in Beugecontractur.

WIERZEJEWSKI (Verhandl. d. dtsch. Ges. f. orthop. Chir. 1911): 2 Wochen altes Mädchen mit Contractur beider Schultergelenke, Streckcontractur im linken, Beugecontractur mit Flughautbildung im rechten Ellbogen, Ulnodorsalcontractur des rechten, Radialcontractur des linken Handgelenks, Beugecontractur der Finger, rechter Daumen in Oppositionsstellung, der linke abduziert und ulnarwärts rotiert. Beuge- und Abductionscontractur beider Hüften, Flexionscontractur der Knie und Klumpfüße. Syndaktylie. Röntgenologisch Knochen und Gelenke nicht verändert. Die elektrische Untersuchung zeigt mangelhafte oder fehlende Erregbarkeit der entsprechenden Muskelgruppen. WaR positiv.

MARCONI (Arch. di ortop. 1922): 3 Wochen alter Knabe mit Extensionscontractur beider Ellbogen. Leichte Contractur der Handgelenke, Beugecontractur der Finger. Die Arme und zwar besonders die Unterarme, sind nach innen rotiert. Streckcontractur der Kniegelenke, Genu valgum rechts stärker als links. Defekt der Patellae. Links Klumpfuß, rechts Plattfuß. Narbe am linken Malleolus externus und an der Medialseite beider Knie. Röntgenologisch keine Gelenksveränderungen.

SCARLINI (Arch. di ortop. 1926): 1. 7jähriges Mädchen mit Klumpfüßen, Beugecontractur der Knie. Beide Hüften in Abductions- und Außenrotationsstellung fixiert. Leichtere Bewegungseinschränkungen an den oberen Extremitäten, besonders an den Ellbogen und Radioulnargelenken. Vollkommen frei nur die Hand- und Fingergelenke. Geringe Fruchtwassermenge bei allen Schwangerschaften der Mutter. Die übrigen Geschwister normal. — 2. 22 Monate alter Knabe mit Abductions- und Beugecontractur beider Hüften, Flexionscontractur der Knie und Klumpfüße.

Die Beziehungen zwischen der Gelenksdeformität und den Muskelhypoplasien sind wahrscheinlich nicht einheitlich. Zum Teil mag es sich um Inaktivitätsatrophie der Muskulatur infolge Nichtgebrauches des Gelenkes handeln. Zum Teil dürfte der Kausalzusammenhang umgekehrt sein, derart, daß eine konstitutionelle Schwäche oder Hypoplasie einer Muskelgruppe und das Überwiegen ihrer Antagonisten zur Contractur führt oder ihre Entstehung begünstigt. Zum Teil schließlich handelt es sich gewiß um koordinierte Anomalien, also um eine ausgedehntere Störung im Bereiche des Bewegungsapparates. Dies ist z. B. für die Kniegelenke des Falles von MAGNUS anzunehmen, deren ziemlich beträchtliche anatomische Veränderungen ebensowenig durch die herabgesetzte Funktion gewisser Muskelgruppen zu erklären sind, wie umgekehrt die allgemeine hochgradige Hypoplasie mit teilweise kongenitalem völligen Defekt der Muskulatur als Inaktivitätsatrophie gedeutet werden darf.

Daß es Individuen mit ausgesprochener Disposition zu angeborenen Contracturen gibt, kann nach dem Gesagten als feststehend gelten. Es fragt sich nur, ob es sich um eine genotypische oder paratypische Anomalie handelt. Die Vertreter der exogenen Theorie, welche sich die Contracturen durch einen während des intrauterinen Lebens auf die Frucht wirkenden Druck entstanden denken, werden die Multiplizität zu ihren Gunsten deuten; ist es doch äußerst wahrscheinlich, daß sich eine derartige Druckwirkung, welche natürlich den ganzen Embryo betrifft, an mehreren Gelenken bemerkbar machen muß. Unerklärt bleibt dabei das zahlenmäßig enorme Überwiegen gerade der Fußgelenkcontracturen, namentlich des Klumpfußes; wenn wir nämlich auch annehmen können, daß etwa dem Schulter- oder Handgelenk ihre geschütztere Lage zustatten kommt, so ist z. B. das Kniegelenk einer mechanischen Druckwirkung gewiß in mindestens ebenso hohem Maße ausgesetzt wie das Fußgelenk. Unerklärt bleibt ferner, wie schon WIERZEJEWSKI richtig hervorhebt, die Abductionscontractur im Hüftgelenk u. a. m.

Ferner ist in einer großen Zahl von Fällen mit multiplen kongenitalen Contracturen über pathologische Schwangerschaft, Fruchtwassermangel oder dgl. nichts bekannt. Und nur abnorme intrauterine Verhältnisse könnten ja eine so schwere und allgemeine Schädigung hervorbringen. Aber selbst dort, wo derartiges nachweisbar ist, dürfen die Contracturen nicht ohne weiteres mit diesen äußeren Momenten allein in Kausalzusammenhang gebracht werden, wie der Fall 1 von SCARLINI beweist. Hier wird nämlich tatsächlich über eine nur geringe Fruchtwassermenge berichtet; das war aber bei allen Schwangerschaften der Mutter der Fall, und doch hatte nur der Proband multiple Contracturen, seine sämtlichen Geschwister waren völlig normal. Es mag also erhöhter Uterusdruck infolge des Fruchtwassermangels bei Entstehung der Gelenksanomalien dieses Knaben eine gewisse Rolle gespielt haben, aber offenkundig reichte dieses Moment allein nicht aus und konnte nur bei einem ab ovo dazu disponierten Individuum wirksam werden.

Der Nachweis der Vererbbarkeit ist uns allerdings nur für die häufigste angeborene Contractur, den Klumpfuß, gelungen. Die übrigen Contracturen sind so selten, daß ein negatives Ergebnis in dieser Hinsicht nichts besagt. Unter der Voraussetzung, die in Rede stehende Deformität wäre endogener Natur und hätte einen recessiven Erbgang — und letzteres wäre mit Rücksicht auf die Recessivität der Klumpfußanlage sehr wahrscheinlich —, können wir kaum erwarten, ihre Vererbbarkeit auch wirklich nachweisen zu können. Wir dürfen also daraus, daß Fälle mit familiärer Häufung der seltenen angeborenen Contracturen in der Literatur bis jetzt nicht bekannt sind, keinesfalls den Schluß ziehen, daß diese nicht vererblich seien. Dagegen spricht der oben erörterte Umstand, daß die exogenen Faktoren zur Erklärung nicht ausreichen, sowie vor allem die sicheren Beziehungen zum zweifellos vererbbaren Klumpfuß sehr für ihre genotypische Bedingtheit. Daneben mögen gelegentlich intrauterine Druckwirkungen eine mehr minder bedeutsame Rolle spielen, so daß also die seltenen kongenitalen Contracturen analog zum Klumpfuß durch Interferenz einer pathologischen Erbanlage und exogener Faktoren entstanden zu denken wären.

Unter dieser vorläufig noch nicht sicher erwiesenen, aber äußerst wahrscheinlichen Annahme, daß sämtliche kongenitale Gelenkcontracturen wenigstens zum Teil schon keimplasmatisch angelegt sind, hätten wir uns ihre gegenseitigen Beziehungen folgendermaßen zu erklären: *Der normale Genotypus enthält ein Gen bzw. einen Genkomplex, dessen Aufgabe es ist, für die normale Beweglichkeit der Gelenke, also das Gleichgewicht der ein Gelenk bewegenden antagonistischen Muskelgruppen, die entsprechende Dehnbarkeit des Bandapparates, Gestalt der Knochen usw. zu sorgen. Dieser Genkomplex ist verschieden von demjenigen, welcher das Aneinanderpassen und die richtige gegenseitige Lage der Gelenksflächen reguliert. Störungen innerhalb dieses Genkomplexes, welche aus uns vorläufig nicht näher bekannten Gründen am leichtesten und häufigsten am Fußgelenk manifest werden, führen zu Contracturen.*

## 5. Kamptodaktylie. Hammerzehe.

Am ehesten den kongenitalen Contracturen anzureihen ist auch die sog. *Kamptodaktylie*, der *krumme kleine Finger*, obwohl diese Anomalie mitunter erst im Laufe des extrauterinen Lebens entsteht. Wir verstehen darunter eine symmetrische oder einseitige Beugecontractur des kleinen Fingers besonders im 1. Interphalangealgelenk. In manchen Fällen ist auch der Ringfinger oder selbst der 3. und 4. Finger beteiligt, wobei dann gewöhnlich der kleine Finger auch und stärker als die anderen betroffen ist. Doch kann z. B. auch der Ringfinger allein eine Beugecontractur aufweisen, während andere Mitglieder der gleichen Familie einen typischen krummen kleinen Finger haben (HENNEBERG). Als Begleiterscheinung der verschiedensten anderen konstitutionellen Deformitäten der oberen Extremitäten ist der krumme kleine Finger (doigt crochu, crooked finger) in der Literatur seit langem bekannt. Als Anomalie sui generis wurde er zum erstenmal von ADAMS ausführlich besprochen, der Ausdruck Kamptodaktylie stammt von LANDOUZY.

Die Deformität ist häufig angeboren (TOBY COHN, GOLDFLAM, HENNEBERG, MUSKAT, L. FREUND u. a.), scheint aber manchmal erst in den ersten Lebensjahren (ADAMS) oder zur Zeit der Pubertät (LANDOUZY) manifest zu werden und erweist sich in der Mehrzahl der Fälle im Laufe des Lebens als progredient (ADAMS, MUSKAT, LANDOUZY).

Adams teilt sogar den Verlauf in drei Stadien ein. Dagegen erwähnt Goldman, daß in seinem Falle eine Progredienz nicht nachweisbar war. Übereinstimmende anatomische (Landouzy und Klumpke, Gräfenberg) und röntgenologische (Goldflam, Muskat, Freund, Gassul u. a.) Untersuchungen haben gezeigt, daß der Gelenkspalt erhalten ist, daß der Prozeß also streng zu trennen ist von der Aplasie der Interphalangealgelenke (vgl. Kapitel 2) und daß es sich keinesfalls um eine Ankylose handelt, was ja auch schon daraus hervorgeht, daß eine ganz geringe passive Beweglichkeit in den betroffenen Gelenken gewöhnlich erhalten ist. Das gilt auch für den Fall Goldflams, trotzdem dieser Autor unverständlicherweise die Bezeichnung Ankylose wählt.

Nun fanden Landouzy und Klumpke die knöchernen Gelenkskonstituentien, die Ligamente und die Synovia intakt, Freund und Goldflam überhaupt keine röntgenologischen Gelenksveränderungen und sie halten daher ebenso wie Hoffa, Henneberg, Ebstein, Benders u. a. den krummen kleinen Finger für eine vorwiegend dermatogene, in geringerem Grade desmogene Contractur. Ebstein behauptet sogar, daß es sich gar nicht um eine eigentliche Contractur, sondern einfach um eine Flughautbildung zwischen Grund- und Mittelphalanx des kleinen Fingers handelt, welche eine Streckung verhindert. Da aber eine solche Flughautbildung bei weitem nicht in allen Fällen von Kamptodaktylie vorhanden ist und insbesondere bei der analogen Beugecontractur des 3. und 4. Fingers fehlt, so ist diese Auffassung wohl nicht aufrechtzuerhalten. Dagegen spricht ferner, daß nicht alle Fälle kongenital sind und daß mitunter doch Veränderungen der Gelenke und Fascien beobachtet wurden. Adams findet in einem autoptischen Falle Verdickung und Verkürzung der Fascie, die er für sekundär hält und spricht eine Schwächung der Streckmuskulatur als das Primäre an. Muskat sah röntgenologisch in verschiedenen Stadien zunächst bloß ein volarwärts Abweichen der Mittelphalanx, später auch Knochenveränderungen an den eigentlichen Gelenkkörpern und gelegentlich Subluxation. Die Schrumpfung der Weichteile hält er für sekundär. Gassul bemerkte im Röntgenbild eine Verstärkung der Capitula der Grundphalangen. Alles in allem werden wir wohl mit der Annahme nicht fehlgehen, daß es sich um eine Weichteilcontractur handelt, welche gelegentlich durch vielleicht sekundäre, vielleicht koordinierte Veränderungen der knöchernen Gelenkskonstituentien kompliziert ist.

Alle maßgebenden Autoren sind sich wohl darin einig, daß wir es mit einer genotypisch bedingten Anomalie zu tun haben, ist sie doch, wie schon Landouzy bemerkt, nicht bloß gelegentlich, sondern in der Regel nachweislich hereditär. Derartige Fälle wurden publiziert von Annandale, Mathieu, Lockwood, Adams, Scott, Landouzy, Herbert, Toby Cohn, Goldflam (vgl. Stammbaum Abb. 72), Henneberg, Muskat, Ebstein, Neuhoff und Oppenheimer, Freund, Gassul, Benders u. a.

Der Erbgang ist in der Regel dominant. Ausnahmen gibt es hier wie überall. Dies lehrt ein Fall von Ebstein, wo Mutter und Sohn sowie ein Vetter der Mutter von der Kamptodaktylie betroffen, während ihre Eltern und Großeltern phänotypisch frei waren. Offenbar war in diesem

Falle bei der Aszendenz der Mutter die Anlage in heterozygotem Zustande latent. Möglicherweise spielt auch eine gewisse Geschlechtsdisposition eine Rolle, da ADAMS, LANDOUZY, HERBERT die Kamptodaktylie bei Frauen häufiger finden als bei Männern.

Auch *Art und Grad der Extensität* scheint genotypisch bedingt oder wenigstens mitbedingt zu sein; so ist Doppelseitigkeit (GOLDFLAM, GASSUL) oder Einseitigkeit (HENNEBERG, BENDERS) in manchen Familien erblich, ebenso das Mitbetroffensein des 4. Fingers (GASSUL) oder das Alternieren des 4. und 5. Fingers (HENNEBERG).

Wir haben nun noch die Kombinationen der Kamptodaktylie zu besprechen. Die französischen Autoren sehen die Deformität als Teilerscheinung des Arthritismus an und finden sie mit allen möglichen arthritischen und neuropathischen Störungen kombiniert. Während

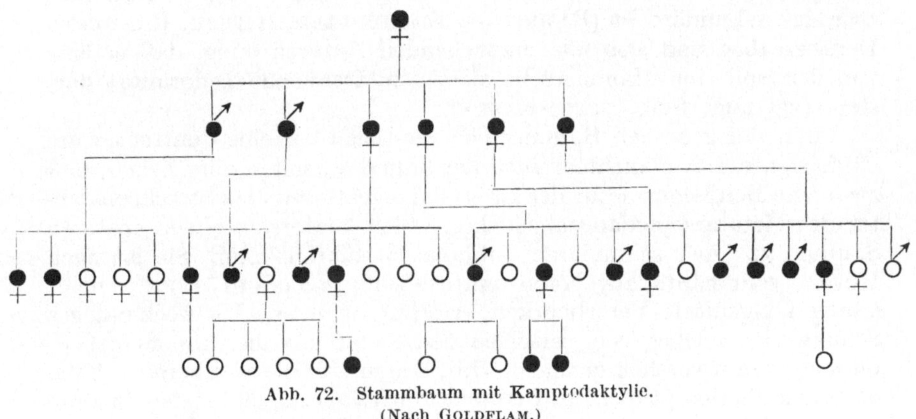

Abb. 72. Stammbaum mit Kamptodaktylie. (Nach GOLDFLAM.)

HERBERT die Anomalie unter 240 Fällen bei 38 Individuen, darunter 25 mit arthritischer Diathese fand, konnte sie LANDOUZY unter 35 Arthritikern 18mal feststellen. Der Umstand, daß dieser Befund nur von den französischen Autoren erhoben wurde, ferner die große Häufigkeit der Kamptodaktylie nach ihren Angaben (nach HERBERT wären fast 16% seiner Patienten mit Kamptodaktylie behaftet) machen es wahrscheinlich, daß von den Franzosen auch mehr oder minder zahlreiche Fälle von chronisch arthritischen Veränderungen der kleinen Fingergelenke zur Kamptodaktylie gerechnet wurden. Daß diese das Milieu des Arthritismus besonders bevorzugen, kann uns nicht wundern. Dagegen stellt der kongenitale krumme kleine Finger eine relativ häufige Kombination aller Arten von Anomalien besonders an den oberen Extremitäten dar. Als solche haben wir ihn ja in den vorangehenden Kapiteln bei Besprechung dieser einzelnen Anomalien schon kennengelernt. Wir fanden ihn bei Polydaktylie und Fingerdefekt, bei Röhrenknochendefekten, bei Brachydaktylie und Hyperphalangie, bei radio-ulnärer Synostose (vgl. weiter unten) u. a. m. und verweisen hier, um Wiederholungen zu vermeiden, auf das im 1. und 2. Kapitel Gesagte. Es ist klar, daß die besondere Lokaldisposition der oberen Extremitäten und speziell der Hände zu Anomalien aller Art das Bindeglied darstellt zwischen all diesen verschiedenartigen kongenitalen Deformitäten und der Kamptodaktylie.

Eine andere Kombination der letzteren verdient spezielle Beachtung, das ist die *Hammerzehe.* Dieses Zusammentreffen wurde zwar nur von Adams, von ihm aber mehrfach und ausgesprochen familiär beobachtet. Es handelt sich dabei selbstverständlich um die primäre Form der Mißbildung ohne andere Fußdeformitäten, nicht um die Hammerzehe, wie sie sekundär nach Entzündungen, Verletzungen oder als Teilerscheinung des sog. Hammerzehenquerplattfußes auftritt. Was speziell den letzteren anlangt, ist es zwar noch nicht endgültig entschieden, ob der Plattfuß eine Folge der Hammerzehenbildung ist, wie sein erster Beschreiber Nicoladoni annahm, oder ob der Plattfuß das Primäre, die Hammerzehe das Sekundäre ist (Rubritius, Eichenwald, Kirsch, Ranneft). Darüber aber sind sich alle maßgebenden Autoren einig, daß er eine von der isolierten Hammerzehe streng zu trennende Deformität darstellt (vgl. auch Schläpfer, Kazda).

Unter der genuinen Hammerzehe verstehen wir eine Contractur am häufigsten der 2, manchmal auch der 3. und 4., selten aller Zehen, und zwar eine Beugecontractur der Interphalangeal- und eine Streckcontractur des Metatarsophalangealgelenkes, welch letztere in einem späteren Stadium zu einer sekundären Subluxation führen kann. Sie ist nach Hoffa „sehr häufig angeboren und erblich", nach Schläpfer weniger häufig kongenital; Vererbbarkeit erwähnt auch er. Unzweckmäßiges Schuhwerk, welches von verschiedenen Seiten für die Hammerzehenbildung verantwortlich gemacht wird, kommt für die angeborenen Fälle natürlich überhaupt nicht in Betracht, dürfte aber auch bei den anderen höchstens eine unterstützende Rolle spielen. In diesem Sinne sprechen die Befunde Couteauds, welcher Hammerzehen sehr häufig bei einigen stark mit Syphilis durchseuchten und vielfach mit anderen Mißbildungen der Extremitäten behafteten Stämmen der Hochebene von Madagaskar sah, welche stets barfuß gehen. Die Vererbbarkeit, von der wir gleich einige Beispiele kennenlernen werden, spricht ja eindeutig für die genotypische Bedingtheit der Anomalie. Vgl. den Stammbaum Gutmanns Abb. 73 und den Fall von Jouon, Tabelle 6, S. 178. Adams setzt die Hammerzehe in Analogie zur Kamptodaktylie, indem besonders das erste Stadium der beiden Deformitäten einander vollkommen entsprechen soll. Er beobachtete die beiden häufig kombiniert oder in der gleichen Familie alternierend, wovon wir im folgenden einige Beispiele wiedergeben.

*Kombination von Kamptodaktylie und Hammerzehe* nach Adams.

1. Hammerzehe bei Vater und einer Tochter. Diese hat auch eine Kamptodaktylie leichten Grades. Eine zweite Tochter und zwei Söhne haben Kamptodaktylie. — 2. Kamptodaktylie bei drei Schwestern, eine davon hat auch eine Hammerzehe. Ebenso hat ein Bruder hochgradige Hammerzehe. Beide Anomalien sind in der Familie hereditär. — 3. Mann mit beiderseitiger Kamptodaktylie und Hammerzehe. Sein Vater hat auch eine beiderseitige Kamptodaktylie. Über die Zehen des Vaters ist nichts Sicheres bekannt.

Wir müssen nach alledem annehmen, daß die Kamptodaktylie, entsprechend ihrer häufig gleichsinnigen Vererbbarkeit, im Keimplasma durch ein eigenes Gen bzw. einen Genkomplex repräsentiert wird, daß es demnach als normales Allelomorph ein Gen bzw. einen Genkomplex zur Überwachung der normalen Stellung und Beweglichkeit in den Interphalangealgelenken geben muß. Die Anlage zur Kamptodaktylie steht in enger Korrelation zur Hammerzehenanlage, welche das Analogon der Kamptodaktylie an der unteren Extremität darstellt. Eine nähere Analyse dieser Korrelation erscheint auf Grund des spärlichen vorliegenden Materials nicht wohl möglich. Vielleicht handelt es sich um dieselbe pathologische Erbanlage, welche das eine Mal an der oberen, das andere Mal an der unteren Extremität, ein drittes Mal an beiden manifest wird, wofür im Einzelfalle besondere, eine Lokaldisposition schaffende Fak-

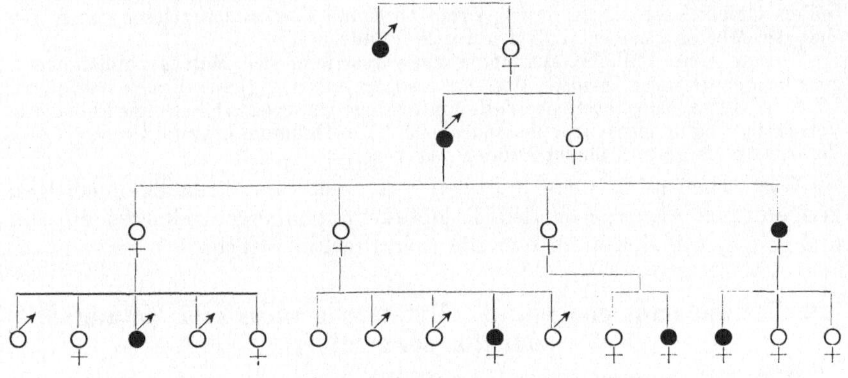

Abb. 73. Stammbaum mit kongenitaler Hammerzehe. (Nach GUTMANN.)
Bei allen Merkmalsträgern nur die 2. Zehe rechts betroffen.

toren maßgebend sein müßten. An dem Einfluß einer solchen genotypischen Lokaldispostion ist nämlich nicht zu zweifeln, da die Kamptodaktylie als Begleiterscheinung aller Arten von endogenen Anomalien der oberen Extremitäten, insbesondere der Hand, aufzutreten pflegt. Inwieweit sie auch mit den angeborenen Contracturen der großen Gelenke korreliert ist, läßt sich vorläufig nicht sagen. Einen Hinweis in dieser Richtung gibt die Beobachtung GOLDFLAMS, welcher bei allen seinen selbst untersuchten Fällen auch leichte Bewegungseinschränkungen im Hand- und Ellbogengelenk fand.

Andersartige kongenitale Fingercontracturen außer als Begleiterscheinung multipler Gelenkscontracturen sind äußerst selten. ROSENKRANZ hat in seiner Arbeit über angeborene Contracturen der oberen Extremitäten auch einige derartige Beispiele aus der Literatur zusammengestellt. Zum Teil betreffen sie übrigens Fälle von Kamptodaktylie. BOORSTEIN beobachtete in einer Familie 14 Individuen mit „Klumpfinger", deren eines auch eine kongenitale radio-ulnäre Synostose hatte.

Legal sah Klumpdaumen bei einer Mutter und 2 Söhnen. Vom erbbiologischen Gesichtspunkt aus besonderes Interesse beanspruchen folgende Fälle.

1. Fall HOFFMEYER: Ein 25jähriger Mann hat eine mit allergrößter Wahrscheinlichkeit schon seit Geburt bestehende „Ankylose" der Metakarpo-Phalangealgelenke beider Daumen, die ihn nicht störte und die er erst zufällig während des Militärdienstes bemerkte. Der Ausdruck Ankylose, den HOFFMEYER gebraucht, ist unzutreffend und der Autor selbst gibt zu, daß es sich nicht um eine wirkliche knöcherne Ankylose gehandelt haben kann, da eine geringe passive Beugungsmöglichkeit im Gelenke erhalten war. Es lag also offenbar eine kongenitale Contractur vor. Der Musculus flexor pollicis brevis war stark atrophisch, während die übrige Thenarmuskulatur gut entwickelt war. HOFFMEYER glaubt also wohl mit Recht, daß der Muskelschwund auf Inaktivitätsatrophie und nicht auf kongenitaler Hypoplasie beruhte. Der 68jährige Vater des Patienten, welchen der Autor selbst untersuchte, wies genau die gleiche Deformität, ebenfalls mit schwacher passiver Beugungsfähigkeit und isolierter Atrophie des Musculus flexor pollicis brevis auf. Ebenso soll eine 27jährige Schwester dieselbe Anomalie haben. Diese beiden Geschwister sehen ihrem Vater ähnlich. Vier andere Geschwister, die eher der Mutter gleichen, haben normale Hände.

2. Eine sehr ähnliche symmetrische Versteifung der Metacarpophalangealgelenke der Daumen konnte WILGRESS sogar durch 4 Generationen verfolgen.

3. WALKER beobachtete ebenfalls eine analoge Unbeweglichkeit ohne knöcherne Verschmelzung im Metacarpophalangealgelenk des Daumens bei zwei Geschwistern, Vater, Großvater und einem Bruder des Vaters.

Wir haben es in allen 3 Fällen mit einer familiären beiderseitigen kongenitalen Contractur des 1. Metakarpophalangealgelenkes zu tun und sehen, wie sich auch hier die Lokalisation vererbt.

## 6. Pes adductus congenitus. Metatarsus varus und Metatarsus adductus congenitus.

Während CRAMER eine strenge Unterscheidung zwischen dem Metatarsus adductus congenitus, welcher bloß in einer Adductionsstellung der Metatarsalknochen besteht und dem Metatarsus varus congenitus macht, bei welchem die adduzierten Mittelfußknochen überdies verkrümmt sind, sprechen sich METTENLEITER, WILLICH u. a. wohl mit Recht gegen diese scharfe Trennung aus, indem sie erläutern, daß es sich nur um verschiedene Grade desselben Krankheitsprozesses handelt. Diese Auffassung hat um so mehr Wahrscheinlichkeit für sich, als man in neuerer Zeit erkannte, daß die in die Augen springende abnorme Stellung des Metatarsus, welche der Anomalie auch den Namen Pes adductus eingetragen hat, gar nicht das Primäre ist, sondern bloß eine sekundäre mechanische Folge primärer Anomalien der Fußwurzel (WEIL, FRISCH, METTENLEITER, WILLICH u. a.). Der Calcaneus weicht lateral ab, das Naviculare ist nach außen und hinten, das Sprungbein nach vorne verschoben, die Keilbeine, besonders das erste, medial gerichtet. Am auffallendsten sind die Stellungsanomalien des Os naviculare und der ersten beiden Cuneiformia. In gewissen Fällen findet sich eine Verdoppelung des Os cuneiforme I (WEIL, WILLICH). An den Metatarsalknochen selbst dagegen fand HELBING bei jugendlichen Individuen bis auf ihre abnorme Verlaufsrichtung keine Deformität. Die Anomalie ist in der Mehrzahl der Fälle doppelseitig und macht in der

Regel keinerlei Beschwerden, manchmal Schmerzen vom selben Charakter wie sie bei Plattfuß beobachtet werden.

Die konstitutionelle Natur des Leidens ist in den Fällen von Verdopplung des ersten Keilbeins wohl selbstverständlich, wird aber auch in den andern durch das heredofamiliäre Auftreten des Pes adductus congenitus außer Frage gestellt. JOACHIMSTHAL und WEIL beobachteten jeder Pes adductus bei Mutter und Kind. Ob in diesen Fällen eine Keilbeinverdopplung vorlag, konnten wir leider nicht feststellen. Dagegen fand METTENLEITER die Anomalie ohne Keilbeinverdopplung bei drei Geschwistern, zwei Brüdern und einer Schwester, von welchen er die Schwester und einen Bruder selbst untersuchte. Auch der eine von uns hatte 2mal Gelegenheit, familiäres Vorkommen von Metatarsus adductus congenitus zu beobachten. Bei der Seltenheit der Anomalie — VALENTIN konnte 1921 nur 26 Fälle von Metatarsus varus congenitus aus der Literatur zusammenstellen, WOLF im Jahre 1926 42 Fälle aus der Literatur und 11 eigene — kommt auch diesen wenigen Beobachtungen entscheidende Bedeutung zu.

Daß verschiedenste angeborene Anomalien des Skelettsystems, wie Klumpfuß, kongenitale Trichterbrust, Polydaktylie usw., mit angeborenem Pes adductus kombiniert vorkommen, entspricht unseren Erwartungen. WEIL sah ihn 3mal bei Chondrodystrophikern. Relativ häufig scheint er mit KÖHLERscher Erkrankung des Os naviculare vergesellschaftet zu sein (WEIL, MAU) oder gleichzeitig mit einer der KÖHLERschen Krankheit völlig analogen Veränderung an den Keilbeinen (WILLICH, WEIL) vorzukommen. Auch Verdopplung des Os cuneiforme I ohne Pes adductus kommt mit Osteochondritis des Naviculare zusammen vor (SCHULTZE). Bezüglich der Deutung dieses Zusammentreffens schließen wir uns der Meinung WILLICHS an, derzufolge die konstitutionell abnormen Tarsalknochen des Pes adductus, vor allem also das Naviculare und die Cuneiformia, zur KÖHLERschen Osteochondritis besonders disponiert sind.

In das weitere Gebiet des Metatarsus adductus congenitus gehört auch eine eigentümliche Anomalie des Fußskeletts, welche CREITE als *erblichen Quadratfuß* bei einem Vater und zwei Töchtern beschrieben hat. Der Vater, ein 43jähriger Mann, hatte beiderseits ein deformiertes Os cuneiforme I mit doppeltem Hallux. Rechts war ein verbreiterter, links zwei Metatarsi I vorhanden. Syndaktylie zwischen den beiden Halluces, 2. und 3. Zehe. Die 2. bis 5. Zehe und ihre Metatarsalknochen medialwärts gekrümmt. Nur die 2. Zehe rechts weist Brachymesophalangie mit fibularwärts gerichteter Klinodaktylie auf. Die Füße erscheinen vom Os naviculare angefangen in ihrem vordern Anteil stark verbreitert, daher die Bezeichnung Qudratfüße. Bei der älteren Tochter ist beiderseits das erste Keilbein verbreitert, der erste Metatarsalknochen kurz und breit, der ganze Metatarsus und auch die Zehen medialwärts gekrümmt. An der linken Hand ist die Nagelphalanx des Daumens, welche rechtwinklig auf dem deformierten Grundglied aufsitzt, eine Doppelphalanx. Die jüngere Tochter zeigt Verlängerung und Verbreiterung des

1. Keilbeines, doppelten Hallux und gegen den Innenrand des Fußes gekrümmte Zehen links, während der rechte Fuß normal ist. Auch ein Bruder und der Vater des Vaters sollen ebenso deformierte Füße gehabt haben.

Wie man sieht, handelt es sich hier um Kombination eines Metatarsus adductus mit Polydaktylie. Daß die Adduction des Metatarsus und der Zehen nicht einfach die mechanische Folge der Verbreiterung des medialen Fußabschnittes ist, wird dadurch bewiesen, daß sie bei der älteren Tochter ohne Polydaktylie besteht und daß sie nach operativer Verschmälerung bestehen blieb. Hier sind also zwei verschiedene pathologische Erbanlagen zusammengetroffen, welche in der betreffenden Familie anscheinend gekoppelt weitervererbt werden, denn auch bei der älteren Tochter mit den einfachen Halluces ist die Polydaktylie wenigstens andeutungsweise am Daumen manifest.

## 7. Spitzfuß, Hackenfuß, Hohlfuß.

Der Vollständigkeit halber sei hier auch der *angeborene Spitzfuß* erwähnt. Er kommt ungemein selten zur Beobachtung, ja es wurde sein Vorkommen sogar angezweifelt. Pathogenetisch können wir sein Entstehen durch ein Ausbleiben der physiologischen Dorsalflexion erklären. Vielleicht kann intrauteriner Druck auch die Veranlassung dazu abgeben. Heredofamiliäres Vorkommen des Pes equinus congenitus konnten wir weder selbst beobachten noch in der Literatur erwähnt finden. Um so interessanter mutet der Bericht ANDRYS an, in welchem es heißt, daß es im Schwarzen Meere Inseln gäbe, deren Einwohner derartige Füße haben. Man nennt diese Völker Hippopodes.

Der *angeborene Hackenfuß* kommt nur als *Pes calcaneus sursum flexus* zur Beobachtung. Wir finden ihn viel häufiger als den angeborenen Spitzfuß, meist aber gleichzeitig mit einer Valgusstellung des Fußes kombiniert. Er tritt sowohl einseitig als doppelseitig auf, in einzelnen Fällen konnten wir auf einer Seite angeborenen Hackenfuß, auf der anderen angeborenen Klumpfuß konstatieren. Inwieweit dafür Zwangshaltung in utero maßgebend ist, läßt sich vorläufig nicht entscheiden. Auch mit Spina bifida wurde der Hackenfuß kombiniert gefunden.

Der *angeborene Hohlfuß* wird nicht so selten beobachtet. Wir finden ihn als „Aristokratenfuß“, als Fuß mit hohem Rist oft in gewissen Familien erblich. MANSON beschreibt einen Patienten mit Hohlfüßen und „Hohlhänden“. Der Hohlfuß fand sich auch bei der Mutter, deren Schwester und dem Sohn des Patienten. Auch seine Tochter hatte angedeutete Hohlfußbildung. BIBERGEIL fand ihn mit Spina bifida kombiniert. Andere Autoren erwähnen sein Vorkommen besonders in nervösen, degenerierten Familien.

Auch Schrumpfung der Fascia plantaris wird als Ursache angenommen. Das meist heredofamiliäre Auftreten spricht wohl für die Annahme einer abnormen Erbanlage.

Zehntes Kapitel.

# Vorwiegend rachitische Deformitäten der Gelenke und Röhrenknochen.

## 1. Coxa vara und valga.

Bei der Coxa vara haben wir die angeborene und die Coxa vara adolescentium zu unterscheiden. Die erstere ist selten. FRANCKE beobachtete sie bei drei Geschwistern. Auch als Teilerscheinung der Chondrodystrophie kommt sie vor.

Die Coxa vara adolescentium ist meistens rachitischen Ursprungs (FRÖSCH). Die Epiphysenfuge zwischen Femurkopf und Hals ist in ihrer Widerstandskraft herabgesetzt, so daß schon höhergradige, vielleicht sogar schon normale Belastung oder leichte Traumen durch Epiphysiolyse die Bildung einer Coxa vara veranlassen können (SPRENGEL, FITTIG, HOFMEISTER, LORENZ). Auch entzündliche Prozesse wurden als Entstehungsursache angeführt. Ebenso wurde Spätrachitis mit Recht für einen Teil der Coxa vara-Fälle verantwortlich gemacht. HASS fand die Anomalie relativ häufig bei eunuchoidem Hoch- und Fettwuchs und faßt sie wohl mit Recht als Konstitutionsanomalie des Skelettes auf.

In der Literatur finden sich einige Fälle von familiärer Coxa vara. Auch wir selbst konnten sie in einem Fall bei Vater und Sohn beobachten. Nach unseren eigenen Erfahrungen ist wohl die überwiegende Mehrzahl der Coxa vara-Fälle auf Rachitis zurückzuführen, doch scheint nach dem oben Gesagten eine besondere konstitutionelle Disposition zur Schenkelhalsverbiegung dabei eine Rolle zu spielen. Dies wird um so deutlicher, wenn wir sehen, daß nicht bloß angeborene und rachitische Fälle familiär sein können, sondern sogar traumatische. So sah SAALMANN drei Geschwister mit Coxa vara traumatica. Es besteht kein Zweifel, daß das Trauma hier nur auslösend wirkte und eine konstitutionelle Disposition zur Schenkelhalsverbiegung manifest werden ließ. Als häufige Kombinationen sind Genu valgum, Pes valgus und Akrocyanose zu nennen.

Für die Entstehung der *Coxa valga* werden dieselben Momente geltend gemacht wie bei der Coxa vara. Auch sie wird gelegentlich angeboren beobachtet. In der Mehrzahl der Fälle aber ist sie rachitisch und häufig mit noch anderen rachitischen Deformitäten, wie Genua valga, Knickfüßen, Femur- und Tibiaverkrümmung, manchmal auch mit angeborener Hüftluxation kombiniert.

## 2. Genu varum und valgum.

In seltenen Fällen wird das Genu varum und valgum kongenital beobachtet. Manchmal handelt es sich dabei um hochgradige Knochendeformitäten, wie Gabelung des distalen Femurendes, welche familiär von ROSKOSCHNY, CRAMER und BUDDE beobachtet wurde. Auch diese beiden Deformitäten sind jedoch in der überwiegenden Mehrzahl der

Fälle rachitischer Natur. Nun ist es interessant, wie häufig auch hierbei familiäres Vorkommen beobachtet wird. So finden wir ganze Genu valgum- und Genu varum-Familien, wobei unsere Eigenbeobachtungen gelehrt haben, daß das gleichsinnige Auftreten derselben rachitischen Deformität in ganzen Familien häufiger vorkommt als das Alternieren der verschiedenen Formen in der gleichen Familie. Wir sehen nämlich häufiger bei den Mitgliedern einer Familie immer wieder Genu varum oder immer wieder Genu valgum auftreten, als einen Teil von ihnen mit der einen, den anderen Teil mit der anderen Anomalie behaftet. Gleichzeitig mit diesen Deformitäten finden wir oft noch verschiedene Degenerationszeichen, wie Akrocyanose, Hyperhidrosis usw. Das Genu valgum findet sich überdies außerordentlich häufig bei Eunuchoiden, und auch sonst haben wir es im vorhergehenden als typische Kombination vieler Deformitäten kennengelernt (vgl. Abb. 14).

## 3. Cubitus varus und valgus.

Außer der physiologischen Valgusstellung des Ellbogens beim Strecken des Armes, welche sich besonders beim weiblichen Geschlecht, und zwar gewöhnlich erst im zweiten Lebensdezennium in ausgesprochenerem Maße vorfindet, kommt auch eine abnorme sowohl radialwärts als auch ulnarwärts gerichtete Abweichung des Vorderarms gegen den Oberarm zur Beobachtung. Die erstere wird *Cubitus valgus*, die zweite *Cubitus varus* genannt. Bei diesen Deformitäten können sich gleichzeitig Knochenveränderungen vorfinden, doch sind auch Fälle bekannt, wo die Deformität durch bloße abnorme, angeborene Schlaffheit der Gelenkskapsel und Bänder entstanden war. Meist wird Schädigung der Epiphysenzone des distalen Humerus in der Kindheit als Ursache der Ellbogenverbildung angesprochen, welche wieder durch Rachitis oder durch Traumen bedingt sein kann. Der Cubitus valgus stellt ein gar nicht so seltenes Degenerationszeichen dar, dessen häufiges Vorkommen in degenerativem Milieu (Status thymolymphaticus) schon NEUSSER aufgefallen war. Auch J. BAUER und E. EBSTEIN heben seine Bedeutung als Stigma degenerationis hervor. Wir konnten den Cubitus valgus öfters familiär beobachten und wollen hier speziell einen charakteristischen Fall erwähnen, wo die Anomalie in ausgesprochenem Maße bei Großmutter, Mutter und Tochter nachzuweisen war.

## 4. Der Plattfuß (Pes valgus).

Wir können nach der Zeit seines Auftretens vier Arten des Plattfußes, nämlich den angeborenen, den Plattfuß des Kleinkindes, des Adoleszenten und den Plattfuß des Erwachsenen unterscheiden. Unter *angeborenem Plattfuß* verstehen wir jene arthro- und myogene Contracturstellung des Fußes, welche durch Pronation, Abduction und Reflexion charakterisiert ist. Der Fuß erscheint länger, die Fußsohle nach innen und unten konvex, der Fußrücken konkav mit reichlicher Faltenbildung der Haut. Dabei ist gewöhnlich der Talus nach vorne, unten und innen gesunken und dementsprechend das Fersenbein weniger geneigt.

Während einige Autoren, wie König, Küstner, das Vorkommen des angeborenen Plattfußes als häufige Deformität bezeichnen, sind Hüter, Lücke und Volkmann anderer Ansicht, und Spitzy findet unter je 100 untersuchten Säuglingen einen kongenitalen Pes valgus. Nové Josserand berichtet über einen Fall von angeborenem Plattfuß, bei welchem eine Synostose zwischen Fersen- und Kahnbein bestand. Dieselbe Verwachsung fand Holl in 4 Fällen, und auch von Sloman wurde sie mehrmals beobachtet. Bezüglich der Ätiologie des angeborenen Pes valgus stehen sich verschiedene Ansichten gegenüber. Es besteht wohl kein Zweifel, daß wir es bei den von Nové Josserand, Holl oder Sloman beschriebenen Fällen von angeborenem Plattfuß mit primären Knochenveränderungen zu tun haben, daß die Veränderungen an Muskeln, Sehnen und Bändern erst sekundär auftraten, und es ist wahrscheinlich, daß diese Fälle als genotypisch bedingt aufzufassen sind. Von dieser Form des angeborenen Plattfußes sind jene Fälle von Pedes valgi congeniti zu trennen, welche gleichzeitig mit angeborenem Fibuladefekt zur Beobachtung kommen. Sie sind als sekundär-mechanische Folgeerscheinungen des Defekts der Fibula zu deuten. Analoges haben wir in einem früheren Kapitel für die Klumpfüße bei Tibiadefekt kennengelernt. Auch nervöse Störungen wurden für das Entstehen des angeborenen Plattfußes verantwortlich gemacht, so von Beck die Myelodysplasie bei Spina bifida occulta, von Franke intrauterine Lähmungen. Giani und Franke beschuldigen außerdem eine fehlerhafte Insertion des Musculus tibialis anticus. Hagenbach-Burckhard führt Schlaffheit der Gelenke und Muskeln ins Treffen, Schulthes nahm fetale Rachitis als Ursache an.

Der angeborene Plattfuß wird sowohl einseitig als auch doppelseitig beobachtet. Der einseitige kann mit Klumpfuß oder Hackenfuß der Gegenseite vergesellschaftet sein. Auch wurde bei manchen Fällen von kongenitalem Pes valgus gleichzeitige Hackenfußstellung konstatiert. Manche Autoren führen für das Entstehen des angeborenen Plattfußes Raummangel in utero als ursächliches Moment an und fassen ihn als intrauterine Belastungsdeformität auf. Für eine Anzahl von Fällen mag diese Ansicht in gewissem Sinne gerechtfertigt erscheinen. Wir verweisen bloß, um uns nicht zu wiederholen, auf das beim angeborenen Klumpfuß Gesagte.

Andererseits ist aber das gelegentliche, wenn auch seltene familiäre Vorkommen des angeborenen Plattfußes sichergestellt. Zwei Fälle unserer Eigenbeobachtung möchten wir hier erwähnen. Das eine Mal bestand beim Vater schwerer Plattfuß (nach Aussage anderer Verwandten war derselbe schon bei der Geburt vorhanden), die Mutter hatte normale Füße. Von 4 Kindern hatten 2 normale Füße und 2 kamen mit schweren, angeborenen Plattfüßen zur Welt. Das andere Mal handelte es sich um sicher schon bei der Geburt vorhandenen Plattfuß bei Vater und Sohn.

Wir sehen also, daß der kongenitale Plattfuß, wenigstens in manchen Fällen, endogen bedingt sein kann und werden daher der genotypischen

Komponente bei seiner Entstehung überhaupt eine größere Bedeutung beimessen, als es bis jetzt geschehen ist. Offenbar pflegen auch hier endogene und exogene Faktoren in jeweils verschiedenem Ausmaß zu interferieren, um zur phänotypischen Erscheinung des angeborenen Plattfußes zu führen. An einem gesunden, lebensfähigen, normal angelegten Fetus kann wohl durch Uterusdruck allein überhaupt kein Plattfuß entstehen. Wenn aber eine endogen bedingte Disposition besteht, dann können wir uns ganz gut vorstellen, daß auch exogene Faktoren, wie Uterusdruck, Amnionenge usw., die Manifestation der Anomalie begünstigen oder erst ermöglichen dürften.

Der *kindliche Knick- und Plattfuß* ist eine sehr häufige Deformität, welche fast stets rachitischer Natur ist. Dieser Kleinkinderplattfuß zeichnet sich vor allem durch die Valgität des Fußes, durch Abductionsstellung der Fersenachse gegenüber der Unterschenkelachse aus. Ein starkes Fettpolster der Sohle täuscht deren Planität vor. Gleichzeitig findet sich fast immer ein gewisser Grad von Genu valgum und leichte Hyperhidrosis pedum. Das heredofamiliäre Vorkommen dieser Art von Plattfuß steht außer Frage und ist allgemein bekannt. Wir selbst haben den kindlichen Knick- und Plattfuß fast immer auch in der zweiten Generation wiedergefunden, so oft wir Gelgenheit hatten, auch diese zu untersuchen.

Auch der im späteren Kindesalter ( 7. bis 10. Lebensjahr) auftretende Plattfuß wird in vielen Familien hereditär beobachtet. Ebenso wie der Kleinkinderplattfuß findet er sich meist bei rachitischen Individuen.

Der *Plattfuß des Adoleszentenalters* ist wohl der am häufigsten beobachtete. Hier ist es interessant, daß nicht nur die pathologische Fußgestalt, sondern auch die geäußerten Beschwerden bei ganzen Familien vollkommen gleichartig sind. So konnten wir in einer Familie bei Großmutter, Mutter und 2 Kindern genau dieselbe Art der Fußdeformität und die ganz gleichen Schmerzen in der Knöchelgegend konstatieren. Der Plattfuß des Adoleszentenalters betrifft gewöhnlich hochaufgeschossene, muskelschwache, meist fettarme Individuen mit Genua valga, leichten Skoliosen, Cyanose der Unterschenkel, Vorderarme, Füße und Hände, sowie leicht schwitzender Haut. Beide Geschlechter sind gleich oft befallen.

Seltener sehen wir das Auftreten des *Plattfußes* erst *beim Erwachsenen.* Meist sind schon im früheren Alter Symptome vorhanden. Auch diese Art des Plattfußes ist familiär zu beobachten. Auch den leichten Knickplattfuß, sowie den *Querplatt* (*Spreiz-*)*fuß* finden wir in vielen Familien vererbt. Ein ganz eindeutiger Fall unserer Eigenbeobachtung sei hier erwähnt. Bruder und Schwester waren mit hochgradigem Plattfuß und rachitischer Skoliose behaftet. Die Schwester heiratete einen Mann mit schwerem Plattfuß. Alle dieser Ehe entstammenden Kinder waren plattfüßig.

## 5. Hallux valgus.

Sehr häufig mit Plattfuß kombiniert finden wir den Hallux valgus. Dieser stellt die Abductionsdeformität der Großzehe dar. Er wird sehr selten angeboren beobachtet. GRÜNENTHAL und KLAU beobachteten jeder familiäre Halluces valgi congeniti. Ersterer beschreibt zwei Schwestern mit Trichterbrust, welche beide am linken Fuß einen Hallux valgus hatten, der sich in gleicher Weise auch in der Aszendenz vorgefunden haben soll. Außerdem zeigte je eine Tochter dieser Frauen am linken Fuß Hallux valgus. KLAU sah die Deformität angeboren bei einer Mutter und bei 4 von 13 Kindern (3 Schwestern und einem Bruder), von denen allerdings fünf in ganz frühem Alter gestorben waren und über deren Zehen nichts bekannt war. Die Kinder sollen in Ihrer Jugend fast stets barfuß gegangen sein. Eine Tochter hat die Deformität wieder auf ein Mädchen weitervererbt.

Im späteren Alter auftretend, finden wir den Hallux valgus äußerst häufig und hören von diesen Patienten fast immer, daß schon in der Aszendenz genau dieselbe Zehendeformität beobachtet wurde. Ätiologisch wird gewöhnlich zu enges, spitzes Schuhwerk und zu hoher Absatz beschuldigt. Doch kommt diesen Momenten gewiß keine zu hohe ursächliche Bedeutung zu, da in Klöstern, bei stets Sandalen tragenden Mönchen auch Hallux valgus beobachtet wurde. Wir müssen also vor allem mit Rücksicht auf das häufige familiäre Vorkommen eine konstitutionelle Disposition für den Hallux valgus verantwortlich machen, deren phänotypische Manifestation wahrscheinlich noch durch verschiedene äußere Faktoren, wie z. B. unzweckmäßiges Schuhwerk begünstigt, vielleicht manchmal erst ermöglicht wird.

## 6. Rachitis der langen Röhrenknochen.

Wir haben im vorhergehenden schon die Mehrzahl der rachitischen Deformitäten besprochen, und es ist noch ein Wort über die rachitischen Verbiegungen der langen Röhrenknochen nötig. Die diffuse Form der Rachitis befällt den ganzen Knochen und führt gewöhnlich zu den schwersten Verunstaltungen desselben. Die davon befallenen Kinder sind blaß, zart, im Wachstum meist zurückgeblieben, ihre Haut ist dünn, ohne Turgor, die Muskeln hypotonisch. Bei diesen kleinen Patienten sind gewöhnlich besonders die unteren Extremitäten befallen, welche ganz bizarre Formen aufweisen können (Korkzieherbein), doch auch die oberen Extremitäten, besonders die Vorderarme, sind öfters stärker verbogen. Die Frage, ob Belastung oder Muskelzug für die Pathogenese dieser schweren Verbiegungen verantwortlich sind, ist wohl dahin zu beantworten, daß beide, also Druck- und Zugwirkungen die Deformität bewirken und in manchen Fällen zu Infraktionen, zu Frakturen und zu Epiphysenlösungen führen. Wir kennen das familiäre Auftreten dieser Art der rachitischen Deformität und haben des öftern mehrere Kinder einer Familie zu behandeln gehabt.

Soeben haben wir eine Reihe von Deformitäten kennengelernt, welche in der überwiegenden Mehrzahl der Fälle durch rachitische Knochenveränderungen entstehen. Es kann hier unmöglich unsere Aufgabe sein, auf die Ätiologie und Pathogenese der Rachitis selbst näher einzugehen, vielmehr verweisen wir diesbezüglich auf die einschlägige Literatur. Daß es auch eine konstitutionelle Disposition zur Erkrankung an Rachitis gibt, ist übrigens für uns hier von sekundärem Interesse. Weit wichtiger für unsere Fragestellung ist es, daß wir zeigen konnten, daß nicht bloß die Rachitis, sondern ganz bestimmte Manifestationsformen und Lokalisationen dieser Krankheit sich bei verschiedenen Mitgliedern derselben Familie wiederholen. Daraus geht hervor, daß es nicht einfach etwa eine Erbanlage bzw. einen Erbanlagenkomplex zur Rachitis gibt, sondern daß wir mit pathologischen Genen bzw. Genkomplexen zu rechnen haben, welche die einzelnen rachitischen Deformitäten mitbedingen. So gibt es offenbar Individuen, in deren Genotypus eine Anlage zur Skoliose, zur Coxa vara, Coxa valga, Genu varum, Genu valgum usw. vorhanden ist. Ob es sich dabei nur einfach um eine endogene Lokaldisposition im Sinne einer biologischen Minderwertigkeit und besonderen Anfälligkeit bestimmter Skelettabschnitte handelt, wie wir sie im vorhergehenden schon kennengelernt haben und die das geeignete Milieu für verschiedenartige Erkrankungen, am häufigsten natürlich für die Rachitis darstellen würde, oder ob Störungen des Genotypus in ganz bestimmter Richtung für diese Disposition notwendig sind, läßt sich am vorliegenden Materiale nicht entscheiden. Letzteres scheint der Fall zu sein bei den Beispielen von rachitischem Zwergwuchs, bei welchen der Minderwuchs durch die Deformierung und Verbiegung der rachitischen Knochen allein nicht genügend erklärt wäre und in deren Familien auch noch andere Formen von Zwergwuchs vorkommen (vgl. J. Bauer). Hier gibt offenbar die erbanlagemäßige Disposition des Skelettes zum Minderwuchs das geeignete Milieu für die Rachitis ab, und gleichzeitig bestimmt sie auch die Richtung, in welcher sich diese manifestiert.

Elftes Kapitel.

# Hemmungsbildungen[1] und atavistische Bildungen.

## 1. Die kongenitale radio-ulnäre Synostose.

Die *kongenitale radio-ulnäre Synostose*, d. h. die knöcherne Vereinigung des Radius mit der Ulna im proximalen Drittel stellt die Persistenz einer frühembryonalen Entwicklungsstufe dar und ist mithin als Hemmungsmißbildung zu klassifizieren. Die proximalen Anteile der beiden Knochen gehen nämlich ontogenetisch aus einer gemeinsamen knorpelbildenden Masse hervor, in welcher sich zwei getrennte Knorpelzentren bilden. Die Synostose kann nach Davenport eine Länge von 2—6 cm haben, klinisch ist sie durch hochgradige Einschränkung, ja Aufhebung der Pro- und Supinationsbewegungen im Ellbogen charakterisiert, während Beugung und Streckung im normalen Ausmaße möglich sind. Dabei ist das Radiusköpfchen häufig luxiert, doch gibt es auch sichere

[1] Eine Hemmungsbildung, nämlich die Syndaktylie, wurde aus didaktischen Gründen schon im ersten Kapitel besprochen.

Fälle ohne Luxation (vgl. KIENBÖCK, BLUMENTHAL). Dadurch erscheint die allerdings ziemlich allein dastehende Ansicht MELCHIORS widerlegt, welcher die Radiusluxation für das Primäre ansieht. Die einander auf diese Art abnorm genäherten proximalen Teile des Radius- und Ulnaschaftes sollen sekundär knöchern verschmelzen. Auch die zahlreichen Fälle von kongenitaler unkomplizierter Radiusluxation und von Radiusluxation bei multiplen cartilaginären Exostosen und partiellem Ulnadefekt, welche nicht zur Synostose führen, sprechen gegen diese Anschauung.

Das proximale Radiusende ist oft deformiert, der Radius manchmal verlängert, und es kann selbst die distale Humerusepiphyse abnorm konfiguriert sein (BAISCH). Mitunter ist die verlagerte proximale Radiusepiphyse nicht zu tasten und es hat dann den Anschein, als ob der Radiusschaft zwischen oberem und mittlerem Drittel spitz zulaufend endigen und ein partieller proximaler Radiusdefekt vorliegen würde (vgl. KIENBÖCK, BLUMENTHAL u. a.). Solche Fälle können erst durch die Röntgenaufnahme oder anatomische Untersuchung geklärt werden und deshalb ist, wie schon andernorts erwähnt, den in der Vorröntgenära beschriebenen Fällen von partiellem proximalen Radiusdefekt gegenüber Vorsicht geboten. Weichteilanomalien finden sich in Begleitung der radio-ulnären Synostose in der Regel nicht (BAISCH). Doch führt dieser Autor das Ausbleiben der aktiven Beweglichkeit nach operativer Trennung in seinem Falle auf Fehlen der entsprechenden Muskulatur zurück. Es wäre zu untersuchen, inwieweit es sich um Aplasie, inwieweit um Inaktivitätsatrophie handelt.

Interessant ist es, daß BAISCH an wiederholten Röntgenaufnahmen eine gewisse Progredienz des Prozesses im Laufe der Jahre feststellen konnte, derart, daß der selbständige Radiuskontur immer mehr verlorenging. Dieses Phänomen aber als Argument für die exogene Entstehungsweise der Anomalie anzusehen, wie SONNTAG dies tut, liegt kein Grund vor.

Die Ätiologie der kongenitalen radio-ulnären Synostose kann heute als geklärt gelten. Abgesehen davon, daß es schwer vorstellbar wäre, wie äußere, während des intrauterinen Lebens wirksame Faktoren gerade immer eine Synostose des proximalen Abschnittes von Radius und Ulna hervorrufen sollten, ohne die darüberliegenden Weichteile zu schädigen, und abgesehen davon, daß die Anomalie häufig symmetrisch auftritt, ist bereits eine ganze Reihe von heredofamiliären Fällen beobachtet worden. Insbesondere verdanken wir den mühevollen Untersuchungen von DAVENPORT, TAYLOR und NELSON Einzelheiten über den Erbgang der Anomalie und die Erkenntnis, daß bei entsprechend sorgfältiger Nachforschung weitere Erkrankungsfälle in der Familie häufiger sind, als man bis jetzt annahm.

Wir bringen die uns aus der Literatur zugänglichen Fälle von gleichsinniger Heredität. DAVENPORT, TAYLOR und NELSON fanden mehrmals auch andere Anomalien des Skelettsystems, wie Plattfuß, Kyphose, in den Familien von Trägern einer radio-ulnären Synostose, die aber bei uns nicht ausdrücklich angeführt sind.

*Familiäre radio-ulnäre Synostose.*

ABBOTT (Trans. pathol. soc. London 1892): In einer Familie fanden sich in 4 Generationen 7 Fälle von kongenitaler Luxation des Radiusköpfchens nach vorne. Pronation und Supination im Ellbogen war unmöglich, Beugung und Streckung normal. 5 der 7 Fälle vom Autor selbst beobachtet. Mehrmals Überspringen einer Generation. Dreimal war die Anomalie einseitig, viermal doppelseitig. Die anatomische Untersuchung des einen Falles ergab eine radio-ulnäre Synostose.

BLUMENTHAL (Zeitschr. f. orthop. Chir. 1904): Beiderseits radio-ulnäre Synostose bei Bruder und Schwester (noch drei ältere Geschwister normal), deren Vater und dessen Mutter.

ROSKOSCHNY (Dtsch. Zeitschr. f. Chir. 1905): Mann von kurzem, gedrungenen Körperbau mit Genua valga, röntgenologisch die Gelenkskonstituentien der Knie plump, deformiert; statt des Epicondylus femoris medialis findet sich ein isoliertes, rundliches, etwa kleinapfelgroßes Knochenstück. Beiderseits radio-ulnäre Synostose mit Luxation des Radius nach hinten. Der noch nicht vierjährige Sohn ist auch kräftig, hat Genua valga und einen analogen Röntgenbefund der Kniegelenke wie sein Vater. Es besteht höchstwahrscheinlich eine beiderseitige radioulnäre Synostose, doch liegt kein Röntgenbild der Ellbogen vor. Klumpfüße leichten Grades.

PFOERRINGER (Fortschr. a. d. Geb. d. Röntgenstr. 1908): 40jähriger Arzt mit röntgenologisch sichergestellter radio-ulnärer Synostose beiderseits. Sein Vater hat ähnliche Bewegungsstörungen am linken, ein Bruder am rechten Arm.

POLLNOW und LEVY-DORN (Berlin. klin. Wochenschr. 1911): Mann mit beiderseitiger radio-ulnärer Synostose. Vater hat eine ähnliche Verbildung rechts.

KREGLINGER (Zeitschr. f. orthop. Chir. 1911): Beiderseitige radio-ulnäre Synostose bei Vater und Sohn, bei einem zweiten Sohn nur rechts, bei zwei von dessen Töchtern beiderseits.

SONNTAG (Zeitschr. f. orthop. Chir. 1921): Mann mit beiderseitiger radioulnärer Synostose. Eine Tante hat eine radio-ulnäre Synostose rechts.

BEUCHARD (Zentralbl. f. Chir. 1922): Radio-ulnäre Synostose bei Großmutter, Mutter und Kind.

DAVENPORT, TAYLOR und NELSON (Arch. of surg. 1924): 1. Siehe Stammbaum Abb. 74. — 2. Mann mit radio-ulnärer Synostose links, ein Bruder rechts, Vater rechts in leichtem Grade, ein Neffe des Vaters ebenso (nicht ganz sicherer Fall), ein zweiter Neffe des Vaters (Cousin des vorigen) Verkürzung des linken Beines. Zwei Geschwister des Vaters cartilaginäre Exostosen? — 3. Frau mit radio-ulnärer Synostose links. Eine Gliedcousine radio-ulnäre Synostose? Mehrere Stotterer und ein krummer kleiner Finger in der Familie. — 4. Beiderseitige radio-ulnäre Synostose bei Mutter und Tochter. Vielleicht bei noch zwei Kindern der Mutter in ganz leichtem Grade. — 5. Mann mit beiderseitiger radio-ulnärer Synostose, Mutter rechts, ein Bruder hat Ulnardeviation der Zeigefinger.

LUEDIN (Schweiz. med. Wochenschr. 1924): 72jährige Frau mit radio-ulnärer Synostose links und chronischer Arthritis. Ein Sohn radio-ulnäre Synostose beiderseits. Er ist das kleinste Mitglied der Familie und nur 158 cm groß.

DAWSON (zit. nach LUEDIN): Familiäre radio-ulnäre Synostose.

VOGELER (Arch. f. klin. Chir. 1925): Auffallend analog ausgebildete beiderseitige radio-ulnäre Synostose bei 5jährigem Knaben und seinem Großvater mütterlicherseits.

TOMESKU (Zeitschr. f. orthop. Chir. 1927): Kongenitale radio-ulnäre Synostose bei einer Mutter und zwei Söhnen.

Wir fügen hier noch 2 Fälle an, welche nach den vorliegenden Angaben wohl nicht absolut sicher aber mit großer Wahrscheinlichkeit zu den radio-ulnären Synostosen zu rechnen sind.

PYE-SMITH (Lancet 1883): Eine Frau mit kongenitaler linksseitiger Radiusluxation nach hinten hat 10 Geschwister, von welchen 7 Deformitäten von Gelenken haben; 4 davon sind vom Autor selbst beobachtet, zeigen abnorme Prominenzen an Ellbogen und Knien, Störung der Pronation und Supination der Vorderarme, Auswärtstreten der Patella bei Beugung im Kniegelenk, schlecht entwickelte Hände und Füße mit unvollständig entwickelten Nägeln, besonders an den Fingern. Ein Bruder hat eine ähnliche Mißbildung wie die Probandin, nur rechts. Ähnliche Anomalien besaß ferner der Vater, der Großvater väterlicherseits, ein Bruder des Vaters und dessen Kinder. Eines von 4 Kindern der Probandin hat Klumpfuß und schlecht entwickelte Nägel[1].

MEJERS (Nederl. Tijdschr. v. Geneesk. 1904): Doppelseitige Radiusluxation bei Großvater, Vater und Tochter. Der Vater zeigt außerdem Anomalien des linken kleinen Fingers und Einschränkung der Beugung mehrerer Finger der rechten Hand, die Tochter eine Drehung der Vorderarme[2].

Bedenken wir, daß die radio-ulnäre Synostose häufiger doppelseitig als einseitig vorkommt (LÜDIN findet unter 64 Trägern der Anomalie 39 auf beiden und 25 nur auf einer Seite verbildet), so mag es auffallen, wenn in manchen Familien (z. B. DAVENPORT, Fall 2) die einseitigen Fälle vorherrschen. DAVENPORT stellt die Regel auf, daß bloß einseitig affizierte Kinder auch nur einseitig oder gar nicht affizierte Eltern haben, eine Regel, welche naturgemäß nicht ausnahmslos gelten kann (vgl. Fall KREGLINGER), sich aber doch in der Mehrzahl der Fälle zu be-

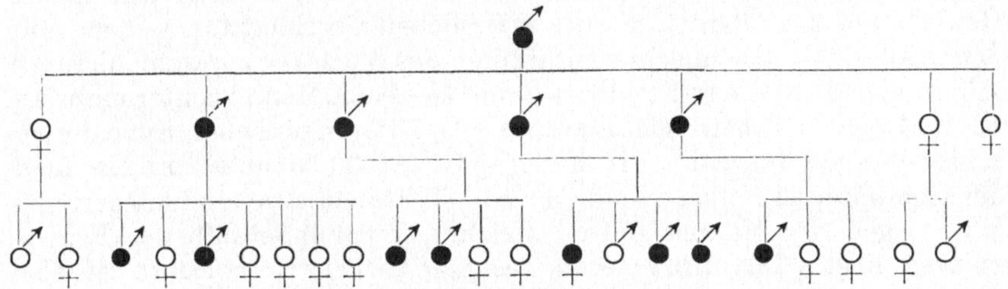

Abb. 74. Stammbaum mit kongenitaler radio-ulnärer Synostose. (Nach DAVENPORT, TAYLOR u. NELSON.) Auszug.

stätigen scheint. In unserer Ausdrucksweise würde das besagen, daß einerseits der Grad der Extensität (einseitiges oder doppelseitiges Auftreten) sich vererbt und daß andererseits dort, wo die Extensität geringer ist, auch die Intensität der Erbanlage schwächer ist (Eltern gar nicht affiziert, also Überspringen einer Generation).

Über den *Erbgang* der Anomalie ist kaum etwas Sicheres zu sagen, DAVENPORT spricht von unvollkommener Dominanz. Er fand unter den Nachkommen zweier normaler Eltern das Verhältnis der Behafteten zu den Freien 11 : 19, unter den Nachkommen eines normalen Elters mit einem behafteten das Verhältnis der Behafteten zu den Freien 12 : 14. Diese Zahlen sind vor allem für bestimmte Schlüsse viel zu klein, doch sprechen sie insofern gegen einen dominanten Erbgang, als ca. die Hälfte aller positiven Fälle aus Ehen zweier normaler Individuen stammen. Tatsächlich können Generationen übersprungen werden (ABBOT, SONNTAG, DAVENPORT, TAYLOR und NELSON, VOGELER) und DAVENPORT

[1] Mit Rücksicht auf die Störungen der Pronation und Supination glauben wir doch, daß es sich in diesem schwer zu klassifizierenden Falle um familiäre radio-ulnäre Synostose mit konsekutiver Radiusluxation gehandelt hat.

[2] Diese Drehung der Vorderarme scheint uns für eine radio-ulnäre Synostose zu sprechen, doch ist auch dieser Fall aus den uns zur Verfügung stehenden Angaben nicht mit absoluter Sicherheit zu diagnostizieren.

berichtet über einen Fall, der aus einer Vetternehe ersten Grades stammte, dessen Eltern aber phänotypisch normal waren. Demgegenüber ist es doch auffallend, wie häufig die an sich gewiß seltene Anomalie überhaupt nachweislich vererbbar ist und sich durch mehr als zwei Generationen verfolgen läßt (PYE-SMITH, MEJERS, BLUMENTHAL, KREGLINGER, BEUCHARD, DAVENPORT, TAYLOR und NELSON). Stammbäume wie der auf Abb. 74 oder der von PYE-SMITH sind bei einer so seltenen Anomalie wie die kongenitale radio-ulnäre Synostose mit Recessivität absolut nicht zu erklären, da es so gut wie ausgeschlossen ist, daß in allen hier vorkommenden Ehen mit teilweise behafteter Nachkommenschaft die phänotypisch normalen, aus freien Familien stammenden Ehepartner die pathologische Erbanlage zufällig in heterozygotem Zustande besessen haben. Nebenbei bemerkt ist das Überspringen einer Generation wohl sicher beobachtet, aber durchaus nicht häufig. Vielleicht ist es mitunter auch dadurch zu erklären, daß die pathologische Erbanlage beim weiblichen Geschlecht nicht immer manifest wird. DAVENPORT legt großes Gewicht auf das Überwiegen des männlichen Geschlechtes, welches mit den sekundären Geschlechtscharakteren des Skelettes zusammenhängen soll, infolge derer die radio-ulnäre Synostose beim Mann leichter manifest wird. Doch beziehen sich DAVENPORTS 73% männlicher Synostosenträger nur auf insgesamt 41 Fälle, darunter 30 Männer. LÜDIN fand dagegen unter 64 Fällen 36 Männer und 28 Frauen, also ein bloß geringes Überwiegen der Männer (56%), welches gewiß innerhalb der Fehlergrenzen liegt. Das Überwiegen des männlichen Geschlechts ist also durchaus noch nicht so weit sichergestellt, daß man daraus Schlüsse auf die Art des Erbganges ziehen dürfte. Wir müssen mithin annehmen, daß die pathologische Erbanlage zur kongenitalen radio-ulnären Synostose im allgemeinen über ihr normales Allelomorph dominant ist, sich aber unter Umständen auch recessiv verhalten kann.

Aus der Existenz einer derartigen abnormen Anlage zur radio-ulnären Synostose, an welcher ja mit Rücksicht auf die gleichsinnige Heredität nicht zu zweifeln ist, ergibt sich, daß der normale Genotypus eine Anlage enthalten muß, welche für die normale artgemäße Trennung der beiden Vorderarmknochen im Laufe der Entwicklung zu sorgen hat. Bei manchen Vertebraten, z. B. bei den Vögeln, erfolgt nämlich diese Trennung physiologischerweise nicht vollständig, so daß hier eine proximale radio-ulnäre Synostose die Norm darstellt. Bei den Sirenen findet sich in der Regel sogar eine proximale und eine distale, bei den Insectivoren eine distale radio-ulnäre Synostose. Beim Menschen ist die distale äußerst selten.

Wenn wir uns nun dem Studium der Beziehungen dieses eben identifizierten Gens bzw. Genkomplexes zu anderen Genen zuwenden, also zunächst die Kombinationen der kongenitalen radio-ulnären Synostose einer Betrachtung unterziehen, so bietet sich uns ein sehr mannigfaltiges Bild. So wurde gleichzeitig mit radio-ulnärer Synostose beobachtet: Hüftluxation (DUBS), Hüftluxation in der Familie (AHREINER), Klumpfuß (KÜMMEL, ROSKOSCHNY, BLODGETT, GRÜNFELD, MARTIN-DU PAN), Klumpfuß in der Familie (PYE-SMITH), Plattfuß (DUBS, DAVENPORT,

Taylor und Nelson mehrere Fälle), multiple Contracturen (Kümmel), Streckcontracturen der Finger (Kümmel, Mejers), Kamptodaktylie (Davenport, Taylor und Nelson), Genu valgum (Dubs), höhergradige Anomalien des Kniegelenks (Pye-Smith, Roskoschny), Radius- und Daumendefekt bzw. Daumendefekt und Radiusdefekt in der Familie (Longuet-Appraillé, Joachimsthal), Phalangen- und Fingerdefekt mit Syndaktylie (Riese), Polydaktylie (Schmid), Synostose mehrerer Karpalknochen bzw. einzelner Karpalknochen mit der Ulna (Schmid, Appraillé, Blank), mangelhafte Entwicklung der Hände, Füße und Nägel (Pye-Smith), Spina bifida (Dubs), Krallenhohlfuß (Bartsch), Gesichtsskoliose (Baisch), Hypoplasie der ganzen Thoraxhälfte (Dietz), familiärer Klumpfinger (Boorstein), chronische Arthritis (Lüdin), Schwachsinn (Davenport, Taylor und Nelson) usw. Die letztgenannten Autoren fanden ferner in den Familien der Synostosenträger 2 mal Exostosen, ferner je 1 mal Ulnardeviation der Zeigefinger, Krüppelhaftigkeit, ein verkürztes Bein, Kyphose, Stottern u. a. Mehrfach, besonders von Davenport und seinen Mitarbeitern, wird die kleine, gedrungene Gestalt der Synostosenträger hervorgehoben. Hypoplasie der betroffenen Extremitäten, besonders ihrer Muskeln bei einseitiger radio-ulnärer Synostose, findet sich öfters, doch dürfte es sich dabei zum größten Teil um Inaktivitätsatrophie handeln.

Überblicken wir die bunte Reihe der Kombinationen, so ergibt sich das eine mit Sicherheit, daß vor allem Anomalien der Knochen und Gelenke mit der radio-ulnären Synostose vergesellschaftet sind und daß unter diesen wieder besonders häufig Deformitäten der oberen Extremitäten vorkommen, was wir als Ausdruck einer gewissen lokalen Disposition ansehen können. Dies zeigt sich am deutlichsten in den Fällen von Radius- und Daumendefekt, besonders in einer Familie Joachimsthals, oder von Doppeldaumen (Schmid). Daß Klumpfuß und auch Plattfuß mehrmals erwähnt wird, darf uns bei der allgemeinen Häufigkeit dieser Anomalien nicht zu weitgehenden Schlüssen verleiten. Ob die doch relativ häufigen Synostosen im Bereiche des Carpus nicht auf bloßem Zufall beruhen, sondern auf einer allgemeinen Anlage solcher Individuen zur Verschmelzung de norma getrennt bleibender Knochenstücke, wagen wir an dem kleinen Material nicht zu entscheiden.

Davenport faßt mit Rücksicht auf den kurzen, gedrungenen Bau mancher Synostosenträger und auf die Exostosen, welche er in den Familien seiner Patienten mehrmals fand, die radio-ulnäre Synostose als spezielle Form einer allgemeinen Dyschondroplasie auf. Vererbt würde die Disposition zur Dyschondroplasie, für deren Manifestation gerade am proximalen Vorderarmdrittel besondere Lokalisationsfaktoren verantwortlich wären. Er stellt sie in Analogie zur Aplasie der Interphalangealgelenke mit Verschmelzung der entsprechenden Phalangen. Wir können Davenport hierin nicht recht geben. Einerseits finden wir die anderen Manifestationen der enchondralen Wachstumsstörungen, wie Chondrodystrophie, Brachydaktylie usw., nicht bei radioulnärer Synostose, andererseits genügen in Anbetracht der mannigfaltigen Kombinationen die beiden Fälle mit Exostosen in der Familie gewiß nicht, um einen derartigen Zusammenhang zu beweisen. Wir glauben vielmehr, daß es sich um eine Hemmungsmißbildung handelt, der ein eigenes Gen bzw. Genkomplex zugrunde liegt, bei welchem eine Lokaldisposition eine gewisse Rolle zu spielen scheint, der möglicherweise auch mit den Anlagen zu Verschmelzungen anderer Knochen korreliert ist, für den sich aber sonst keine sicheren Beziehungen zu bestimmten anderen Genen auffinden lassen.

## 2. Der angeborene Schulterblatthochstand (Sprengelsche Deformität).

Der angeborene Schulterblatthochstand wurde zum erstenmal von Eulenburg im Jahre 1863, dann 1891 ausführlich von Sprengel beschrieben, nach dem die Anomalie von den folgenden Autoren benannt wurde. Sie ist in der überwiegenden Mehrzahl der Fälle einseitig. Hayashi und Matsuoka stellten 1912 125 Fälle aus der Literatur zusammen, von welchen 110 einseitig und nur 15 doppelseitig waren, welchen sie noch einen 16. eigenen Fall hinzufügten. Seither wurde beiderseitiger angeborener Schulterblatthochstand noch von Neuhof, M. Schmidt, Maurer, Schwahn u. a. beobachtet, immerhin aber blieben diese Fälle vereinzelt. Das klinische Bild ist ganz charakteristisch: die Scapula steht abnorm hoch derart, daß ihr medialer Winkel häufig die Clavicula überragt und von vorn sichtbar wird (vgl. Abb. 76), sie ist außerdem oft hypoplastisch und kleiner als die der Gegenseite, und, wie wir seit Kirmisson wissen, in der Regel auch deformiert, breiter und kürzer als die normale.

All dies entspricht dem Normalzustand während einer bestimmten frühembryonalen Entwicklungsphase des Schultergürtels, und die Sprengelsche Deformität stellt somit eine ontogenetische Zwischenstufe, also eine Entwicklungshemmung dar. Der physiologischerweise während des intrauterinen Lebens erfolgende Descensus scapulae bleibt in diesen Fällen ganz oder teilweise aus. Diese Auffassung gewinnt in letzter Zeit immer mehr Anhänger (Schmidt, Wolf u. a.). Eine Reihe älterer Theorien über die Genese der Sprengelschen Deformität ist heute wohl als überwunden zu betrachten. Fruchtwassermangel (Sprengel, Hoffa) könnte weder die vorwiegende Einseitigkeit noch die abnorme Proportionierung des Schulterblattes, eigentlich kaum den Hochstand selbst einigermaßen befriedigend erklären. Exostosen, welche die Clavicula umgreifen und so gewissermaßen die Scapula an ihr befestigen, sind mehrfach beschrieben. Doch stellte es sich in den operierten Fällen meistens heraus, daß gar keine Exostosen vorhanden waren, sondern daß sie nur durch eine abnorm konfigurierte, evtl. umgebogene Spina scapulae vorgetäuscht wurden. Es bliebe also die Ursache dieser abnormen Schulterblattkonfiguration zu ergründen. Daß aber auch sie nicht den Grund des Schulterblatthochstandes darstellt, sondern ihm offenbar koordiniert ist, beweisen die zahlreichen Fälle, wo ein solcher Zusammenhang zwischen Scapula und Clavicula fehlt.

Die Annahme einer intrauterinen Poliomyelitis wurde durch die Befunde SCHLESINGERS im Institut OBERSTEINERS widerlegt, welcher weder an der Muskulatur noch am Rückenmark histologische Veränderungen fand. Auch häufige, aber nicht regelmäßige Muskeldefekte bzw. -hypoplasien wollte man als Erklärung in dem Sinne heranziehen, daß die Scapula durch die nun überwiegenden Antagonisten hochgezogen würde. Aber schon SICK faßt den Muskeldefekt als Teilerscheinung der Hemmungsbildung und nicht als Ursache des Scapulahochstandes auf, da es eben auch Fälle mit gut entwickelter Muskulatur gibt, und SCHMIDT, ein Schüler von VULPIUS, betont ausdrücklich, daß er bei seinem Fall während der Operation nirgends einen Muskelfaserzug fand, welcher geeignet gewesen wäre, die Scapula in ihrer abnormen Lage festzuhalten. Abnorme Knochenspangen, welche die Wirbelsäule mit dem medialen Schulterblattrand verbinden, wie sie bei der SPRENGELschen Deformität gelegentlich gefunden werden, würden auch nur diese wenigen Fälle erklären können. Besonders instruktiv ist in dieser Hinsicht der von SCHMIDT beschriebene Knabe, welcher rechts eine solche Knochenspange, den Schulterblatthochstand aber auf beiden Seiten aufwies. Dasselbe gilt mutatis mutandis auch von verschiedenen Anomalien, vor allem Spaltbildungen im Bereiche der Hals- und oberen Brustwirbelsäule. Sie sind eine häufige, aber durchaus nicht regelmäßige Begleiterscheinung, die noch dazu im Hinblick auf die negativen histologischen Rückenmarksbefunde SCHLESINGERS nicht als Ursache der Deformität angesehen werden darf. Selbstverständlich wäre ja ein solcher Kausalzusammenhang nur so denkbar, daß parallel mit der Spaltbildung im Wirbelkanal auch die entsprechenden Rückenmarksabschnitte pathologisch verändert wären (Myelodysplasie) und auf dem Nervenwege, also nur durch teilweise Muskellähmungen, zum Schulterblatthochstande führen würden. Nun wurde aber schon bemerkt, daß häufig die Muskulatur normal entwickelt ist, und überdies finden wir gerade bei der SPRENGELschen Deformität auch an hypoplastischen Muskeln die vorhandenen Fasern gewöhnlich normal elektrisch erregbar, also teilweisen Defekt, aber keine Lähmung. Es wäre auch nicht einzusehen, warum eine solche Myelodysplasie fast immer eine einseitige Anomalie hervorrufen sollte.

Dagegen erklärt die Annahme einer Entwicklungshemmung das ganze klinische Bild ohne Schwierigkeiten. Es entsteht die Frage, ob diese Entwicklungshemmung als Atavismus aufzufassen ist, wofür NEUHOF besonders entschieden eintritt. Bis zu einem gewissen Grade ist das ja bei jeder Entwicklungshemmung der Fall, da entsprechend dem biogenetischen Grundgesetz einer ontogenetischen Zwischenstufe auch eine phylogenetische entsprechen muß. Tatsächlich finden wir bei niederen Wirbeltieren die vorderen Extremitäten an den Kiemenbogen oder sogar am Kopfe befestigt (vgl. GEGENBAUR) und können also in diesem Sinne das Ausbleiben des Descensus scapulae als Atavismus ansehen. Doch ist diese Frage eine sekundäre und erklärt nicht die Ursache der Entwicklungshemmung.

Da wir keine exogenen Faktoren kennen, welche wir für diese partielle Hemmungsbildung verantwortlich machen könnten, kommen wir schon per exclusionem zu dem Schluß, daß die Anomalie genotypisch bedingt sei. Als Beweis wäre die Vererbbarkeit der SPRENGELschen Deformität anzusehen, die wir allerdings nicht häufig erwarten dürfen, da die Anomalie an sich ziemlich selten ist (HAYASHI und MATSUOKA fanden sie unter 7750 Patienten der Chirurgisch-orthopädischen Poliklinik 2mal) und daher, wenn ihre Erbanlage nicht gerade regelmäßig dominant ist, nur ausnahmsweise in mehreren Generationen derselben Familie vorkommen kann. Tatsächlich fanden wir nun in der Literatur 4 Fälle von familiärer SPRENGELscher Deformität, welche im folgenden nebst einem eigenen wiedergegeben sind.

*Familiärer angeborener Schulterblatthochstand.*

SICK (Dtsch. Zeitschr. f. Chir. 1902): 4jähriges Mädchen mit beiderseitigem angeborenen Schulterblatthochstand, Lordose und Spaltbildung der Halswirbelsäule bis zum 2. Brustwirbeldorn. Eine Schwester des Vaters und mehrere andere Mitglieder der väterlichen Familie sollen ganz ebensolche „hohe Schultern" gehabt haben.

NEUHOF (Zeitschr. f. orthop. Chir. 1913): 7 Fälle von SPRENGELscher Deformität in einer Familie. Die meisten Mitglieder haben auch Defekte der Mm. trapezius und serratus anterior. Vgl. Stammbaum Abb. 75.

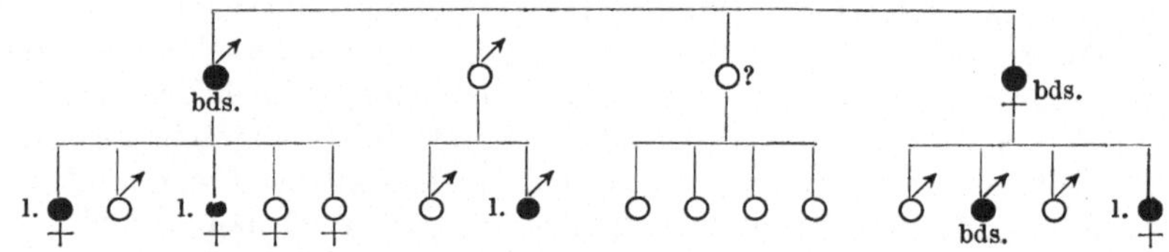


Abb. 75. Stammbaum mit SPRENGELscher Deformität. (Nach NEUHOF.)

bds.: beiderseits. l.: links.

PERLS (Zeitschr. f. orthop. Chir. 1921/22): SPRENGELsche Deformität bei einem Vater und zwei Söhnen, bei allen dreien rechts. Beim älteren 10jährigen Sohn wird mit Bestimmtheit angegeben, daß sich die Skoliose der oberen Brustwirbelsäule erst sekundär in letzter Zeit entwickelt hat. Vgl. Abb. 76.

GOTTESLEBEN (Arch. f. klin. Chir. 1927): SPRENGELsche Deformität bei 9 verschiedenen Mitgliedern derselben Familie in 4 Generationen, bei allen doppelseitig. Zwei Individuen wurden vom Autor selbst untersucht.

Wir selbst sahen kürzlich einen Mann mit rechtseitigem angeborenen Schulterblatthochstand, dessen Mutter dieselbe Deformität in noch höherem Grade ebenfalls nur auf der rechten Seite besessen haben soll.

Die Ursache des angeborenen Schulterblatthochstandes ist also wohl in einer pathologischen Erbanlage zu suchen, welche einem recessiven Erbgang zu folgen scheint. Dieser schwachen Intensität entspräche auch nach einer von uns schon wiederholt gefundenen Gesetzmäßigkeit die geringe Extensität, d. h. die überwiegende Einseitigkeit der Anomalie.

Gehen wir nun an das Studium der Kombinationen der SPRENGELschen Deformität. HAYASHI und MATSUOKA haben die Kombinationen ihrer 126 Fälle (125 aus der Literatur und 1 eigener), welche ohne spezielle Auslese gesammelt waren, in außerordentlich genauer Weise geordnet und registriert, so daß wir uns im folgenden an ihre Statistik halten werden und verschiedene später publizierte kombinierte Fälle dabei mit Absicht nicht verwenden wollen, um eine einseitige Auslese zu vermeiden.

Dabei hielten wir uns an die von HAYASHI und MATSUOKA S. 288—303 auszugsweise wiedergegebenen Krankengeschichten und nicht an ihre Zusammenstellungen der einzelnen Kombinationen (S. 304ff.), da wir z. B. bei Beurteilung der Diagnose Schiefhals strenger verfuhren und auch die Kombinationen zum Teil anders gruppierten als HAYASHI und MATSUOKA. Die Angabe: Exostose der Scapula wurde in der Regel nicht als solche gewertet, da es sich ja — wie schon oben auseinandergesetzt — in diesen Fällen meist nur um eine abnorme Konfiguration der Spina scapulae handelt. Nur in 2 Fällen (KOENIG und TILANUS) scheint es nach den vorliegenden Angaben sicher, daß eine Exostose an der Scapula vorhanden war. Die unter Skoliose registrierten Fälle betreffen sämtlich eine Verbiegung auch der Hals- oder oberen Brustwirbelsäule. Ein einziger Fall (MILO), in welchem nur eine leichte Skoliose des unteren Teiles der Brustwirbelsäule angegeben ist, ist hier nicht mitgerechnet.

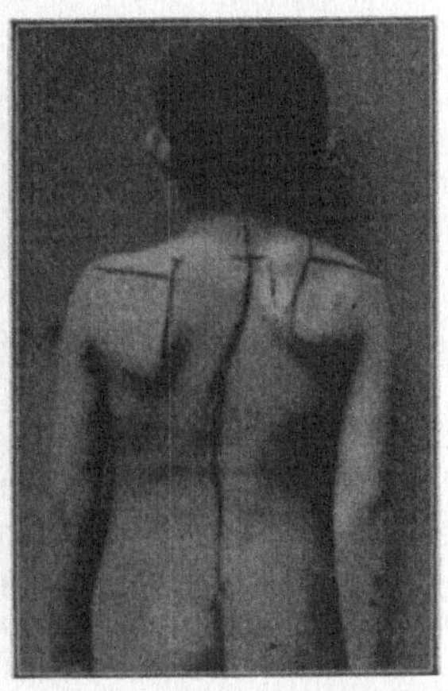

a

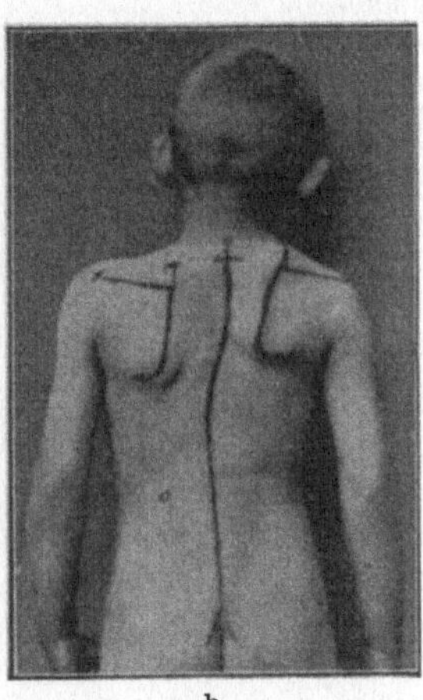

b

Abb. 76. Rechtsseitiger angeborener Schulterblatthochstand bei zwei Brüdern. (Nach PERLS.)

Die SPRENGELsche Deformität kommt nur selten isoliert vor, in 98 der 126 Fälle war sie mit anderen Anomalien kombiniert, und zwar berechneten wir aus dem Material von HAYASHI und MATSUOKA folgende Zahlen. S. Tabelle auf S. 246.

Außerdem werden erwähnt: mehrmals Verkürzung und Hypoplasie der gleichseitigen oberen Extremität oder wenigstens des Oberarmes, Kyphose, Plattfuß, 2mal sichere Exostosen der Scapula, Hernien, Hypertrichose, ferner je 1mal rudimentäre Bildung des Kreuzbeins, Rippenexostose, Phokomelie der oberen Extremitäten mit Syndaktylie, Radiusdefekt mit rudimentärem Daumen der Gegenseite, Polydaktylie, Verkürzung des einen Beines, Atrophie der einen unteren Extremität, Hüftluxation, Klumpfuß, Hallux valgus, Rachitis, Nackendeformität, trophische Störungen derselben Seite, Naevi, Strabismus, Kryptorchis-

Tabelle 10. *Häufigkeit der einzelnen orthopädischen Deformitäten als Kombination der Sprengelschen Deformität.*

| Unter 98 noch mit anderen Anomalien behafteten SPRENGEL-Fällen waren kombiniert mit | Zahl der Fälle | % |
|---|---|---|
| Skoliose | 58 | 58,4 |
| Wirbeldefekt | 3 | 3,1 |
| Wirbelverschmelzung | 1 | 1,0 |
| Keilwirbel | 5 | 5,1 |
| Überzähliger Wirbel | 1 | 1,0 |
| Spaltbildungen der Hals- oder oberen Brustwirbelsäule | 9 | 9,2 |
| Wirbeldeformitäten ohne nähere Angaben | 1 | 1,0 |
| Kongenitale Wirbelsäulenanomalien außer Verkrümmungen | 18 | 18,4 |
| Knochenbrücke zwischen Scapula und Wirbelsäule | 17 | 17,3 |
| Rippendefekt | 9 | 9,2 |
| Defekt der Thoraxwand | 5 | 5,1 |
| Rippenverschmelzung | 1 | 1,0 |
| Halsrippe | 4 | 4,1 |
| Defekt im Bereiche der Schultergürtelmuskulatur | 16 | 16,3 |
| Schiefhals | 6 | 6,1 |
| Asymmetrie des Schädels oder Gesichtes | 20 | 20,4 |
| Totale oder partielle Atresie des Afters | 4 | 4,1 |

mus, Wanderniere, seit der Kindheit bestehender Herzklappenfehler u. a. m.

Überblicken wir diese Reihe der Kombinationen, so fällt 1. die enorme Häufigkeit der Skoliose auf und 2. das Zurückstehen der im allgemeinen häufigen orthopädischen Deformitäten, wie Hüftluxation und Klumpfuß, gegenüber angeborenen Anomalien der Wirbelsäule und Rippen, welche in der Gesamtbevölkerung zu den seltensten Vorkommnissen zählen. Die Skoliose, welche in allen in der Tabelle verzeichneten Fällen auch die Halswirbelsäule betrifft, dürfte wohl in der Mehrzahl der Fälle als sekundäre Folgeerscheinung der durch die SPRENGELsche Deformität geschaffenen Asymmetrie des Schultergürtels aufzufassen sein (vgl. den Fall PERLS).

Wie haben wir aber die übrigen Kombinationen zu deuten? Wir haben auf eine Fehlerrechnung verzichtet, weil die Gesamtzahl ziemlich klein, die Fehlerquellen daher ziemlich groß sind und es mithin nicht möglich wäre, die Häufigkeit der einzelnen Deformitäten mit größter statistischer Genauigkeit miteinander zu vergleichen. Dieser Versuch müßte in Zukunft an größerem Material unternommen werden. Die wesentlichen Abweichungen vom Durchschnitt sind aber so eklatant, daß sie auch ohne genaue zahlenmäßige Umgrenzung nicht zu bezweifeln sind. Während auf die 98 kombinierten Fälle nur je ein Klumpfuß und eine Hüftluxation kommen, finden wir 18 Fälle von kongenitalen seltenen Wirbelsäulenanomalien, welche überdies fast ausschließlich die Hals- und oberen Brustwirbel betreffen. Der Häufigkeit nach an erster Stelle steht hier die Spaltbildung, also der unvollständige Schluß der Wirbelbogen und wir glauben sogar annehmen zu dürfen, daß die in diesem Material gefundene Zahl noch zu niedrig gegriffen ist. Es ist nämlich ein großer Teil der von HAYASHI und MATSUOKA gesammelten Fälle nicht röntgenologisch untersucht, und gerade unter den späteren röntgenisierten Fällen werden die Wirbelspalten besonders häufig angegeben. Sie mögen also bei bloß klinischer Untersuchung dem Beschreiber öfters entgangen sein. Bezeichnenderweise betreffen sie in allen 9 Fällen die Hals- oder die obere Brustwirbelsäule, wo sie doch de norma ungleich seltener sind als im Bereiche der Lendenwirbelsäule. Der mangelhafte Verschluß der Wirbelbogen stellt ebenfalls eine Hemmungsmißbildung dar, welche der Hemmungsbildung des Schulterblattes offenbar koordiniert ist, da wir schon oben das gegenseitige Verhältnis von Ursache und Folge für beide Anomalien ablehnen mußten. Daneben finden wir Wirbeldefekte und -verschmelzung, Keilwirbel und überzählige Wirbel, lauter sonst extrem seltene Verbildungen und alle im Bereiche der oberen Wirbelsäule, während ihr caudaler Anteil nur einmal mit einer rudimentären Bildung des Os sacrum vertreten ist.

Werden wir schon dadurch auf eine Störung bestimmter Metameren hingewiesen, so wird dieser Eindruck noch verstärkt durch das ausgesprochen gehäufte Vorkommen von Mißbildungen der Rippen. Halsrippe, Verschmelzung und Defekt von Rippen, insbesondere wieder der kranialeren, sind jedenfalls viel häufiger, als es ihrem durchschnittlichen Vorkommen in der Bevölkerung entspricht. Aber nicht nur auf das Skelett, sondern auch auf die zugehörigen Weichteilpartien erstreckt sich die Entwicklungsstörung. Das zeigen die häufigen kongenitalen Defekte und Hypoplasien im Bereiche der Schultergürtelmuskulatur. Den stringentesten Beweis aber bildet die typische Kombination mit derjenigen Anomalie, welche das Beispiel *κατ' ἐξοχήν* einer halbseitigen metameren Mißbildung aller Gewebsqualitäten darstellt, mit dem Thoraxwanddefekt, wie wir ihn auf S. 84 besprochen haben. Wir sehen ihn in 5,1% der ohne Auslese gesammelten Sprengel-Fälle als Kombination auftreten, wir finden umgekehrt den angeborenen Schulterblatthochstand als fast regelmäßiges Teilsymptom des Thoraxwanddefektes. Auch das häufige Vorkommen einer knöchernen Brücke zwischen Scapula und Wirbelsäule ist den übrigen Symptomen koordiniert und als Ausdruck der Entwicklungsstörung des Schultergürtels anzusehen.

Wenn wir nun noch hinzufügen, daß nach Haglund die Sprengelsche Deformität relativ häufig mit Mißbildungen der inneren Thoraxorgane vergesellschaftet ist, so dürfte es wohl erwiesen sein, daß der angeborene Schulterblatthochstand nur eine Teilerscheinung einer allgemeinen Entwicklungsstörung ist, welche auf bestimmte Metameren lokalisiert ist und deren einzelne Symptome im Bereiche des Skelettes und der Weichteile einander koordiniert sind. Diese Entwicklungsstörungen sind, wie wir es schon oben für den Thoraxwanddefekt zeigen konnten und jetzt wieder für die Sprengelsche Deformität nachgewiesen haben, endogen bedingt; ihre genotypische Repräsentation hätten wir uns also folgendermaßen vorzustellen: Der normale Genotypus enthält einen Genkomplex, welcher für die richtige Entwicklung der betreffenden metameren Abschnitte zu sorgen hat. Es entspräche in diesem Falle also der genotypischen auch eine phänotypische Einheit. Störungen innerhalb des betreffenden Genkomplexes schaffen einen

Locus minoris resistentiae, eine Lokaldisposition der entsprechenden phänotypischen Segmente, wo sich dann je nach Ausdehnung der Störung mehr oder minder hochgradige Anomalien etablieren können. Dabei müssen wir annehmen, daß innerhalb dieses Genkomplexes die einzelnen Organe und Organteile, Knochen, Muskeln usw. ihre gesonderte genotypische Repräsentation besitzen, da sich z. B. gerade die Entwicklungshemmung der Scapula, evtl. mit Defekten derselben Muskeln (NEUHOF) gleichsinnig vererbt. Die Asymmetrie des Gesicht- und Schädelskelettes, wie sie ebenfalls gehäuft in Kombination mit dem angeborenen Schulterblatthochstand vorkommt, ist wohl als weitere Ausdehnung dieser meist asymmetrischen Entwicklungsstörung aufzufassen.

*Interessant ist es, daß wir hier, wo die pathologische Erbanlage in einer Lokaldisposition zu suchen ist, keine Abweichung der normalen Entwicklung in irgendeiner bestimmten Richtung, sondern einfach eine Entwicklungshemmung finden. Ähnliches haben wir schon bei der Syndaktylie gesehen, und es scheint einem allgemeinen Gesetz zu entsprechen, daß dort, wo ein abnormer Lokalisationsfaktor vorliegt, ohne irgendeinen speziellen pathologischen Faktor, welcher gewissermaßen die Art und Richtung der krankhaften Störung bestimmt, ein Stehenbleiben auf einer frühnormalen Stufe der Entwicklung die Folge ist. —*

Als häufige Anomalien am Schulterblatt, denen als Degenerationszeichen keine besondere Dignität zukommt, wären noch die *Scapula alata*, d. i. das flügelförmige Abstehen der Schulterblätter, und die *Scapula scaphoidea* zu nennen, welch letztere durch einen konkaven medialen Rand charakterisiert ist. Daß auch diese Scapularform als endogene Skelettvarietät anzusehen ist, haben wir schon FREY gegenüber betont und begründet.

## 3. KLIPPEL-FEILsches Syndrom (Synostose der Halswirbel).

Zu den Komplikationen der SPRENGELschen Deformität wäre auch noch eine ziemlich hochgradige Hemmungsbildung, nämlich die Synostose der Halswirbel, zu rechnen. Wegen ihrer großen Seltenheit wird sie allerdings auch unter den Fällen mit angeborenem Schulterblatthochstand nur ausnahmsweise angetroffen, umgekehrt ist sie selbst aber in der Mehrzahl der bis jetzt bekannten Fälle mit SPRENGELscher Deformität kombiniert. Die Anomalie wurde zum ertsen Male von HUTCHINSON im Jahre 1894 beschrieben, 1912 veröffentlichten KLIPPEL und FEIL eine ausführliche röntgenologische und anatomische Studie, später faßten FEIL und dann DUBREUIL-CHAMBARDEL die Fälle hauptsächlich der französischen Literatur zusammen. In Deutschland wurden zwar schon 1909 von BOEHM mehrere rudimentäre Fälle mit Synostose bloß der oberen Halswirbel beschrieben, aber erst MAU hat mit allem Nachdruck betont, daß es sich um ein Krankheitsbild sui generis handelt.

Klinisch ist die Anomalie durch folgende Momente charakterisiert: Infolge der Kürze des Halses hat es den Anschein, als ob der Kopf direkt auf den Schultern säße und gar kein Hals vorhanden wäre („homme sans cou“ der Franzosen); die Bewegungen des Kopfes sind eingeschränkt und die hintere Kopfhaargrenze ist auffallend tief. So reichte z. B. in dem Falle PROSKES das Kopfhaar bis ins obere Rückengebiet. Pathologisch-anatomisch sind die Halswirbel zu einer kurzen ungegliederten Knochenmasse verschmolzen. Fast stets findet sich auch eine Spina bifida cervicalis, doch gehört sie nicht unbedingt zum Krankheitsbild. In den Fällen von DELHERM, THOYER-ROZAT und MOREL-KAHN und von SIWON waren die Wirbelbogen geschlossen, und aus dem Sitzungsberichte über KIEWES Fall geht nicht sicher hervor, ob auch eine Spina bifida vorhanden war oder nicht. Auch bei REBIÈRRE wird sie nicht erwähnt. Der Prozeß kann sich auf die ersten 3 oder 4 Brustwirbel ausdehnen, auch Synostose des Atlas mit dem Hinterhauptbein ist typisch (REBIÈRRE)[1], Keilwirbel in der oberen Brustwirbelsäule sind häufig. Angeborener Schulterblatthochstand wird dabei nur in wenigen Fällen vermißt. Anomalien der Mm. sternocleidomastoideus, pectoralis und trapezius wurden beobachtet.

Offenkundig handelt es sich um ein Ausbleiben der metameren Gliederung des betreffenden Wirbelsäulenabschnittes, also um eine schwere Hemmungsbildung. PARTSCH glaubt zwar, daß primär die einzelnen Wirbel angelegt seien, die Grenzen aber bei der Umwandlung der membranösen in die knorpelige Anlage verwischt würden. Eine Grundlage für diese Anschauung gibt er nicht an. Wir meinen, daß die Annahme einer Hemmungsbildung die größte Wahrscheinlichkeit für sich hat. Sie erklärt auch zwanglos die anderen, gleichzeitig gefundenen Verbildungen, so das regelmäßige Auftreten der Spina bifida cervicalis; es ist nämlich klar, daß bei hochgradiger Entwicklungshemmung der Wirbelsäule zumeist ihre allerhäufigste Hemmungsbildung, die Spina bifida gleichzeitig vorhanden sein wird. Ebenso war die Kombination mit SPRENGELscher Deformität, die wir ja mit allen möglichen Entwicklungsanomalien der betreffenden Metameren, vor allem auch mit Spina bifida cervicalis vergesellschaftet gefunden haben, von vornherein zu erwarten. Schon MAU spricht in diesem Sinne von einer Störung der Metamerie beim KLIPPEL-FEILschen Syndrom, führt sie aber ursächlich auf eine zentral-nervöse Störung zurück, während wir die einzelnen Symptome für koordiniert halten und eine pathologische Veränderung in dem die betreffenden metameren Abschnitte repräsentierenden Teile des Genotypus dafür verantwortlich machen.

Von Interesse ist es in diesem Zusammenhang, daß ein Onkel der Mutter des MAUschen Patienten mit KLIPPEL-FEILschem Syndrom im Alter von 12 Jahren an einer kongenitalen Rückenmarksanomalie gestorben war. Noch wichtiger aber ist die allerdings unseres Wissens bis jetzt einzige Beobachtung von familiärem KLIPPEL-FEILschem Syndrom, welche wir SICARD und LERMOYEZ verdanken. Sie betrifft einen Mann mit starker Halsverkürzung, bei welchem röntgenologisch Hals-

[1] Die kongenitale Verschmelzung des Atlas mit dem Hinterhauptbein bei sonst normaler Halswirbelsäule, welche NOACK von der erworbenen entzündlichen Synostose zu unterscheiden lehrte und die er stets mit Spina bifida des Atlas kombiniert fand und als Hemmungsbildung ansah, diese Verschmelzung ist wohl als geringster Grad des KLIPPEL-FEILschen Syndroms aufzufassen.

wirbelsynostose und eine Andeutung von Spina bifida cervicalis nachweisbar waren. Zwei seiner Brüder, eine Schwester und seine Mutter zeigten dieselbe Mißbildung.

In sehr seltenen Fällen kann die mangelhafte Differenzierung der einzelnen Wirbel auch die ganze Columna vertebralis betreffen. So erwähnt DREHMANN eine Beobachtung, wo die ganze Wirbelsäule zu einer etwa 20 cm langen, nichtdifferenzierten Knochenmasse reduziert war.

## 4. Überzählige Rippen.

In gewissem Sinne sind überzählige Rippen am 7. Hals- oder 1. Lendenwirbel als Atavismus aufzufassen (vgl. ROSENBERG, SCHINZ u. a.). Wissen wir doch, daß bei niederen Wirbeltieren alle Wirbel Rippen tragen und daß namentlich auch mit der Erwerbung des aufrechten Ganges eine Tendenz zur Verminderung der Rippenzahl einhergeht. Nach LÉRI sind auch beim menschlichen Embryo ursprünglich noch 29 Rippenpaare angelegt und CHARLOTTE MUELLER fand beim Embryo regelmäßig eine selbständige, rudimentäre Rippenanlage am Querfortsatz des 7. Halswirbels. Gegen diese Auffassung wurden in neuerer Zeit von ADOLPHI, STIEVE, ANDERSEN u. a. Einwände erhoben. ADOLPHI kam nämlich zu dem Resultat, daß zwischen den Varietäten am oberen und unteren Thoraxende eine Korrelation bestehe, derart, daß beim Vorhandensein von Rippen am 7. Halswirbel vielfach die Rippe des 12. Brustwirbels kurz ist oder fehlt, während bei Reduktion der ersten Rippe oft der erste Lendenwirbel noch Träger einer Rippe sei. STIEVE wiederum sah in Fällen von Asymmetrie des Rumpfskelettes „progressive“ und „regressive“ Veränderungen am selben Individuum. All dies ist unseres Erachtens kein Beweis, da es ja ohne weiteres möglich ist, daß Variationen atavistischer Natur mit andersartigen und selbst progressiven Varietäten am selben Individuum vereinigt sind. Und wir werden im folgenden noch sehen, daß die verschiedenartigsten Anomalien des knöchernen Thorax mit überzähligen Rippen vergesellschaftet vorkommen und daß es allerdings gewisse Formen von überzähligen Rippen gibt, welche nicht zu den Atavismen zu rechnen sind, sondern eine ganz andere Genese haben. Übrigens ist es für die Ätiologie der Anomalie nicht von prinzipieller Bedeutung, ob sie die Wiederholung einer phylogenetisch älteren Form oder einfach eine Varietät darstellt.

Wir werden uns hier vor allem mit der häufigeren und praktisch ungleich wichtigeren überzähligen Rippe am 7. Cervicalwirbel, der sogenannten Halsrippe, beschäftigen. Die echte Halsrippe, welche durch abnorme Ausbildung des Processus costarius entsteht, ist meistens beiderseitig, dabei aber oft asymmetrisch, so daß sie auf der einen Seite stärker entwickelt ist als auf der anderen. Dadurch ist dann auch die obere Brustapertur fast stets und manchmal sogar der ganze Thorax asymmetrisch. Der 7. Halswirbel nimmt dabei mehr oder minder die Gestalt des 1. Dorsalwirbels, die normale erste Rippe die der zweiten an. Das Manubrium sterni erscheint verlängert. Es gibt aber auch noch eine zweite Form der Halsrippe, die dann entsteht, wenn in dieser Gegend, also etwa zwischen $C_7$ und $D_1$ ein überzähliges, rippentragendes, keilförmiges Wirbelrudiment eingeschaltet ist. Prinzipiell handelt es sich um zwei ganz verschiedene Dinge: um das atavistische Wiederauftreten eines rudimentär gewordenen Organteiles einerseits, um eine richtige Mehrfachbildung andererseits. Praktisch sind die beiden Formen natürlich schwer zu trennen, da die Differentialdiagnose nur röntgenologisch oder anatomisch möglich ist. DREHMANN spricht sogar von Übergangsformen zwischen den beiden Gruppen. Es handelt sich wohl weniger um Übergangsformen als um eine Kombination beider. Eine dritte Entstehungsart der Halsrippen sieht FALK in einer kranialen Verschiebung der Wirbelbogen dergestalt, daß die normale 1. Rippe statt von $D_1$ von $C_7$ entspringen würde. Diese Möglichkeit ist aber durchaus noch nicht erwiesen.

Die klinischen Symptome der Halsrippen sind allgemein bekannt: die Rippe ist in der Supraclaviculargrube fühlbar und druckschmerzhaft. Sie macht Erscheinungen durch Druck auf Nerven und Gefäße, also Schmerzen, Paresen, Pulsdifferenz, Ischämie, Gangrän, Ödeme, Thrombosen, Aneurysmen, ferner werden beschrieben allgemeine Schwäche, Ermüdbarkeit, auch Schluckbeschwerden. Alle diese Symptome treten oft erst im Wachstumsalter oder später, manchmal als Folge eines besonderen äußeren auslösenden Momentes auf.

An der keimplasmatischen Bedingtheit der Anomalie kann wohl kein Zweifel bestehen, ob man sie nun als Atavismus oder einfach als morphologische Varietät auffassen will. Ist es doch vollkommen undenkbar, daß eine derartige Anomalie durch exogene Faktoren zustande kommen sollte. Zum Beweise dienen die allerdings seltenen familiären Fälle: ISRAEL demonstrierte zwei Schwestern mit Halsrippen, und UNGER stellte eine 32jährige Patientin mit beiderseitiger Halsrippe vor, deren 3jähriger Sohn auffallend große Querfortsätze am 7. Halswirbel aufwies. Mehr ließ sich bei dem entsprechenden Stadium der Verknöcherung noch nicht aussagen.

Unter den Kombinationen der Halsrippe ist an erster Stelle die oft beobachtete Cervicodorsalskoliose zu nennen. Frühere Autoren hielten sie für eine Folge der Rippenanomalie, und zwar glaubte HOFFA, daß sie auf neurogenem, GARRÉ, daß sie auf mechanischem Wege entstehe. Die neueren Autoren sind sich besonders seit DREHMANNS grundlegender Arbeit darüber einig, daß auch die Skoliose kongenital und mit der Rippenanomalie offenbar koordiniert ist (vgl. ECKSTEIN, STREISSLER). GOTTSTEIN sowie KRAUSE sprechen von einer Unterabteilung der kongenitalen Skoliose überhaupt, und KAYSER rechnet die Halsrippe zu den Kombinationen der angeborenen Skoliose. DREHMANN konnte nämlich im Jahre 1906 an 10 eigenen Fällen nicht nur die Theorien HOFFAS und GARRÉS widerlegen und zeigen, daß auch die Cervicodorsalskoliose kongenital ist, sondern er wies auch darauf hin, daß diese Skoliose sehr häufig hereditär ist. Dabei fand sich oft bei einem Individuum Halsrippe und Skoliose, bei anderen Mitgliedern derselben Familie nur die Skoliose, also ein Beweis, daß diese nicht die Folge der

Halsrippe sein kann, sondern auf einer besonderen abnormen Erbanlage beruht und der Rippenanomalie koordiniert ist. Unter DREHMANNS zuerst veröffentlichten 10 Fällen fanden sich folgende mit positiver Familienanamnese:

1. Ein 12jähriger Knabe hat einen rippentragenden überzähligen Keilwirbel zwischen $C_7$ und $D_1$. Überdies ist die 4. Rippe auf der einen Seite rudimentär, auf der anderen gegabelt, die 7. Rippe der einen Seite hat einen Defekt. Der ältere Bruder des Patienten hat eine ganz analoge Cervicodorsalskoliose.

2. Ein 16jähriges Mädchen hat ein überzähliges Wirbelrudiment mit einseitiger Rippe zwischen $D_1$ und $D_2$. Verwachsung der 2. und 3. Rippe beiderseits, anscheinend auch des 2. und 3. Brustwirbels. Der letzte Brust- und der 1. Lendenwirbel sind verschmolzen, $D_{12}$ zeigt Doppelbildung. Der Großvater hat eine ganz ähnliche Cervicodorsalskoliose.

3. Zwei Schwestern von 16 und 18 Jahren mit ganz analoger Cervicodorsalskoliose. Nur die jüngere hat eine einseitige schlanke Halsrippe auf der Seite der Konvexität, überdies einen Defekt an $D_{12}$. Die ersten beiden Lendenwirbel haben keinen Dornfortsatz.

4. 14jähriges Mädchen aus Adelsfamilie mit hochgradiger Cervicodorsalskoliose. Diese wird seit vielen Generationen vererbt.

Später berichtet der Autor noch über folgenden Fall:

Ein 6jähriges Mädchen hat eine seit frühester Kindheit bestehende, nichtrachitische Cervicodorsalskoliose, welche auch in der Aszendenz schon beobachtet wurde.

Aus diesen Beobachtungen lassen sich folgende Schlüsse ziehen: Die Skoliose ist gewiß nicht die Folge der Halsrippe, vielmehr handelt es sich um eine kongenitale, sicher genotypisch bedingte Cervicodorsalskoliose. Überdies scheinen hauptsächlich diejenigen Halsrippen, welche von einem überzähligen keilförmigen Wirbelrudiment ausgehen, mit Skoliose kombiniert zu sein, wie das auch selbstverständlich ist, weil derartige Keilwirbel eben eine Skoliose bedingen. Es liegt also im Grunde genommen nur eine einzige, und zwar konstitutionelle Anomalie vor, der Keilwirbel, welcher manchmal auch eine Rippe trägt, manchmal nicht. Wie oft die wirklichen, von normalen Halswirbeln ausgehenden Halsrippen auch mit Skoliose kombiniert sind, wissen wir vorläufig nicht. Gleichzeitig sehen wir schon bei den hier angeführten Beispielen DREHMANNS noch eine ganze Reihe anderer Rippenanomalien auftreten, so Defekte, Verschmelzungen[1], die sogenannte LUSCHKAsche Gabelung, welche in schaufelförmiger Verbreiterung oder Spaltung des sternalen Rippenendes besteht, daneben auch Doppelbildung und Verschmelzung von Wirbeln. SCHINZ erwähnt unter den typischen Kombinationen der Halsrippe auch die SPRENGELsche Deformität. All dies beweist nur, daß die Halsrippe mit zu den Manifestationen einer regionären konstitutionellen Minderwertigkeit des knöchernen Thorax gehört, wie wir sie besonders in seinen oberen Partien und auch in Kombination mit Anomalien der zugehörigen Weichteilpartien schon wiederholt kennengelernt haben.

---

[1] Eine Verschmelzung des knöchernen Endes der 1. Rippe mit der zweiten, wobei der knorpelige Anteil der ersten fehlt, mit beiderseitigen, hornförmigen apophysären Knochenfortsätzen am Manubrium sterni bezeichnet KIENBOECK als SERBsche Sternum-Rippenanomalie. Eine knöcherne Spangenbildung zwischen zwei Rippen ist unter dem Namen CRUVEILHIERsche Rippenanomalie bekannt.

Das Gegenstück zur Halsrippe stellt die Rückbildung der 1., evtl. auch 2. Rippe dar (vgl. SCHINZ). Am unteren Thoraxende ist rudimentäre Bildung der 12. Rippe ähnlich zu werten. Die freie 10. Rippe, sogenannte Costa X fluctuans ist so häufig, daß sie nicht als Degenerationszeichen anzusehen ist. Besonders oft findet sie sich bei asthenischen Individuen, wird aber auch anderweitig angetroffen.

## 5. Spina bifida.

Es ist wohl heute allgemein anerkannt, daß die Spina bifida, das ist der unvollständige Schluß der Wirbelbogen (Spina bifida posterior), oder der unvollständige Schluß der Wirbelkörper (Spina bifida anterior, vgl. ALTSCHUL) als Hemmungsbildung aufzufassen ist. Sie weist außerordentlich verschiedene Grade auf und von den schweren Fällen mit Myelomeningocele bis zu den leichten Fällen von nur röntgenologisch oder anatomisch nachweisbarem Wirbelspalt, der sogenannten Spina bifida occulta kommen alle Übergänge vor. Sie kann in jeder Höhe der Wirbelsäule zutage treten, am häufigsten ist sie jedoch an der Lendenwirbelsäule.

Daß sie auch hereditär vorkommen kann, beweist die Beobachtung GEYLS, welcher sie bei Großvater, Vater und Sohn nachweisen konnte. D'OUTREPONT sah Spina bifida des 3. bis 5. Lenden- und 1. Sakralwirbels bei weiblichen Zwillingen. Doch ist ihre Vererbbarkeit nach BECK äußerst selten. Dies mag allerdings zum Teil daran liegen, daß vielleicht noch nie systematisch darauf gerichtete Untersuchungen angestellt wurden. Die schweren, auch bei oberflächlicher Untersuchung auffallenden Fälle sind nämlich häufig nicht lebensfähig und können die Anomalie nicht weitervererben, die Spina bifida occulta wieder ist eben nicht ohne weiteres klinisch zu erkennen. Es müßten also möglichst umfangreiche Röntgenuntersuchungen an den Wirbelsäulen der Familienangehörigen von Trägern einer Spina bifida angestellt werden, um diese Frage zu entscheiden.

Daß auch diese Hemmungsbildung mit den verschiedensten Zeichen einer abwegigen Konstitution, insbesondere des Skelettsystems, kombiniert vorkommt, ist wohl leicht verständlich, und wir haben sie ja als Komplikation der verschiedensten Anomalien schon kennengelernt. Gleichzeitig mit dieser Mißbildung des Wirbelkanals soll meist auch eine Minderwertigkeit der entsprechenden Rückenmarkssegmente, eine „Myelodysplasie" (A. FUCHS) bestehen, welche für die verschiedensten Deformitäten vor allem der unteren Extremitäten verantwortlich gemacht wird. Über die Berechtigung dieser Anschauung, besonders inwieweit es sich hier tatsächlich um das Verhältnis von Ursache und Folge, inwieweit um Koordination mehrerer Anomalien handelt, haben wir uns schon bei Besprechung der hierhergehörigen Deformitäten klar zu werden bemüht und wir verweisen hauptsächlich auf unsere Ausführungen im Kapitel Klumpfuß S. 213.

## 6. Kongenitale Trichterbrust.

Unter Trichterbrust verstehen wir eine Einziehung des unteren Sternums, derart, daß der Thorax an dieser Stelle eine deutliche Höhlung zeigt. Die Mehrzahl der Fälle ist kongenital. Nach EBSTEIN sind Knaben häufiger betroffen als Mädchen, nach PEIPER werden beide Geschlechter etwa gleich häufig befallen. Die von manchen Autoren vertretene Ansicht, derzufolge äußere Faktoren, vor allem Raumbeengung in utero bei den kongenitalen, chronisch-traumatische Schädigungen im Berufe bei den später manifesten Fällen für die Trichterbrust verantwortlich sein sollen, trat mit fortschreitender Erkenntnis immer mehr in den Hintergrund. Insbesondere bei den kongenitalen Fällen dürfte den exogenen Momenten bei der Entstehung der Anomalie wohl nur eine sehr bescheidene Rolle zukommen. Das Alternieren kongenitaler und später entstandener Fälle in derselben Familie (PAULSEN) weist übrigens deutlich genug auf die Wichtigkeit der konstitutionellen Disposition auch bei letzteren hin.

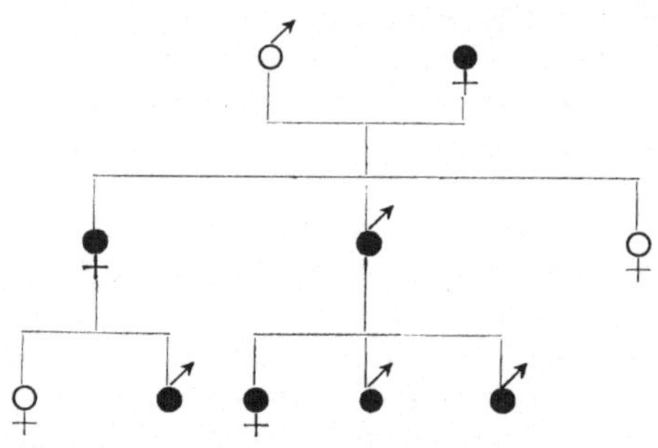

Abb. 77. Stammbaum mit kongenitaler Trichterbrust. (Nach PEIPER.)

Die kongenitale Trichterbrust führt VERSÉ auf Grund anatomischer Untersuchungen auf ein übertriebenes Längenwachstum des Corpus sterni zurück, TANDLER und BIEN fassen sie als graduell besonders starkes Hervortreten und Persistenz eines normalen frühembryonalen Zustandes, also als Hemmungsbildung auf. Schon CHARLOTTE MUELLER konnte nämlich zeigen, daß ein gewisser Grad von Trichterbrust während der Embryonalperiode physiologisch ist. All dies spricht dafür, daß es sich um eine konstitutionelle Anomalie des Sternums handelt. Beweisend sind die gar nicht seltenen Fälle von heredo-familiärer Trichterbrust. Solche wurden beschrieben von WILLIAMS, KUNDMUELLER, VETLESEN, SMITH, EDLEFSEN, HERBST, GRUENENTHAL, KLEMPERER, RAMADIER und SÉRIEUX, CHLUMSKY, TAYLOR, HOFFA, PAULSEN, J. BAUER, CURSCHMANN, SCHÜMANN-EBSTEIN, PEIPER u.a. ANTHONY sowie MILLER beobachteten Trichterbrust bei Zwillingen. Wir selbst kennen ein junges Mädchen mit hochgradiger Trichterbrust, dessen Vater die gleiche Anomalie haben soll. ENGELMANN sah die Anomalie bei Mutter und Tochter. Als Beispiel bilden wir hier den Stammbaum von PEIPER ab (s. Abb. 77).

An der genotypischen Bedingtheit der Anomalie kann also kein Zweifel bestehen. Der Erbmodus scheint, wie auch PEIPER hervorhebt, meist ein dominanter zu sein. Dafür spricht das bei seltenen Anomalien sonst kaum erklärbare, mehrfach beobachtete Auftreten durch drei Generationen hintereinander. In einem Fall von KLEMPERER ließ sich die Trichterbrust sogar durch vier Generationen ununterbrochen verfolgen. Hier waren nämlich zwei Brüder, deren Mutter, Großmutter und Urgroßmutter betroffen. Daß ab und zu auch Generationen übersprungen werden können (Williams, Hoffa, Gruenenthal), ist nur selbstverständlich. Peiper sah überdies zwei Fälle, welche aus Verwandtenehen stammten, wobei die Eltern selbst normal gebildet waren.

Kombinationen mit anderen Anomalien werden oft erwähnt. Über die relative Häufigkeit einzelner Mißbildungen unter diesen Kombinationen läßt sich an Hand der vorliegenden Literatur nichts Sicheres aussagen. Gehäuft scheint nach der Zusammenstellung von Ebstein der kongenitale Pectoralisdefekt vorzukommen, und zwar besonders jene Fälle, welche auch mit mangelhafter Entwicklung der darüberliegenden Weichteilschichten, evtl. auch einzelner Rippen und der oberen Extremitäten, vergesellschaftet sind, und welche wir oben als metamere konstitutionelle Hypoplasie kennengelernt haben. Es ist wohl kein Wunder, daß von dieser ausgedehnten Verbildung des Thorax gelegentlich auch das Sternum mitbetroffen wird.

Eine weitere Hemmungsbildung am Sternum stellt die *Fissura sterni* dar, welche durch ein mehr oder minder vollkommenes Ausbleiben der Verschmelzung der beiden Sternalhälften zustande kommt.

## 7. Lückenschädel.

Der angeborene Lückenschädel ist charakterisiert durch meist runde und symmetrische Knochendefekte im Bereiche der Scheitelbeine. Nach Pamperl, M. Cohn u. a. handelt es sich um abnorme Vergrößerung der physiologischen Scheitelbeinlücken, um Foramina parietalia permagna. Manchmal finden sich gleichzeitig Nahtdehiszenzen, doch pflegt gerade derjenige Teil der Pfeilnaht, welcher zwischen den Lücken gelegen ist, normal zu verknöchern. In zwei Fällen Cohns war bei der Geburt eine große sagittale Fontanelle vorhanden, welche dann durch medianes Knochenwachstum in zwei symmetrische Teile geteilt wurde, bis schließlich nur mehr die charakteristischen Lücken zu beiden Seiten der Sagittalnaht übrigblieben.

Erhöhter intrakranieller Druck sowie der Druck des bei Kopflage auf der Schädeldecke aufruhenden Gehirns wurden für diese Verknöcherungsdefekte verantwortlich gemacht. Da die Mißbildung aber durchaus nicht den Charakter einer universellen Druckatrophie trägt (Engstler), da die Lücken ferner mitunter trichterförmig gestaltet sind, mit der weiteren Öffnung außen und da der Lückenschädel typisch mit Spina bifida vergesellschaftet vorkommt, werden wir wohl mit Engstler, Pamperl u. a. die Drucktheorie ablehnen und eine Hemmungsbildung annehmen müssen, deren Zustandekommen Pamperl aus den normalen Verknöcherungsverhältnissen der Scheitelbeine sehr plausibel erklärt.

Das Wesentliche für unsere Fragestellung ist, daß auch diese Anomalie heredofamiliär vorkommt. So untersuchte Symmers den Schädel eines Kindes anatomisch, dessen Vater eine ähnliche Abnormität gehabt haben soll. Neurath beobachtete sogar zwei Fälle von familiärem

Lückenschädel. Das eine Mal handelte es sich um eine 38jährige Frau, ihre 12jährige Tochter und ihren 8jährigen Sohn. Beide Kinder sahen der Mutter ähnlich. Ein drittes Kind mit normalem Schädel dagegen sah dem Vater ähnlich. Das andere Mal hatte eine Mutter mit parietalen Ossificationsdefekten einen Sohn mit folgenden Mißbildungen: Turmschädel, Foramina parietalia permagna, Polydaktylie, Syndaktylie, distale Epiphysenfugen an den Metakarpalknochen der Daumen, angeborenen Herzfehler, kongenitale Stummheit, Kryptorchismus. M. COHN fand den kongenitalen Lückenschädel bei einem Zwillingspaar und dessen Mutter. Vgl. auch den Fall von SOLMITZ S. 128. Nicht uninteressant ist es, daß an der gleichen Stelle auch kongenitale, circumscripte, runde Hautdefekte vorkommen, welche dann meist vernarben und durch bleibende Atrichie in dem betreffenden Bezirk charakterisiert sind. Auch diese Hautdefekte können zumindest in gewissen Fällen zweifellos endogen bedingt sein, da sie ohne Amnionreste und familiär beobachtet wurden (CAMPBELL, GRAFF, BURGER u. a.).

Der Lückenschädel, welcher ein ziemlich hochwertiges Degenerationszeichen darstellt, ist demgemäß häufig mit verschiedenen anderen Anomalien besonders des Skelettsystems kombiniert. Die häufigsten dieser Begleiterscheinungen dürften andere Verbildungen des Schädels (Mikrocephalus, Hydrocephalus, Schrägschädel usw.) und Spina bifida sein. Auf der einen Seite mithin eine zweite Hemmungsbildung des Skelettes, auf der anderen Anomalien, deren Zusammentreffen wohl deutlich genug auf eine Lokaldisposition des Schädels hinweist. Diese Beobachtungen entsprechen dem, was wir über die Kombinationen von Hemmungsmißbildungen im allgemeinen schon kennengelernt haben.

## 8. Processus supracondyloideus humeri.

Einen Atavismus stellt der Processus supracondyloideus humeri dar; das ist ein stets kongenitaler Knochenvorsprung an der Medialseite des Oberarmknochens, zirka zwei Querfinger oberhalb des Epicondylus medialis. In ausgesprochenen Fällen ist er durch ein fibröses Band mit dem Epicondylus medialis verbunden. Bei Individuen mit einem solchen Processus supracondyloideus haben Nervus medianus und Arteria brachialis einen abnormen Verlauf und der Musculus pronator teres entspringt ganz oder teilweise von dem Processus. Bei vielen Säugetieren, so Nagern, Katzen usw., selbst noch bei manchen Affen, aber nicht bei den anthropoiden, stellt dieser Knochenvorsprung die Norm dar. Beim Menschen bildet er eine Ausnahme und scheint nach anatomischen Untersuchungen in etwa 1—2% der Fälle vorhanden zu sein. Nach TESTUT ist er bei beiden Geschlechtern gleich häufig, nach BLUNTSCHLI sowie SCHINZ bei Männern häufiger. Dieser Autor betont allerdings mit Recht, daß Männer infolge der bei ihnen häufiger vorkommenden Traumen öfter röntgenologisch untersucht werden und daher mehr Gelegenheit gegeben ist, die Anomalie beim Mann zu entdecken. Bei anderen Rassen soll er nach MARTIN öfter gefunden werden als bei Europäern. Da der Processus supracondyloideus keinerlei klinische Erscheinungen macht, kann er beim Lebenden immer nur als zufälliger Nebenbefund festgestellt werden.

Daß die Varietät endogen bedingt ist, ist nach dem Gesagten (Speziesmerkmal, konstanter Sitz der angeborenen Apophyse) eigentlich selbstverständlich und wird auch durch ihr heredofamiliäres Auftreten bewiesen. STRUTHERS beobachtete einen Vater und drei Söhne mit Processus supracondyloideus links, ein vierter Sohn zeigte die Anomalie beiderseits, doch links ausgeprägter, ein fünfter Sohn und zwei Töchter waren normal. Auch HYRTL erwähnt die Vererbbarkeit des Processus supracondyloideus, FLAD sah ihn beiderseits bei Mutter und Tochter. SCHINZ beschreibt Vater und Tochter, welche beide mit der genannten Anomalie behaftet waren.

Der Processus supracondyloideus humeri ist also offenbar im Genotypus durch eine besondere Erbeinheit vertreten. Diese Erbeinheit gehört zum normalen Genbestand gewisser Tierspezies, beim Menschen und den höchsten Säugetieren dagegen ist offenbar normalerweise das betreffende Gen nicht vorhanden. Ausnahmsweise kann es aber auch hier wieder auftreten. Die phänotypische Folge davon ist die Entwicklung eines Processus supracondyloideus.

## Zwölftes Kapitel.

# Seltene Systemerkrankungen des Skelettes.

### 1. Ostéoarthropathie hypertrophiante P. Marie. Trommelschlegelfinger.

Die Ostéoarthropathie hypertrophiante tritt als Folge der verschiedensten exogenen Schädlichkeiten, besonders von chronischen Lungenaffektionen auf. Mit Rücksicht auf die Häufigkeit der Lungenerkrankungen und die große Seltenheit der in Rede stehenden Skelettanomalie ist es klar, daß zu ihrer Entstehung neben den exogenen Faktoren auch eine besondere Disposition notwendig ist. Und tatsächlich sind auch kongenitale, ohne äußeren Anlaß entstandene und sogar heredo-familiäre Fälle von Ostéoarthropathie hypertrophiante bekannt (vgl. BERNARD). Besonders die weniger ausgeprägten Fälle sind häufiger familiär. Es führen nämlich kontinuierliche Übergänge von den schwersten Formen des Krankheitsbildes über Fälle, bei welchen nur die Extremitäten und zwar hauptsächlich Unterarme und Unterschenkel, sowie Finger und Zehen beteiligt sind, zur rudimentären Ostéoarthropathie hypertrophiante, den Trommelschlegelfingern.

Letztere sind am häufigsten familiär (ORTNER, E. EBSTEIN, WEBER, SIEMENS, u. a.). Es können auch verschiedene Grade der Anomalie in derselben Familie alternieren. So sah LEMERCIER einen Mann mit MARIEscher Knochenerkrankung, dessen Schwester ähnliche, aber geringere Veränderungen an Händen und Füßen aufwies. SIMONS untersuchte einen Bruder und eine Schwester, welche beide in analoger Weise angeborene Trommelschlegelfinger und auch Verdickungen der Hand-, Fuß-, Knie- und Ellbogengelenke hatten. Beide waren überdies mit einem Keratoma palmare congenitum hereditarium behaftet, waren geistig minderwertig und Linkshänder. Noch zwei weitere Geschwister (ein Bruder und eine Schwester) scheinen ähnliche Skelettveränderungen gehabt zu haben.

An der konstitutionellen Disposition zu den verschiedenen Formen der PIERRE MARIEschen Krankheit kann also kein Zweifel bestehen. Schwieriger zu entscheiden ist die Frage, inwieweit es sich dabei um eine autochthone Anomalie des Skelettsystems, inwieweit um neurotrophische Einflüsse handelt. Daß letztere von Bedeutung sein können, unterliegt keinem Zweifel, da die Entstehung von Trommelschlegelfingern als Folge neuritischer Prozesse nachgewiesen ist (vgl. z. B. KLAUSER). Doch dürften sie in anderen Fällen, vor allem bei den kongenitalen, welche sonst keine nervösen Störungen aufweisen, eine untergeordnete Rolle spielen. Dafür sprechen auch die Beobachtungen LEGRAINS, welcher das MARIEsche Syndrom bei sonst völlig gesunden Eingeborenen in manchen Bezirken der Sahara häufig fand.

## 2. Ostitis deformans Paget. Ostitis fibrosa cystica Recklinghausen.

Die Ostitis deformans wurde zuerst von PAGET im Jahre 1876 als Erkrankung sui generis erkannt und beschrieben. Bekanntlich besteht sie in einer Hyperostose mit Osteoporose, welche vorzugsweise zuerst die Tibien zu befallen pflegt, die neben Verdickung eine konvexe Krümmung nach vorne und außen aufweisen. Sind auch die Femora betroffen, so entstehen die charakteristischen O-Beine. Zum typischen Krankheitsbild gehört ferner eine zunehmende Kyphose oder Kyphoskoliose (die Patienten werden kleiner!) und oft ganz gewaltige Hyperostose am Schädel. Seltener sind die oberen Extremitäten und die Fibulae am Prozesse beteiligt. Die Erkrankung tritt fast immer im reiferen, oder sogar Greisenalter auf. Pathologisch-anatomisch ist der Gesamtknochen verdickt, porös, fast der ganze Knochen besteht aus Spongiosa. Das Mark ist in fibrilläres Bindegewebe umgewandelt. Atherosklerose und bindegewebige Sklerose der parenchymatösen Organe gehören mit zum klinischen Bild. Wir geben J. BAUER vollkommen recht, wenn er die Vermutung ausspricht, daß der ganze Symptomenkomplex „krankhaft übertriebenen physiologischen Altersveränderungen“ entspricht.

Fast kontinuierliche Übergänge führen von der Ostitis deformans zur Ostitis fibrosa Recklinghausen, welche mit fibromatösen und riesenzellensarkomartigen Tumoren und Cysten einhergeht und gewöhnlich schon in jüngeren Jahren auftritt. Es handelt sich nach LOTSCH mit Sicherheit um einen chronisch entzündlichen Prozeß, da im Knochenmark echtes Granulationsgewebe gefunden wurde. Trotzdem lehnt er — wie uns scheint, mit Recht — eine direkte bakterielle Entstehung mit Rücksicht auf den afebrilen Verlauf und die negativen bakteriologischen Befunde ab. Ebenso erkennt LOTSCH, und wir stimmen auch hierin mit ihm überein, Traumen u. dgl. nur als gelegentlich auslösende Faktoren, aber nicht als eigentliche Ursache an, wie das bei einer meist so generalisierten Erkrankung ja selbstverständlich ist. Wenn der genannte Autor allerdings für die Ostitis fibrosa cystica eine pluriglanduläre Erkrankung verantwortlich machen will, so können wir ihm hierin nicht beistimmen. Die gelegentlich gefundene bindegewebige Sklerose in manchen Blutdrüsen ist wohl nur eine Teilerscheinung des viel allgemeineren sklerotischen Prozesses. Die klinischen Folgeerscheinungen der multiplen Blutdrüsensklerose kennen wir ja und sie haben mit der RECKLINGHAUSENschen Knochenerkrankung nichts zu tun. Dagegen dürfte den mehrfach beobachteten adenomatösen Hyperplasien der Epithelkörperchen (MARESCH, SCHMORL, SCHLAGENHAUFER, O. MEYER, LOTSCH, NAEGELSBACH-WESTHNES, SAUER, E. BERGMANN, STENHOLM, MANDL, WANKE, u. a.) wohl eine gewisse ursächliche Bedeutung für die Entstehung der Ostitis fibrosa zukommen. Dafür sprechen vor allem die guten therapeutischen Erfolge, die MANDL sowie GOLD mit der operativen Entfernung eines solchen Epithelkörperchenadenoms erzielten. Da aber bei weitem nicht alle Adenome der Nebenschilddrüsen zu Ostitis fibrosa führen, so sind diese wohl nicht als alleinige Ursache der eigenartigen Skeletterkrankung anzusehen. Auch die Lues und Tuberkulose kann als Ätiologie unseres Krankheitsbildes keine allgemeine Gültigkeit beanspruchen.

P. MARIE und LÉRI haben bei Besprechung der Ostitis deformans schon gesagt, daß es keine einheitliche Ätiologie gäbe, sondern daß dieser Symptomenkomplex als Folge verschiedener Bedingungen auftreten könne. Damit ist bei einer so verhältnismäßig seltenen Systemerkrankung wohl schon gesagt, daß eine besondere Disposition des betroffenen Individuums die notwendige Voraussetzung zur Entwicklung der Krankheit sei. Nach KNAGGS entwickelt sich bei geringer konstitutioneller Disposition zu derartigen Knochenprozessen im Alter ein Morbus Paget, bei hochgradiger Disposition schon in der Jugend ein Morbus Recklinghausen. Für die Ostitis deformans läßt sich die endogene Komponente an einer Reihe von familiären Fällen direkt erweisen. So beobachtete PIC die Anomalie bei Vater und Tochter, LUNN bei zwei Brüdern, RICHARD bei Vater und Sohn, ROBINSON bei zwei Mitgliedern derselben Familie, BERGER bei Mutter und Sohn, CHAUFFARD bei Mutter und Tochter, KILNER bei Bruder und Schwester, OETTINGER und AGASSE-LAFONT bei zwei Brüdern und deren Vater. Es kann demnach an der genotypischen Bedingtheit dieser Skeletterkrankung kein Zweifel bestehen.

## 3. Kongenitale Wirbelsäulensynostose Voltz.

Eine singuläre konstitutionelle Systemerkrankung des Skelettes beschreibt VOLTZ bei einem 9jährigen Mädchen. Das Kind hatte eine Cervicodorsal-Kyphose mit vollkommener Ankylose der ganzen Wirbelsäule, nur im Atlanto-occipitalgelenk und im Gelenk zwischen Atlas und Epistropheus war eine geringe Exkursionsfähigkeit erhalten, so daß schwache Nick- und Drehbewegungen des Kopfes möglich waren. Alle übrigen Wirbelkörper waren miteinander verschmolzen, die Bandscheiben fehlten, die Wirbel waren verbreitert. Desgleichen waren die Wirbel-Rippengelenke unbeweglich. An den Extremitäten fanden sich sehr ausgedehnte knorpelige Anlagen der Epiphysen, während die Knochenkerne daselbst verspätet auftraten. Mit Recht spricht VOLTZ von abnormer Proliferation, aber mangelhafter Differenzierungsfähigkeit der knorpeligen Elemente. Die Haut war schlaff und verdickt.

Die Annahme des Autors, daß die Veränderungen an den Extremitäten eine sekundäre Folge von Schädigung spinaler Nervenzentren durch die Wirbelsäulenverbildung sein könnten, erscheint uns unwahrscheinlich, da eine solche Schädigung auch außerhalb der Knochen manifest werden müßte. Vielmehr halten wir die zweite von VOLTZ erläuterte Erklärungsmöglichkeit für die richtige, daß die Veränderungen an Wirbeln und Extremitäten einander koordiniert sind und daß es sich um eine einheitliche Systemerkrankung des Skelettes handelt. An der konstitutionellen Natur eines derartigen Prozesses kann wohl kein Zweifel bestehen.

## 4. Familiäre Pubertätsdysostose Anton.

Eine charakteristische Deformität von Wirbelsäule und Thorax zum Teil kombiniert mit FRIEDREICHscher Ataxie fand ANTON bei sechs Geschwistern. Auch die Eltern waren in bezug auf das Skelettsystem stigmatisiert. Der Vater hat eine leichte Kyphose, die Mutter war ebenso wie ihre Geschwister auffallend klein und hatte überdies eine geringgradige Kyphoskoliose. Von den Kindern waren vier Söhne und zwei Töchter in jeweils verschiedenem Ausmaß mit folgender Deformität behaftet: In der Pubertätszeit beginnt sich eine progrediente Kyphose oder Kyphoskoliose der Brustwirbelsäule zu entwickeln. Das Sternum springt stark vor, der Thorax wird faßförmig, die Muskulatur ist schlaff. Bei der einen Schwester und zwei Brüdern bestand außerdem eine sichere FRIEDREICHsche Ataxie. Ein dritter Bruder hatte sich wegen der Verkrümmung der Wirbelsäule und Bewegungsschwäche erhängt. Zwei Brüder und eine Schwester waren frei von Skelettanomalien. Die Wirbelsäule der Betroffenen sieht im Röntgenbild noch am ehesten einer osteomalacischen ähnlich.

Zweifellos handelt es sich um eine Koordination der Ataxie cerebelleuse mit der konstitutionellen Systemerkrankung des Skelettes. Es wäre zu bedenken, wenn auch naturgemäß an diesem einen Falle nicht zu entscheiden, ob die schwere Verbildung des Rumpfskelettes durch das Homozygotwerden einer dominanten Anlage entstanden ist, da ja beide Eltern eine leichte Kyphose aufweisen.

## 5. Pléonostéose familiale Léri.

Eine eigentümliche angeborene, aber während des extrauterinen Lebens progrediente Skelettanomalie hat LÉRI bei einem Vater, seiner vierjährigen Tochter und seinem neugeborenen Sohn beobachtet. Die symmetrische Affektion besteht der Hauptsache nach in erhöhtem Dickenwachstum der Knochen, abnormer Stellung und eingeschränkter Beweglichkeit in den größeren Gelenken, Beugestellung der Finger im proximalen Interphalangealgelenk, Ankylose der Interphalangealgelenke an Fingern und Zehen, unregelmäßiger Osteophytauflagerung an den Fingern und Einschränkung der Bewegungen in der Wirbelsäule. Der Mann ist klein, aber nicht zwerghaft. Bei der Tochter sind die Deformitäten weniger ausgesprochen, beim Sohn nur angedeutet, doch versichert die Mutter, daß auch die Tochter bei der Geburt nur ebensowenig verbildet war, wie der Sohn zur Zeit der Beobachtung. Röntgenologisch ist die Anomalie im wesentlichen durch besonders kurze

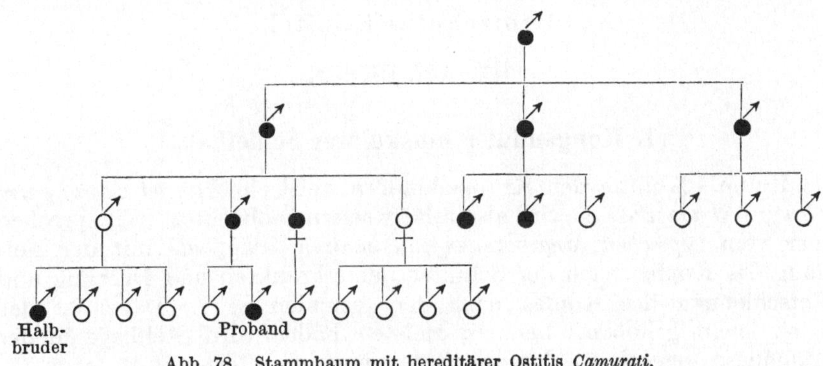


Abb. 78. Stammbaum mit hereditärer Ostitis *Camurati*. (Nach CAMURATI).

und breite Finger, unregelmäßige Verbreiterung der Epiphysen, welche stellenweise zu Luxationen führt, und vorzeitige Ossifikation der Epiphysenfugen charakterisiert. Die Störung erstreckt sich nur auf die knorpelig vorgebildeten Knochen.

## 6. Hereditäre symmetrische Ostitis Camurati.

CAMURATI beschrieb eine eigenartige Knochenerkrankung bei mehreren Mitgliedern derselben Familie, welche sich in keines der bekannten Krankheitsbilder des Skelettes einreihen läßt[1]. Sein Proband, ein 7jähriger Knabe, leidet seit der Geburt an Schmerzen im unteren Femurdrittel und den oberen Tibiadritteln beiderseits, welche besonders bei plötzlichen Bewegungen, Springen, Temperaturveränderungen und nachts auftreten. Der ebenfalls vom Autor selbst untersuchte Vater des Knaben litt seit seiner frühesten Kindheit an den gleichen Beschwerden, welche aber, als er heranwuchs, gänzlich aufhörten. Dieselben Schmerzen hatten noch 8 weitere Mitglieder der väterlichen Fa-

[1] Auch Prof. KIENBOECK und Dr. K. WEISS, denen ich die Röntgenabbildungen CAMURATIS vorlegte, waren der Ansicht, daß es sich um ein Krankheitsbild sui generis handelt. Prof. KIENBOECK teilte mir mit, daß er einen ganz ähnlichen Fall einmal gesehen hatte, über dessen Familienanamnese jedoch nichts bekannt war. Ich danke beiden Herren auch an dieser Stelle für ihr liebenswürdiges Entgegenkommen.

milie in vier Generationen (vgl. Stammbaum Abb. 78) und bei allen, die ein entsprechendes Alter erreicht hatten, hörten sie dann von selbst auf. Röntgenologisch findet sich bei Vater und Sohn eine diffuse Verdickung der Femora, Tibien und Fibulae, die offenbar auf Kosten der Substantia compacta zu setzen ist. Beim Sohn sind die Knochenränder regelmäßig und scharf begrenzt, beim Vater sind die Konturen unregelmäßig, zackig und verwischt. Zahlreiche kleine Aufhellungsherde in dem dichten Knochenschatten beim Vater. Die Wassermannsche Reaktion im Blute bei beiden Patienten negativ.

Dreizehntes Kapitel.

# Muskelsystem.

## 1. Kongenitaler muskulärer Schiefhals.

Kaum 1% unter den Krüppelkindern weist ein *Caput obstipum congenitum* auf; es wird also relativ selten beobachtet. Wir sprechen hier vom *typischen, angeborenen muskulären Schiefhals* mit der Neigung des Kopfes nach der Schulter der erkrankten und Drehung und Verschiebung des Kopfes nach der gesunden Seite. Dabei ist das Kinn leicht gehoben. Bei den meisten Fällen wird Steißlage in der Anamnese angegeben. Das Attribut „congenitum" ist erst 43 Jahre alt. Das Krankheitsbild hingegen wurde schon im 17. Jahrhundert von holländischen Ärzten als „angeborenes" beschrieben.

Petersens Verdienst war es, die Lehre Stromeyers, welcher alle Fälle von *Caput obstipum* auf geburtshilfliche Encheiresen zurückführte, zu widerlegen. Nur für wenige Fälle werden wir eine Verletzung des Musculus sternocleidomastoideus intra partum annehmen können. Wir kennen diese Art des Caput obstipum mit der Sternocleidomastoideus-Schwellung genau; sie ist jedenfalls von den anderen Fällen von Caput obstipum leicht zu trennen, weil sie zur Spontanheilung neigt. Witzel, Mikulicz und Kader nahmen eine hämatogene Infektion des bei der Geburt verletzten Sternocleidomastoideus an, welche zur fibrösen Myositis führt. Sehnig-fibröse Degeneration der Muskelfasern des Sternocleidomastoideus, welche gleich nach der Geburt so deutlich war, daß sie nicht erst während derselben, sondern schon intrauterin entstanden sein mußte, fanden auch Koester, Hadra u. a. beim Caput obstipum.

Die Tatsache, daß Muskelrisse des Sternocleidomastoideus intra partum nicht immer zu Caput obstipum führen, spricht vielleicht dafür, daß eine primäre kongenitale Abnormität des Muskels auch für die meisten durch Geburtstraumen entstandenen Caput obstipum-Fälle anzunehmen ist.

Das von Geburtstraumen unabhängige kongenitale *Caput obstipum* wird von den verschiedenen Autoren entweder auf exogene oder auf endogene Momente zurückgeführt.

So nahm PETERSEN Verwachsungen der Gesichtshaut mit dem Amnion an. JOACHIMSTHAL beschuldigt Uterusdruck, Fruchtwassermangel, Mehrlingsschwangerschaft und Erkrankung des Fetus. Auch an extrauterinen Feten konnte er Schiefhals mit deutlichen Druckspuren, einmal sogar mit einer Schnürfurche am Kopf beobachten.

VOELCKER macht Raummangel in utero, Zwangshaltung des Kopfes und Druck der Schulter gegen den Hals verantwortlich. Durch letztere komme es zur Abklemmung von einigen, den Musculus sternocleidomastoideus ernährenden Blutgefäßen, wodurch wiederum eine ischämische Degeneration des Muskels entsteht. Er beschrieb Grubenbildung am Hals, Faltung der Ohrmuschel usw.

Der gleichen Ansicht sind BUSCH, ABERLE und SCHLOESSMANN. Die Zwangshaltung des Kindesschädels in utero hat SIPPEL durch schöne Röntgenaufnahmen von Schwangern illustriert. Er beschuldigt in der letzten Zeit der Schwangerschaft entstandene Hämatome, welche auf Druckwirkung und Zerreißung von Gefäßen zurückzuführen sind. MEINHARD-SCHMIDT erklärt die Schieflage des Kopfes durch Einkeilung des Uterus zwischen Becken und Leber, wodurch es zu nutritiver Schrumpfung des Musculus sternocleidomastoideus kommt.

GOLDING BIRD und SCHUBERT sprechen das Caput obstipum congenitum als Deformität infolge zentraler nervöser Störung im Accessoriuskern an, bei der es zu mangelhafter Ausbildung der ernährenden Gefäße kommt.

Der Entstehungsmechanismus des Caput obstipum dürfte in den einzelnen Fällen nicht immer der gleiche sein. In vielen Fällen werden wir wohl das Caput obstipum als intrauterine Belastungsdeformität auffassen können, besonders bei anamnestisch angegebener Steißlage oder Querlage.

Keine angeborene Deformität wäre mechanisch durch intrauterin wirksame exogene Faktoren so leicht erklärbar, als gerade das Caput obstipum congenitum. Ist doch der Schädel am exponiertesten, weil er infolge der großen Beweglichkeit der Halswirbelsäule am leichtesten aus seiner normalen Stellung zum Rumpf gebracht und in dieser abnormen Lage fixiert werden kann. Trotzdem kennen wir eine Reihe von Tatsachen, welche beweisen, daß auch hier eine abnorme Erbanlage, wenn auch vielleicht nicht immer, so doch in gewissen Fällen eine Rolle spielt. Heredofamiliäres Vorkommen wird nämlich beim Caput obstipum häufig genug beobachtet. Wir haben dasselbe zweimal bei unseren Eigenbeobachtungen gefunden. In dem einen Fall bei Vater und Sohn, im zweiten bei Bruder und Schwester. Caput obstipum congenitum bei Geschwistern beschreibt SCHLOESSMANN in drei Fällen, zweimal bei zwei Geschwistern, einmal sogar bei sieben. Auch FISCHER erwähnt eine Mutter, deren sieben Kinder mit Schiefhals zur Welt kamen. Weiter wurde Caput obstipum bei je zwei Geschwistern beschrieben von HANTKE, ZEHNDER, JOACHIMSTHAL, KONRAD und NANTKE. KOCH und SIPPEL fanden Caput obstipum bei Zwillingen. DIEFFENBACH beobachtete angeborenen Schiefhals bei Mutter und Kind, ebenso NANTKE, HANTKE bei Mutter und zwei Kindern. PFEIFFER und SPITZY bei

Mutter und Sohn. FRAENKEL, HANTKE und KONRAD bei Vater und Sohn, letzterer sogar zweimal; ABERLE bei Geschwisterkindern und ROEPKE bei Neffe und Onkel. Auch NUSSBAUM beobachtete Schiefhals bei mehreren Mitgliedern derselben Familie. Über einen besonders instruktiven Fall heredofamiliären Vorkommens berichtet BUSCH (vgl. Stammbaum 79).

Die angeführten Beispiele genügen wohl, um zu beweisen, daß es endogen bedingte Schiefhalsfälle gibt. Ob dagegen unter Umständen ein Caput obstipum congenitum auch durch äußere Faktoren allein zustande kommen kann, läßt sich nicht mit Sicherheit entscheiden. Theoretisch ist es gewiß möglich, für unsere Fragestellung aber von untergeordneter Bedeutung. Wesentlich ist vielmehr der Nachweis eines pathologischen Gens bzw. Genkomplexes, welcher sich im Phänotypus als muskulärer Schiefhals auswirkt und dessen normales Allelomorph

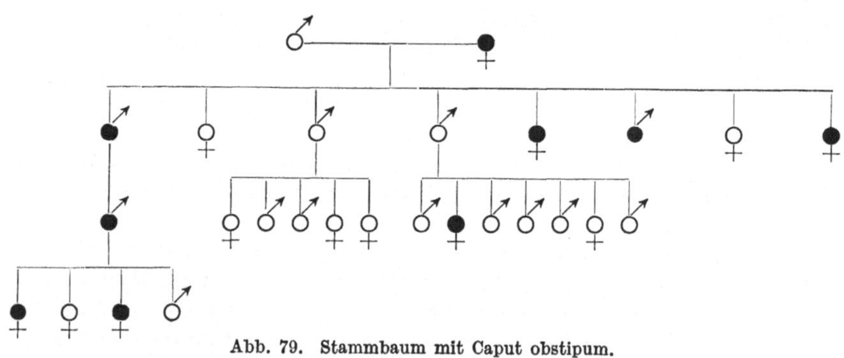

Abb. 79. Stammbaum mit Caput obstipum. (Nach BUSCH.)

offenbar für die normale und symmetrische Entwicklung der Mm. sternocleidomastoidei zu sorgen hat.

Der Einwand SCHLOESSMANNS, daß das familiäre Vorkommen auf der Einwirkung gleicher mechanischer Schädlichkeiten bei allen Schwangerschaften beruhe, erscheint durch unsere Beispiele von Schiefhals in mehreren Generationen, der häufig auch durch den Vater übertragen wird, hinreichend widerlegt.

Wir sahen den Schiefhals zweimal mit angeborener Hüftluxation und einmal mit angeborenem Klumpfuß vergesellschaftet. In der Literatur fanden wir noch eine Reihe weiterer kombinierter Fälle. Außer mit Hüftluxation und mit Klumpfuß kommt das Caput obstipum congenitum noch mit Schulterblatthochstand, mit Radiusdefekt, Skoliose, Spina bifida, Muskeldefekten, Polydaktylie und Hasenscharte gleichzeitig vor.

Interessant ist noch die Tatsache, daß sich das Caput obstipum congenitum nach unserer Erfahrung und nach den Zusammenstellungen aus der Literatur öfter bei Mädchen als bei Knaben und meist auf der rechten Seite findet.

Das *ossäre kongenitale Caput obstipum* dagegen, nach Boehm durch halbseitig rudimentäre Ausbildung oder Verwachsung von Halswirbeln, oder durch Anomalien der Verbindung dieser mit der Schädelbasis bedingt, spielt schon in das Gebiet der primär kongenitalen Skoliose hinüber und ist wohl nur genotypisch entstanden zu deuten. —

## 2. Myositis ossificans.

Die typische Myositis ossificans multiplex progressiva befällt Männer etwas häufiger als Frauen (vgl. Loehr) im jugendlichen Lebensalter und besteht in einer an verschiedenen Stellen einsetzenden progredienten Verknöcherung der Muskulatur. Sie verläuft meist in Schüben, welche jedesmal mit akuten Schmerz- und Fieberattacken verbunden sind. Doch gibt es auch allmählich progrediente Fälle, welche weder Fieber, noch Schmerzen haben (Brennsohn, Peteri und Singer, Bennet, Blenkle u. a.). Pathologisch-anatomisch kann es heute als sichergestellt gelten, daß es sich nicht eigentlich um eine Myositis, d. h. nicht um eine Entzündung handelt, sondern um eine von Fascien und Perimysium ausgehende Wucherung embryonaler Zellen, in welchen dann Knorpelgrundsubstanz abgelagert wird, die später verkalkt, bis schließlich dieses ganze Gewebe metaplastisch in echtes, lamellöses Knochengewebe umgewandelt wird. Neben zahlreichen anderen histologischen Untersuchern wurde dies insbesondere durch die Beobachtungen von Stempel und von Goto erhärtet, welche selbst zu Beginn eines Fieberschubes keine entzündlichen Veränderungen, sondern nur hyperplastische Vorgänge im Muskelbindegewebe fanden.

Meist tritt die Krankheit spontan auf, ab und zu scheinen Traumen oder zentral nervöse Störungen (vgl. Israel) ihre Manifestation auszulösen. Dieses Auftreten ohne äußeren Anlaß oder bei Anlässen, die nur höchst ausnahmsweise von einer Myositis ossificans gefolgt sind, sowie auch die pathologisch-anatomischen Befunde machen es sehr wahrscheinlich, daß zu ihrer Entstehung eine besondere konstitutionelle Disposition notwendig sei, obwohl bis jetzt unseres Wissens familiäre Fälle dieses Krankheitsbildes nicht bekannt sind. Auch Blenkle, Israel, Hein, J. Bauer, u. a. haben eine konstitutionelle Disposition zur Myositis ossificans angenommen.

Als typische Kombination kann die Mikrodaktylie der Daumen und großen Zehen gelten, welche durchschnittlich in 50—60% der Myositisfälle beobachtet wird (Helferich gibt über 50%, Lorenz 62% und Helmreich 63% an). An den verkürzten Fingern findet sich überdies oft Gelenksaplasie oder komplette Monophalangie. Häufig ist gleichzeitig auch ein Hallux valgus mit Luxation oder Subluxation im Metacarpo-Phalangealgelenk vorhanden. Auch Brachymesophalangie bzw. Assimilationshypophalangie der dreigliedrigen Finger wird, allerdings seltener, beobachtet (vgl. Pol). Es sind also Störungen der enchondralen Ossification, als welche wir ja die Brachydaktylie oben kennengelernt haben, die mit der abnormen Verknöcherungstendenz der Myositis ossificans hier typisch vergesellschaftet sind.

Eine weitere, relativ häufige Kombination stellen die multiplen cartilaginären Exostosen dar. PINCUS konnte z. B. 9 derartige Fälle zusammenstellen. Auch DE LA CAMP und andere haben über dieses Zusammentreffen berichtet. Einzelne Exostosen sind nach BLENKLE sogar in fast allen Fällen von Myositis ossificans progressiva nachzuweisen. Die Anschauung VIRCHOWS, daß die Myositis ossificans eine Exostosis luxurians sei, besteht freilich nicht mehr zu Recht, da wir heute wissen, daß die Knochenstücke in der Muskulatur selbständig und getrennt vom übrigen Skelett entstehen. Daß aber dieselbe abnorme konstitutionelle Disposition zu überschießendem Wachstum der knorpelig angelegten Knochen zur Entstehung der multiplen cartilaginären Exostosen und der Myositis ossificans notwendig ist, ist wohl mehr als wahrscheinlich.

Neben der eben besprochenen universellen, progressiven gibt es auch eine circumscripte, lokalisierte Form der Myositis ossificans, welche in der Regel nach Traumen, und zwar hauptsächlich nach traumatischen Luxationen in der Umgebung des betroffenen Gelenkes auftritt. Der Ellbogen bildet eine Prädilektionsstelle. HEIN vertritt die außerordentlich plausible Auffassung, daß es sich in beiden Fällen im wesentlichen um denselben Krankheitsprozeß handelt, welcher aber bei der circumscripten Form auf die durch das Trauma konditionell disponierte Gegend beschränkt bleibt. Im eigenen Falle HEINS scheint auch eine konstitutionelle Lokaldisposition vorhanden gewesen zu sein, da der Patient nicht nur nach einer Luxation des linken Ellbogengelenkes dort eine Myositis ossificans bekam, sondern auch nach einem leichten Trauma, welches den rechten Ellbogen betroffen hatte, daselbst eine schwere chronische deformierende Arthritis akquirierte.

## 3. Konstitutionelle Muskelanomalien.

Wir wollen in diesem Kapitel nur Anomalien bzw. Erkrankungen abhandeln, welche primär das Muskelsystem selbst betreffen, dagegen die verschiedenen Formen von Muskelatrophie, welche als Folgen nervöser Störungen bekannt sind, unberücksichtigt lassen, da diese ja eigentlich in das Gebiet der Neurologie gehören. An Anomalien des Muskelapparates selbst kommen in Betracht die kongenitalen Muskeldefekte bzw. Hypoplasien, die progressive ERBsche Muskeldystrophie und die THOMSENsche Myotonie.

Alle drei Kategorien sind genotypisch bedingt. Die Vererbbarkeit der kongenitalen Muskeldefekte wurde ja schon an anderer Stelle besprochen (vgl. S. 85). Bei der ERBschen Muskeldystrophie ist das heredofamiliäre Auftreten allgemein bekannt und geradezu typisch. Auch die kongenitale Myotonie, welche keine Krankheit, sondern bloß eine abnorme Funktionsweise der Muskulatur darstellt, ist ja ausgesprochen vererbbar und mendelt dominant. Die erbbiologischen Zusammenhänge all dieser genotypischen Anomalien hat die eine von uns gemeinsam mit J. BAUER in einer schon wiederholt erwähnten Arbeit näher studiert und wir verweisen bezüglich aller Einzelheiten auf diese Publikation.

Hier wollen wir nur in Kürze das Tatsachenmaterial mitteilen, welches geeignet ist, auf diese Verhältnisse einiges Licht zu werfen.

Einmal können die in Rede stehenden Muskelanomalien bei demselben Individuum kombiniert vorkommen. So betrifft die progressive Muskeldystrophie nicht ganz selten Träger kongenitaler Muskeldefekte (von Limbeck, Fuerstner, Oppenheim, Marinesco, Bauer und Aschner, u. a.). Auch in derselben Familie alternierend werden beide Anomalien beobachtet. So fand Bing kongenitale Muskeldefekte bei der Mutter eines Patienten mit progressiver Muskeldystrophie. Ferner fand Finkelnburg bei Erbscher Myopathie, daß einzelne Muskelfelder mangelhaft entwickelt waren. Oppenheim wieder berichtet über überzählige Muskeln, welche auch ein Zeichen der abwegigen Konstitution des Muskelapparates beim Dystrophiker darstellen.

Ebenso wie die Dystrophie wird auch die Myotonie mit kongenitalen Muskeldefekten kombiniert beobachtet, oder es kommt beim Myotoniker später eine Muskelatrophie oder Myasthenie hinzu. Histologische Untersuchungen an Individuen mit kongenitalen Muskeldefekten, wie sie vor allem Bing anstellte, zeigten auch hier allgemeinere Störungen, indem makroskopisch als normal imponierende Muskeln mikroskopisch allerlei Unregelmäßigkeiten der Struktur und Kernvermehrung, abnorm dünne und ungleichmäßige Fibrillen, Ersatz von Muskelfasern durch Fett und Bindegewebe, hypertrophische Fasern u. dgl. aufwiesen.

All dies beweist, daß die genannten Anomalien auf dem Boden der gleichen allgemeinen konstitutionellen biologischen Minderwertigkeit des Muskelsystems entstehen. Da aber die einzelnen Manifestationsformen dieser Muskelminderwertigkeit jede für sich gleichsinnige Heredität aufweisen, so sind sie offenbar im Genotypus durch verschiedene pathologische Erbanlagen vertreten. Im normalen Genotypus aber muß es ein Gen bzw. einen Genkomplex geben, welcher für die normale, artgemäße Entwicklung der Skelettmuskulatur zu sorgen hat. Wir haben seinerzeit die Vermutung ausgesprochen, daß wir es hier mit einem Fall von multiplem Allelomorphismus zu tun haben könnten, derart, daß dem einen physiologischen Gen bzw. Genkomplex für normale Muskelentwicklung zwei verschiedene pathologische Allelomorphe gegenüberstünden, deren eines sich phänotypisch als Muskeldefekt bzw. Dystrophie auswirkt, während das andere im Phänotypus zur Myotonie führt. Die Annahme mehrerer verschiedener Allelomorphe würde also die *qualitativ* differenten Abweichungen von der Norm erklären.

Demgegenüber wären es Unterschiede der *Quantität* der pathologischen Erbanlage, welche für die Manifestation als totaler Defekt, als grob morphologische Hypoplasie, als bloß mikroskopisch nachweisbare abnorme Struktur oder nur als Abiotrophie, welche das Wesen der Erbschen Dystrophie ausmacht, verantwortlich sind.

Der Grad der *Extensität* der Anomalie ist bei der progressiven Muskeldystrophie und namentlich beim Defekt recht variabel. Die Prädilektionsstelle der kongenitalen Muskeldefekte sind in erster Linie die Mm. pectorales und dann überhaupt die Schultergürtelmuskeln, doch kann die Extensität in manchen Fällen auch sehr ausgebreitet sein, so daß der größte Teil der Skelettmuskulatur teils defekt, teils hypoplastisch ist, woraus auch schwere Bewegungsstörungen resultieren können (vgl. die Fälle von Geipel, Magnus, Zanelli, Concetti, Bauer und Aschner, u. a.). Es ist nun interessant und spricht für unsere Annahme bloß quantitativer Differenzen zwischen Defekt und Muskeldystrophie, daß nach Bing gerade diejenigen Muskeln und Muskelgruppen am häufigsten defekt sind, welche von der progressiven Muskeldystrophie besonders oft und frühzeitig befallen werden. Die Defekte, welche überhaupt im Durchschnitte einen geringeren Extensitätsgrad aufweisen, sind häufig einseitig, doch kann ausnahmsweise auch die progressive Muskeldystrophie auf eine Körperhälfte beschränkt bleiben (E. Adler). Auch der Grad der Extensität ist, wenigstens zum Teil, bereits genotypisch angelegt. So sind in den gewiß sehr seltenen Fällen von generalisierter Muskelhypoplasie bei Concetti und bei Bauer und Aschner jedesmal zwei Geschwister in ganz ähnlicher Weise betroffen, nur daß bei Concetti bei der einen Schwester auch die Muskulatur der unteren Extremitäten mitbefallen ist, bei der anderen nicht.

Ähnliches läßt sich auch über die Art *der Extensität*, also über die Lokalisation der weniger ausgedehnten Defekte sagen. Selbst dort, wo sie atypisch ist (Fuerstner), ist sie bei den betroffenen Familienmitgliedern dieselbe. So fehlte bei Greif der linke Pectoralis bei Vater und zwei Söhnen, bei Fuerstner der Musculus quadriceps bei Bruder und Schwester, bei Steche der linke Trapezius bei Vater und Sohn, bei Beetz war bei drei Geschwistern die Gesichtsmuskulatur hypoplastisch (die Möglichkeit, daß hier eine Aplasie der Facialiskerne vorliegt, ist allerdings nicht auszuschließen), bei dem ältesten von ihnen fehlte überdies der rechte Pectoralis major, beim mittleren war die Schultergürtelmuskulatur rechts mitbetroffen. Auch rassenmäßig kann die Entwicklung bestimmter Muskeln variieren; so zeigt der M. palmaris longus bei Weißen, Negern, Indianern und Japanern merkliche Differenzen in seiner Ausbildung (Thompson, Mc Batts und Danforth). Bei den Affen fehlt der M. pectoralis artmäßig (Ayala).

Es wird also nicht die Anlage zum Muskeldefekt schlechthin, sondern zum Defekt bestimmter Muskeln vererbt. Inwieweit das auch für die Erbsche Muskeldystrophie gilt, inwieweit sich also ihre einzelnen Typen (scapulo-humeraler, facialer Typus usw.) in derselben Familie wiederholen, läßt sich nicht so ohne weiteres entscheiden. Neben Familien, wo dies zweifellos der Fall ist, gibt es auch solche, in denen verschiedene Typen alternieren (vgl. Watermann) und nur eine statistische Untersuchung an entsprechend großem Material könnte entscheiden, wieviel auf zufälligem Zusammentreffen und wieviel auf Vererbung der Art der Extensität beruht. Bei den Defekten mindestens spielt eine konstitutionelle Lokaldisposition eine wesentliche Rolle. Dies geht auch aus den Beziehungen der Muskeldefekte zu Mißbildungen, vor allem mangelhafter Entwicklung topographisch zugehöriger Teile des Skelettes, der Haut, des Unterhautzellgewebes usw. hervor, von welchen schon mehrfach die Rede war (vgl. S. 84 u. 86).

Die *Intensität* der uns hier interessierenden pathologischen Erbanlage ist bei der Myotonie groß. Sie hat, wie schon erwähnt, einen dominanten Erbgang; bei der Erbschen Dystrophie sind sporadische Fälle schon häufiger und beim kongenitalen Defekt ist der Erbgang ausgesprochen recessiv; dafür spricht die seltene Nachweisbarkeit der Vererbung überhaupt und die relative Häufigkeit von Verwandtenehen in der Aszendenz solcher Fälle (Beetz, Bauer und Aschner). —

## Vierzehntes Kapitel.

# Sehnen, Fascien und Synovialmembranen.

### 1. Dupuytrensche Contractur.

Die Dupuytrensche Contractur besteht in einer meist im vorgerückten Alter beginnenden, langsam progredienten Fingercontractur, welche in der Regel die ulnaren Finger, manchmal auch den Zeigefinger und selbst den Daumen betrifft. Sie ist häufiger doppelseitig als einseitig. Anatomische Untersuchungen haben gelehrt, daß es sich um eine desmogene Contractur, bedingt durch Verkürzung der Palmaraponeurose handelt. Der Prozeß kann auch schon frühzeitig, selbst in der Kindheit beginnen. In seltenen Fällen erstreckt sich die Erkrankung auch auf die Plantaraponeurose (Dupuytren, Madelung, Silva, Cokkalis, u. a.). Während eine Reihe von Untersuchern mikroskopisch entzündliche Veränderungen, insbesondere erhöhte Vascularisation und Zellproliferation in der Aponeurose fanden (Langhans, Janssen, Tarnowski, A. Schmidt, Doberauer, Costilhes, u. a.), sah Krogius keine Zeichen von Entzündung, sondern straffes Bindegewebe ohne elastische Fasern, in beginnenden Fällen auch kernreiches Bindegewebe, welches er für embryonales Bildungsgewebe hält.

Als Ursache der Dupuytrenschen Contractur wurden von verschiedenen Autoren chronische Traumen vor allem professioneller Natur, Gicht, Diabetes mellitus, Tuberkulotoxine, Arthritis deformans, Erkrankungen des Nervensystems, u. a. angeschuldigt. Daß die letzteren eine Rolle bei der Entstehung der Contractur spielen können, scheint durch die Beobachtungen Reichels und Coenens, wo die Contractur nach Ulnarisverletzung aufgetreten war, erwiesen; ob sie aber für die große Mehrzahl der Fälle in Betracht kommen, ist noch mehr als fraglich. Jedenfalls findet man bei den typischen Fällen weder Störungen der Sensibilität und Reflexe, noch solche der elektrischen Muskelerregbarkeit. Noch weniger überzeugend ist die ursächliche Bedeutung der anderen genannten Faktoren. Sehr erfahrene Autoren wie Umber und v. Noorden fanden Dupuytrensche Contracturen unter Gichtikern und Diabetikern selten; in einer großen Zahl von Fällen ist von beruflichen Traumen keine Rede und die Arthritis deformans fand nur Ledderhose mit einer gewissen Regelmäßigkeit mit Dupuytrenscher Contractur kombiniert. Doch spricht er von Anfangsstadien und es scheint sich in den Fällen dieses Autors zum Teil gar nicht um echte DUPUYTRENsche Contractur gehandelt zu haben. Bedenken wir ferner, wie häufig alle die genannten Schädlichkeiten im Vergleich zur DUPUYTRENschen Fingercontractur sind und daß sie alle bei Männern und Frauen so ziemlich in gleichem Maße auftreten, während unsere Anomalie ganz überwiegend häufiger bei Männern vorkommt, so können wir nicht zweifeln, daß es eine besondere individuelle Disposition zur DUPUYTRENschen Contractur geben muß. Einen Beweis für ihre genotypische Bedingtheit bildet das familiäre Vorkommen, wovon wir einige charakteristische Beispiele bringen.

*Familiäre Dupuytrensche Fingercontractur.*

GOYRAND (1833): DUPUYTRENsche Contractur bei Vater und Sohn.

LARGILLIÈRE (nach COENEN): DUPUYTRENsche Contractur bei Mutter und Tochter.

ADAMS (1877): 1. Zwei Brüder mit DUPUYTRENscher Contractur. — 2. Vater und Sohn mit DUPUYTRENscher Contractur.

VIZIOLI (1886): Beiderseitige DUPUYTRENsche Contractur des Ringfingers bei drei von sechs Brüdern, ihrem Vater und Großvater.

TH. KOCHER (1887): 42jähriger Arzt mit DUPUYTRENscher Contractur des kleinen Fingers links und des 4. und 5. Fingers rechts. Der Vater hat eine ebensolche Contractur des rechten, sein Bruder des linken Ringfingers. Ein Bruder des Patienten leidet ebenfalls an DUPUYTRENscher Contractur.

CASPARI (1896): Großmutter, Mutter und Tochter mit DUPUYTRENscher Contractur.

STEPHENSEN (nach COENEN): Bruder und Schwester (?), deren Mutter und Großvater mütterlicherseits haben alle schon seit der Kindheit eine DUPUYTRENsche Contractur.

FRIEDRICH (nach COENEN): DUPUYTRENsche Contractur bei Vater und Sohn.

EBSTEIN (1911): Sohn, Vater, dessen Bruder und Vatersvater haben DUPUYTRENsche Contractur.

BUNCH (1913): Der Autor beobachtete DUPUYTRENsche Contractur bei Großvater, Vater und Sohn. In der Familie ist die Anomalie seit 300 Jahren erblich. Sie betrifft immer die männlichen Familienmitglieder und beginnt stets in den ersten Lebensjahren mit einer leichten Contractur der letzten Finger, die um das 25. Jahr stärker wird und um das 35. den Höhepunkt erreicht. Keine Generation übersprungen.

KROGIUS (1922): DUPUYTRENsche Contractur durch 4 Generationen. Vgl. Stammbaum Abb. 80.

SPROGIS (1926): 17 Fälle (15 Männer und 2 Frauen) von DUPUYTRENscher Contractur in 3 Generationen. Zweimal eine Generation übersprungen, und zwar einmal ein Mann und einmal eine Frau. Bei mehreren Familienmitgliedern finden sich Knotenbildungen an den Strecksehnen der Finger, einmal Mißbildung aller Fingernägel.

KARTSCHIKJAN (1927): DUPUYTRENsche Contractur bei zwei Brüdern, dem Sohn des einen von ihnen, ihrem Großvater väterlicherseits und einem Vetter der Brüder (Sohn der Schwester ihres Vaters).

CSÖRSZ (1928): Stammbaum mit familiärer DUPUYTRENscher Contractur.

Wir sehen also ausgesprochen gleichsinnige Heredität mit anscheinend dominantem Erbgang. Ausnahmsweise werden allerdings Generationen übersprungen (KROGIUS, SPROGIS, KARTSCHIKJAN). Wo eine selbst normale Frau die Anomalie auf ihre Nachkommenschaft überträgt, wäre dieses Überspringen vielleicht dadurch zu erklären, daß die DUPUYTRENsche Contractur beim weiblichen Geschlecht seltener manifest wird. Doch fungieren auch Männer als Konduktoren (SPROGIS, KARTSCHIKJAN) und es ist daher wohl die Annahme gerechtfertigt, daß auch bei der Anlage zur DUPUYTRENschen Contractur die Dominanz keine absolute ist.

KROGIUS hält die DUPUYTRENsche Contractur für eine atavistische Bildung. Die Palmaraponeurose des Menschen geht nämlich phylogenetisch aus den Mm. flexores breves superficiales hervor, von welchen bei den Monotremen noch vier entwickelt sind, bei den höheren Säugetieren nur mehr 1—2, welche nach GRAEFENBERG auch beim menschlichen Embryo noch deutlich angelegt sind und deren einer den kleinen Finger versorgender, ausnahmsweise auch beim Erwachsenen nachweisbar sein kann. In Fällen, wo diese Muskeln beim Menschen abnorm stark angelegt sind, soll es dann durch sehnige Umwandlung zur DUPUYTRENschen Contractur kommen. Dagegen sprechen die histologischen Befunde anderer Autoren, welche entzündliche Veränderungen an der

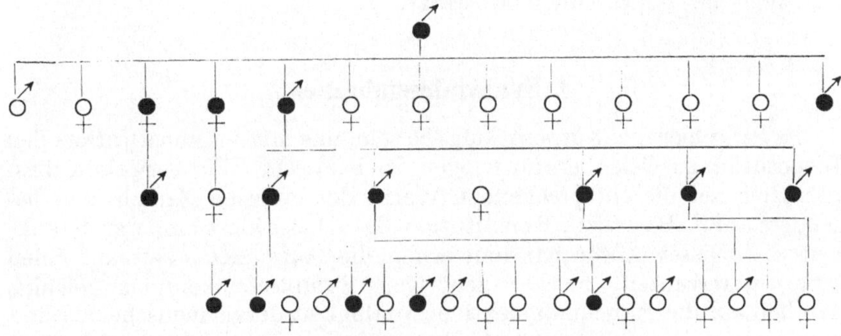

Abb. 80. Stammbaum mit DUPUYTRENscher Contractur. (Nach KROGIUS.)

Palmaraponeurose gefunden haben. Ob nun die DUPUYTRENsche Contractur als Atavismus aufzufassen ist oder nicht, sicher ist jedenfalls, daß sie genotypisch bedingt ist.

Unter den Kombinationen der DUPUYTRENschen Contractur haben wir Rheumatismus, Gicht, Diabetes usw. schon besprochen. Das nicht seltene Zusammentreffen mit der Induratio penis plastica (DELABORDE, TUFFIER, VERNEUIL, MAURIAC, PAGET, HEDGES, KIRBY, NEUMARK, R. O. STEIN, COENEN, MARTENSTEIN (3 Fälle), u. a.) weist darauf hin, daß die Träger einer DUPUYTRENschen Contractur eine allgemeine Disposition zu indurativen Prozessen im Bindegewebe haben. In dem gleichen Sinne spricht auch der Befund PAYRS, welcher in mehreren DUPUYTREN-Fällen eine ausgesprochene Neigung zu immer wiederkehrenden Adhäsionen im Abdomen konstatieren konnte. —

## 2. Familiäre Sehnenruptur.

Die Widerstandskraft und Funktionsfähigkeit der Sehnen scheint keine große individuelle Variabilität zu besitzen. Daß es aber auch hier konstitutionelle Unterschiede gibt, beweist eine äußerst interessante Beobachtung von DURBAN. Dieser sah eine atypische Sehnenruptur aus geringfügigem Anlaß bei Mutter und Sohn, bei beiden an der gleichen Sehne.

Der Sohn erlitt beim Ausziehen des Sockens, an dessen umgestülptem Rande er mit dem Finger hängen geblieben war, eine Ruptur der Strecksehne des rechten Mittelfingers an atypischer Stelle (in der Höhe des 2. Interphalangealgelenkes). Die Mutter dieses Patienten hatte ebenfalls eine Zerreißung der Strecksehne des rechten Mittelfingers erlitten und zwar während sie mit der Hand ganz leicht längs des rechten Beines hinabstreifte, wobei sie in einer Falte des Strumpfes hängengeblieben war.

Es ist klar, daß nur eine erbanlagemäßig bedingte abnorme Zerreißlichkeit und geringe Widerstandsfähigkeit der betreffenden Sehne diese Beobachtung zu erklären vermag. Daraus ergibt sich wiederum, daß auch die normale Widerstandsfähigkeit und Ausbildung der Sehnen ihre genotypische Repräsentation besitzt.

## 3. Synovialmembranen.

Es kann hier nicht unsere Aufgabe sein, uns mit der konstitutionellen Disposition zu Gelenkerkrankungen zu befassen. Wir verweisen diesbezüglich auf die entsprechenden Werke der internen Medizin und besonders auf J. BAUERS: „Konstitutionelle Disposition zu inneren Krankheiten.“ Dieser Autor hat nun schon die Aufmerksamkeit auf einen sehr interessanten, hierher gehörigen Symptomenkomplex gelenkt, nämlich auf die manchmal elektive Anfälligkeit der Sehnenscheiden und Schleimbeutel gegenüber verschiedenen Noxen. Diese können sich nicht nur an multiplen Gelenkserkrankungen beteiligen, so daß wir es dann mit einer Systemerkrankung aller Synovialmembranen zu tun haben, sondern sie können in seltenen Fällen allein bei intakter Gelenksynovia betroffen sein, manchmal gewissermaßen die Gelenkerkrankung ersetzen. So beobachtete BAUER eine Patientin mit STILLschem Syndrom, bei welcher sich aber statt der zum typischen Bild gehörigen Gelenkerkrankung Schwellungen fast sämtlicher Sehnenscheiden und Schleimbeutel fanden. Dies ist wohl ein Musterbeispiel einer konstitutionellen Lokaldisposition. Desgleichen sind in der Literatur eine Reihe Fälle von chronisch rheumatischen symmetrischen Affektionen multipler Sehnenscheiden und Schleimbeutel ohne Gelenkbeteiligung bekannt (GUENTHER, VISCHER, HOLZWEISSIG, BREUER u. a.), welche histologisch ein sehr ähnliches Bild zeigen, wie die Gelenksynovia bei primär chronischer Arthritis. Auch Fälle von akut rheumatischer multipler Tendovaginitis und Bursitis bei freien Gelenken sind bekannt (ROSENO). Wir sehen also, daß nicht nur die Sehnen und bestimmte Sehnen, sondern auch die Sehnenscheiden und Schleimbeutel ihre eigene genotypische Repräsentation besitzen und krankhafte Veränderungen derselben vorkommen können.

Fünfzehntes Kapitel.

# Infektionskrankheiten des Skelettsystems.

Für die Entstehung der orthopädischen Leiden kommt auch der *Infektion* eine große Rolle zu. Neben der Osteomyelitis und Lues ist es hauptsächlich die *Tuberkulose*, welche die Knochen und Gelenke, denn nur diese interessieren uns hier, schon im Kindesalter, vornehmlich in der Zeit bis zur Pubertät, befällt. Sie liefert einen großen Prozentsatz der späteren Krüppel vor allem dadurch, daß sie meist nicht in den Diaphysen, sondern in den Meta- und Epiphysen der langen Röhrenknochen lokalisiert ist und auf diese Weise zu Contracturen und schweren Deformitäten führt.

Eine Statistik über 23485 krüppelhafte Patienten, welche in den Jahren 1920—1924 von den preußischen Provinzen in Anstaltspflege übernommen wurden, verzeichnet allein 4619 an Knochen- und Gelenktuberkulose Erkrankte, also mehr als 20%.

Die Infektion der Knochen und Gelenke erfolgt in der Regel von den Bronchialdrüsen aus (nach ASSMANN in 50%) auf hämatogenem Wege. Der Beginn der Erkrankung ist meist vor dem 5. Lebensjahr. Wenn auch ein Primärherd in der Lunge die obligate Vorbedingung für die Knochentuberkulose ist, so ist es interessant zu konstatieren, daß es Individuen, ja ganze Familien gibt, welche immer wieder nur an Knochen- oder Gelenktuberkulose ohne gleichzeitige tuberkulöse Erkrankung innerer Organe leiden. Und wenn wir bedenken, daß die tuberkulöse Erkrankung der Knochen viel seltener ist als die der Lungen, so beweist das, daß die an Knochen- oder Gelenktuberkulose Erkrankten eine konstitutionelle Disposition des Skelettes für die Lokalisation des KOCHschen Bacillus haben. Am häufigsten wird die *Wirbelsäule* von der Tuberkulose befallen. Nach den einzelnen Statistiken bildet sie **20** bis 43,2% aller Knochentuberkulosen. Die durch sie allein entstandene Deformität, der spondylitische Gibbus, macht nach HOFFA 9,83%, nach WULLSTEIN sogar 14,8% aller Deformitäten aus. Nach der Wirbelsäule erkrankt das *Hüftgelenk* am häufigsten an Tuberkulose. 95% aller Hüftgelenkentzündungen sind nach DOLLINGER tuberkulöser Natur. Die Tuberkulose des *Knies* und des *Fußes* wird nicht so oft beobachtet.

In etlichen Fällen konnten wir die Heredität der tuberkulösen Affektionen sowohl der Wirbelsäule (z. B. bei Mutter und Sohn Spondylitis) als auch der Extremitäten feststellen, oder wir sahen verschiedene Lokalisation in einer Familie (Mutter Spondylitis, Sohn Fungus; — Vater Spondylitis, Sohn Caries sterni; — Mutter Spondylitis, Kind Spina ventosa; — Proband Coxitis, Bruder der Mutter Spondylitis, väterliche Großmutter Caries pedis usw.).

Es ist aber von vornherein zu erwarten, daß sich auch öfter in ein und derselben Familie *abwechselnd* Lungen- und Knochentuberkulose findet.

*Gleichzeitige* Knochen- und Lungentuberkulose an ein und demselben Individuum konnten wir an dem Material einer Heilstätte für

Knochentuberkulose in ca. 12% der Knochentuberkulose feststellen, ein Befund, welcher sich mit dem ASSMANNS (11%) ziemlich deckt. Bei Kindern spielen *Morbillen* und *Pertussis*, bei Erwachsenen die *Gravidität*, hauptsächlich aber *Traumen* als begünstigendes Moment für das Auftreten einer Knochentuberkulose eine große Rolle.

Als Beweis der Wichtigkeit des Traumas für die Pathogenese der Gelenktuberkulose sei auf die Tierversuche KRAUSES hingewiesen, der bei mit Tuberkulose infizierten Meerschweinchen und Kaninchen nach Distorsionen einzelner Gelenke Synovialtuberkulose in diesen erzeugen konnte.

Dort, wo keine derartigen Schädigungen eine Prädisposition gerade des Skelettsystems zur Tuberkulose verursachen, müssen wir sehr häufig konstitutionelle Momente, also eine Organminderwertigkeit des Skelettes für diese atypische Lokalisation verantwortlich machen. Ein eklatantes Beispiel einer derartigen familiären Disposition zu Knochentuberkulose bildet folgender Fall unserer eigenen Beobachtung:

Ein Zwillingspaar, welches in den denkbar günstigsten äußeren Verhältnissen lebt, bekommt eine Tuberkulose der Hand und des Fußes. Beim Großvater mütterlicherseits fand sich ein ausgeheilter Fungus fistulosus des Ellbogengelenkes.

Außer der Tuberkulose ist die *Lues*, die kongenitale wie auch die erworbene, durch die Art ihrer Auswirkung auf Knochen und Gelenke sowohl für den Orthopäden, als auch für den Konstitutionspathologen von Interesse.

Dasselbe gilt für die *Osteomyelitis*, wenngleich bis heute keine Untersuchungen darüber vorliegen, wieweit konstitutionelle Momente an der Ätiologie dieser Zustände Anteil haben.

## Kurze Zusammenfassung der Hauptergebnisse.

An der genotypischen Repräsentation des normalen und pathologischen peripheren Bewegungsapparates beteiligen sich zwei große, voneinander prinzipiell verschiedene Gruppen von Erbfaktoren, nämlich solche, welche Art und Beschaffenheit, kurz das Wesen der einzelnen Merkmale bestimmen und solche, welche für ihre phänotypische Lokalisation maßgebend sind. Jedes Organ und jeder Organteil des fertigen Organismus besitzt seine oft in die feinsten Details gehende besondere genotypische Repräsentation. Störungen innerhalb dieser dem topographischen Aufbau des Organismus dienenden „Lokalisationsgene" bringen eine geringere Resistenzfähigkeit, eine biologische Minderwertigkeit der betreffenden Partien mit sich, an welchen dann die verschiedensten exogenen und endogenen Schädigungen besonders leicht wirksam werden können. Fehlen derartige Noxen, so kann eine höhergradige pathologische Veränderung von Lokalisationsgenen zu einer Hemmungsbildung an der betreffenden Stelle führen.

Die zweite große Erbanlagengruppe hat die Aufgabe, die artgemäße Ausbildung bestimmter Merkmale, den Ablauf physiologischer Vorgänge und Funktionen zu gewährleisten. Im einzelnen konnten wir die Existenz folgender Gene bzw. zusammengehöriger Genkomplexe wahrscheinlich machen: Gene für die artgemäße Anzahl der einzelnen Organe und Organteile, deren pathologische Veränderungen Mehrfachbildungen bedingen, an diese gekoppelte Gene für die Ausbildung der einzelnen Organteile, deren pathologische Allelomorphe zum Defekt führen, ferner Gene, welche die normale Längsgliederung der Finger, ja das gesamte enchondrale Knochenwachstum, solche, welche das periostale und endostale, also das Dickenwachstum der Knochen und solche, welche die normale Entwicklung und das Wachstum der Belegknochen überwachen. Wir konnten weiters einen Genkomplex isolieren, welcher für die normale Verknöcherung der Epiphysen sorgt. Ferner zwei voneinander qualitativ verschiedene Genkomplexe, denen die normale Ausbildung und Funktionsfähigkeit der Gelenke obliegt, nämlich einen, welcher das Aneinanderpassen und die richtige gegenseitige Lage der Gelenkflächen reguliert und dessen pathologische Veränderungen Luxationen herbeiführen, und einen anderen, dessen Aufgabe es ist, die richtige Exkursionsfähigkeit um die normale Mittellage möglich zu machen und dessen pathologische Allelomorphen im Phänotypus als Contractur manifest werden. Wir konnten schließlich zeigen, daß auch Sehnen, Fascien und Synovialmembranen, sowie das Muskelsystem und sogar die einzelnen Muskeln ihre eigene genotypische Repräsentation besitzen, und daß den Genen für normale Ausbildung der Skelettmuskulatur mindestens zweierlei verschiedene abnorme Allelomorphe gegenüberstehen, nämlich die Anlage zur THOMSENschen Myotonie und die zum Muskeldefekt, von welchem quantitative Übergänge über die verschiedenen Formen von Muskelabiotrophie zur Norm führen.

Dabei ergaben sich häufig nahe genotypische Bindungen, zumeist Koppelungen zwischen einzelnen Erbanlagen, zum Teil auch zwischen solchen, deren Auswirkungen im Phänotypus in keinerlei Beziehung zueinander stehen, wie etwa die Anlage zur Entwicklung der Patella und des Daumennagels.

Mehrfach sind merkmalbestimmende Erbanlagen mit den Lokalisationsgenen derjenigen Partien, an welchen die Merkmale manifest zuwerden pflegen, gekoppelt. Die Lokalisationsfaktoren bestimmen die Art der Extensität eines Merkmals oder Prozesses. Der Grad der Extensität, sowie die Quantität und die Intensität dagegen gehen vielfach miteinander parallel und scheinen vom gegenseitigen Quantitätsverhältnis der Allelomorphen mit abzuhängen.

Bei phylogenetisch älteren Merkmalen ist die normale Ausbildung im Genotypus besser gesichert, die Intensität der normalen Allelomorphe ist eine höhere als bei phylogenetisch jüngeren Merkmalen, bei denen die Intensität der normalen Anlage geringer, die der pathologischen dementsprechend höher ist und welche mithin eine größere Variabilität aufweisen. —

# Literatur.

## Einleitung.

Aschner, Berta: Über Konstitution und Vererbung beim Ulcus ventriculi und duodeni. Zeitschr. f. Konstitutionslehre Bd. 9, S. 6. 1923. Bauer, J.: Die konstitutionelle Disposition zu inneren Krankheiten. 3. Aufl. Berlin: Julius Springer. 1924. —: Vorlesungen über allgemeine Konstitutions- und Vererbungslehre. 2. Aufl. Berlin: Julius Springer. 1923. —: Innere Sekretion. Ihre Physiologie, Pathologie und Klinik. Berlin u. Wien: Julius Springer. 1927. — und B. Aschner: Zur Kenntnis der Konstitutionsdefekte des peripheren Bewegungsapparates. Beiträge zur klinischen Konstitutionspathologie XII. Zeitschr. f. Konstitutionslehre Bd. 10, S. 592. 1925. Baur, E., E. Fischer und F. Lenz: Menschliche Erblichkeitslehre und Rassenhygiene. Bd. I. Menschliche Erblichkeitslehre. 3. Aufl. München: J. F. Lehmann. 1927. Dahlberg, G.: Twin births and twins from a hereditary point of view. Stockholm. 1926. Goldschmidt, R.: Untersuchungen über Intersexualität. Zeitschr. f. induktive Abstammungs- u. Vererbungslehre Bd. 23, S. 1. 1920. Haglund, P.: Die Prinzipien der Orthopädie. Versuch zu einem Lehrbuch der funktionellen Orthopädie. Jena: Gust. Fischer. 1923. Hirschberg, J.: Die mathematischen Grundlagen der medizinischen Statistik. Leipzig: Veit. 1874. Johannsen, W.: Elemente der exakten Erblichkeitslehre mit Grundzügen der biologischen Variationsstatistik. 2. Aufl. Jena: Gust. Fischer. 1913. Klein, P.: Zur Frage der Diagnose der Eineiigkeit bei Zwillingsschwangerschaft. Arch. f. Gynäk. Bd. 130, S. 788. 1927. Lenz, F.: Erblichkeitslehre im allgemeinen und beim Menschen im besonderen. In Bethes Handb. d. norm. u. pathol. Physiol. 17. Bd. III, S. 901. 1926. Morgan, Th. H.: Die stoffliche Grundlage der Vererbung. Übersetzt von H. Nachtsheim. Berlin: Gebr. Bornträger. 1921. Siemens, H. W.: Einführung in die allgemeine und spezielle Vererbungspathologie des Menschen. 2. Aufl. Berlin: Julius Springer. 1923. —: Die Zwillingspathologie. Ihre Bedeutung, ihre Methodik, ihre bisherigen Ergebnisse. Berlin: Julius Springer. 1924. Verschuer, O. v.: Die vererbungsbiologische Zwillingsforschung. Ihre biologischen Grundlagen. Ergebn. d. inn. Med. u. Kinderheilk. Bd. 31, S. 35. 1927. Wagner, G. A.: Med. Klinik 1927. S. 908. Weinberg, W.: Auslesewirkungen bei biologisch-statistischen Problemen. Arch. f. Rassen- u. Gesellschaftsbiol. 1913. S. 417.

## Erstes Kapitel.

Aabel: Kannstadts Jahresberichte 1873, zit. nach Fackenheim. Adrian, C.: Über kongenitale Humerus- und Femurdefekte. Bruns' Beitr. z. klin. Chir. Bd. 30, S. 401. 1901. Agatz: Kannstadts Jahresberichte 1852, zit. nach Pol. Ahlfeld, F.: Die Mißbildungen des Menschen. Leipzig: Gunow. 1880. Aldrovandi: 1642, zit. nach Pol. Ammon, F. A.: Die angeborenen chirurgischen Krankheiten des Menschen. Berlin: F. A. Herbig. 1842. Anders, E.: Zwei Fälle anomaler Extremitätenbildung. Jahrb. f. Kinderheilk. Bd. 16, S. 435. 1881. Anderson, W.: Congenital malformation of the hands and feet transmitted through four generations. Brit. med. journ. 1886. I, S. 1107. Annandale: The malformations, diseases and injuries of the fingers and toes and their surgical treatment. Edinburg. 1865. Antonelli, J.: Ein Fall von kongenitalem bilateralen Radiusdefekt. Zeitschr. f. orthop. Chir. Bd. 14, S. 213. 1905. —: Ein Fall von partiellem Fibuladefekt. Ebenda Bd. 14, S. 291. 1905. Apert, E.: Maladies familiales et maladies congénitales. Paris. 1907. —: Bull. et mém. de la soc. méd. des hôp.

de Paris 1910. S. 1310. —: Gaz. des hôp. civ. et milit. 1906. S. 1758. APPELRATH: Zur Kenntnis der Doppelbildungen einzelner Gliedmaßen. Fortschr. a. d. Geb. d. Röntgenstr. Bd. 29, S. 57. 1922. BABÈS, V.: Sur certaines anomalies, congénitales de la tête, déterminant une transformation symmétrique des quatre extrémités (Acrometagenèse). Cpt. rend. hebdom. des séances de l'acad. des sciences Bd. 138, S. 175. 1904. BADE, P.: Zur Pathologie und Therapie des Tibiadefektes. Zeitschr. f. orthop. Chir. Bd. 16, S. 150. 1906. BALLOWITZ, E.: Über hyperdaktyle Familien und die Vererbung der Vielfingrigkeit. Arch. f. Rassen- u. Gesellschaftsbiol. Bd. 1, S. 347. 1904. —: Über einen Fall von symmetrischer Heptadaktylie beider Füße bei einem Soldaten. Münch. med. Wochenschr. 1915. S. 1605. BARDELEBEN, K. v.: Hand und Fuß. Sitzung der anat. Ges. 15. V. 1894 (Anat. Anz., Erg.-Bd. 9, S. 257. 1894). BARDET, G.: Sur un syndrom d'obésité congénitale avec polydactylie et rétinite pigmentaire. Thèse de Paris. 1920. BATESON, W.: Materials for the study of variation. London: MacMillan and Co. 1894. BÉCHET: Thèse de Paris, 1829, zit. nach RABAUD und HOVELACQUE, 1924. BEELY, F.: Die Krankheiten der Hand im Kindesalter. In Gerhardts Handbuch der Kinderkrankheiten Bd. 6, II. Teil, S. 495. BERTAUX: Thèse de Paris. 1919/20, zit. nach RABAUD und HOVELACQUE, 1923. BERTOLOTTI, M.: Polydactylie et tératome hypophysaire. Contribution à l'étude des influences morphogénetiques des glandes à sécretion interne sur l'organogénèse. Nouv. Icon. de la Salpêtrière. Bd. 27, S. 11. 1914. BIANCHINI, A.: Su di un caso di acrocefalosindattilia. Radiol. med. Bd. 14, S. 1. 1927. BIBERGEIL, E.: Über Spalthand. Charité-Annalen Bd. 34, S. 762. 1910. BIDDER, A.: Über eine typische, angeborene (erbliche) Wachstumshemmung der Unterschenkelknochen, welche hochgradige Schief(pronations)stellung der Sprunggelenke und Füße bewirkt. Arch. f. klin. Chir. Bd. 37, S. 582. 1888. BIEDL, A.: Physiologie und Pathologie der Hypophyse. Wiesbaden: J. F. Bergmann. 1922. BILLOT: Kannstadts Jahresberichte 1882. I, S. 278. BLENCKE: Über kongenitalen Femurdefekt. Zeitschr. f. orthop. Chir. Bd. 9, S. 584. 1901. —: Ein weiterer Beitrag zur sog. Klumphand. Ebenda Bd. 13, S. 654. 1904. BLUMENTHAL, M. und K. HIRSCH: Ein Fall angeborener Mißbildung der vier Extremitäten. Ebenda Bd. 14, S. 11. 1905. BOINET, E.: Polydactylie et atavisme. Rev. de méd. Bd. 18, S. 317. 1898. BONNEVIE, CHRISTINE: Dtsch. med. Wochenschr. 1919. S. 1059. BOSSHARDT, M.: Über einen Fall von hereditärem Defekt von Fingern und Zehen. Monatsschr. f. Geburtsh. u. Gynäkol. Bd. 44, S. 154. 1916. BOUVIER: Dict. des sciences méd. (2) Bd. 4, S. 162. 1871, zit. nach RABAUD und HOVELACQUE, 1923. BRANDENBERG, F.: Mißbildung und Heredität. Zeitschr. f. orthop. Chir. Bd. 21, S. 54. 1908. BRAUS, H.: Entwicklungsgeschichtliche Analyse der Hyperdaktylie. Münch. med. Wochenschr. 1908. S. 386. BROMAN: Normale und abnorme Entwicklung des Menschen. Wiesbaden. 1911. CASSEL, H.: Die kongenitalen Femurmißbildungen. Zeitschr. f. orthop. Chir. Bd. 29, S. 129. 1911. CASTAGNARY et MONNIER: Gaz. méd. de Nantes Bd. 31, S. 606. 1913, zit. nach RABAUD und HOVELACQUE, 1924. CHAUSSIER: zit. nach JOACHIMSTHAL, 1900. CHRYSTIE: 1891, zit. nach NUZZI. CLARKE: Brit. med. journ. 1915. II, S. 255, zit. nach MOHR und WRIEDT: s. Kap. II. COTTE, J.: Deux familles humaines à extrémités anormales. Bull. biol. de la France et de la Belgique Bd. 58, S. 402. 1924. COTTON, F. J. and A. L. CHUTE: Congenital defect of the fibula. Boston med. journ. 1898. II, S. 189 u. 210. CRAGG, E. and H. DRINKWATER: Journ. of genetics Bd. 6, S. 81. 1916, zit. nach MOHR und WRIEDT: s. Kap. II. DE CYON: Fonctions de l'hypophyse et de la glande pinéale. Bull. de l'acad. de méd. de Paris, 22. XI. 1898. DABROWA-SYREMOWICZ: zit. nach KITT. DAFFNER, F.: Über einen Fall von angeborener Mißbildung der Gliedmaßen. Münch. med. Wochenschr. 1898. S. 782. DARIER: Arch. d'ophthalmol. 1887. S. 174. DAVENPORT: Americ. naturalist Bd. 54. 1920. DAVIS, B. F.: Case of acrocephalosyndactilisme. Journ. of nerv. a. ment. dis. Bd. 42, S. 567. 1915. DEBOUT: Bull. gén. therapeut. de méd. et chir. Bd. 64 u. 66, zit. nach ADRIAN. DENZLER, E.: Über eine eigenartige Form der Dystrophia adiposo-genitalis. Jahrb. f. Kinderheilk. Bd. 107, S. 35. 1925. DERBACH, VAN: zit. nach BOINET. DEUSCH, G.: Cerebrale Fettsucht. Dtsch. Zeitschr. f. Nervenheilk. Bd. 87, S. 117. 1925. DEVAY, F.: Nouvelles observations sur les dangers de mariages entre consanguins au point de vue sanitaire. Gaz. hebd. 1860, 593. DOERFFER, C.: Ein Fall von Phokomelie. Monatsschr. f. Geburtsh. u. Gynäkol.

Bd. 72, S. 195. 1926. DREHMANN, G.: Über kongenitalen Femurdefekt. Zeitschr. f. orthop. Chir. Bd. 11, S. 220. 1903. DREIBHOLZ: Dissert. Berlin. 1873, zit. nach JOACHIMSTHAL. DRESEL, K.: Inwiefern gelten die MENDELschen Vererbungsgesetze in der menschlichen Pathologie? Virchows Arch. f. pathol. Anat. u. Physiol. Bd. 224, S. 256. 1917. DUBREUIL-CHAMBARDEL: Gaz. méd. du centre Bd. 25, S. 1. 1920, zit. nach RABAUD und HOVELACQUE, 1923. DUMÉRIL: zit. nach POL. DUNCKER, FR.: Drei Fälle von unvollständiger Polydaktylie der Außenseite von Hand und Fuß. Zeitschr. f. orthop. Chir. Bd. 47, S. 547. 1926. DUSCHL, J.: Eine seltene Form von Polydaktylie. Münch. med. Wochenschr. 1917. S. 827. EBSTEIN, W.: Vererbung von Mißbildungen der Finger und Zehen. Virchows Arch. f. pathol. Anat. u. Physiol. Bd. 143, S. 413. 1896. EHRLICH, N.: Untersuchungen über kongenitale Defekte und Hemmungsbildungen der Extremitäten. Virchows Arch. f. pathol. Anat. u. Physiol. Bd. 100, S. 107. 1885. EKSTEIN, E.: Über einen Fall von überzähliger Bildung im Bereiche des rechten Fußes. Prag. med. Wochenschr. 1891. S. 995. ENGELBACH, W. and A. MACMAHON: Endocrinology Bd. 8, S. 1. 1924. ENGELMANN, GUIDO: Ein Fall von kongenitalem Femurdefekt mit postnataler Entwicklung des Knochens. Fortschr. a. d. Geb. d. Röntgenstr. Bd. 31, S. 267. 1923. —: Über einen seltenen Fall von multipler Mißbildung des Skeletts. Wien. med. Wochenschr. 1924. S. 1221. ERHARDT: Rev. d'orthop. 1890. S. 205. ESAU: Angeborene Mißbildungen der Füße (Randdefekt). Dtsch. Zeitschr. f. Chir. Bd. 194, S. 263. 1926. EVANS, E. L. and N. R. SMITH: Congenital absence of tibia. Arch. of dis. of childhood Bd. 1, S. 194. 1926 (ref. Americ. journ. of dis. of child. Bd. 33, S. 490. 1927). FACKENHEIM, J.: Über einen Fall von hereditärer Polydaktylie mit gleichzeitiger erblicher Zahnanomalie. Jenaische Zeitschr. f. Naturwiss. u. Med. Bd. 22, S. 343. 1888. FALTIN, R.: Ein Fall von Mißbildung der oberen Extremität durch Überzahl. Arch. f. Anat. (u. Physiol.) 1904. S. 350. FELLER, A.: Wien. klin. Wochenschr. 1922. S. 707. FETSCHER, R.: Ein Stammbaum mit Spalthand. Arch. f. Rassen- u. Gesellschaftsbiol. Bd. 14, S. 176. FISCHER, H.: Der Riesenwuchs. Dtsch. Zeitschr. f. Chir. Bd. 12, S. 1. 1880. FITSCH: zit. nach JOACHIMSTHAL, 1900. FLACHSLAND: zit. nach MECKEL. FLAMMAIN: Bull. et mém. de la soc. anat. de Paris 1869. S. 166, zit. nach RABAUD und HOVELACQUE. FOERSTER, A.: Die Mißbildungen des Menschen. Jena: Mauke. 1861, zit. nach PRZIBRAM. FOTHERBY, H.: The history of a family in which a similiar hereditary deformity appeared in five geneations. Brit. med. journ. 1886. I, S. 975. FREUD: Seltene Kombination von Mißbildungen am Skelettsystem. Ges. f. inn. Med. u. Kinderheilk. in Wien, Sitzung vom 13. V. 1925. FRIEBEN: zit. nach HEIM. FRIEDRICH: vgl. PERTHES. FUERST: Kannstadts Jahresberichte 1881. I, S. 283. FUMAGALLI, C.: Über angeborene Mißbildungen der Finger. Schmidts Jahrb. Bd. 153, S. 136. 1872. FUMAROLA, G.: Contribution à l'étude des diformités congénitales associées des mains (ectro-, poly-, macro-syndactylie, et micro-thoracomelie unilaterale). Nouv. iconogr. de la salp. Bd. 24, S. 329. 1911. GAYET, M. G.: La main bote héréditaire. Gaz. des hôp. civ. et milit. 1901. S. 345. GEGENBAUR: Morphol. Jahrbücher Bd. 14. 1888. GHERINI, A.: Gazz. lombardica Bd. 34, S. 51. 1874. (Schmidts Jahrb. Bd. 168, S. 230. 1875.) GIRALDÈS: Leçons cliniques sur les maladies chirurgicales des enfants, Paris 1869, zit. nach KIRMISSON. GOLDMANN, E.: Beiträge zur Lehre von den Mißbildungen der Extremitäten. Bruns' Beitr. z. klin. Chir. Bd. 7, S. 239. 1891. GOODMAN, zit. nach BATESON. GORN, W.: Klin. Wochenschr. 1922. S. 736. GRAEFENBERG, E.: Die entwicklungsgeschichtliche Bedeutung der Hyperdaktylie menschlicher Gliedmaßen. Studien z. Pathol. d. Entwickl. Bd. 2, S. 565. 1914 (herausg. von ROBERT MAYER und E. SCHWALBE. Jena: Gust. Fischer). GRANDMAIRE, A. E.: Une famille de Phocoméliens. Thèse de Bordeaux 1897. GRISSON, H.: Angeborener Defekt der Oberschenkeldiaphyse. Arch. f. klin. Chir. Bd. 49, S. 252. 1895. GROTE, L. R.: Über vererbliche Polydaktylie. Zeitschr. f. d. ges. Anat., Abt. 2: Zeitschr. f. Konstitutionslehre Bd. 9, S. 47. 1923. GRUBER, W.: Bull. de l'acad. des sciences de St. Petersbourg Bd. 15. 1870, zit. nach POL. GUERIN-VALMALE et VAYSSIÈRE: Marseille méd. 1914. S. 46, zit. nach RABAUD und HOVELACQUE, 1924. HADLICH, R.: Eine vierfingrige rechte Hand als kongenitale Mißbildung. Virchows Arch. f. pathol. Anat. u. Physiol. Bd. 174, S. 392. 1903. HAECKER, V.: Pluripotenzerscheinungen. Jena: Gust. Fischer. 1925. HAGENBACH:

Jahrb. f. Kinderheilk. Bd. 14. 1879. HAIM, E.: Über angeborenen Mangel der Fibula. Arch. f. Orthop., Mechanotherapie u. Unfallchir. Bd. 1, S. 31. 1903. HARKER, J.: Malformation of the hands. Lancet 1865. II, S. 389. HAUDEK, M.: Über kongenitalen Defekt der Fibula und dessen Verhalten zur sog. intrauterinen Fraktur der Tibia. Zeitschr. f. orthop. Chir. Bd. 4, S. 326. 1896. HELBING: zit. nach JOACHIMSTHAL, 1902. HENNIG: 12. und 13. Bericht der Kinderheilanstalt zu Leipzig 1880, zit. nach BALLOWITZ, 1904. HENZSCHEL: Dissert. Halle 1872, zit. nach KUEMMEL. SAINT HILAIRE GEOFFROY, J.: Histoire générale et particulière des anomalies de l'organisation chez l'homme et les animaux etc., I—III. Paris 1837, zit. nach PRZIBRAM. HILBERT, R.: Vererbung einer sechsfachen Mißbildung an allen vier Extremitäten durch drei Generationen. Münch. med. Wochenschr. 1904. S. 1744. HIROMOTO, B.: Statistik der angeborenen Mißbildungen in Japan. Arch. f. Orthop., Mechanotherapie u. Unfallheilk. Bd. 12, S. 219. 1913. HOERNIG: Zehenders Monatsblätter, II. 1864, zit. nach RAAB. HOFFA, TH.: Über zwei seltene Mißbildungen des Skelettsystems. Jahrb. f. Kinderheilk. Bd. 101 (N. F.) Bd. 51, S. 105. 1923. JAKOBI: Dissertation, Leipzig. 1891, zit. nach RABAUD und HOVELACQUE, 1923. JAKOBSOHN, B.: Über kombinierte Syn- und Polydaktylie. Bruns' Beitr. z. klin. Chir. Bd. 61, S. 332. 1909. JAKSCH, R. v.: Über Adipositas cerebralis und Adipositas cerebrogenitalis. Med. Klinik 1912. S. 1931. JAYLE et JARVIS: Ectrodactylie des deux pieds, ectrodactylie et syndactylie de la main droite. Presse méd. 1898. Nr. 18 (ref. Zentralbl. f. Chir. 1899. S. 972). JOACHIMSTHAL, G.: Über den angeborenen totalen Defekt des Schienbeins. Zeitschr. f. orthop. Chir. Bd. 3, S. 140. 1894. —: Über angeborene Anomalien der oberen Extremitäten, gleichzeitig ein Beitrag zur Vererbungslehre. Arch. f. klin. Chir. Bd. 50, S. 495. 1895. —: Eine ungewöhnliche Form von Syndaktylie. Ebenda Bd. 56, S. 332. 1898. —: Die angeborenen Verbildungen der oberen Extremitäten. Fortschr. a. d. Geb. d. Röntgenstr., Erg.-H. 2. Hamburg 1900. —: Die angeborenen Verbildungen der unteren Extremitäten. Ebenda, Erg.-H. 8. Hamburg 1902. —: Über angeborene Defektbildungen am Oberschenkel. Arch. f. Geburtsh. u. Gynäkol. Bd. 65, S. 113. 1902. JONES, R. and R. LOVETT: Orthopedic surgery. London: Frowde, Hodder a. Stoughton. 1923. JOHNSON, A.: Case of polydactylisme in which nine toes existed in one foot. Transact. pathol. soc. London Bd. 9, S. 427. 1858. KAEHLER, M.: Doppelseitiger teilweiser kongenitaler Tibiadefekt. Fortschr. a. d. Geb. d. Röntgenstr. Bd. 9, S. 273. 1905/06. —: Totaler und partieller Tibiadefekt. Ebenda Bd. 12, S. 179. 1908. KAJON, C.: Angeborener doppelseitiger Ulnadefekt und Pollex bifidus dexter. Zeitschr. f. orthop. Chir. Bd. 41, S. 526. 1922. KAST: zit. nach ANTONELLI. KATHE: Eine Mißbildung in vier Generationen. Med. Klinik 1918. S. 642. KAUFMANN-WOLF, HEDWIG: Morphol. Jahrb. Bd. 38. 1908. KECK, L.: Zur Morphologie der Muskulatur bei Defektbildungen an den Extremitäten des Menschen unter Berücksichtigung der bei der Polydaktylie auftretenden Muskelvariierungen. Studien z. Pathol. d. Entwickl. Bd. 1, S. 428. 1914 (herausg. von ROBERT MEYER und ERNST SCHWALBE Jena: G. Fischer). KELLIC: zit. nach AMMON. KIDD: Journ. of anat. a. physiol. 1910. KIRMISSON: Rev. d'orthop. 1895, zit. nach HAUDEK. —: Traité des maladies chir. d'origine congénitale. Paris. 1898. KITT, TH.: Lehrbuch der pathologischen Anatomie der Haustiere. 4. Aufl. Stuttgart: F. Encke. 1910. KLAUSSNER, F.: Über Mißbildungen der menschlichen Gliedmaßen und ihre Entstehungsweise. Wiesbaden: J. F. Bergmann. 1900. —: Über Mißbildungen der menschlichen Gliedmaßen, N. F. Wiesbaden: J. F. Bergmann. 1905. KOEHLER, A.: Berlin. klin. Wochenschr. 1893. S. 231. KOEHLER, O.: Über die Vererbung der Vielfingrigkeit beim Menschen. Biol. Zentralbl. Bd. 43, S. 646. 1923. KOPSTADT: zit. nach FACKENHEIM. KRABBE: zit. nach JOACHIMSTHAL. KRASKE: Über hereditäre kongenitale Fußgelenksluxation, mit Vorstellung von Kranken und Demonstration von Präparaten. XI. Kongreß d. dtsch. Ges. f. Chir. 1882. (Zentralbl. f. Chir. 1882. Beil. S. 85.) KRASKE jun.: Demonstration. Medizin. Ges. Freiburg, 30. XI. 1926. (Klin. Wochenschr. 1927. S. 281.) KRUEGER-HANSEN: Journ. d. Chir. u. Augenheilk. 1822, zit. nach FACKENHEIM. KUEMMEL, W.: Die Mißbildungen der Extremitäten durch Defekt, Verwachsung und Überzahl. Kassel: Th. G. Fischer. 1895. LALLEMANT, A.: Ein Beitrag zur Kenntnis der Spalthand. Fortschr. a. d. Geb. d. Röntgenstr. Bd. 19, S. 387. 1912/13. LANGRAN, B.: Supernum. fingers and malformation of the foetal head. Lancet 1896. I, S. 619. Larrey: zit. nach Pol. Launois, P. E. et G. Kuss: Etude sur l'absence congénitale de tibia. Rev. d'orthop. (2) Bd. 2, S. 327 u. 411. 1901. Laurence, J. Z. and R. C. Moon: Brit. ophth. rev. 1866. 2, S. 32, zit. nach Solis-cohen und Weiss. Leber: Handbuch von Graefe-Sämisch, VII. 2. Aufl., zit. nach Raab. Lenglen: Kannstadts Jahresberichte 1877. I, S. 267. Lepoutre, C.: Malformations congénitales des extrémités (Polydactylie, ectrodactylie, syndactylie, pouce à trois phalanges) chez un enfant et chez sa mère. Rev. d'orthop. (3) Bd. 10, S. 237. 1923. Lewis: Treasury of human inheritance Bd. 1. 1909. Little: zit. nach Rubin. Lombard, P.: Bifurcation héréditaire et familiale de la main par fusion de deux métacarpiens. Rev. d'orthop. (III, 5) Bd. 25, S. 135. 1914. Londe, A. et H. Meige: Applications de la radiographie à l'étude des malformations digitales. Cpt. rend. hebdom. des séances de l'acad. des sciences Bd. 126, S. 921. 1898. Lotsch, F.: Ein Fall von rechtsseitigem Radiusdefekt und linksseitiger daumenloser Klumphand. Dtsch. Zeitschr. f. Chir. Bd. 82, S. 530. 1906. Loewy, Ella: Ges. f. inn. Med. u. Kinderheilk. in Wien, Sitzung vom 27. X. 1921. (Wien. med. Wochenschr. 1921. S. 2019.) Lucas, R. C.: On a remarkable instance of hereditary tendency to the production of supernumerary digits. Guy's hosp. reports Bd. 25, S. 417. 1881. Luksch, F., und J. Ringelhan: Über mehrfaches Auftreten von Teratomen in einer Familie. Virchows Arch. f. pathol. Anat. u. Physiol. Bd. 261, S. 372. 1926. Luxembourg, H.: Über angeborenen Mangel der beiden Kniescheiben. Zeitschr. f. orthop. Chir. Bd. 38, S. 559. 1918. MacKellar: Glasgow med. journ. 1869. S. 390, zit. nach Fackenheim. Mackinder, Draper: Kannstadts Jahresberichte Bd. 4, S. 18. 1857. Madison, J. and T. V. Moore: Journ. of the Americ. med. assoc. 1918. S. 669. Malis, J.: Zur Frage der angeborenen Spaltfüße und Hände. Ann. d. kais. Univ. Kijew Bd. 54, S. 193. 1914 (Orig. russisch) (Zentralbl. f. d. ges. Chir. u. ihre Grenzgeb. Bd. 5, S. 771). Martin: zit. nach Joachimsthal. Mau, C.: Ein weiterer Fall von Doppelbildung der Ulna bei fehlendem Radius. Zeitschr. f. orthop. Chir. Bd. 42, S. 355. 1922. —: Beitrag zur Volkmannschen Sprunggelenksmißbildung. Zeitschr. f. orth. Chir. 48, 434. 1927. Mayer, T.: Zur Kasuistik der Spalthand und des Spaltfußes. Beitr. z. pathol. Anat. u. z. allg. Pathol. Bd. 23, S. 20. 1898. Mautner: Lehrbuch der Ophthalmoskopie. 1868, zit. nach Raab. Mazzitelli, P.: Sopra un raro caso di assenza congenita bilaterale del perone. Arch. di ortop. Bd. 15, S. 310. 1898. Meckel, J. F.: Handbuch der pathologischen Anatomie. Leipzig: Reclam. 1812. Medini: zit. nach Joachimsthal. Melde: Dissert. Marburg. 1892, zit. nach Joachimsthal. Meller, J.: Ein Fall von angeborener Spaltbildung der Hände und Füße. Berlin. klin. Wochenschr. 1893. S. 232. Menning, K.: Beiträge zur Kenntnis des anatomischen Verhaltens bei Hyperdaktylie. Würzburg. 1892, zit. nach Plate. Meusel, E.: Die Krankheiten des Fußes. In Gerhardts Handbuch der Kinderkrankheiten Bd. VI, Tl. 2, S. 553. Tübingen. 1882. Mikulicz: 1895, zit. nach Nuzzi. Mosengeil, K. v.: Angeborene Defekte und Mißbildungen im Bereiche der peripheren Enden aller Extremitäten. Arch. f. klin. Chir. Bd. 12, S. 719. 1871. Muir: Glasgow med. journ. Bd. 21, S. 420. 1884, zit. nach Bateson. Murphy, D. P.: Five successive generations of webbed-finger deformity. Journ. of the Americ. med. assoc. Bd. 84, S. 576. 1925. Myers, H.: Congen. absence of tibia. Transplantation of the head of the fibula. Arthrodesis of the ankle joint. Med. rec. 1905. II, S. 93. Narf: zit. nach Meckel. Neumann: Demonstration. Berlin. med. Ges., 29. XI. 1916 (Berlin. klin. Wochenschr. 1916. S. 1376). Newsholme, H. P.: A pedigree showing bi-parenteral inheritance of webbed toes. Lancet 1910. II, S. 1690. Newman: Biol. bull. of the Marine biol. laborat. Woods Hole Mass. Bd. 30, zit. nach Dahlberg. Nilsonne, H.: Über den kongenitalen Femurdefekt. Arch. f. orth. u. Unf.-Chir. Bd. 26, S. 138. 1928. Nuzzi, O.: L'anomalo. Napoli. 1918. —: L'assenza congenita della tibia e le deformità relative. La chirurgia degli organi di movimento Bd. 4, H. 2. Bologna: Cappelli. 1920. Ollerenshaw, R.: Congenital defects of the long bones of the lower limb. A contribution to the study of their causes, effects and treatment. Journ. of bone a. joint surgery Bd. 23, S. 528. 1925. Orth, O.: Beiderseitiger Spaltfuß und Spalthand, kombiniert mit partiellem rechtsseitigen Pectoralisdefekt. Arch. f. klin. Chir. Bd. 91, S. 282. 1910. Otto: Monstrorum sexcentorum descriptio.

Zit. nach SCHWALBE. PAGENSTECHER, E.: Beiträge zu den Extremitätenmißbildungen. II. Brachydaktylie, Pollex valgus, Luxation des Radiusköpfchens und Mißbildung des Daumens usw. Dtsch. Zeitschr. f. Chir. Bd. 60, S. 239. 1901. PARKER, R. W.: Congenital absence of radius from each arm with defective carpus and hand. Congenital absence of tibia from each leg, with supernumerary and irregular toes. Transact. of the pathol. soc. London Bd. 33, S. 238. 1882. PARONA: zit. nach JOACHIMSTHAL. PASTER, CL.: Angeborene Mißbildung an Händen und Füßen bei einem Chinesen. Virchows Arch. f. pathol. Anat. u. Physiol. Bd. 104, S. 54. 1886. PAUL, E.: Eine vierfingrige Hand mit Verbildung der Handwurzel. Dtsch. Zeitschr. f. Chir. Bd. 151, S. 174. 1919. PAULTON: zit. nach BATESON. PEARSON, M. G.: Three cases of congenital deficiency of both patellae in related individuals. Lancet 1899. I, S. 227. PEARSON, zit. nach SIEMENS. PELTESOHN, S.: Über einen Fall von operativ behandelter angeborener Mißbildung der unteren Extremitäten. Berlin. klin. Wochenschr. 1913. S. 731. PERTHES, G.: Über Spalthand. Dtsch. Zeitschr. f. Chir. Bd. 63, S. 132. 1902. PFITZNER. W.: Beiträge zur Kenntnis der Mißbildungen des menschlichen Extremitätenskeletts. IV. Eine Familie mit erblichen Mißbildungen an den Extremitäten. Schwalbes morphol. Arbeiten Bd. 8, S. 304. 1898. —: Beiträge zur Kenntnis der Mißbildungen des menschlichen Extremitätenskeletts. VIII. Eine Familie mit erblicher Doppelbildung des kleinen Fingers und der kleinen Zehe. Ebenda Bd. 8, S. 332. 1898. PICHAUD: zit. nach DOERFFER. PIGEAUX: Bull. et mém. de la soc. anat. de Paris 1869. S. 166, zit. nach RABAUD und HOVELACQUE, 1924. PLATE, L.: Vererbungslehre. Leipzig: Engelmann. 1913. POKORNY: Zur Klinik und Ätiologie der Spalthand. Fortschr. a. d. Geb. d. Röntgenstr. Bd. 32, S. 274. 1924. POL: Die Vertebratenhypermelie. Studien zur Pathologie der Entwicklung Bd. 1, S. 71. 1914 herausg. von ROBERT MAYER und ERNST SCHWALBE. Jena: G. Fischer). POTT, R.: Ein Beitrag zu den symmetrischen Mißbildungen der Finger und Zehen. Jahrb. f. Kinderheilk., N. F., Bd. 21, S. 392. 1884. POTTON: zit. nach BOINET. PRESTAT et GIRALDÈS: zit. nach ANTONELLI. PRYOR, J. B.: The X-ray in the study of congenital malformations. Med. rec. Bd. 70, S. 681. 1906. PRZIBRAM, H.: Die Bruchdreifachbildung im Tierreiche. Arch. f. Entwicklungsmech. d. Organismen Bd. 48, S. 205. 1921. PUTTI, V.: Die angeborenen Deformitäten der Wirbelsäule. Fortschr. a. d. Geb. d. Röntgenstr. Bd. 14, S. 285. 1909/10. RAAB, W.: Klinische und röntgenologische Beiträge zur hypophysären und cerebralen Fettsucht und Genitalatrophie. Wien. Arch. f. inn. Med. Bd. 7, S. 443. 1924. RABAUD, ET., et A. HOVELACQUE: Etude sur l'éctromélie. Bull. biol. de la France et de la Belgique Bd. 57, S. 401. 1923. — und A. HOVELACQUE: Etude sur l'éctromélie. II. L'ectrodactylie. Ebenda Bd. 58, S. 423. 1924. RASCH, H.: Ein Fall von kongenitaler kompletter Syndaktylie und Polydaktylie. Bruns' Beitr. z. klin. Chir. Bd. 18, S. 537. 1897. RÉGIS, E.: Syndactylie, ectrodactylie, clinodactylie chez un dement précoce degénérée. Nouv. iconogr. de la Salpêtrière. Bd. 21, S. 401. 1908. REINER, M.: Über den kongenitalen Femurdefekt. Zeitschr. f. orthop. Chir. Bd. 9, S. 544. 1901. RENVALL, G.: Zur Kenntnis der kongenitalen, familiär auftretenden Extremitätenmißbildungen. Arch. f. Anat. (u. Physiol.) 1908. S. 39. RESTEMEIER: Eine Mißbildung der Hände und des Unterarms infolge Doppelbildung der Ulna bei fehlendem Radius. Dtsch. Zeitschr. f. Chir. Bd. 155, S. 120. 1920. REYMOND et JANET: Nouvelle iconographie de la salp. Bd. 11. 1898, zit. nach RABAUD und HOVELACQUE, 1924. ROBERTS: A case of deformity of the forarm and hand. Ann. of surg. Bd. 5, III, S. 135. 1886, zit. nach RABAUD und HOVELACQUE (1923). ROCHER: Journ. de méd. de Bordeaux Jg. 95, S. 116. 1923, zit. nach RABAUD und HOVELACQUE, 1923. ROCHLIN, D. G.: Zum Problem der Hyperdaktylie. Zeitschr. f. Anat. u. Entwicklungsgesch. Bd. 78, S. 148. 1926. ROEMER: zit. nach RAAB. ROSKOSCHNY, F.: Symmetrische Syndaktylie beider Hände und Füße. Dtsch. med. Wochenschr. 1918. S. 350. ROUCAYROL: Contribution à l'étude de la syndactylie et de l'éctrodactylie. Rev. d'orthop. (2) Bd. 6, S. 85. 1905. ROZABAL: Rev. clin. de Madrid 1913. S. 401, zit. nach DENZLER. RUBELI: ref. Schweiz. Arch. f. Tierheilk. Bd. 57. 1915, zit. nach SCHLEGEL. RUBIN, G.: Congenital absence of patellae and other patellar anomalies in three members of same family. Journ. of the americ. med. assoc. Bd. 64, S. 2062. 1915. RUFF: zit. nach POL. SAINT-ANGE, M.: Journ. de l'anat.

et physiol. 1891. S. 424, zit. nach WINDLE. SCARLINI: 1911, zit. nach NUZZI. SCHAEFER, W.: Über kongenitale Defekte an Händen und Füßen. Bruns' Beitr. z. klin. Chir. Bd. 8, S. 436. 1892. SCHEFFEN, P.: Drei Fälle von Extremitätenmißbildungen. Dtsch. Zeitschr. f. Chir. Bd. 112, S. 206. 1911. SCHEIDT, W.: Erbliches Fehlen der Kniescheibe. Anthropol. Anz. Jg. 2, S. 58. 1925. SCHELLER, W.: Statistik über die in den Jahren 1901—1923 im Wiener orthopädischen Universitätsambulatorium behandelten Fälle. Zeitschr. f. orthop. Chir. Bd. 45, S. 540. 1924. SCHERER, F.: Über einen Fall von symmetrischer Poly- und Syndaktylie. Arch. f. Kinderheilk. Bd. 17, S. 244. 1894. SCHLATTER, C.: Die MENDELschen Vererbungsgesetze beim Menschen an Hand zweier Syndaktyliestammbäume. Korrespondenzbl. f. Schweiz. Ärzte Bd. 44, S. 225. 1914. SCHLEGEL, M.: Die Mißbildungen der Tiere. SCHMERBACH: Würzburger med. Zeit. Bd. 1. 1860, zit. nach POL. SCHMID, O.: Über eine bisher nicht beobachtete Form von partiellem Radiusdefekt. Zeitschr. f. orth. Chir. Bd. 2, S. 59. 1893. SCHOFIELD: Journ. of heredity Bd. 12, S. 400. 1922, zit. nach SIEMENS. SCHROEDER, E.: Entstehung und Vererbung von Mißbildungen an Hand eines Hypodaktyliestammbaumes. Monatsschr. f. Geburtsh. u. Gynäkol. Bd. 48, S. 210. 1918. SCHULTZE, E.: Familiäre symmetrische Monodaktylie. Dtsch. med. Wochenschr. 1904. S. 1698. SCHWALBE, E.: Die Morphologie der Mißbildungen des Menschen und der Tiere. Jena: G. Fischer. 1906. —: Über Extremitätenmißbildungen (Spalthand, Spaltfuß, Syndaktylie, Adaktylie, Polydaktylie). Münch. med. Wochenschr. 1906. S. 493. SCHWEINITZ, G. E. DE: Transact. of the Americ. ophth. soc. Bd. 43. 1923, zit. nach SOLIS-COHEN und WEISS. SCOUTETTEN: Kannstadts Jahresberichte Bd. 4, S. 16. 1858. SLINGENBERG, B.: Mißbildungen von Extremitäten. Virchows Arch. f. path. Anat. u. Physiol. Bd. 193, S. 1. 1908. SMITH, W. R. and J. ST. NORWELL: Hereditary malformation of the hands and feet; with operation on one subject. Brit. med. journ. 1894. II, S. 8. SOLIS-COHEN, S. and E. WEISS: Dystrophia adiposo-genitalis, with a typical Retinitis pigmentosa and mental deficiency—the Laurence-Biedl-Syndrom. Americ. journ. of the med. sciences Bd. 169, S. 489. 1925. STAPFF, R.: Über eine Familie mit erblicher Syn- und Polydaktylie (Hyperphalangia pollicis). Fortschr. a. d. Geb. d. Röntgenstr. Bd. 34, S. 531. 1926. STEINSLEGER, M.: Angeborene Klumphand. Rev. méd. del Rosario Bd. 11, S. 247. 1921. (Original Spanisch.) (Zentralbl. f. d. ges. Chir. u. ihre Grenzgeb. Bd. 16, S. 171.) STIEVE, H.: Über Ektrodaktylie. Zeitschr. f. Morphol. u. Anthropol. Bd. 20, S. 73. 1917. —: Angeborener Zehenmangel beim Menschen. Gegenbauers Morphol. Jahrb. Bd. 52, S. 143. 1923. STOFFEL, A. und E. STEMPEL: Anatomische Studien über die Klumphand. Zeitschr. f. orthop. Chir. Bd. 23, S. 1. 1909. STOPNITZKY, S.: ref. Ergebn. d. Anat. u. Entwicklungsgesch. Bd. 11, S. 695. 1901. STOPPEL: Über einen seltenen Fall von Mißbildung der Zehen an beiden Füßen (Syndaktylie und 13 Zehen). Fortschr. a. d. Geb. d. Röntgenstr. Bd. 26, S. 270. 1918/19. STOER: Zehender Monatsblätter III. 1865, zit. nach RAAB. SVERDRUP, ASLAUG: zit. nach HAECKER. SZONDI, L.: Akrokephalosyndaktylie. Klin. Wochenschr. 1924. S. 1244. THOMAS: Ärztl. Verein zu Köln, Sitzung vom 27. X. 1924 (Münch. med. Wochenschr. 1924. S. 1701). THOMSON, J. D.: Congenital malformation of hands and feet. Brit. med. journ. 1892. I, S. 1188. TIBERGHIEN, L.: Notes sur un cas de phocomélie. Ann. de méd. et chir. de Bruxelles Bd. 4. 1892. TILANUS, C. B.: Über einen seltenen Fall von Ektrodaktylie. Zeitschr. f. orthop. Chir. Bd. 4, S. 186. 1896. TOMESKU, J.: Kongenitale Deviationen der Phalangen (angeborene Kontrakturen der Finger und Klinodaktylien). Arch. f. orth. u. Unf.-Chir. Bd. 26, S. 126. 1928. TORNIER, G.: Über Hyperdaktylie, Regeneration und Vererbung mit Experimenten. Roux' Arch. f. Entwicklungsmech. d. Organismen Bd. 3, S. 469. 1896. TREIGER, J.: Ein Fall von Polydaktylie. Fortschr. a. d. Geb. d. Röntgenstr. Bd. 27, S. 419. 1919/21. TROQUART, M.: Bull. de la soc. de chir. de Bordeaux 1886. TSCHMARKE, P.: Zwei seltene Formen angeborener Mißbildung. Zeitschr. f. orthop. Chir. Bd. 8, S. 368. 1901. TUBBY, A. H.: A case of „lobster-claw" deformity and partial suppression of the fingers with remarkable hereditary history. Lancet 1894. I, S. 396. UNTERBERG, H.: Kannstadts Jahresberichte 1904,. zit. nach POL. VARIOT, G.: Monstruosité du membre supérieur gauche (phocomélie). Gaz. méd. de Paris 1888. S. 18. — und BOUQUIER: Dysostose cranienne congénitale associée a une Polysyndactylie. Gaz. des hôp. civ. et milit. 1920. S. 613. VERNOT: zit. nach KIRMISSON.

—: Nature 1887. S. 250, zit. nach RABAUD und HOVELACQUE, 1924. DU VERNOI: zit. nach MECKEL. VINCENT, E.: Main double a sept doigts cubitaux sans pouces, accompagnée de malformations congénitales curieuses de tout le membre supérieur. Étude pathogénétique de problèmes orthopédiques. Rev. d'orthop. (3) Bd. 9, S. 47. 1922. VOGEL, K.: Spalthand und Spaltfuß. Fortschr. a. d. Geb. d. Röntgenstr. Bd. 6, S. 13. 1902/03. —: Über familiäres Auftreten von Polydaktylie und Syndaktylie. Ebenda Bd. 20, S. 443. 1913. VOISIN, R. et M. NATHAN: Malformations congénitales symmétriques des membres. Pouce à trois phalanges. Absence partielle du tibia. Anomalies musculaires. Bull. et mém. de la soc. anat. de Paris 1902. S. 843, 880. VOLKMANN, R.: Ein Fall von hereditärer kongenitaler Luxation beider Sprunggelenke. Dtsch. Zeitschr. f. Chir. Bd. 2, S. 538. 1873. VONNEGUT, F. A.: Die eugenetische Indikation zur Schwangerschaftsunterbrechung und Sterilisation bei erblichen Mißbildungen. Zentralbl. f. Gynäkol. 1926. S. 2197. WACHS: Schmidts Jahrbücher Bd. 135, S. 306, zit. nach FACKENHEIM. WALKER, G.: Remarkable cases of hereditary anchyloses or absence of various phalangeal joints, with defects of the little and ring fingers. Johns Hopkins hosp. bull. Bd. 12, S. 129. 1901. WATKINSON: zit. nach JOACHIMSTHAL, 1900. WEECH, A. A.: Combined acrocephaly and syndactylism. occurring in mother and daughter. Johns Hopkins hosp. bull. 40, 73. 1927. WEHEFRITZ: E.: Über die Vererbung der Zwillingsschwangerschaft. Zeitschr. f. Konstitutionslehre Bd. 11, S. 554. 1925. WEIL, S.: Diplocheirie und Diplopodie. Zeitschr. f. orthop. Chir. Bd. 43, S. 595. 1924. WERNER, P.: Über einen seltenen Fall von Zwergwuchs. Arch. f. Gynäkol. Bd. 104, S. 278. 1915. WIDER: Mitt. d. ophth. Klinik in Tübingen II, 2, S. 212, zit. nach RAAB. WIEDERSHEIM: zit. nach GROTE. WIERZEJEWSKI, J.: Über den kongenitalen Ulnadefekt. Zeitschr. f. orthop. Chir. Bd. 27, S. 101. 1910. WINDLE: Reports on recent teratological literature. Journ. of anat. a. physiol. Bd. 26, S. 395. 1892. WOLF, F.: Eine Familie mit erblicher symmetrischer Polydaktylie. Berlin. klin. Wochenschr. 1887. S. 598. —: Ein Fall von dominanter Vererbung von Syndaktylie. Arch. f. Rassen- u. Gesellschaftsbiol. Bd. 13, S. 74. 1921. WOLF: Zwei Fälle von angeborenen Mißbildungen. Münch. med. Wochenschr. 1900. S. 766. WOELFFLIN, E.: Über einen Stammbaum von Syndaktylie. Arch. f. Rassen- u. Gesellschaftsbiol. Bd. 17, S. 412. 1926. WUTH, E. A.: Über angeborenen Mangel sowie Herkunft und Zweck der Kniescheibe. Arch. f. klin. Chir. Bd. 58, S. 900. 1899. ZANDER, R.: Ist die Polydaktylie als theromorphe Varietät oder als Mißbildung anzusehen? Beitrag zur Kenntnis des Wesens und Entstehens der Polydaktylie. Virchows Arch. f. pathol. Anat. u. Physiol. Bd. 125, S. 453. 1891.

## Zweites Kapitel.

ADAMS: Über die plantare Calcaneusexostose, den sog. Calcaneussporn. Dissert. Straßburg. 1911. ALEXANDER: zit. nach FUJINAMI. APERT: zit. nach STERLING. ARMSTRONG, H.: Diskussion zum Vortrage von DRINKWATER in der Liverpool Med. Inst. 1908. Lancet 1908. I, S. 1212. BAUER, B.: Eine bisher nicht beobachtete kongenitale, hereditäre Anomalie des Fingerskeletts. Dtsch. Zeitschr. f. Chir. Bd. 86, S. 252. 1907. BAUER, K. H.: Allgemeine Konstitutionslehre. In „Die Chirurgie", hrsg. von KIRSCHNER und NORDMANN. 1. Liefg. Bd. 1, S. 297. Urban u. Schwarzenberg. 1925. BAUER, J. und B. ASCHNER: Zur Kenntnis der Konstitutionsdefekte des peripheren Bewegungsapparates. Beiträge zur klinischen Konstitutionspathologie, XII. Zeitschr. f. Konstitutionslehre Bd. 10, S. 592. 1925. BAUMANN: Demonstration im ärztlichen Verein Essen-Ruhr, Sitzung vom 17. I. 1911. (Berlin. klin. Wochenschr. 1911. S. 457.) BEETZ, P.: Beitrag zur Lehre von den angeborenen Beweglichkeitsdefekten im Bereiche der Augen-, Gesichts- und Schultermuskulatur („Infantiler Kernschwund" Möbius). Journ. f. Psychol. u. Neurol. Bd. 20, S. 137. 1913. BENARIO, J.: Über einen Fall von angeborenem Mangel des Musculus pectoralis major und minor mit Flughautbildung und Schwimmhautbildung. Berlin. klin. Wochenschr. 1890. S. 225. v. BERGMANN: Zwei Exostosen am Femur. Petersb. med. Wochenschr. 1876. BERNAYS, A.: Die Entwicklungsgeschichte des Kniegelenkes des Menschen, mit Bemerkungen über die Gelenke im allgemeinen. Morpholog. Jahrb. Bd. 4. 1878. BESSEL-HAGEN, F.: Über Knochen- und Gelenkanomalien, insbesondere bei partiellem Riesenwuchs und bei multiplen kartilaginären Exostosen. Arch. f. klin. Chir. Bd. 41, S. 420, 505, 749 u. 969. 1891. Bing, R.: Über angeborene Muskeldefekte. Virchows Arch. f. pathol. Anat. u. Physiol. Bd. 170, S. 175. 1902. Blencke, H.: Beitrag zur Patella bipartita. Zeitschr. f. orthop. Chir. Bd. 42, S. 291. 1922. Boinet, E: Arch. gén. de méd. Paris 1904, zit. nach Stocks und Barrington. Bojesen, A.: Über einen Fall von halbseitiger multipler Chondromatose (Olliersche Wachstumsstörung). Fortschr. a. d. Geb. d. Röntgenstr. Bd. 24, S. 113. 1916/17. Breitenbecher, J. K.: Hereditary shortness of thumbs. The journ. of hered. Bd. 14, S. 15. 1923. Bruegger: Über angeborene Ankylose der Fingergelenke. Münch. med. Wochenschr. 1923. S. 874. Budde, M.: Über vorzeitige Wachstumsfugenverknöcherung und ihre Beziehung zur Chondrodystrophia foetalis. Frankfurt. Zeitschr. f. Pathol. Bd. 28, S. 461. 1922. —: Zur Frage der abortiven Form der Chondrodystrophia foetalis. Dtsch. Zeitschr. f. Chir. Bd. 177, S. 378. 1923. Cameron, H. C. and W. H. Trethowan: Proc. of the roy. soc. of med. London Bd. 11. 1918. Chevallier, P.: La brachymélie métapodiale congénitale et quelques autres malformations digitales. Nouv. iconogr. de la salp. Bd. 23, S. 231, 429, 571 u. 685. 1910. Chiari, H.: Zur Lehre von den multiplen Exostosen. Prag. med. Wochenschr. 1892. S. 403. —: Über familiäre Chondrodystrophia foetalis. Münch. med. Wochenschr. 1913. S. 248. Christofer: Americ. ped. soc. 1902, zit. nach Chiari. Colson: 1883, zit. nach Mohr und Wriedt. Concetti, L.: Amioplasia primitiva congenita famigliare. Riv. osped. Bd. 3, S. 641. 1913. Cotte, G.: Pouce bot varus congénital. Rev. d'orthop. Bd. 10, S. 411. 1923. (Zentralbl. f. d. ges. Chir. u. ihre Grenzgeb. Bd. 25, S. 139.) Couton: zit. nach Sterling. Curtillet, J.: Quatre cas d'exostoses ostéogéniques multiples héréditaires et familiales. Du rôle probable des toxi-infections dans la production des exostoses ostéogéniques. Rev. d'orthop. Bd. 23 (3), S. 193. 1912. Cushing, zit. nach Rochlin. Dérode: De la brachydactylie. Thèse de Lille. 1888. Donath, J., und A. Vogl: Über den chondrodystrophischen Zwergwuchs. Das Verhalten der Wirbelsäule beim chondrodystrophischen Zwerg. Wien. Arch. f. inn. Med. Bd. 10, S. 1. 1925. Drey, J.: Hereditäre Brachydaktylie, kombiniert mit Ankylose einzelner Fingergelenke. Zeitschr. f. Kinderheilk. Bd. 4, S. 553. 1912. Drinkwater, H.: An account of a brachydactylous family. Proc. of the roy. soc. of Edinburgh Bd. 28, S. 35. 1907/08. —: Vortrag, Liverpool Med. Inst. Lancet 1908. I, S. 1212. —: Account of a family showing minor-brachydaktyly. Journ. of genetics Bd. 2, S. 21. 1912. —: zit. nach Rochlin. Dubois: 1826. Duken, J.: Über die Beziehungen zwischen Assimilationshypophalangie und Aplasie der Interphalangealgelenke. Virchows Arch. f. pathol. Anat. u. Physiol. Bd. 233, S. 204. 1921. Dunkan: zit. nach Rochlin. Ebbinghaus, H.: Ein Beitrag zur Kenntnis der traumatischen Fußleiden. Die Verletzung des Tuberculum majus calcanei. Zentralbl. f. Chir. 1906. S. 436. Ehrenfried, A.: Hereditary deforming chondrodysplasia — multiple cartilaginous exostoses. Journ. of the Americ. med. assoc. Bd. 68, S. 502. 1917. Elkin, C.: Hereditary ankylosis of the proximal phalangeal joints. Journ. of the Americ. med. assoc. Bd. 84, S. 509. 1925. Esau: Die Brachyphalangie — eine erbliche Mißbildung. Arch. f. klin. Chir. Bd. 130, S. 786. 1924. Farabee: Inheritance of digital malformations in man. Papers of Peabody Mus. of Americ. Archaeol. and Ethnol. Harvard Univers. Bd. 3, S. 69. 1905. Farge: Polydactylie, ectrodactylie concommitante. Gaz. hebdom. de méd. et chir. de Paris 1866. S. 61. Fischel: Über Anomalien des Knochensystems, insbesondere des Extremitätenskeletts. Anat. Hefte Bd. 40. 1909. Fischer, H.: Über hereditäre, multiple Exostosenbildung. Dtsch. Zeitschr. f. Chir. Bd. 61, S. 357. 1880. Fontana, V., ed E. Vacchelli: Sopra quattro casi di deformità congenita della mano di cui tre famigliari. Arch. di ortop. Bd. 19, S. 119. 1902. Franchini, G. et M. Zanasi: L'achondroplasie est-elle héréditaire? Quatre cas d'achondroplasie chez des adultes. Étude clinique et radiographique. Nouv. iconogr. de la salp. Bd. 23, S. 244. 1910. Frangenheim, P.: Die angeborenen Systemerkrankungen des Skeletts. Ergebn. d. Chir. u. Orthop. Bd. 4, S. 90. 1912. Fraenkel, B.: Über einen Fall von erblicher Deformität. Berlin. klin. Wochenschr. 1871. S. 418. Freese, C. de: Über angeborene Digiti vari et valgi. Zeitschr. f. ärztl. Fortbild. Bd. 18, S. 312. 1921. Friedlaender, E.: Beiträge zur Kasuistik der Brachydaktylie. Fortschr. a. d. Geb. d. Röntgenstr. Bd. 24, S. 230. 1916/17. Friedrich: 29. Kongreß der deutschen Gesellschaft für

Chirurgie, 1900. (Zentralbl. f. Chir. Bd. 27, Beil. S. 132. 1900.) FUERST: Ein Fall von verkürzten und zweigliedrigen Fingern, begleitet von Brustmuskeldefekten und anderen Mißbildungen. Zeitschr. f. Morphol. u. Anthropol. Bd. 2. 1900. FUERSTNER, J.: Kongenitale Muskeldefekte bei Geschwistern. Arch. f. Psychiatrie u. Nervenkrankh. Bd. 27, S. 607. 1895. FUJINAMI, K.: Über die Ossifikation der Handwurzelknochen. Fortschr. a. d. Geb. d. Röntgenstr. Bd. 17, S. 311. 1911. GANTZ, zit. nach BING. GAVANI, G.: Deformità del pollice. Eziologia e patogenesi. Bull. d. science med. di Bologna Jg. 76 (8), Bd. 5, S. 66. 1905. GEELVINK, P.: Über Hyperphalangie. Arch. f. Psychiatrie u. Nervenkrankh. Bd. 52, S. 1015. 1913. GOERLICH, M.: Angeborene Ankylose der Fingergelenke mit Brachydaktylie. Bruns' Beitr. z. klin. Chir. Bd. 59, S. 441. 1908. GOTTSTEIN, zit. nach STOCKS und BARRINGTON. GRAEFENBERG: Die Entwicklung der Knochen, Muskeln und Nerven der Hand und der für die Bewegungen der Hand bestimmten Muskeln des Unterarms. Anat. Hefte Bd. 30. 1905/06. GREIF, zit. nach STECHE. GRUBER, W.: Beobachtung des Defektes der Mittelphalangen an allen Fingern und Zehen am Lebenden beobachtet. Anat. Miszellen, IV. Österr. Zeitschr. f. prakt. Heilk. 1865. S. 981. GUBLER, Vice de conformation des mains. Gaz. méd. de Paris 1850. S. 648. HABERER, H.: Ein Fall von Polydaktylie des Fußes. Wien. klin. Wochenschr. 1903. S. 587. HASSELWANDER: Untersuchungen über die Ossifikation des menschlichen Fußskeletts. Zeitschr. f. Morphol. u. Anthropol. Bd. 5. 1903. —: Über drei Fälle von Brachy- und Hypophalangie an Hand und Fuß. Ebenda Bd. 6. 1903. HEFNER, R. A.: Inherited abnormalities of the fingers, I. Symphalangism. The journ. of hered. Bd. 15, S. 323. 1924. HELLMER, H.: Patella partita. Acta radiol. Bd. 4, S. 137. 1925. HERRGOTT: Du nanisme au point de vue obstétricale. Ann. de gynécol. et d'obstétr. Bd. 12, S. 1. 1906. HILGENREINER, H.: Über die Hyperphalangie des Daumens. Bruns' Beitr. z. klin. Chir. Bd. 54, S. 585. 1907. HILGENREINER, H.: Zwei Fälle von angeborener Fingergelenksankylose, zugleich ein Beitrag zur Kenntnis der seltenen Spaltbildungen der Hand. Zeitschr. f. orthop. Chir. Bd. 24, S. 23. 1909. HILGENREINER, H.: Neues zur Hyperphalangie des Daumens. Bruns' Beitr. z. klin. Chir. Bd. 67, S. 196. 1910. HOCHHEIM, K.: Ein Fall von Brachydaktylie an allen Extremitäten. Fortschr. a. d. Geb. d. Röntgenstr. Bd. 7, S. 273. 1903/04. HOFFA: zit. nach STOCKS und BARRINGTON. — und RAUHENBUSCH: Atlas der orthopädischen Chirurgie in Röntgenbildern. Stuttgart 1906. HOFFMANN, H.: Über hereditären Kolbendaumen. Klin. Wochenschr. 1924. S. 324. HOFMANN: Ein Fall von angeborenem Brustmuskeldefekt mit Atrophie des Armes und Schwimmhautbildung. Virchows Arch. f. pathol. Anat. u. Physiol. Bd. 146, S. 163. 1896. HOLLAENDER, E.: Familiäre Fingermißbildung (Brachydaktylie und Hyperphalangie). Berlin. klin. Wochenschr. 1918. S. 472. JAKOBOWICZ, M.: Demonstration. Ges. f. inn. Med. u. Kinderheilk. in Wien, 25. V. 1927. (Wien. med. Wochenschr. 1927. S. 945.) —: Über eine Exostotikerfamilie. Zeitschr. f. Konstit.-Lehre Bd. 13, S. 699. 1928. JAROSCHY, W.: Zur Kenntnis des klinischen Bildes der Chondrodystrophie. Bruns' Beitr. z. klin. Chir. Bd. 83, S. 379. 1913. JENNY, E.: Ein Beitrag zur Kenntnis der Osteodysplasia exostotica. Jahrb. f. Kinderheilk. Bd. 87, S. 319. 1918. JOACHIMSTHAL, G.: Über angeborene seitliche Deviationen der Fingerphalangen. Zeitschr. f. orthop. Chir. Bd. 2, S. 265. 1893. —: Über Brachydaktylie und Hyperphalangie. Virchows Arch. f. pathol. Anat. u. Physiol. Bd. 151, S. 429. 1898. —: Verdopplung des linken Zeigefingers und Dreigliederung des rechten Daumens. Berlin. klin. Wochenschr. 1900. S. 835. —: Weitere Mitteilungen über Hyperphalangie. Zeitschr. f. orthop. Chir. Bd. 17, S. 462. 1906. INMAN, O. L.: Four generations of symphalangism. Journ. of heredity Bd. 15, S. 329. 1924. KARSCH, M.: Beitrag zur Lehre von der seitlichen Deviation der Fingerphalangen. Zeitschr. f. orthop. Chir. Bd. 10, S. 546. 1902. KIENBOECK, R.: Zur radiographischen Anatomie und Klinik der chondralen Dysplasie der Knochen mit multiplen kartilaginären Exostosen. Wien. med. Wochenschr. 1903. S. 2201, 2274, 2316, 2369, 2411 u. 2455. KNOTE, H.:. Über Brachyphalangie. Bemerkungen zur Arbeit von HOFFMANN, „Über hereditären Kolbendaumen". Fortschr. a. d. Geb. d. Röntgenstr. Bd. 32, S. 436. 1924. MACLEAN: Bristol med.-chir. journ. Bd. 8, S. 217. 1890, zit. nach STOCKS und BARRINGTON. LEBOUCQ: Bull. de l'acad. roy. méd. de Belgique, 30. V. 1896, S. 544, zit. nach JOACHIMSTHAL. LEHMANN-NITSCHE, R.: Ein Fall von Brachyphalangie der rechten Hand mit teilweiser Syndaktylie von Zeige- und Mittelfinger; beobachtet an einer Ona-Indianerin in Feuerland. Dtsch. med. Wochenschr. 1904. S. 886. Levi, E.: Sur un nouveau cas d'achondroplasie chez l'adulte. Nouv. iconogr. de la salp. Bd. 22, S. 133. 1909. Lindström, L. J.: Über die sog. Olliersche Wachstumsstörung. Acta chir. scandinav. Bd. 58, S. 190. 1924. Loeweneck: Ein Beitrag zum kongenitalen Ulnadefekt. Zentralbl. f. Chir. 1927, 3254. Lustig, W.: Zur Morphologie des menschlichen Daumens. Arch. f. Anat. (u. Physiol.) 1917. S. 49. Machol, A.: Beiträge zur Kenntnis der Brachydaktylie. Mitt. a. d. Grenzgeb. d. Med. u. Chir. Suppl.-Bd. 3, S. 712. 1907. Marle: Drei Fälle von multiplen Exostosen. Dissert. Berlin. 1868. Martyn: Transact. of the pathol. soc. of London Bd. 22. 1871. Mathew, Ph. W.: A case of hereditary brachydactyly. Brit. med. journ. Bd. 2, S. 969. 1908. Melchior, E.: Über die Kombination von symmetrischer Madelungscher Handgelenkdeformität mit doppelseitiger metacarpaler Brachydaktylie. Zeitschr. f. orthop. Chir. Bd. 30, S. 532. 1912. Mercier: zit. nach Pol. Meyer, J. E.: Dissert. Würzburg. 1900 Mohr, O. L., and Chr. Wriedt: A new type of hereditary brachyphalangy in man. Carnegie-Inst. of Washington. 1919. Moro: Demonstration. Naturhistorisch-med. Verein zu Heidelberg, 15. II. 1927 (Münch. med. Wochenschr. 1927. S. 519). Mosenthal, A.: Einige Fälle von Brachydaktylie. Verhandl. d. dtsch. Ges. f. orthop. Chir. Bd. 10, S. 36. 1911. Moutard-Martin et Pissavy: Malformations congénitales multiples et héréditaires des doigts et des orteils. Bull. de la soc. d'anthropol. de Paris 1895. S. 540. Mueller, E.: Über hereditäre multiple kartilaginäre Exostosen und Ekchondrosen. Beitr. z. pathol. Anat. u. z. allg. Pathol. Bd. 57, S. 232. 1914. Mueller, W.: Die quergespaltene Patella — eine Umbauzone. Münch. med. Wochenschr. 1924. S. 854. —: Über typische akzessorische Knochenbildungen an der Patella. Bruns' Beitr. z. klin. Chir. Bd. 120, S. 599. 1920. Nasses: zit. nach Bojesen. Nathanson, J.: Ein Fall von halbseitigem, chondrodystrophischem Zwergwuchs. Zeitschr. f. Röntgenkunde Bd. 14, S. 315. 1912. Odermatt, W.: Zwei- und Mehrteilung der Patella. Schweiz. med. Wochenschr. 1921. S. 1263. Ollier: Soc. de chir. de Lyon, 30. XI. 1899. Ottendorff: Zur Frage des dreigliedrigen Daumens. Zeitschr. f. orthop. Chir. Bd. 17, S. 507. 1906. Pels-Leusden, F.: Klinische, pathologisch-anatomische und radiologische Studie über Exostosis cartilaginea multiplex. Dtsch. Zeitschr. f. Chir. Bd. 86, S. 434. 1907. Peltesohn, S.: Über Vorkommen und Bedeutung des Os tibiale externum bei Fußschmerzen in den Wachstumsjahren. Klin. Wochenschr. 1922. S. 783. Perrin: zit. nach Stocks und Barrington. Pfitzner, W.: Die kleine Zehe. Arch. f. Anat. (u. Physiol.) 1890. S. 12. —: Über Brachyphalangie und Verwandtes. Verhandl. d. anat. Ges. Kiel Bd. 12, S. 21. 1898. —: Beiträge zur Kenntnis des menschlichen Extremitätenskelettes. I. Die Sesambeine des menschlichen Körpers. Morphol. Arbeiten Bd. 1, H. 4. Pol: „Brachydaktylie", „Klinodaktylie", Hyperphalangie und ihre Grundlagen: Form und Entstehung der meist unter dem Bilde der Brachydaktylie auftretenden Varietäten, Anomalien und Mißbildungen der Hand und des Fußes. Virchows Arch. f. pathol. Anat. u. Physiol. Bd. 229, S. 388. 1921. Poncet, A. et R. Leriche: Rev. de chir. 1903. II, S. 657. Le Pontois: zit. nach Stocks und Barrington. Portal and M. J. Weber: zit. nach Blencke. Ravenna, F.: Achondroplasie et chondrohypoplasie. Contribution clinique. Nouv. iconogr. de la salp. Bd. 26, S. 157. 1913. Renvall, G.: Zur Kenntnis der kongenitalen im gleichen Geschlecht auftretenden Extremitätenmißbildungen. III. Kasuistischer Beitrag zur Frage der Brachydaktylie. Finska läkaresällskapets handl. Bd. 62, S. 507. 1920 (finnisch) (Zentralbl. f. d. ges. Chir. u. ihre Grenzgeb. Bd. 11, S. 383). Reulos: Exostoses congénitales symmétriques. Progr. méd. 1885. Révész, V.: Beitrag zur Kenntnis der Entwicklungsanomalien der Hand. Fortschr. a. d. Geb. d. Röntgenstr. Bd. 24, S. 143. 1916/17. Rieder, H.: Über gleichzeitiges Vorkommen von Brachy- und Hyperphalangie der Hand (mit progressiver Ausdehnung dieser partiellen Degeneration in der Deszendenz). Dtsch. Arch. f. klin. Med. Bd. 66, S. 330. 1899. Rischbieth and Barrington: Dwarfism. Treas. of human inherit. 1912. Ritter, G.: Ein Fall von angeborener Lücke des Brustkorbes. Österr. Jahrb. f. Pädiatrik Bd. 7, S. 101. 1876. Rocher: zit. nach Stocks und Barrington. Rochlin, D. G.: Über die hereditäre, symmetrische Gelenkshypoplasie. Ztschr.

f. Konstitl. Bd. 13, S. 654. 1928. ROMBERG: De rachitide congenita. Dissertatio inauguralis. Berolini. 1817. RUEDINGER: Beitrag zur Anatomie des Gehörorgans, der venösen Blutbahnen der Schädelhöhle sowie der überzähligen Finger. München. 1876. SALZER, H.: Zwei Fälle von dreigliedrigem Daumen. Anat. Anz. Bd. 14, S. 124. 1898. SARRAZIN, R.: Der Calcaneussporn. Ergebn. d. Chir. u. Orthop. Bd. 7, S. 729. 1913. SAUPE: Beitrag zur Patella bipartita. Fortschr. a. d. Geb. d. Röntgenstr. Bd. 28, S. 37. 1921/22. SCHAEFER: zit. nach STOCKS und BARRINGTON. SCHARFF, A.: Zwei Fälle von symmetrischen Mißbildungen der Finger. Zeitschr. f. orthop. Chir. Bd. 30, S. 538. 1912. SCHEMENSKY, W.: Zur Röntgendiagnostik der „Chondrodystrophia foetalis". Zeitschr. f. Röntgenkunde Bd. 14, S. 385. 1912. SCHOEDEL, J.: Einseitige Bildungsfehler der Brustwandung und der entsprechenden oberen Gliedmaßen. Jahrb. f. Kinderheilk. Bd. 56, S. 11. 1902. SIEGERT, F.: Der Mongolismus. Ergebn. d. inn. Med. u. Kinderheilk. Bd. 6, S. 565. 1910. —: Der chondrodystrophische Zwergwuchs (Mikromelie). Ebenda Bd. 8, S. 64. 1912. SIEMENS, H. W.: Die spezielle Vererbungspathologie der Haut. Virchows Arch. f. pathol. Anat. u. Physiol. Bd. 238, S. 200. 1922. SKLODOWSKI, J.: Über einen Fall von angeborenem rechtsseitigen Mangel der Musculi pectoralis major und minor mit gleichzeitigen Mißbildungen der rechten Hand. Virchows Arch. f. pathol. Anat. u. Physiol. Bd. 121, S. 600. 1890. STECHE, O.: Beiträge zur Kenntnis der kongenitalen Muskeldefekte. Dtsch. Zeitschr. f. Nervenheilk. Bd. 28, S. 217. 1905. STECHER, L.: Über Aplasie einzelner Interphalangealgelenke. Arch. f. klin. Chir. Bd. 134, S. 818. 1925. STERLING, W.: Die trophischen, vegetativen Erkrankungen, Mißbildungen und Entwicklungshemmungen des Knochensystems. Zeitschr. f. d. ges. Neurol. u. Psychiatrie, Ref. u. Ergebn. Bd. 9, S. 1 u. 121. 1914. STERNBERG, J.: Zur Kenntnis der Brachydaktylie. Wien. klin. Wochenschr. 1902. S. 1060. STEUDEL: zit. nach BOJESEN. STIEVE, H.: Über Hyperphalangie des Daumens. Anat. Anz. Bd. 48, S. 565. 1916. STINZING, R.: Der angeborene und erworbene Defekt der Brustmuskeln, zugleich ein klinischer Beitrag zur progressiven Muskelatrophie. Dtsch. Arch. f. klin. Med. Bd. 45, S. 205. 1889. STOCKS, P. and A. BARRINGTON: Diaphysical aclasis (multiple exostoses) multiple enchondromata, cleido-cranial dysostosis. Treas. of hum inherit. Bd. 3. 1925. STRUTHERS: The variation in the number of fingers and toes and in the number of phalanges in man. Edinburgh new phil. journ. 1863. S. 100. THOMSEN, O.: Hereditary growth anomaly of the thumb. Hereditas Bd. 10, S. 261. 1927/28. TRÖMNER: Demonstration. Ärztl. Verein in Hamburg, 6. VII. 1915 (Dtsch. med. Wochenschr. 1915. S. 1355). UFFELMANN: Der Mittelhandknochen des Daumens, seine Entwicklungsgeschichte und Bedeutung. Göttingen. 1863. VALENTI, G.: Pollici ed alluci con tre falangi. Regia accademia delle science dell' istituto di Bologna, sess. del 17. XII. 1899. VIDAL, M. E.: Brachydactylie symmétrique et autres anomalies osseuses, héréditaires depuis plusieurs générations. Bull. de l'acad. de méd. Bd. 63, S. 632. 1910. WAGNER, G. A.: Über familiäre Chondrodystrophie. Arch. f. Gynäkol. Bd. 100, S. 70. 1913. WAGNER, H.: Ein Beitrag zur Kenntnis der Brachydaktylie. Fortschr. a. d. Geb. d. Röntgenstrahlen Bd. 7, S. 94. 1903/04. WEBB, T. L.: Case of hereditary brachydactyly. Journ. of anat. a. physiol. Bd. 35, S. 487. 1901. WEBER, O.: Zur Geschichte des Enchondroms, namentlich in bezug auf dessen hereditäres Vorkommen und sekundäre Verbreitung in inneren Organen durch Embolie. Virchows Arch. f. pathol. Anat. u. Physiol. Bd. 35, S. 501. 1866. WEGELIN, C.: Über eine erbliche Mißbildung des kleinen Fingers. Berlin. klin. Wochenschr. 1917. S. 283. WEIL, A.: zit. nach NATHANSON. WEISS, K.: Über den Halbseitentypus des multiplen Chondroms. Fortschr. a. d. Geb. d. Röntgenstr. Bd. 31, S. 615. 1923/24. WHITE, J. R.: Two rare bone diseases: Hereditary deforming chondrodysplasia and chondrodystrophia foetalis. Brit. journ. of surg. Bd. 12, S. 76. 1924 (Zentralbl. f. d. ges. Chir. u. ihre Grenzgeb. Bd. 29, S. 139). WHYTE: zit. nach BING. WINDLE: Journ. of anat. a. physiol. Bd. 26, S. 100. 1892. WITTEK, A.: Die OLLIERsche Wachstumsstörung. Bibliotheca medica, Erg.-H. 7. Stuttgart. 1906. ZIEGLER, P.: Kasuistische Mitteilungen aus der Münchner chirurgischen Klinik, IV. Zwei Fälle von multiplen Exostosen. Münch. med. Wochenschr. 1892. S. 552. ZIEGNER, H.: Kasuistischer Beitrag zu den symmetrischen Mißbildungen der Extremitäten. Ebenda 1903. S. 1386.

## Drittes Kapitel.

ABADIE, J.: De la luxation du poignet chez l'adolescent. Rev. d'orthop. 1903. S. 481. ARDOUIN, P.: Un cas de luxation congénitale incomplète du poignet. Ebenda (2) Bd. 3, S. 351. 1902. BACHMANN: zit. nach BUETTNER. BRAND, B.: Zur Kasuistik der Coxa valga. Dtsch. Zeitschr. f. Chir. Bd. 128, S. 144. 1914. BRANDES, M.: Zur MADELUNGschen Deformität des Handgelenkes. Zeitschr. f. orthop. Chir. Bd. 28, S. 392. 1911. —: Beobachtungen zur Osteochondritis deformans juvenilis. Dtsch. Zeitschr. f. Chir. Bd. 131, S. 232. 1914. —: Über Spätdeformationen bei reponierter kongenitaler Hüftgelenksluxation und ihr Verhältnis zum Krankheitsbild der Osteochondritis deformans juvenilis. Zeitschr. f. orthop. Chir. Bd. 35, S. 274. 1916. —: Über Fälle von einseitiger Luxatio coxae congenita mit Osteochondritis deformans juvenilis des nichtluxierten Hüftgelenks; zugleich ein Beitrag zur Ätiologie der Osteochondritis deformans juvenilis (CALVÉ-PERTHES). Arch. f. orthop. u. Unfallchir. Bd. 17, S. 527. 1920. —: Zur MADELUNGschen Deformität des Handgelenks. Ein Nachtrag. Zeitschr. f. orthop. Chir. Bd. 42, S. 20. 1922. BRILL, W.: Beitrag zur Ätiologie der PERTHESschen Erkrankung des Hüftgelenks und der KÖHLERschen Metatarsuserkrankung. Arch. f. orthop. u. Unfallchir. Bd. 24, S. 64. 1927. BUETTNER, G.: Zur Ätiologie und Pathogenese der PERTHESschen Krankheit (zugleich ein Fall von Patella tripartita). Arch. f. klin. Chir. Bd. 136, S. 703. 1925. CALVÉ, J.: Sur une forme particulière de pseudocoxalgie greffée sur des déformations caractéristiques de l'extrémité supérieure du fémur. Rev. de chir. Jg. 42, S. 30. 1910. —: Coxa plana. Presse méd. 1921. S. 383. DEKEYSER: Subluxation spontanée du poignet (subluxation de MADELUNG). Journ. méd. de Bruxelles 1901. S. 593. EDEN, R.: Über Osteoarthritis deformans coxae juvenilis. Dtsch. Zeitschr. f. Chir. Bd. 117, S. 148. 1912. ESTOR: La subluxation congénitale du poignet. Rev. de chir. 1907. II, S. 145 u. 317. EWALD, P.: Zur Ätiologie der MADELUNGschen Deformität. Arch. f. klin. Chir. Bd. 84, S. 1099. 1907. —: Die MADELUNGsche Deformität als Symptom und Krankheit sui generis. Zeitschr. f. orthop. Chir. Bd. 23, S. 470. 1909. FELS, E.: Über die Entwicklung der Tuberositas tibiae und die Genese der SCHLATTERschen Krankheit. Arch. f. klin. Chir. Bd. 129, S. 552. 1924. FLEISCHNER, F.: Multiple Epiphysenstörungen an den Händen. Eine bisher unbekannte Lokalisation der Osteochondropathia juvenilis. Fortschr. a. d. Geb. d. Röntgenstr. Bd. 31, S. 206. 1923/24. —: Gehört die Patella bipartita zum Kreis der Osteopathia juvenilis? Ebenda Bd. 31, S. 209. 1923/24. FRANGENHEIM, P.: Zur Pathologie der Osteoarthritis deformans juvenilis des Hüftgelenks, über Coxa vara und traumatische Epiphysenlösung am oberen Femurende. Bruns' Beitr. z. klin. Chir. Bd. 65, S. 19. 1909. FRIEDRICH, H.: Über ein noch nicht beschriebenes, der PERTHESschen Erkrankung analoges Krankheitsbild des sternalen Clavicelendes. Dtsch. Zeitschr. f. Chir. Bd. 187, S. 385. 1924. GANGOLPHE: Société de chir. de Lyon, 1899, 2. février, und Lyon méd. 1899. S. 451. HOLST, L. und G. CHANDRIKOFF: Die KOEHLERsche Erkrankung des Metatarsalköpfchens. Fortschr. a. d. Geb. d. Röntgenstr. Bd. 35, S. 204. 1926/27. JAGOT: Sur un vice héréditaire de conformation des deux poignets. Arch. méd. d'Angers 1897. S. 159. JAKOBSTHAL, H.: Über Fersenschmerzen. Arch. f. klin. Chir. Bd. 88, S. 146. 1909. JOHANNSEN, zit. nach SINDING-LARSEN. KAISER: Demonstration. Gesellschaft für innere Medizin und Kinderheilkunde in Wien, Sitzung vom 3. III. 1927 (Wien. med. Wochenschr. 1927. S. 557). KAPPIS, M.: Die Ursache der KOEHLERschen Krankheit an den Köpfchen der Mittelfußknochen. Bruns' Beitr. z. klin. Chir. Bd. 129, S. 61. 1923. KEHL: Beitrag zur PERTHESschen Krankheit. Verhandl. d. dtsch. Ges. f. Chir., 49. Tagung, 1925 (Arch. f. klin. Chir. Bd. 138, S. 65. 1925). KIRSTE: Zur Ätiologie der Osteochondritis deformans juvenilis. Zeitschr. f. orthop. Chir. Bd. 44, S. 532. 1924. KLOIBER, H.: Symmetrische Epiphysenerkrankung der Hände. Fortschr. a. d. Geb. d. Röntgenstr. Bd. 34, S. 500. 1926. KOEHLER, ALBAN: Grenzen des Normalen und Anfänge des Pathologischen im Röntgenbild. III. Aufl. 1920. —: Eine typische Erkrankung des zweiten Metatarsophalangealgelenks. Münch. med. Wochenschr. 1920. S. 1289. KUETTNER, H.: Demonstration. Ärzte-Verein zu Marburg, Sitzung vom 18. VII. 1906 (ebenda 1906. S. 1891). LEGG, A. T.: An obscure affection of the hip-joint. Boston med. a. surg. journ. 1910. S. 202.

—: Osteochondral trophopathy of the hip-joint. Surg., gynecol. a. obstetr. Bd. 22. S. 307. 1916. LENORMANT: L'ostéochondrite déformante de la hanche chez les jeunes sujets. Presse méd. 1913. II, S. 934. LEVY, R.: Beiträge zur Frage der Coxitis, Coxa vara und sog. Osteoarthritis deformans juvenilis (richtiger Coxa vara capitalis). Dtsch. Zeitschr. f. Chir. Bd. 109, S. 205. 1911. LIEK, E.: Über die Epiphysenerweichung im Wachstumsalter. Arch. f. klin. Chir. Bd. 119, S. 329. 1922. MADELUNG: Die spontane Subluxation der Hand nach vorne. Ebenda Bd. 23. S. 1879. MAGNUS, G.: Über MADELUNGsche Deformität. Med. Klinik 1912. S. 2069. MALFUSON: Deformation du poignet d'origine probablement rachitique. Thèse de Paris 1894. MANDL, F.: Die „SCHLATTERsche Krankheit" als „Systemerkrankung". Bruns' Beitr. z. klin. Chir. Bd. 126, S. 707. 1922. MAUCLAIRE: Nouveau traité de chirurgie de LE DENTU et DELBET: Chir. gén. et spec. chir. orthop. des membres 1913. Nr. 33, S. 482. MELCHIOR, E.: Die MADELUNGsche Deformität des Handgelenkes. Ergebn. d. Chir. u. Orthop. Bd. 6, S. 649. 1913. MUELLER, W.: Beobachtungen zur Frage des Verlaufes, der Endausgänge und des familiären Auftretens der Osteochondritis deformans coxae juvenilis. Arch. f. orthop. u. Unfallchir. Bd. 20, S. 327. 1922. NIEBER, O.: Über Osteochondritis deformans coxae juvenilis. Zeitschr. f. orthop. Chir. Bd. 35, S. 301. 1916. NIEDEN, H.: KOEHLERsche Krankheit am Os naviculare. Demonstration. Med. Ges. Jena, Sitzung vom 2. II. 1927 (Klin. Wochenschr. 1927. Nr. 18, S. 876). —: Zur Ätiologie der KÖHLERschen Erkrankung am Kahnbein des Fußes. Dtsch. Zeitschr. f. Chir., Festschr. f. LEXER, Bd. 203/204, S. 488. 1927. PEDRAZZI, C.: Deformità di MADELUNG famigliare. Radiol. med. Bd. 14, Heft 2, S. 125. 1927. PELS-LEUSDEN: Über die MADELUNGsche Deformität der Hand. Dtsch. med. Wochenschr. 1907. S. 372. PERTHES, G.: Über Osteochondritis deformans juvenilis. Arch. f. klin. Chir. Bd. 101, S. 779. 1913. —: Osteochondritis deformans oder LEGGS disease? Zentralbl. f. Chir. 1920. S. 123. —: Beitrag zur Ätiologie der Osteochondritis deformans, nebst Bemerkungen zu den Artikeln von SUNDT und von WALDENSTROEM. Ebenda 1920. S. 542. ROGET, E.: Etude sur le Radius curvus. Thèse de Lyon 1899. ROTH, O.: Demonstration. Gesellschaft der Ärzte des Kantons Zürich, Sitzung vom 9. X. 1917 (Korrespondenzbl. f. Schweiz. Ärzte Bd. 48, S. 951. 1918). SAUER, F.: Die MADELUNGsche Deformität des Handgelenkes. Bruns' Beitr. z. klin. Chir. Bd. 48, S. 179. 1906. SAUPE, F.: Beitrag zur Patella bipartita. Fortschr. a. d. Geb. d. Röntgenstr. Bd. 28, S. 37. 1921/22. SCHINZ, H. R.: Vererbung und Knochenbau. Schweiz. med. Wochenschr. 1924. S. 1151 u. 1176. SCHLATTER, C.: Unvollständige Abrißfrakturen der Tuberositas tibiae oder Wachstumsanomalien? Bruns' Beitr. z. klin. Chir. Bd. 59, S. 518. 1908. SCHWARZ, E.: Eine typische Erkrankung der oberen Femurepiphyse. Ebenda Bd. 93, S. 1. 1914. SCHULTZE, E. O. P.: Das ALB. KOEHLERsche Knochenbild des Os naviculare pedis bei Kindern — eine Fraktur. Arch. f. klin. Chir. Bd. 100, S. 431. 1913. —: Zur SCHLATTERschen Krankheit. Symptom einer Systemerkrankung. Ebenda Bd. 100, S. 453. 1913. SIEGRIST, H.: Über Manus valga oder sogenannte MADELUNGsche Deformität des Handgelenkes. Dtsch. Zeitschr. f. Chir. Bd. 91, S. 524. 1908. SINDING-LARSEN: A hitherto unknown affection of the patella in children. Acta scandinav. 1, 42, S. 171, zit. nach FLEISCHNER. SOEDERLUND, G.: Über die sogenannte Osteochondritis juvenilis deformans (PERTHES). Upsala läkareförenings forhandl. Neue Folge Bd. 19. 1914 (Original schwedisch). (Ref. Zentralbl. f. Chir. 1914. S. 1040). SONNTAG, E.: Beiträge zur KOEHLERschen Krankheit des Kahnbeins am Fuße bei Kindern. Dtsch. Zeitschr. f. Chir. Bd. 163, S. 145. 1921. SPITZY, H.: Hüftgelenksluxation und Osteochondritis. Zeitschr. f. orth. Chir. Bd. 45, 576. 1924. SPRINGER, C.: Zur Kenntnis der „MADELUNGschen Deformität" des Handgelenks. Zeitschr. f. orthop. Chir. Bd. 29, S. 216. 1911. —: Zur Entstehung der MADELUNGschen Handgelenksdeformität. Verhandl. d. dtsch. Ges. f. orthop. Chir. Bd. 10, S. 212. 1911. THIEMANN, H.: Juvenile Epiphysenstörungen. Fortschr. a. d. Geb. d. Röntgenstr. Bd. 14, S. 79. 1909/10. VALENTIN, B.: Über eine eigenartige, bisher unbekannte Form multipler Epiphysenstörungen. Ebenda Bd. 29, S. 120. 1922. VOLKMANN, PH.: Dissertation, Leipzig 1905. WAGNER, A.: Über Osteochondritis deformans coxae juvenilis und coxa vara adolescentium. Zugleich ein Beitrag zur Pathogenese dieser Erkrankungen. Arch. f. orthop. u. Unfall-Chir. Bd. 18, S. 380. 1920. WILD: Ein Fall von Osteochondritis deformans juvenilis im Ellbogengelenk.

21. Tagung der Vereinigung nordwestdeutscher Chirurgen in Hamburg-Barmbeck, 5. II. 1921 (Zentralbl. f. Chir. 1921. S. 798). De Witt-Stetten: Zur Frage der sogenannten „Madelungschen Deformität" des Handgelenks mit besonderer Rücksicht auf eine umgekehrte Form derselben. Zentralbl. f. Chir. 1908. S. 449. Zaaijer, J. H.: Die Osteochondropathia juvenilis parosteogenita. Dtsch. Zeitschr. f. Chir. Bd. 163, S. 229. 1921.

## Viertes Kapitel.

Albers-Schoenberg: Eine bisher noch nicht beschriebene Allgemeinerkrankung des Skeletts im Röntgenbild. Fortschr. a. d. Geb. d. Röntgenstr. Bd. 11, S. 261. 1907. Alexander, J. Browning: Fragilitas ossium associated with blue sclerotics in four generations. Brit. med. journ. 1922. S. 677. Alexander, W. G.: Report of a case of so-called „Marblebones" with a review of the literature and a translation of an article. Americ. journ. of roentgenol. a. radium therapy Bd. 10, S. 280. 1923. Atherton: Dominion med. monthly 1894. II, S. 1. Axhausen: Osteogenesis imperfecta oder frühe Osteomalacie als Grundlage der idiopathischen Osteopsathyrosis. Dtsch. Zeitschr. f. Chir. Bd. 92, S. 42. 1908. Axmann: Annalen f. d. ges. Heilk. IV, S. 58. 1831. Bauer, K. H.: Über Osteogenesis imperfecta. Zugleich ein Beitrag zur Frage einer allgemeinen Erkrankung sämtlicher Stützgewebe. Dtsch. Zeitschr. f. Chir. Bd. 154, S. 166. 1920. —: Über Identität und Wesen der sogenannten Osteopsathyrosis idiopathica und Osteogenesis imperfecta. Ebenda Bd. 160, S. 289. 1920. Blanchard: Nouvelles recherches sur les rarefactions des os dans l'ataxie locomotrice. Gaz. des hôp. civ. et milit. 1881. Blattes: zit. nach De Cortes. Blencke, A.: Über das gemeinsame Vorkommen von Knochenbrüchigkeit mit blauen Skleren und Schwerhörigkeit. Zeitschr. f. orthop. Chir. Bd. 45, S. 406. 1924. Bloch: Demonstration. Nürnberger medizinische Gesellschaft und Poliklinik. Sitzung vom 23. X. 1924 (Münch. med. Wochenschr. 1925. S. 77). Bronson: Edinburgh med. journ. 1917, April. Buchanan: Case of congenital maldevelopement of the cornea and sclerotic. Transact. of the ophth. soc. of the London 1913. —: Ebenda 1923. S. 352. Burrows, H.: Blue sclerotics and brittle bones. Brit. med. journ. 1911. II, S. 16. Clairmont, P. und H. R. Schinz: Klinische, röntgenologische und pathologisch-anatomische Beobachtungen zur Marmorknochenerkrankung. Arch. f. klin. Chir. Bd. 132, S. 347. 1924. Cockayne: Hereditäre blaue Sklera und Brüchigkeit der Knochen. The ophthalmoscope 1914. S. 271. De Cortes, A.: Klinischer und histologischer Beitrag zur Lobsteinschen Osteopsathyrosis. Zeitschr. f. orthop. Chir. Bd. 29, S. 402. 1911. Dighton, A.: Four generations of blue sclerotics. The ophthalmoscope 1912. S. 188. Durante, G.: Acad. de méd., Juni 1905. Eddowes, A.: Dark sclerotics and fragilitas ossium. Brit. med. journ. 1900. II, Bd. S. 222. Eiken, Th.: Über Osteogenesis imperfecta und ihre Beziehung zur genuinen Osteomalacie. Beitr. z. pathol. Anat. u. z. allg. Pathol. Bd. 65, S. 285. 1919. Ekmann: Descriptio et casus aliquot osteomalaciae sistens. Dissertation, Upsala 1788. Franke, E.: Über blaue Sklera und ihren Zusammenhang mit Knochenbrüchigkeit und Otosklerose. Klin. Monatsbl. f. Augenheilk. Bd. 73, S. 119. 1924. Freytag, G. Th.: Über blaue Sklera und Knochenbrüchigkeit. Mit einem Stammbaum. Ebenda Bd. 66, S. 507. 1921. Graham, D.: Brittle bones. Boston med. a. surg. journ. Bd. 110, S. 467. 1884. Greenish, R. W.: A case of hereditary tendency to fragilitas ossium. Brit. med. journ. 1880. I, S. 966. Griffith, J. P. Cr.: Idiopathical osteopsathyrosis (fragilitas ossium) in infancy and childhood. Americ. journ. of the med. sciences Bd. 113, S. 426. 1897. Harman, Bishop: The Ophthalmoscope 1910, S. 559. Hartmann, J.: Zur Frage der Osteopsathyrosis idiopathica. Dtsch. Zeitschr. f. Chir. Bd. 111, S. 383. 1911. Hass, J.: Zur Kenntnis der Osteopsathyrosis idiopathica. Med. Klinik 1919. S. 1112. Heister, zit. nach De Cortes. Hoeve, van der, J., und A. de Kleyn: Blaue Sklera, Knochenbrüchigkeit und Schwerhörigkeit. v. Graefes Arch. f. Ophth. Bd. 95, S. 81. 1918. Hofmann, W.: Über Blaufärbung der Sklera und abnorme Knochenbrüchigkeit. Arch. f. klin. Chir. Bd. 107, S. 279. 1916. Karshner: Americ. journ. of roentgenol. a. radium therapy 1926. S. 16. Kienboeck, R.: Über infantile Osteopsathyrose. Fortschr. a. d. Geb. d. Röntgenstr. Bd. 23, S. 122. 1915/16. Klose, E.: Zur Kenntnis der Osteopsathyrosis idiopathica. Monatsschr. f. Kinderheilk. Bd. 12, S. 347. 1914.

Kuettner, H.: Demonstration. 13. Tagung der Südostdeutschen Chirurgenvereinigung in Breslau, Juni 1926 (Bruns' Beitr. z. klin. Chir. Bd. 139, S. 217. 1927). Laurell und Wallgren: Untersuchungen über einen Fall einer eigenartigen Skeletterkrankung (Osteosclerosis fragilis generalisata). Upsala läkareförenings forhandl. Bd. 25, H. 5/6. 1921. Lauterburg, W.: Beitrag zur Kenntnis der Marmorknochenkrankheit. Schweiz. med. Wochenschr. 1926. S. 441. Lewy, J.: Osteopsathyrosis idiopathica. Dtsch. med. Wochenschr. 1912. S. 1875. Lipschütz, A.: Über idiopathische Osteopsathyrose. Berlin. klin. Wochenschr. 1908. S. 866. Lobstein, J. F.: Traité d'anatomie pathologique. Paris 1833. Looser, E.: Zur Kenntnis der Osteogenesis imperfecta congenita und tarda (sogenannte idiopathische Osteopsathyrosis). Mitt. a. d. Grenzgeb. d. Med. u. Chir. Bd. 15, S. 161. 1906. Lorey: Über eine sehr seltene Allgemeinerkrankung des Skeletts (Marmorskelett). Verhandl. d. dtsch. Röntgenges. Bd. 11, S. 56. 1921. — und Reye: Über Marmorknochen (Albers-Schoenbergsche Krankheit). Fortschr. a. d. Geb. d. Röntgenstr. Bd. 30, S. 35. 1922/23. Matsuoka, M.: Ein Beitrag zur Lehre von der idiopathischen Osteopsathyrosis. Dtsch. Zeitschr. f. Chir. Bd. 98, S. 407. 1909. Nadolny, Gertrud: Diffuse Osteosklerose im Kindesalter. Jahrb. f. Kinderheilk. Bd. 105, 3. Folge Bd. 55, S. 212. 1924. Mc Officer: Internat. med. journ. of Australia 1902. S. 486. Peters, A.: Blaufärbung des Augapfels durch Verdünnung der Sklera als angeborene und erbliche Anomalie. Klin. Monatsbl. f. Augenheilk. Bd. 46, S. 130. 1908. —: Blaue Sklera und Knochenbrüchigkeit. Ebenda Bd. 51, S. 594. 1913. Pritchard, O.: Hereditary predisposition to fractures. Lancet 1883. II, S. 394. Rebbeling: Über die idiopathische Osteopsathyrosis. Dissertation. Leipzig 1902. Reiche, F.: Osteosklerose und Anämie. Münch. med. Wochenschr. 1915. S. 1015. —: Aleukämische Myelose und Osteosklerose. Med. Klinik 1927. S. 951. Rolleston: zit. nach Burrows. Rosenbaum: Osteogenesis imperfecta familiaris. Demonstration. Medizinische Gesellschaft Leipzig, Sitzung vom 1. VI. 1926 (Klin. Wochenschr. 1926. S. 1494). Ruttin, E.: Ohrbefund bei Osteopsathyrosis. Demonstration. Österreich. otolog. Gesellschaft, Sitzung vom 27. I. 1919 (Monatsschr. f. Ohrenheilk. u. Laryngo-Rhinol. Bd. 53, S. 305. 1919). Schmidt, O.: Ein Beitrag zur Kenntnis der sogenannten Osteopsathyrosis idiopathica. Dissertation, Leipzig 1901. Schuchardt: Die Krankheiten der Knochen und Gelenke. Dtsch. Chir. Bd. 28. 1899. Schulze, F.: Das Wesen des Krankheitsbildes der „Marmorknochen" (Albers-Schoenberg). Arch. f. klin. Chir. Bd. 118, S. 411. 1921. Schwarz, F.: Beitrag zur idiopathischen Osteopsathyrose. Med. Klinik 1925. S. 1842. Sick: Über drei Fälle einer seltenen Skeletterkrankung (Marmorknochen nach Albers-Schoenberg). Festschr. z. Feier des 25jähr. Bestehens des Eppendorfer Krankenhauses. 1914. Singer, S.: Ein Beitrag zur Frage der Kombination abnormer Knochenbrüchigkeit und blauer Skleren. Zeitschrift f. klin. Med. Bd. 97, S. 43. 1923. Steinhaeuser, W.: Streitfragen zum Krankheitsbilde der abnormen idiopathischen Knochenbrüchigkeit (Osteopsathyrosis idiopathica). Bruns' Beitr. z. klin. Chir. Bd. 137, S. 770. 1926. Stenvers: zit. nach Wiechmann und Paal. Straat: Blaue Sklera, fragilitas ossium und Otosklerose. Nederlandsch tijdschr. v. geneesk., 1. Hälfte. 1917. S. 1873. —: Blue sclerotics. Lancet 1918. Tillaye: Ostéopsathyrosis héréditaire familiale. Rev. d'orthop. 1914 (ref. Zentralbl. f. Chir. 1914. S. 897). Uhthoff: Demonstration. Medizinische Sektion der schlesischen Gesellschaft für vaterländische Kultur zu Breslau, Sitzung vom 10. III. 1916 (Berlin. klin. Wochenschr. 1916. S. 488). Voorhoeve, N.: Nederlandsch tijdschr. v. geneesk. 1917 (Original holländisch), (ref. Dtsch. med. Wochenschr. 1917. S. 1147). Vrolik: Tabulae ad illustrandum embryogenesin hominis et mammalium. Amsterdam 1849. Wiechmann, E. und H. Paal: Zur Klinik der sogenannten blauen Skleren. Münch. med. Wochenschr. 1925. S. 213. Zurhelle, E.: Osteogenesis imperfecta bei Mutter und Kind (Beitrag zur Frage der Identität dieser Erkrankung mit der Osteopsathyrosis idiopathica). Zeitschr. f. Geburtsh. u. Gynäkol. Bd. 74, S. 942. 1913.

## Fünftes Kapitel.

Basler, zit. nach Frommolt und Caffier. Bing, R.: Kongenitale, heredofamiliäre und neuromuskuläre Erkrankungen. Im Handbuch der inneren Medizin von MOHR-STAEHELIN, 2. Aufl. Berlin: Julius Springer. 1926. BLENCKE, H.: Über die angeborenen Schlüsselbeindefekte. Arch. f. orthop. u. Unfall-Chir. Bd. 20, S. 534. 1922. BUSSCHE, VAN DER: Dissertation Freiburg (Amsterdam) 1890. CARPENTER: zit. nach PEIPER. CARPENTER, G.: A case of absence of the clavicles. Lancet 1899. I, S. 13. CHAPELLE, LA, E. H.: Van Vleet, Rotterdam 1918. COUVELAIRE: Journ. de physiol. et de pathol. gén., Juli 1899. CHATELIN, M.: La dysostose craniofaciale héréditaire. Thèse de Paris. 1914. CROUZON, O.: Dysostose cranio-faciale héréditaire. Contribution au chapitre des dystrophies craniofaciales localisées. Presse méd. 1912. S. 737. — et CHATELIN: Rev. neurol. Bd. 26, II, S. 788. 1913. — et BOUTTIER: Sur une forme particulière de la dysostose cleidocranienne de PIERRE MARIE et SAINTON (forme cleido-cranio-pelvienne). Bull. et mém. de la soc. méd. des hôp. de Paris Bd. 37, S. 972. 1921. MAC CURDY, J. J. and R. W. BAER: Hereditary cleidocranial dysostosis. Journ. of the Americ. med. assoc. Bd. 81, S. 9. 1923. CUTTER, E.: Descript. Catal. of the Warren Anat. Museum, Boston, 1870. Nr. 217. DELHERM et THOYER-ROZAT: Etude radiologique d'une forme particulière de dysostose cleido-cranienne. Bull. et mém. de la soc. de radiol. méd. de France Bd. 9, S. 139. 1921 (Zentralbl. f. d. ges. Chir. u. ihre Grenzgeb. Bd. 15, S. 93). DZIERZYNSKY, W.: Dystrophia periostalis hyperplastica familiaris. Zeitschr. f. d. ges. Neurol. u. Psychiatrie, Orig. Bd. 20, S. 547. 1913. FITZWILLIAMS, D. C. L.: Hereditary cranio-cleido-dysostosis. Lancet 1910. II, S. 1466. FRETS, G. P.: Heredity of headform in man. Haag 1921. Nijhoff (ref. Münch. med. Wochenschr. 1922. S. 244). FROMMOLT, G. und P. CAFFIER: Zur Frage der Asymmetrie des Schädels von Neugeborenen. Zentralbl. f. Gynäkol. 1927. S. 51. GEGENBAUR, C.: Ein Fall von erblichem Mangel der pars acromialis claviculae mit Bemerkungen über die Entwicklung der Clavicula. Jenaische Zeitschr. f. Naturwiss. Bd. 1, S. 1. 1864. HANHART: zit. nach SIEMENS. HEINECKE: zit. nach BLENCKE. HESSE, G.: Dysostosis cleidocranialis unter besonderer Berücksichtigung des Gebisses. Dtsch. Vierteljahrsschr. f. Zahnchir. Bd. 41, S. 161. 1925. HEUBNER: Charité-Annalen Bd. 34, S. 259. 1910. HIRTZ et LOUSTE: Bull. et mém. de la soc. méd. des hôp. de Paris 1903. S. 270. HOFFA, TH.: Über zwei seltene Mißbildungen des Skelettsystems. Jahrb. f. Kinderheilk. Bd. 101 (Neue Folge Bd. 51), S. 105. 1923. KLEINSCHMIDT: Demonstration. Verein für innere Medizin und Kinderheilkunde in Berlin, Sitzung vom 9. II. 1920 (Monatsschrift f. Kinderheilk. Bd. 19, S. 103. 1921). KLIPPEL, M. et E. FELSTEIN: L'hypertrophie cranienne simple familiale. Nouv. Iconogr. de la Salpêtrière B. 26, S. 445. 1913. LANGMEAD: Proc. of the roy. soc. of med. of London 1916. Diseases of Child S. 1. MANCHOT: Demonstration. Ärztlicher Verein Hamburg, 23. V. 1911 (Münch. med. Wochenschr. 1911. S. 1265). MARIE et SAINTON: Bull. et mém. de la soc. méd. des hóp. de Paris 1897. S. 706, u. 1898. S. 436. MARTIN: Journ. méd. et chir. par ROUX, Paris, Bd. 23, S. 456. 1765. MEHNER, A.: Beiträge zu den Augenveränderungen bei der Schädeldeformität des sogenannten Turmschädels mit besonderer Berücksichtigung des Röntgenbildes. Klin. Monatsbl. f. Augenheilk. Bd. 67, S. 204. 1921. MUELLER: Genuine Atrophie der Optici bei drei Brüdern. Ebenda Bd. 31, S. 26. 1893. NETTESHEIM, W.: Über Dysostosis cleidocranialis. Monatsschr. f. Geburtsh. u. Gynäkol. Bd. 72, S. 159. 1926. OELLER: Atlas der Ophthalmoskopie, Erkrankungen des Sehnerven, 1896. PEIPER, A.: Über den Turmschädel. Monatsschr. f. Kinderheilk. Bd. 25, S. 509. 1923. PINARD et VARNIER: Bull. de la soc. d'obstétr., de gynécol. et de pédiatr. de Paris 1899. S. 130. PRELEITNER, K.: Zwei Fälle von angeborenem partiellen Claviculadefekt. Wien. klin. Wochenschr. 1903. S. 70. RADULESCU, AL.: MARIE-SAINTONsche Krankheit (Cranio-cleidodysostosis congenit.) mit Deformitäten der Gliedmaßen und der Wirbelsäule. Clujul med. Bd. 4, S. 136. 1923 (Zentralbl. f. d. ges. Chir. u. ihre Grenzgeb. Bd. 25, S. 252). REICHARDT, M.: Vorzeitige Schädelnahtverknöcherung, Hirnschwellung und plötzlicher Tod. Vierteljahrsschr. f. gerichtl. Med. u. öff. Sanitätswes. Bd. 61, S. 25. 1921 (Kongreßzentralbl. f. d. ges. inn. Med. u. ihre Grenzgeb. Bd. 17, S. 415). SAVELLI: ref. Fortschr. d. Med. 1922. S. 77. SCHEUTHAUER: Allg. Wien. med. Zeitg. Bd. 16, S. 293. 1871. SCHORSTEIN, G.: A case of congenital absence of both clavicles. Lancet 1899. I, S. 10. SCHUELLER: Zentralbl. f. prakt. Augenheilk. 1881. SIEMENS, H. W.: Zur Ätiologie des Turmschädels, nebst Mitteilung einer dermatologischen Methode zur Diagnose der Eineiigkeit bei Zwillingen. Virchows Arch. f. pathol. Anat. u. Physiol. Bd. 253, S. 746. 1924. Solmitz: Dtsch. med. Wochenschr. 1926. S. 554. Stern, W. G.: Report of case of congenital absence of both clavicles. Journ. of the Americ. med. assoc. Bd. 73, S. 1526. 1919. Strebel, J.: Über Selbsttrepanation der Natur beim Turmschädel und über das Wesen des Turricephalus. Korrespondenzbl. f. Schweiz. Ärzte Bd. 45, S. 513. 1915. Valenlin, B.: Beiträge zur Ätiologie der kongenitalen Mißbildungen. 21. Verh. d. deutsch. orth. Ges. 1926, Verhandlgsber. S. 406. Velhagen, K.: Über Turmschädel und Sehnervenatrophie. Münch. med. Wochenschr. 1904. S. 1389. Villaret et Francoz: Nouv. Iconogr. de la Salpêtrière 1906. Vogel, F.: Über einen Fall von hereditärem beiderseitigen Defekt der Clavicula. Arch. f. Kinderheilk. Bd. 78, S. 259. 1926. Walcher, G.: Über die Entstehung von Brachy- und Dolichocephalie durch willkürliche Beeinflussung des kindlichen Schädels. Zentralbl. f. Gynäkol. 1905. S. 193. Weidenreich, F.: Rasse und Körperbau. Berlin: Julius Springer. 1927. Weiss, S.: Über angeborene reguläre Asymmetrien im Kindesalter. Zweite Mitteilung. Wien. klin. Wochenschr. 1924. S. 1288. —: Die Kinderheilkunde im Dienste der Familienforschung und der Vererbungswissenschaft. 4. Mitteilung. Wien. klin. Wochenschr. 1926. S. 107. Wolf: Berlin 1900. Zit. nach Fitzwilliams. Yttri, J.: Beitrag zur Frage der Dysostosis cleidocranialis. Norsk magaz. f. laegevidenskaben Bd. 81, S. 129. 1920 (Zentralbl. f. d. ges. Chir. u. ihre Grenzgeb. Bd. 11, S. 322).

## Sechstes Kapitel.

Achard: Bull. et mém. de la soc. méd. des hôp. de Paris 1902. S. 834. Allaria, G. B.: Iperevolutismo parziale congenito in un bambino di madre acromegalica. Riv. di clin. pediatr. Bd. 11, S. 561. 1913 (Kongreßzentralbl. f. d. ges. inn. Med. u. ihre Grenzgeb. Bd. 8, S. 381). Aschner, Berta: Zum Problem der konstitutionellen Blastomdisposition. Zugleich ein Beitrag zur Kenntnis der Neurofibromatosis Recklinghausen. Zeitschr. f. Konstitutionslehre Bd. 10, S. 609. 1925. Bauer, J.: Vegetationsstörungen und innere Sekretion (paradoxe Kausalzusammenhänge in der Endokrinologie). Wien. klin. Wochenschr. 1927. S. 805. Black-Milne, J: Two cases of anomalies of growth; unilateral macrosomia and congenital overgrowth of the right leg. Brit. journ. of childr. dis. Bd. 17, S. 79. 1920 (Kongreßzentralbl. f. d. ges. inn. Med. u. ihre Grenzgeb. Bd. 15, S. 388). Boechat: zit. nach Winckler. Boerger, F.: Über zwei Fälle von Arachnodaktylie. Zeitschr. f. Kinderheilk., Orig. Bd. 12, S. 161. 1915. Curling, T. B.: Case of remarkable hypertrophy of the fingers in a girl, with a notice of some similar cases. Med.-chir. transact. London Bd. 28, S. 337. 1845. Curtius: Demonstration. Naturhistorisch-medizinischer Verein in Heidelberg, 20. I. 1925 (Med. Klin. 1925. S. 652). Dubois, M.: Zur Dolichostenomelie. Zeitschr. f. angewandte Anatomie u. Konstitutionslehre Bd. 1, S. 226. 1914. Feriz, H.: Macrodystrophia lipomatosa progressiva. Virchows Arch. f. pathol. Anat. u. Physiol. Bd. 160, S. 308. 1926. Ganther: Ein Beitrag zur Arachnodaktylie. Zeitschr. f. Kinderhk. Bd. 43, 724. 1927. Grosser und Igersheimer: Über Arachnodaktylie mit typischem Augenbefund. Demonstration ärztlicher Verein Frankfurt a. M., 21. II. 1927 (Dtsch. med. Wochenschrift 1927. S. 862). Kallius, H. U.: Demonstr. Med.-naturw. Ges. in Münster (Westf.). Sitzung vom 25. VII. 1927 (Münch. med. Woch. 1927, 1734). Koehler, A.: Zwergwuchs und Riesenwuchs bei Kindern eines Syphilitikers. Zeitschr. f. Röntgenkunde Bd. 14, S. 417. 1912. Marfan: Bull. et mém. de la soc. méd. des hôp. de Paris Bd. 13. 1896. Méry et Babonneix: Ebenda 1902. S. 671. Neresheimer, R.: Über Arachnodaktylie. Arch. f. Kinderheilk. Bd. 65, S. 391. 1916. Nolda, A.: Ein Fall von kongenitalem Riesenwuchs des rechten Daumens. Virchows Arch. f. pathol. Anat. u. Physiol. Bd. 178, S. 504. 1904. Oberndorfer: zit. nach Pick. Ormond, A. W. and R. G. Willimans: A case of Arachnodactyly with special reference to ocular symptoms. Guy's hosp. rep. Bd. 74, S. 385. 1924 (Kongreßzentralbl. f. d. ges. inn. Med. u. ihre Grenzgebiete Bd. 39, S. 772). Pick, L.: Über Neurofibromatose und partiellen Riesenwuchs, insbesondere über die sektorenförmige Kombination von wahrem partiellen Riesenwuchs des Darmes mit mesenterialer Neurofibromatose. Beitr. z. pathol. Anat. u. z. allg. Pathol. Bd. 71, S. 560. 1923. Schlack, H.: Zur Kenntnis der Arachnodaktylie. Med. Klinik 1926. S. 841. SCHLESINGER, H.: Die Syringomyelie. 2. Aufl. Wien: Deuticke. 1902. THOMAS, E.: Ein Fall von Arachnodaktylie mit Schwimmhautbildung und einer eigenartigen Ohrmuscheldeformität. Zeitschr. f. Kinderheilk., Orig., Bd. 10, S. 109. 1914. —: Arachnodaktylie mit Ohrmuscheldeformität und Schwimmhautbildung. Demonstration. Wissenschaftl. medizinische Gesellschaft an der Universität Köln, 5. III. 1926 (Münch. med. Wochenschr. 1926. S. 890). UEBELIN, F.: Angeborener partieller Riesenwuchs. Jahrb. f. Kinderheilk. Bd. 91, S. 134. 1920. WINCKLER, E.: Ein Fall von Makrodaktylie. Wien. med. Wochenschr. 1892. S. 1149 u. 1191.

## Siebentes Kapitel.

BUDDE, M.: Beitrag zur Kenntnis der angeborenen Lumbosakralskoliose. Dtsch. Zeitschr. f. Chir. Bd. 151. 1919. BUSCH: Die Belastungsdeformitäten der Gelenke. Skoliose, H. 5. Berlin 1880. CRUVEILLHIER: Bull. et mém. de la soc. anat. de Paris 1826. I. ENGELMANN, G.: Die Rachitis der Wirbelsäule. Zeitschr. f. orthop. Chir. Bd. 34. —: Zur Ätiologie der habituellen Skoliose. Ebenda Bd. 35. FALK: Über angeborene Wirbelsäulenverkrümmungen. Jena: Fischer. 1914. —: Berliner med. Ges., Sitzung vom 12. November 1924. HACKENBROCH, M.: Zur kongenitalen Wirbelverkrümmung. Arch. f. orthop. u. Unfall-Chir. Bd. 21. 1923. HIRSCHBERGER: Über angeborene Skoliose. Zeitschr. f. orthop. Chir. Bd. 7. HOFFA, A.: Über angeborene Skoliosen. Münch. med. Wochenschr. 1901. H. 52. JOACHIMSTHAL: Demonstration gleichartiger Skoliosen bei einem Zwillingspaar in der freien Vereinigung der Chirurgen, Berlin. Berlin. klin. Wochenschr. 1905. LORENZ, A.: Pathologie und Therapie der seitlichen Rückgratsverkrümmungen. Wien: Hölder. 1886. MONCHET et BROCA: La scoliose congénitale. Gaz. hebdom., Juin 1902. MUELLER, W.: Über die Beziehungen zwischen intrauterinen Wirbelsäulenverbiegungen und Defektbildungen am Wirbelkörper. Arch. f. orthop. u. Unfall-Chir. Bd. 20. 1922. SCHOLDER, WEITH et COMBE: Les déviations de la colonne vertébrale dans les écoles de Lausanne. Ann. suisses d'hyg. scolaire. 1901. STAUB, H.: Eine Skoliotikerfamilie. Ein Beitrag zur Frage der kongen. Skoliose und der Heredität der Skoliose. Zeitschr. f. orthop. Chir. Bd. 43, S. 1. 1924.

## Achtes Kapitel.

ADAMS: London 1873. —: Glasgow med. journ. 1882. S. 254, zit. nach FUHR. —: Dubl. journ. of med. Bd. 17, S. 1840, zit. nach BONNENBERG. ANDREINI, G.: La lussazione congenita della testa del radio. Contributo clinico et critico allo studio della patogenesi e della anatomia patol. della deformità. Arch. di ortop. Bd. 31, S. 704. 1914. ANNOVAZZI: La lussazione congenita dell' anca associata a malformazioni congenite. Ebenda Bd. 41, S. 53. 1925. ARDOUIN: Rev. d'orthop. Bd. 8. 1907. ARONHEIM-GEVELSBERG: Ein Fall von willkürlicher Verrenkung beider Kniegelenke bei einem ein Jahr alten Mädchen. Monatsschr. f. Unfallheilk. u. Invalidenw. Jg. 11, S. 37. 1904. AUSLAND, MAC, W. RUSSEL and A. F. SARGENT: Recurrent dislocation of the patella. Surg. gynecol. a. obstetr. Bd. 35, S. 35. 1922. BACILIERI, L.: Über kongenitale Luxationen im Kniegelenk. Arch. f. Orthop., Mechanotherapie u. Unfallheilk. Bd. 3, S. 213. 1905. BADE, P.: Mitteilungen aus dem Gebiete der angeborenen Hüftgelenksverrenkung. Zeitschr. f. orthop. Chir. Bd. 20, S. 592. 1908. BAR et LAMOTTE: Bull. de la soc. d'obstétr. et de gynécol., Paris. 1891. BARGELLINI, D.: Sopra un caso di genu recurvatum e di lussazione dell'anca congeniti. Arch. di ortop. Bd. 30, S. 731. 1913. BARTH: Ein Fall angeborener Knie- und Hüftgelenkverrenkung. Arch. f. klin. Chir. Bd. 31, S. 670. 1885. BAUMGARTEN: Dissert., Würzburg 1890. BENDER, O.: Zur Ätiologie der angeborenen Hüftluxation. Zentralbl. f. Chir. 1902. S. 902. BERGMANN: Kongenitale Luxation der Patella nach außen. Monatsschr. f. Unfallheilk. u. Invalidenw. Bd. 8, S. 108. 1901. BERNACCHI: Arch. di ortop. Bd. 10. 1893. BERNARD: zit. nach ANDREINI. BESSEL-HAGEN: Demonstration. Dtsch. med. Wochenschr. 1886. S. 45. BEUTZEN, FOLMER: Luxatio congenita genus hos et Tvillingpar. Hospitalstidende 1909. S. 1513 u. 1563 (ref. Zeitschr. f. orthop. Chir. Bd. 26, S. 527. 1910). BLODGETT: Congenital luxation of the head of radius. Americ.

journ. of orth. a. surg. 1906. Nr. 3, S. 253 (ref. Zentralbl. f. Chir. 1907. Bd. 3, S. 79). Bogen, H.: Über familiäre Luxation und Kleinheit der Patella. Zeitschr. f. orthop. Chir. Bd. 16, S. 359. 1906. Bonnenberg, Th.: Die Luxatio capituli radii congenita (angeborene Verrenkung des Radiusköpfchens). Ebenda Bd. 2, S. 376. 1893. Brunner, C.: Über Genese, kongenitalen Mangel und rudimentäre Bildung der Patella. Virchows Arch. f. pathol. Anat. u. Physiol. Bd. 124, S. 358. 1891. Caswell: zit. nach Wiemuth. Cantru: Rev. d'orthop. 1892. S. 457. Chrysospathes, J. G.: Angeborene willkürliche Drehung der Unterschenkel nach außen mit Subluxationserscheinungen. Arch. f. orthop. u. Unfall-Chir. Bd. 22, S. 294. 1924. Chryssafis, M.: Luxation acquise sterno-claviculaire gauche, observée sur plusieurs membres de la même famille. Grèce méd. Jg. 26, S. 83. 1924 (Zentralbl. f. d. ges. Chir. u. ihre Grenzgeb. Bd. 30, S. 729). Cléret, F. et F. Bienvenue: Un cas d'éctrodactylie avec malformations du coude et luxation congénitale du radius droit. Rev. d'orthop. Bd. 21, S. 455. 1910. Coville: Malformation congénitale des membres inferieurs. Ebenda Bd. 9 (2), S. 357. 1908. Cruveillier: Anat. path. du corps humain. 1800. Damany, Le P.: Die angeborene Hüftverrenkung. Ihre Ursachen, ihr Mechanismus. Ihre anthropologische Bedeutung. Zeitschr. f. orthop. Chir. Bd. 21, S. 129. 1908. Davis: zit. nach Hamilton. Delanglade, Ed.: De la luxation de la hanche. Thèse de Paris. 1896. Dencks, G.: Zur Behandlung der kongenitalen Kniescheibenluxation. Zentralbl. f. Chir. Bd. 52, S. 1010. 1925. Deutschländer: Demonstration. Ärztl. Verein in Hamburg, 26. I. 1926 (Münch. med. Wochenschr. 1926. S. 386). Diruf: Dissert. Erlangen. 1900. Dornseiff: Zur Ätiologie der kongenitalen Luxationen des Hand- und Fußgelenks. Dissert. Gießen. 1866. Drehmann, G.: Die kongenitale Luxation des Kniegelenks. Zeitschr. f. orthop. Chir. Bd. 7, S. 459. 1900. Dubreuil-Chambardel: Un cas d'hérédité de la luxation congénitale de la hanche. Province méd. 1908. Nr. 42 (ref. Zentralbl. f. Chir. 1909. Nr. 19, S. 698). Ebert, R.: Über Luxatio humeri congenita. Arch f. Orthop., Mechanotherapie u. Unfallheilk. Bd. 13, S. 281. 1914. Engelmann, Guido: Über die angeborene Hüftgelenksverrenkung. Wien. klin. Wochenschr. 1919. S. 703. Ettore, E.: Sulla cura della lussazione di rotula. Atti d. soc. Lombarda di scienze med. e biol. Bd. 14, S. 70. 1925 (Zentralbl. f. d. ges. Chir. u. ihre Grenzgeb. Bd. 32, S. 430). Ewald, P.: Keimfehler oder abnorme Druckwirkung? Zeitschr. f. orthop. Chir. Bd. 15, S. 482. 1906. Fiebach: zit. nach Karl. Forest-Willard, De: Transact. of the americ. orthop. assoc. 1900. Fraenkel: Zur Ätiologie und Therapie des angeborenen Klumpfußes. Zeitschr. f. orthop. Chir. Bd. 32, S. 115. 1913. Friedlaender: Über die Entstehung der angeborenen Verrenkung des Hüftgelenks. Ebenda Bd. 9, S. 515. 1901. Friedleben: Beiträge zur Kenntnis der physikalischen und chemischen Konstitution wachsender und rachitischer Knochen der ersten Kindheit. Jahrb. f. Kinderheilk. Bd. 3, H. 1 u. 3, S. 61 u. 147. 1860. Froelich: Einige Fälle von auf ein Gelenk beschränkten rhythmischen Bewegungen bei Kindern. 5. Kongreß der deutschen Gesellschaft für Chir. Kongreßberichte Bd. 2, S. 125. 1906. Froning: Ein Fall von kongenitaler Hüftluxation bei einem achtmonatigen Fötus. Inaug.-Dissert. Kiel. 1899. Fuhr, F.: Ein Fall von willkürlicher Verrenkung des Humerus nach hinten. Münch. med. Wochenschr. 1892. S. 303. Glaessner: Ein Beitrag zur Frage d. Vererbung d. angeborenen Hüftgelenksverrenkung. Zeitsch. f. orth. Chir. Bd. 22, S. 596. 1908. Goertz: zit. nach Drehmann. Goesche: Dissert. Berlin. 1895. Gourdon: Hildebrands Jahrbücher. 1905. Grawitz: Über die Ursachen der angeborenen Hüftluxation. Virchows Arch. f. pathol. Anat. u. Physiol. Bd. 74, S. 1. 1878. Greig, D. M.: On true congenital dislocation of the shoulder. Edinburgh med. journ. Bd. 30, S. 157. 1923 (Zentralbl. f. d. ges. Chir. u. ihre Grenzgeb. Bd. 23, S. 170). Guépin, A.: Laxité congénitale de l'articulation radio-cubitale inférieure et subluxation consécutive de la tête du cubitus en arrière. Cpt. rend. hebdom. des séances et mém. de la soc. de biol. 1892. S. 627. Guérin: Oeuvres de Paris. 1880/82. Hackenbroch: Multiple, kongenitale Gelenkmißbildungen. Zeitschr. f. orth. Chir. Bd. 45, S. 467. 1924. Hamilton et Poinsot: Traité pratique des fractures et luxations. Paris. 1884. Hantke: Dissert. Kiel. 1900. Hartmann-Keppel: Luxation congénitale du genou en arrière (3 cas de luxation congénitale dans la même famille). Rev. d'orthop. Bd. 10 (3), S. 205. 1923 (Zentralbl. f. d. ges. Chir. u. ihre Grenzgeb. Bd. 23, S. 286). Hayashi, K., und M. Matsuoka: Angeborene

Mißbildungen, kombiniert mit der angeborenen Hüftverrenkung. Zeitschr. f. orthop. Chir. Bd. 31, S. 369. 1913. —: Über die Erblichkeit der angeborenen Hüftgelenksverrenkung. Ebenda Bd. 31, S. 400. 1913. HEELE: zit. nach BONNENBERG. HEINICKE, W.: Zwei seltene Fälle habituell willkürlicher Verrenkungen. Wien. klin. Wochenschr. 1903. S. 1459. HEYDEMANN, H.: Demonstration. Berl. orthop. Ges., Sitzung vom 24. XI. 1926 (Klin. Wochenschr. 1927. Nr. 5, S. 232). HIRSCHBERGER: Beitrag zur Lehre der angeborenen Skoliosen. Zeitschr. f. orthop. Chir. Bd. 7, S. 129. 1900. HOEFTMANN, zit. nach HOFFAS Lehrb. d. Orthop. HOHMANN, G.: Zur Diagnose und Pathologie der Antetorsion und Retrotorsion bei der kongenitalen Hüftverrenkung. Zeitschr. f. orthop. Chir. Bd. 25, S. 157. 1910. HOLTZMANN, H.: Die Entstehung der angeborenen Luxation der Hüfte und des Knies usw. Virchows Arch. f. pathol. Anat. u. Physiol. Bd. 140, S. 272. 1895. HORVATH, M.: Beiträge zur Pathologie und Therapie der angeborenen Hüftverrenkung. Zeitschr. f. orthop. Chir. Bd. 22, S. 441. 1908. JAKKS: New York med. journ. 1918, 28. Septemb. JOACHIMSTHAL, G.: Geheilte angeborene Hüft- und Knieluxation. Zentralbl. f. Chir. 1903. S. 200. —: Die angeborene Hüftverrenkung als Teilerscheinung anderer angeborener Anomalien. Zeitschr. f. orthop. Chir. Bd. 22, S. 31. 1908. JOPPICH: zit. nach BONNENBERG. JOUDET et TOUCHARD: zit. nach ANDREINI. JOUON: L'orteil en marteau. Rev. d'orthop. Bd. 2 (2), S. 45. 1901. JUNG: Beitrag zur Kenntnis der Luxatio genu congenita anterior. Arch. f. Orthop., Mechanotherapie u. Unfallheilk Bd. 11, S. 1. 1912. KARL, FR.: Die habituelle Luxation der Kniescheibe. Arch. f. klin. Chir. Bd. 118, S. 667. 1921. KARCH: Diskussion. Verhandl. d. Ges. f. orthop. Chir., 3. Kongreß, Bd. 1, S. 25. 1904. KOCHER: Allg. Schweizer Ärztetag, Juni 1898, zit. nach BERGMANN. KOPITS, E.: Beiträge zur Pathologie und Therapie der angeborenen Kniegelenksubluxation. Arch. f. orthop. u. Unfall-Chir. Bd. 23, S. 593. 1925. LEISRINK: zit. nach BONNENBERG. LEOD, MAC: Glasgow med. journ. 1882. S. 343, zit. nach FUHR. MAGNUS, F.: Über totale kongenitale Luxation der Kniegelenke bei drei Geschwistern. Dtsch. Zeitschr. f. Chir. Bd. 78, S. 555. 1905. MATHEIS, H.: Ein Fall von willkürlicher beiderseitiger Schulterverrenkung. Arch. f. orthop. u. Unfall-Chir. Bd. 18, S. 100. 1920. MEYER, A.: Über Patellarluxationen, zugleich ein Beitrag zur Therapie der Kniescheibenverrenkungen. Arch. f. orthop. u. Unfall-Chir. Bd. 21, S. 512. 1923. MEYER, MAX: Über multiple kongenitale Gelenkdeformitäten. Zeitschr. f. orthop. Chir. Bd. 22, S. 563. 1908. MURPHY, D. P.: Familial finger contracture and associated familial knee-joint subluxation. Journ. of the Americ. med. assoc. Bd. 86, S. 395. 1926. NARATH, A.: Beiträge zur Therapie der Luxatio coxae congenita. Leipzig 1903. NEHRKORN: zit. nach ANREINI. OMBRÉDANNE, L.: Hanche à ressort articulaire. Rev. d'orthop. Bd. 23, S. 397. 1912. PELTESOHN: S.: Über einen Fall von Luxatio coxae congenita bei multipler angeborener Gelenkschlaffheit. Zeitschr. f. Kinderheilkunde 1910. S. 1. PICCIOLI, G.: Contributo alla statistica delle lussazioni congenite posteriori del capitello radiale. Arch. di ortop. Bd. 27, S. 225. 1910. POTOCKI: Luxation congénitale de la hanche gauche chez un nouveau-né. Rev. d'orthop. Bd. 6 (2), S. 325. 1905. PREWITT, zit. nach WIEMUTH. PRINCETEAU: Journ. de méd. de Bordeaux. 1907. S. 612, zit. nach ANDREINI. RECHMANN, L.: Beitrag zur Therapie der kongenitalen Luxation des Kniegelenkes. Arch. f. Orthop., Mechanotherapie u. Unfallheilk. Bd. 13, S. 227. 1914. REINER: Über einen blutig reponierten Fall von angeborener Knieluxation. Zeitschr. f. orthop. Chir. Bd. 13, S. 442. 1904. REY, J.: Angeborene Knie- und Hüftluxation mit genu valgum bei einem 15jährigen Knaben. Ebenda Bd. 43, S. 589. 1924. RIEDINGER, J.: Über willkürliche Verrenkung des Oberarms. Münch. med. Wochenschr. 1902. S. 410. RISS: Thèse de Paris 1901/02, zit. nach ANDREINI. ROCH, G.: Die Vererbung der sogenannten angeborenen Hüftverrenkung. Arch. f. Rassen- u. Gesellschaftsbiol. Bd. 17, S. 241. 1925. ROSENFELD, L.: Zur Statistik der Deformitäten. Zeitschrift f. orthop. Chir. Bd. 10, S. 405. 1902. SAINTON, R.: Etude sur l'anatomie de l'articulation de la hanche et sur la pathogénie de la luxation de la hanche. Thèse de Paris 1893. SANDIFORT: Animadversiones de vitiis congenitalibus. Leyden. 1836. SCHANZ: Die Ätiologie der Hüftluxation. Zeitschr. f. orthop. Chir. Bd. 5, S. 359. 1898. —: Demonstration. Gesellsch. f. Natur- u. Heilkunde, Dresden, 29. XI. 1926 (Klin. Wochenschr. 1827. S. 972). SCHOU, JENS: Zentralbl. f. Chir. 1894. S. 1111. SCHULZE-GOCHT: Demonstration. Wissenschaftl. Verein d. Ärzte zu Stettin, 3. XI. 1925 (Münch. med. Wochenschr. 1925. S. 2217). SCUDDER: Arch. of pediatr. Bd. 7, S. 260. 1890, zit. nach EBERT. SERVIER: Gaz. hebdom. 1872, zit. nach BESSEL-HAGEN. SHAPLEIGH, J.: Boston med. a. surg. journ. 1881, zit. nach WIEMUTH. SIEBER, H.: Doppelseitige angeborene Luxation der Patella und des Radiusköpfchens nach außen. Zeitschr. f. orthop. Chir. Bd. 46, S. 555. 1925. SIPPEL, P.: Über die Hüftgelenkluxation bei Neugeborenen und andere angeborene Deformitäten. Münch. med. Wochenschr. 1921. S. 1221. SMITH: zit. nach BONNENBERG. SONNTAG: Demonstration. Leipziger medizinische Gesellschaft, Sitzung vom 28. IV. 1925 (Dtsch. med. Wochenschr. 1925. S. 971). SPITZY, H.: Über die pathologischen Mechanismen eines Kniegelenkes mit angeborener Luxation der Patella. Zeitschr. f. orthop. Chir. Bd. 6, S. 519. 1899. SPRINGER: Beitrag zur unblutigen Operation der angeborenen Hüftgelenkverrenkung. Arch. f. Orthop., Mechanotherapie u. Unfallheilk. Bd. 5, S. 1. 1907. STRAUSS, M.: Gehäufte Mißbildungen (multiple Luxationen) des Extremitätenskeletts. Ebenda Bd. 5, S. 350. 1907. SURY, K. v.: Beitrag zur Kenntnis der kongenitalen Radiusmißbildungen mit Rücksicht auf die dadurch bedingte Erwerbseinbuße. Korrespondenzbl. f. Schweiz. Ärzte Bd. 39, S. 79. 1909. TEUFEL: Über einen Fall von multiplen Mißbildungen mit besonderer Berücksichtigung der angeborenen Hüftluxation. Dissert. Straßburg. 1888. TILLMANNS: Zur Lehre von der angeborenen Hüftluxation. Arch. f. Heilk. Bd. 14, S. 241. 1873. TRAUNER, R. und H. RIEGER: Eine Familie mit sechs Fällen von luxatio radii congenita mit übereinstimmenden Anomalien der Finger- und Kniegelenke, sowie der Nagelbildung in vier Generationen. Arch. f. klin. Chir. Bd. 137, S. 659. 1925. UFFREDUZZI, O.: Sulla lussazione congenita ed acquisita del capitello del radio. Arch. di ortop. Bd. 30, S. 658. 1913. VERTH, ZUR: Über willkürliche und habituelle Luxationen im Kniegelenk. Dtsch. Zeitschr. f. Chir. Bd. 102, S. 584. 1909. VOGEL, K.: Zur Ätiologie und pathologischen Anatomie der luxatio coxae congenita. Zeitschr. f. orthop. Chir. Bd. 14, S. 132. 1905. WAAS, F.: Ein Fall von kongenitalem genu valgum bei kongenitaler Luxation der Patella nach außen und angeborener Hüftluxation des rechten Beines. Zentralbl. f. chir. u. mech. Orthop. Bd. 8, S. 49. 1914 (Zentralbl. f. d. ges. Chir. u. ihre Grenzgeb. Bd. 4, S. 654). WEHSARG: Über die kongenitale Subluxation des Kniegelenkes. Arch. f. Orthop., Mechanotherapie u. Unfallheilk. Bd. 3, S. 197. 1905. WEIH, C.: Über den anatomischen Befund bei kongenitaler Luxation des Hüftgelenkes. Zeitschr. f. orthop. Chir. Bd. 24, S. 214. 1909. WESZKALNYS: zit. nach ANDREINI. WIEMUTH: Die habituelle Verrenkung der Kniescheibe. Dtsch. Zeitschr. f. Chir. Bd. 61, S. 127. 1901. WILHELM: Demonstration. Medizin. Gesellsch. Freiburg, 8. II. 1927 (Klin. Wochenschr. 1927. S. 828). WIRT, W. E.: Congenital dislocation of the hip. Cleveland med. gaz. 1891. WOLFF, J.: Über einen Fall von angeborener Flughautbildung. Arch. f. klin. Chir. Bd. 38, S. 66. 1889. WOLLENBERG, G. A.: Über die Kombination der angeborenen Hüftgelenkverrenkung mit anderen angeborenen Deformitäten. Zeitschr. f. orthop. Chir. Bd. 15, S. 118. 1906. —: Die Bedeutung der Vererbung für die Ätiologie der angeborenen Hüftgelenkverrenkung. Ebenda Bd. 21, S. 232. 1908. —: LITTLEsche Krankheit und Hüftluxation. Berlin. klin. Wochenschr. 1908. S. 1174. —: Keimfehler oder abnorme Druckwirkung? Bemerkung zu EWALD. Zeitschr. f. orthop. Chir. Bd. 15, S. 494. 1906. WUTZER: Müllers Arch. 1835, zit. nach WIEMUTH. ZANOLI, RAFFAELE: La lussazione congenita della rotula. Chir. d. org. di movim. Bd. 10, S. 83. 1925 (Zentralbl. f. d. ges. Chir. u. ihre Grenzgeb. Bd. 34, S. 326). ZEHNDER, E. H.: Dissert. Berlin. 1880.

## Neuntes Kapitel.

ADAMS, W.: Club-foot, its causes, pathology and treatment. London. 1896. Jacksonian prize essay. —: Congenital contracture of fingers. Lancet 1890. II, S. 1272. —: On congenital contracture of the fingers and its association with „hammertoe“; its pathology and treatment. Ebenda 1891. II, S. 111 u. 165. ANDRY: Orthopädie oder die Kunst, bei den Kindern die Ungestalt des Leibes zu verhüten und zu verbessern. Paris 1741. Übersetzt von PHILOPAEDION. BAUMGARTNER: Ein weiterer Beitrag zu den kongenitalen Anomalien an den Extremitäten. Dissert. Würzburg. 1890. BECK, O.: Spina bifida occulta und ihre ätiologische Beziehung zu Deformitäten der unteren Extremitäten. Ergebn. d. Chir. u. Orthop. Bd. 15, S. 491. 1922. Bednar: Krankheiten der Neugeborenen und Säuglinge. IV. Wien. 1850. Benders, A. M.: Der hereditär krumme fünfte Finger. Psychiatr. en neurol. bladen. Festbundel. 1918. S. 37 (ref. Zeitschr. f. d. ges. Neurol. u. Psychiatrie, Ref. u. Erg. Bd. 17, S. 252. 1919). Bessel-Hagen: Über die Pathologie des Klumpfußes. Verhandl. d. dtsch. Ges. f. Chir. 1885. —: Pathologie und Therapie des Klumpfußes. Heidelberg. 1889. Bibergeil, E.: Der Klauenhohlfuß. Münch. med. Wochenschr. 1212, 1805. —: Die Beziehung der Spina bifida occulta zum Klauenhohlfuß. Zeitschr. f. orthop. Chir. Bd. 33, S. 225. 1913. Birnbacher: Drei Beobachtungen über Verkümmerung der oberen Extremitäten. Dissert. Königsberg. 1891. Brunner, C.: Ein Fall von Spina bifida occulta mit kongenitaler lumbaler Hypertrichosis, pes varus und Mal perforant du pied. Berlin. klin. Wochenschr. 1884. S. 756; Virchows Arch. f. pathol. Anat. u. Physiol. Bd. 107, S. 194. 1887. Clauss: Zur Entstehung des angeborenen Klumpfußes. Dissert. 1921. zit. nach Hahn. Cohn, Toby: Methodische Palpation I. S. 209. 1905. Couteaud: Études sur l'orteil en marteau. Rev. de chir. Bd. 28, Nr. 7 (ref. Zentralbl. f. Chir. 1908. S. 1568). Cramer, K.: Zur Anatomie der Spina bifida occulta. Zeitschrift f. orthop. Chir. Bd. 32, S. 440. 1913. —: Metatarsus varus congenitus. Arch. f. Orthop., Mechanotherapie u. Unfallheilk. Bd. 2, S. 370. 1904. —: Ein Fall von Metatarsus varus congenitus. Ebenda Bd. 4, S. 384. 1906. —: Metatarsus adductus congenitus. Zentralbl. f. chir. u. mech. Orthop. 1909, zit. nach Mettenleiter. Creite, O.: Zwei seltene Fälle von Mißbildungen (II. Doppelseitige erbliche Quadratfüße). Dtsch. Zeitschr. f. Chir. Bd. 197, S. 254. 1926. Diruf: Dissert. Erlangen. 1900. Dollinger, J.: Wie verhält sich die Vererbung des angeborenen Klumpfußes zur Weismann-Zieglerschen Theorie der Vererbung? Wiener med. Wochenschr. 1887. S. 1559 u. 1595. Ebstein, E.: Über angeborene, familiär auftretende Mißbildungen an den Händen. Mitt. a. d. Grenzgeb. d. Med. u. Chir. Bd. 22, S. 606. 1911. —: Zur Lehre von den Degenerationszeichen an den Händen. Dtsch. Zeitschr. f. Nervenheilk. Bd. 47/48, S. 50. 1913. —: Über das Vorkommen der Flughautbildung beim Menschen. Dermatol. Wochenschr. Bd. 67, S. 607. 1918. Eichenwald: Der Plattfuß, dessen Formen, sein Zusammenhang mit dem Schweißfuß und der Einfluß beider auf die Marschfähigkeit und Diensttauglichkeit der Soldaten. Wien. 1896. Ewald, P.: Über angeborene Contracturen der oberen Extremitäten beim Erwachsenen. Zeitschr. f. orthop. Chir. Bd. 18, S. 414. 1907. Fetscher, R.: Über die Erblichkeit des angeborenen Klumpfußes. Arch. f. Rassen- u. Gesellschaftsbiol. Bd. 14, S. 39 u. 140. 1921. Finck: Die Spina bifida occulta und ihre Beziehung zur Skoliose. Deutsche Gesellschaft für Orthopädie, Verhandlungen 1920. S. 332. Fischer, F.: Ein Fall von chronischer Ostitis der Metatarsalknochen und lumbaler Trichose. Dtsch. Zeitschr. f. Chir. Bd. 18, S. 1. 1883. —: s. auch Recklinghausen. Fraenkel, J.: Zur Ätiologie und Therapie des angeborenen Klumpfußes. Zeitschr. f. orthop. Chir. Bd. 32, S. 115. 1913. Freund, L.: Kongenitale Fingercontracturen. Fortschr. a. d. Geb. d. Röntgenstr. Bd. 22, S. 326. 1914/15. Frisch, O. von: Über Metatarsus varus congenitus. Wiener klin. Wochenschr. 1912. S. 840. Fürst, L.: Das Amnion in seiner Beziehung zu fetalen Mißbildungen. Arch. f. Gynäkol. Bd. 2, S. 315. 1871. Gassul, R.: Eine durch Generationen prävalierende symmetrische Fingercontractur. Dtsch. med. Wochenschr. 1918. S. 1196 u. 1450. Goldflam, S.: Ein Fall von kongenitaler, familiärer Ankylose der Fingergelenke. Münch. med. Wochenschr. 1906. S. 2299. Graefenberg: Anat. Hefte Bd. 42, S. 249. 1910. Graessner: Der röntgenologische Nachweis der Spina bifida occulta. Festschrift zur Feier des zehnjährigen Bestehens der Akademie für praktische Medizin zu Köln. 1915. S. 355. Gutmann, M. J.: Zur Vererbung der Hammerzehe. Arch. f. Rassen- u. Gesellschaftsbiol. Bd. 17, S. 190. Hackenbroch, M.: Multiple kongenitale Gelenkmißbildungen. Zeitschr. f. orthop. Chir. Bd. 45, S. 467. 1924. Hahn, F.: Über die Ätiologie des kongenitalen Klumpfußes. Ebenda Bd. 42, S. 151. 1922. Helbing: Zur Behandlung der kongenitalen Daumenmißbildungen. Dtsch. med. Wochenschr. 1904. Nr. 8. Vereinsbeilage. Helbing, C.: Über den Metatarsus varus. Ebenda 1905. S. 1312. Henneberg: Kasuistischer Beitrag zur kongenitalen, familiären dermatogenen Contractur der Fingergelenke. Ebenda 1908. S. 1804. Herbert: La camptodactylie. Gaz. hebdom. de méd. et chir. 1898.

S. 771. HOFFMEYER, H.: Beitrag zu den angeborenen Ankylosen der Fingergelenke. Münch. med. Wochenschr. 1906. S. 1167. JOACHIMSTHAL, G.: Der Klumpfuß. Handbuch der orthop. Chir. Jena: G. Fischer. 1805/07. JOUON, E.: Déformation très prononcée des deux gros orteils simulant, „l'orteil en marteau" chez un jeune homme, présentant en même temps deux malformations congénitales: une luxation congénitale de la hanche droite et un infundibulum para-coccygien.-Malformations héréditaires des pieds et des orteils chez les ascendents et les collatéraux directs du malade. Rev. d'orthop. (II.) Bd. 2, S. 45. 1901. ISIGKEIT, E.: Untersuchungen über die Heredität orthopädischer Leiden. I. Über die Erblichkeit des angeborenen Klumpfußes. Arch. f. orthop. u. Unfall-Chir. Bd. 25, S. 535, 1927. KATZENSTEIN, M.: Beitrag zur Pathologie und Therapie der Spina bifida occulta. Arch. f. klin. Chir. Bd. 64, S. 607. 1901. KAZDA, F.: Der Hammerzehenquerplattfuß. Arch. f. orthop. u. Unfall-Chir. Bd. 22, S. 315. 1924. KIRSCH, E.: Hallux malleus. Zentralbl. f. Chir. 1897. Nr. 13. KOCHS, J.: Über Statistik, Ätiologie und Therapie des angeborenen Klumpfußes vor und nach dem Kriege. Arch. f. orthop. u. Unfall-Chir. Bd. 21, S. 227. 1923. —: Über die Erblichkeit des angeborenen Klumpfußes. Münch. med. Wochenschr. 1924. S. 1196. LANDOUZY, L.: Camptodactylie, stigmate organique, précoce du neuro-arthritisme. Presse méd. 1906. S. 251. LANDOUZY et KLUMPKE: zit. nach HERBERT. LAUENER, P.: Eine Familie mit Klumpfüßen. Schweiz. med. Wochenschr. 1927. S. 664. LEGAL: Demonstr. Breslauer chir. Ges. 12. XII. 1927. (Klin. Wochenschr. 1928, 328.) LITTLE: Treatise on the nature of club-foot. London. LOCAYS: Beitrag zur Kasuistik der Spina bifida occulta. Dissert. Berlin. 1897. LOCKWOOD: Transact. of the path. soc. London. Bd. 37, S. 556. 1886. MAGNUS, F.: Ein Fall von multiplen kongenitalen Contracturen und Muskeldefekten. Zeitschr. f. orthop. Chir. Bd. 11, S. 424. 1903. MANSON, J. S.: Rare congenital malformation of hands and feet. Journ. of anat. Bd. 58, S. 250. 1924. MARCONI, S.: Rigidità articolari congenite multiple. Arch. di ortop. Bd. 38, S. 248. 1922. MARIGUES, zit. nach ROSENKRANZ. MATHIEU: 1869, zit. nach SCHULTZE. MAU, C.: Über einen Fall von Metatarsus varus congenitus duplex in Verbindung mit KOEHLERscher Erkrankung des os naviculare pedis sinistri. Arch. f. orthop. u. Unfall-Chir. Bd. 22, S. 310. 1924. METTENLEITER, M.: Metatarsus varus und adductus congenitus. Dtsch. Zeitschr. f. Chir. Bd. 186, S. 369. 1924. MUSKAT: Angeborene familiäre Contractur des kleinen Fingers. Med. Klin. 1909. S. 1478. NEUHOFF, H. and E. D. OPPENHEIMER: Congenital contractures of the fingers, with the report of a case of the familial type. Surg., gynecol. a. obstetr. Bd. 19, S. 193. 1914. NICOLADONI: Über Zehencontracturen. Wien. med. Wochenschr. 1881. S. 51. —: Der Hammerzehenplattfuß. Wien. klin. Wochenschr. 1895. S. 15. PRESTAT: Bull. de la soc. anat. de Paris. 1837. RANNEFT, S. B.: Eine seltene Mißbildung des Fußes. Zeitschr. f. orthop. Chir. Bd. 4, S. 191. 1896. RECKLINGHAUSEN, F.: Untersuchungen über die Spina bifida. Virchows Arch. f. pathol. Anat. u. Physiol. Bd. 105, S. 243. 1887. REINER, M.: Ein Fall von spina bifida occulta dorsalis. Wien. klin. Rundsch. Bd. 19, S. 325. 1901. ROCHER: Bordeaux, Impr. Gounoilhou. 1914, zit. nach SCARLINI. ROSENKRANZ, E.: Über kongenitale Contracturen der oberen Extremitäten (im Anschluß an die Mitteilung eines einschlägigen Falles). Zeitschr. f. orthop. Chir. Bd. 14, S. 52. 1905. RUBRITIUS, H.: Hammerzehenplattfuß und Klumpzehenplattfuß. Brun's Beitr. z. klin. Chir. Bd. 66, S. 136. 1910. SAINTON: Note sur un cas de spina bifida occulta. Rev. d'orthop. Bd. 1. 1891. SAYRE, R.: A contribution to the study of club-hand. Transact. of the Americ. orthop. assoc. 1893. S. 208. SCARLINI, G.: Sulle rigidità articolari congenite multiple e sul loro trattamento. Arch. di ortop. Bd. 42, S. 453. 1926. SCHLAEPFER, K.: Die Hammerzehe. Dtsch. Zeitschr. f. Chir. Bd. 147, S. 395. 1918. SCHMIDT, G.: Fehlerhafte Keimanlage als Entstehungsursache angeborener Fuß-, Hand- und Schädelverbildungen, insbesondere des Klumpfußes und des Schrägkopfes. Zeitschr. f. orthop. Chir. Bd. 12, S. 315. 1904. SCHRADER, E.: Über Ergebnisse in der Behandlung des angeborenen Klumpfußes mit Betrachtungen über seine Therapie u. Ätiologie. Zeitschr. f. orthop. Chir. Bd. 49, S. 99. 1928. SCHULTZE: zit. nach WILLICH. SCHULTZE, E.: Angeborene, familiäre Contractur der Gelenke des kleinen Fingers. Zentralbl. f. d. Grenzgeb. d. Med. u. Chir. Bd. 16, S. 608. 1913. SCOTT, J.: Hammer-finger with notes of seven cases occuring in one family. Glasgow med. journ. Bd. 60, S. 335. 1903. SMILGA, G.: Über Klumpfußbildung bei einem zweieiigen Zwillingspaar. Münch. med. Wochenschr. 1926, S. 2125. Taylor, W.: Double club-hand and double club-foot. Transact. of the Americ. orthop. assoc. Bd. 5, zit. nach Rosenkranz. Turner, H.: Über die Beziehungen der Klumpfußbildung und anderer kongenitaler Deformierungen der unteren Extremitäten zu Zwangshaltungen und zur Hodenektopie, angeborener Leistenhernie, Hydrocele usw. Zeitschr. f. orthop. Chir. Bd. 27, S. 227. 1910. Valentin, B.: Metatarsus varus congenitus. Ebenda Bd. 40, S. 409. 1921. Verneuil: Cas de double main bote congénitale. Gaz. des hôp. civ. et milit. 1878. Nr. 5. Voelcker, F.: Spina bifida occulta. Demonstration. Naturhistorisch-medizinischer Verein Heidelberg, Sitzung vom 30. VI. 1903 (Münch. med. Wochenschr. 1903. S. 1802). Voigt: Wagners Arch. f. Heilk. Bd. 4, 1863. Weil, S.: Über den pes adductus congenitus und die Koehlersche Krankheit. Berlin. klin. Wochenschr. 1921. S. 445. —: Über das Vorkommen der Calvé-Legg-Perthesschen Krankheit und des Pes adductus bei der fetalen Chondrodysplasie. Zentralbl. f. Chir. Bd. 48, S. 517. 1921. Wierzejewski, J.: Angeborene Contracturen. Verhandlungen der deutschen Gesellschaft für orthop. Chir., 10. Kongr. Berlin. 1911. S. 63. Wilgress: Journ. of anat. a. physiol. Bd. 32, S. 753. 1898. Willich, C. Th.: Metatarsus adductus congenitus duplex mit Malacie am os cuneiforme I. bipartitum. Arch. f. orthop. u. Unfall-Chir. Bd. 23, S. 576. 1925. Wolf, J.: Zur Pathologie und Therapie des Metatarsus varus congenitus. Ebenda Bd. 24, S. 244. 1927.

## Zehntes Kapitel.

Beek, van der: Über die Valgustheorie Duchennes du Boulogne. Zeitschr. f. orthop. Chir. Bd. 10, S. 716. 1902. Franke: Eine neue Methode der operativen Behandlung des Plattfußes. Therap. Monatsschr. April 1901. —: Zur Ätiologie und Therapie des angeborenen Plattfußes. Arch. f. klin. Chir. Bd. 64, S. 435. Giani: Die Funktion des M. tibialis ant. in Beziehung zur Pathogenese des statischen mechanischen Plattfußes. Zeitschr. f. orthop. Chir. 1905. S. 14. Hagenbach-Burckhardt: Orthopädische Betrachtungen über Muskelschlaffheit. Ebenda Bd. 18. Holl: Beiträge zur chir. Osteologie des Fußes. Arch. f. klin. Chir. Bd. 25, H. 1, S. 211. —: Zur Ätiologie des angeborenen Plattfußes. Ebenda Bd. 25, H. 4, S. 925. 1880. Hueter: Anatomische Studien an den Extremitätengelenken Neugeborener und Erwachsener. Virchows Arch. f. pathol. Anat. u. Physiol. Bd. 25. Koenig: Lehrbuch der speziellen Chirurgie 1893. Kuestner: Über die Häufigkeit des angeborenen Plattfußes. 1880. Luecke: Die späteren Schicksale des stationär gewordenen Plattfußes. Dtsch. Zeitschr. f. Chir. Bd. 34, S. 1. 1892. Nové-Josserand: Formes anatomiques du pied plat. Rev. d'orthop. Bd. 10, Nr. 2. Schulthess: Atlas und Grundriß der orthop. Chir. 1901. —: Über Plattfuß und seine Behandlung. Gesellschaft d. Ärzte d. Kantons Zürich, 14. Mai 1912. (Korrespondenzbl. f. Schweiz. Ärzte Bd. 42, Nr. 28, S. 1075.) Slomann: On coalitio calcaneo-navicularis. Journ. of orth. surg. Bd. 3, Nr. 11. Spitzy: Bau und Entwicklung des kindlichen Fußes. Jahrb. f. Kinderheilk., N. F. Bd. 57. Volkmann: Der Plattfuß bei kleinen Kindern. Zentralbl. f. Chir. Bd. 6. 1881.

## Elftes Kapitel.

Abbott, F. C.: Hereditary congenital dislocations of the radius. Transact. of the pathol. soc. of London Bd. 43, S. 129. 1892. Adolphi: in Rauber-Kopsch, Lehrbuch d. Anatomie, II. Ahreiner, J.: Über zwei seltene Formen von angeborener Gelenksankylose. Bruns' Beitr. z. klin. Chir. Bd. 65, S. 462. 1909. Altschul, W.: Spina bifida anterior und andere Mißbildungen der Wirbelsäule. Fortschr. a. d. Geb. d. Röntgenstr. Bd. 17, S. 607. 1919/21. Andersen, E.: Über Anomalien der Wirbelsäule und der Rippen. Ebenda Bd. 34, S. 491. 1926. Anthony, R.: Du sternum et de ses connexions avec le membre thoracique dans la série des mammifères. Thèse de Lyon. 1898. Appraillé: Malformations congénitales de l'extrémité supérieure du radius. Thèse de Paris. G. Steinheil. 1901. Aschner, Berta: Bemerkungen zu dem Artikel von H. Frey: „Konstitution und Morphologie". Schweiz. med. Wochenschr. 1925, Nr. 5. Baisch, B.: Die kongenitale radio-ulnäre Synostose. Zeitschr. f. orthop. Chir. Bd. 31, S. 46. 1913. Bartsch, H.:

Ein Fall von angeborener radio-ulnärer Synostose. Arch. f. orthop. u. Unfall-Chir. Bd. 24, S. 84. 1926. BEUCHARD, R.: De la synostose radio-cubitale supérieure primitive et héréditaire. (Étude clinique et radiografique de deux cas.) Rev. de chir. Bd. 40, S. 629. 1921. BIEN, GERTRUDE: Zur Anatomie und Ätiologie der Trichterbrust. Beitr. z. pathol. Anat. u. z. allg. Pathol. Bd. 52, S. 567. 1911. BLANK: Synostosis radio-ulnaris. Berlin. klin. Wochenschr. 1912. S. 423. BLODGETT, W. E.: Congenital luxation of the head of the radius. Americ. journ. of orthop. surg. Bd. 3, S. 253. 1905. BLUMENTHAL, M.: Über hereditäre angeborene doppelseitige Supinationsstörung des Ellbogengelenkes. Zeitschr. f. orthop. Chir. Bd. 12, S. 181. 1904. BLUNTSCHLI, H.: Über die individuelle Variation im menschlichen Körperbau und ihre Beziehungen zur Stammesgeschichte. 1910. —: Topographische Anatomie des Arms in Bildern. Zum Gebrauch im Felde für Studierende und Ärzte. 1917. BOEHM, M.: Beitrag zur Ätiologie des angeborenen Schiefhalses. Berlin. klin. Wochenschr. 1909. S. 1485. BOORSTEIN, S. W.: Bilateral congenital radio-ulnar synostosis. Americ. journ. of surg. Bd. 32, S. 221. 1918. BURGER, K.: Kongenitale Hautdefekte am Scheitel eines Neugeborenen. Monatsschr. f. Geburtsh. u. Gynäkol. Bd. 70, S. 201. 1925. CAMPBELL: zit. nach WALZ. CHLUMSKY: Über die Trichterbrust. Zeitschr. f. orthop. Chir. Bd. 8, S. 465. 1901. COHN, M.: Demonstration. Verein f. innere Medizin und Kinderheilkunde, Berlin, Sitzung vom 19. XII. 1923 (Klin. Wochenschr. 1924. S. 552). CRAMER, K.: Über kongenitale Supinationsstörungen. Zeitschr. f. orthop. Chir. Bd. 20, S. 127. 1908. CURSCHMANN, H.: Zur Kenntnis seltener familiärer Mißbildungen. Anat. Hefte Bd. 171/73 (ref. Zeitschr. f. orthop. Chir. Bd. 40, S. 271). DAVENPORT, C. B., H. L. TAYLOR and L. A. NELSON: Radio-ulnar synostosis. Arch. of surg. Bd. 8, S. 705. 1924. DAWSON: zit. nach MADRANGE. DELHERM, TOYEZ-ROZAT et MOREL-KAHN: Société de radiologie méd. de France, 13. février 1923, zit. nach REBIÈRRE. DIETZ, P. J. PH.: Die radio-ulnäre Synostose, eine seltene angeborene Mißbildung der Ellbogengegend. Fortschr. a. d. Geb. d. Röntgenstr. Bd. 16, S. 22. 1910/11. DREHMANN, G.: Über Cervico-Dorsalskoliose und Halsrippe. Allg. med. Zentralztg. 1906. S. 21. —: Zur Anatomie der sog. Halsrippenskoliose. V. Kongreß der deutschen Gesellschaft f. orthop. Chir. Verhandlungen Bd. 5 (II), S. 12. 1906. —: Über angeborene Wirbeldefekte. Bruns' Beitr. z. klin. Chir. Bd. 139, S. 191. 1927. DUBREUIL-CHAMBERDEL: Les hommes sans cou. Le syndrome de KLIPPEL-FEIL. Presse méd. 1921. S. 353. DUBS, J.: Weiterer Beitrag zur Kenntnis der radio-ulnären Synostose. Zeitschr. f. orthop. Chir. Bd. 38, S. 509. 1918. EBSTEIN, E.: Über die angeborene und erworbene Trichterbrust. Volkmanns Sammlung klin. Vorträge, Neue Folge, 541/542. Leipzig. 1909. —: Zur klinischen Geschichte des Processus supracondyloideus humeri. Jahrb. f. Kinderheilk. Bd. 85, S. 451. 1917. —: Die Trichterbrust in ihren Beziehungen zur Konstitution. Mit Bemerkungen zu ihrer Ätiologie, Familiarität, Klinik sowie Behandlung. Zeitschr. f. Konstitutionslehre Bd. 8, S. 103. 1922. ECKSTEIN, G.: Anatomische Untersuchungen über den Zusammenhang zwischen den Halsrippen und Skoliose. Prager med. Wochenschr. 1908. S. 213; Zeitschr. f. orthop. Chir. Bd. 20, S. 176. 1908. EDLEFSEN: zit. nach EBSTEIN. ENGSTLER, G.: Über den „Lückenschädel“ Neugeborener und seine Beziehung zur Spina bifida. Arch. f. Kinderheilk. Bd. 40, S. 322. 1905. EULENBURG: Kasuistische Mitteilungen aus dem Gebiete der Orthopädie. Hochgradige Dislokation der Scapula, bedingt durch Retraktion des Musculus levator anguli und des oberen Teiles des Musculus cucullaris. Heilung mittels subcutaner Durchschneidung beider Muskeln und entsprechender Nachbehandlung. Arch. f. klin. Chir. Bd. 4, S. 304. 1863. FALK, E.: Zur Entwicklung der Halsrippen. Berlin. klin. Wochenschr. 1915. S. 715. FEIL, A.: L'absence et la diminution des vertèbres cervicales. Thèse de Paris, Librairie Arnette. 1919. FLAD, E.: Klinische Beobachtungen über den processus supracondyloideus humeri und dessen familiäres Vorkommen. Jahrb. f. Kinderheilk. Bd. 85, S. 451. 1917. FREY, HEDWIG: Konstitution und Morphologie. Schweiz. med. Wochenschr. 1924, Nr. 36. GARRÉ: Über Skoliose der Halsrippen. Zeitschr. f. orthop. Chir. Bd. 11, S. 49. 1903. GEGENBAUR: Vergleichende Anatomie. Leipzig. 1898. GEYL, zit. nach O. BECK. GOTTESLEBEN, A.: Über den doppelseitigen und einseitigen Schulterblatthochstand. Arch. f. klin. Chir. Bd. 144, S. 723. 1927. GOTTSTEIN, J. F.: Über angeborene Skoliose. Zeitschr. f. orthop. Chir. Bd. 18, S. 345. 1907. GRAFF, E.: Beitrag zur Kenntnis der aplasia cutis congenita. Zentralbl. f.

Gynäkol. 1921. S. 705. Gruenfeld, K.: Radio-ulnäre Synostose. Mitteilungen der Gesellschaft für innere Med. und Kinderheilk. in Wien, Bd. 10, S. 97. 1911. Gruenenthal, A.: Über Trichterbrust. Dissert. Berlin. 1888. Hayashi, K. und M. Matsuoka: Über angeborenen Hochstand der Schulterblätter (ein neuer Fall von doppelseitigem Hochstand). Dtsch. Zeitschr. f. Chir. Bd. 113, S. 285. 1912. Herbst, E.: Zur Kasuistik der Trichterbrust. Dtsch. Arch. f. klin. Med. Bd. 41, S. 308. 1887. Hutchinson, J.: Deformity of the shoulder-girdle. Transact. of the path. soc. of London. 1894. S. 224. Joachimsthal, G.: Berliner Gesellschaft f. Chirurgie, Sitzung vom 10. II. 1913 (Dtsch. med. Wochenschr. 1913. S. 918). Israel, J.: Demonstration. Berliner medizinische Gesellschaft, Sitzung vom 6. XI. 1901 (Berlin. klin. Wochenschr. 1901. S. 1189). Kayser, P.: Zur Frage der kongenitalen Skoliose. Bruns' Beitr. z. klin. Chir. Bd. 68, S. 463. 1910. Kienboeck, R.: Über angeborene Rippenanomalien. Fortschr. a. d. Geb. d. Röntgenstr. Bd. 13, S. 269. 1908/09. —: Die radio-ulnäre Synostose. Ebenda Bd. 15, S. 93. 1910. Kiewe: Demonstration. Verein f. wissenschaftliche Heilkunde in Königsberg. Sitzung vom 9. III. 1925 (Dtsch. med. Wochenschr. 1925. S. 718). Klemperer, G.: Zur Lehre von der Trichterbrust. Dtsch. med. Wochenschr. 1888. S. 732. Klippel, M. et A. Feil: Un cas d'absence des vertèbres cervicales. Nouvelle iconogr. de la Salpêtrière. Bd. 25, S. 223. 1912. Koenig, F.: 22. Kongreß der deutschen Gesellschaft f. Chir. Verhandlungen 1893. I, S. 68. Krause, W.: Die angeborene Cervico-dorsalskoliose und ihre Beziehungen zur Halsrippe. Fortschr. a. d. Geb. d. Röntgenstr. Bd. 10, S. 345. 1906/07. Kreglinger, G.: Ein Fall von hereditärer, kongenitaler, doppelseitiger Synostose beider Vorderarmknochen an der proximalen Epiphyse. Zeitschr. f. orthop. Chir. Bd. 28, S. 66. 1911. Kundmueller: Zwei Fälle von Trichterbrust. Dtsch. Arch. f. klin. Med. Bd. 26, S. 543. 1885. Léri, A.: Quelques considerations sur les côtes cervicales. Presse méd. 1924. S. 857. Longuet: zit. nach Appraillé. Luedin, M.: Über familiäre, kongenitale radio-ulnäre Synostose. Schweiz. med. Wochenschr. 1924. S. 300. Madrange: Thèse de Paris. 1914. Martin, R.: Lehrbuch der Anthropologie. 1914. Martin-du Pan, C.: Trois cas de synostose radio-cubitale congénitale. Rev. méd. de la Suisse Rom. Bd. 34, S. 647. 1914. Mau, C.: Das angeborene Fehlen des Halses nebst Bemerkungen über die Ätiologie des angeborenen Schulterblatthochstandes und der angeborenen Schulterlähmung. Zeitschr. f. orthop. Chir. Bd. 43, S. 608. 1924. Maurer, S.: Zur Kenntnis der Sprengelschen Deformität. Wien. klin. Wochenschr. 1921. S. 473. Mejers: Nederlandsch tijdschr. v. geneesk. Amsterdam. 1904. S. 946. Melchior, E.: Zur Kenntnis der kongenitalen Vorderarmsynostosen. Berlin. klin. Wochenschr. 1912. S. 1659. Miller: Jahrb. f. Kinderheilk. Bd. 36, S. 331. 1893. Milo, J. G.: Ein Fall doppelseitiger Sprengelscher Deformität. Zeitschr. f. orthop. Chir. Bd. 6, S. 242. 1899. Mueller, Charlotte: Zur Entwicklung des menschlichen Brustkorbes. Morphologisches Jahrb. Bd. 35. 1906. Neuhof, H.: Angeborener Schulterhochstand (Sprengels Deformität). — Familiärer Typus. Zeitschr. f. orthop. Chir. Bd. 31, S. 517. 1913. Neurath, R.: Über hereditäre Ossificationsdefekte der Scheitelbeine (Foramina parietalia permagna hereditaria). Zeitschr. f. Kinderheilk. Bd. 32, S. 121. 1922. Noack, F.: Über die Entstehung der angeborenen Atlas-Ankylose und ihre Unterschiede von der erworbenen. Virchows Arch. f. pathol. Anat. u. Physiol. Bd. 220, S. 62. 1915. D'Outrepont: Gemeinsame dtsch. Zeitschr. f. Geburtsk. 1829. S. 560, zit. nach Siemens. Pamperl, R.: Foramina parietalia permagna. Dtsch. Zeitschr. f. Chir. Bd. 148, S. 91. 1919. Partsch, F.: Kongenitale Halswirbelsynostose mit Spina bifida cervicalis. Demonstration. Naturforschende und medizinische Gesellschaft zu Rostock, Sitzung vom 29. X. 1925 (Münch. med. Wochenschr. 1926. S. 42). —: Beitrag zum Krankheitsbild der kongenitalen Halswirbelsynostose (kurzer Hals). Arch. f. orthop. u. Unfall-Chir. Bd. 24, S. 199. 1927. Paulsen, J.: Die persistierende Lanugo als Zeichen konstitutioneller Minderwertigkeit. Berlin. klin. Wochenschr. 1916. S. 1096. —: Über die Erblichkeit von Thoraxanomalien mit besonderer Berücksichtigung der Tuberkulose. Arch. f. Rassen- u. Gesellschaftsbiol. Bd. 13, S. 10. 1921. Peiper, A.: Über die Erblichkeit der Trichterbrust. Klin. Wochenschr. 1922. S. 1647. Perls W.: Beitrag zur familiären Form des angeborenen Schulterhochstandes. Zeitschr. f. orthop. Chir. Bd. 41, S. 428. 1921/22. Pfoerringer: Zur Kasuistik der angeborenen Verbildungen. Fortschr. a. d. Geb. d. Röntgenstr. Bd. 12, S. 181.

1908. POLLNOW und LEVY-DORN: Angeborene Verwachsung von Radius und Ulna (Synostosis radio-ulnaris). Berlin. klin. Wochenschr. 1911. S. 427. PROSKE: Demonstration. Breslauer chirurg. Gesellschaft, 22. II. 1926 (Klin. Wochenschr. 1926. S. 673). PYE-SMITH, P. H.: Dislocation backwards of the head of the left radius. Lancet. 1883. II, S. 993. RAMADIER, J. et P. SÉRIEUX: Notes sur 5 cas de malformation speciale de la poitrine (Thorax en entonnoir). Bull. de la soc. d'anthropolog. de Paris (4) Bd. 2, S. 318. 1891. —: D'une malformation speciale de la poitrine (thorax en entonnoir). Contribution a l'étude des stigmates physiques de dégénérescence. Nouvelle iconogr. de la Salpêtrière Bd. 4, S. 329. 1891. REBIÈRRE, P.: Syndrome de KLIPPEL-FEIL et spondylites: un homme sans cou avec syndrome hétérolateral de XII. droit et de X, XI, et $C_4$ gauches. Presse méd. Bd. 31, S. 452. 1923. RIESE, H.: Kurze Bemerkungen über Extremitätenmißbildungen. Sitzungsbericht der physikalisch-medizinischen Gesellschaft in Würzburg. 1893. S. 68. ROSENBERG: Morphologisches Jahrb. Bd. 1, 1876; Bd. 27. 1899. ROSKOSCHNY, F.: Ein Fall von angeborener vererbter Verbildung beider Knie- und Ellbogengelenke. Dtsch. Zeitschr. f. Chir. Bd. 76, S. 569. 1905. SCHINZ, H. R.: Variationen der Halswirbelsäule und der angrenzenden Gebiete. Fortschr. a. d. Geb. d. Röntgenstr. Bd. 31, S. 583. 1923/24. SCHLESINGER, H.: Zur Lehre vom angeborenen Pectoralis-Rippendefekt und dem Hochstand der Scapula. Wien. klin. Wochenschr. 1900. S. 25. SCHMIDT, M.: Über angeborenen, insbesondere doppelseitigen Schulterblatthochstand. Ein neuer Fall von doppelseitigem Hochstand. Zeitschr. f. orthop. Chir. Bd. 35, S. 212. 1916. SCHWAHN: Ein Fall von Wirbelsäulendeformität und doppelseitigem Schulterblatthochstand. Zeitschr. f. orthop. Chir. Bd. 44, S. 462. 1924. SICARD, J. A. et J. LERMOYEZ: Forme fruste, évolutive, familiale, du syndrome de KLIPPEL-FEIL. Rev. neurol. 1923. S. 71. SICK, P.: Über angeborenen Schulterblatthochstand. Dtsch. Zeitschr. f. Chir. Bd. 67, S. 566. 1902. SIWON, P.: Zentralbl. f. Chir. 1927, 3247. SMITH, H. R.: Nedardet „Trichterbrust". Norsk magaz. f. laegevidenskaben 1886. Nr. 4, S. 256. SONNTAG, E.: Ein Fall von kongenitaler radio-ulnärer Synostose. Zeitschr. f. orthop. Chir. Bd. 40, S. 195. 1921. SPRENGEL: Die angeborene Verschiebung des Schulterblattes nach oben. Arch. f. klin. Chir. Bd. 42, S. 545. 1891. STIEVE, H.: Bilaterale Asymmetrien im Bau des menschlichen Rumpfskelettes. Zeitschr. f. d. ges. Anat., Abt. 1: Zeitschr. f. Anat. u. Entwicklungsgeschichte Bd. 60, S. 307. 1921. STREISSLER, E.: Die Halsrippen. Ergebn. d. Chir. u. Orthop. Bd. 5, S. 280. 1913. STRUTHERS, J.: On hereditary supracondyloid process in man. Lancet. 1873. I, S. 231. SYMMERS: A skull with enormous parietal foramina. Journ. of anat. and physiol. Bd. 29, S. 329. 1895. TAYLOR, ref. Rev. d'orthop. 1901, zit. nach EBSTEIN. TESTUT, L.: L'apophyse sus-épitrochléenne chez l'homme. Internat. Monatsschr. f. Anat. Bd. 6, S. 391. 1889. TILANUS: Nederlandsch tijdschr. v. geneesk. 1897, zit. nach HAYASHI und MATSUOKA. TOMESKU, J.: Angeborene, permanente Pronation des Vorderarms. Zeitschr. f. orthop. Chir. Bd. 48, 375. 1927. UNGER, E.: Demonstration einer Kranken mit doppelseitiger Halsrippe. Berlin. med. Ges., 12. III. 1902 (Berlin. klin. Wochenschr. 1902. S. 313). VETLESEN, H. J.: Trichterbrust hereditär auftretend. Zentralbl. f. klin. Med. 1886. S. 57. VOGELER, K.: Die Radio-ulnäre Synostose. Arch. f. klin. Chir. Bd. 136, S. 422. 1925. WALZ, W.: Zur Kenntnis und Ätiologie der kongenitalen Hautdefekte am Scheitel Neugeborener. Monatsschr. f. Geburtsh. u. Gynäkol. Bd. 65, S. 167. 1924. WILLIAMS, C. TH.: Congenital malformation of the thorax; great depression of the sternum. Transact. of the path. soc. London Bd. 24, S. 50. 1872. WOLF, J.: Ein Beitrag zur Ätiologie des angeborenen Schulterblatthochstandes. Zeitschr. f. orthop. Chir. Bd. 47, S. 54. 1926.

## Zwölftes Kapitel.

ANTON, G.: Über familiäre Dysostose, beginnend in der Geschlechtsreife (Pubertätsdysostose). Arch. f. Psychiatrie u. Nervenkrankh. Bd. 54, S. 76. 1914. BERGER, M. P.: Acad. méd. de Paris. 3, III. 1903. Bull. de l'acad. méd. (3) Bd. 49, S. 319. 1903. BERNARD, L.: Maladies des os: in Nouveau traité de méd. et de thérap. publié p. GILBERT et THOINOT Bd. 39. 1912. CAMURATI, M.: Di un raro caso di osteite simmetrica ereditaria degli arti inferiori. Chir. d. org. di movim. Bd. 6. 1922. CHAUFFARD, M.: Acad. méd. de Paris, 3. III. 1903. Bull. de l'acad.

méd. (3) Bd. 49, S. 320. 1903. EBSTEIN, E.: Familiäres Vorkommen von Verdickung der Endphalangen (Trommelschlegelfinger). Med. Klin. 1920. S. 1343. GOLD, E.: Demonstr. Gesellsch. d. Ärzte in Wien. Sitzung v. 2. XII. 1927 (Wien. Klin. Woch. 1927, 1557). KILNER, W. J.: Two cases of osteitis deformans in one family. Lancet. 1904. I, S. 221. KLAUSER: Über einseitige Trommelschlegelfingerbildung infolge veralteter Schulterluxation. Münch. med. Wochenschr. 1912. S. 929. KNAGGS, R. L.: On osteitis deformans (Paget's disease) and its relations to osteitis fibrosa and osteomalacia Brit. journ. of surg. Bd. 13, S. 206. 1925 (Zentralbl. f. d. ges. Chir. u. ihre Grenzgeb. Bd. 33, S. 563). LEGRAIN: Rev. méd. de l'Afrique du Nord. 1898. LEMERCIER: Maladies chroniques réalisant le syndrome de PIERRE MARIE (ostéoarthropathie hypertrophiante). Thèse de Paris. 1902. LÉRI, A.: Dystrophie osseuse généralisée congénitale et héréditaire: La pléonostéose familiale. Presse méd. 1922. S. 13. LOTSCH, F.: Über generalisierte Ostitis fibrosa mit Tumoren und Cysten (v. RECKLINGHAUSENsche Knochenkrankheit), zugleich ein experimenteller Beitrag zur Ätiologie der Knochencysten. Arch. f. klin. Chir. Bd. 107, S. 1. 1915. LUNN, zit. nach OETTINGER und AGASSE-LAFONT. MANDL, F.: Therapeutischer Versuch bei einem Fall von Ostitis fibrosa generalisata mittels Exstirpation eines Epithelkörperchentumors. Zentralbl. f. Chir. Bd. 53, S. 260. 1926. MARESCH, R.: Beiträge zur Kenntnis der Hyperplasien und Tumoren der Epithelkörper. Frankfurter Zeitschr. f. Pathol. Bd. 19, S. 159. 1916. MARIE, P. et LÉRI, deutsch von CH. STEINTHAL. Die PAGETsche Knochenkrankheit. Handb. f. Neurologie von LEWANDOWSKY. 1913. Bd. IV. MEYER, O.: Zur Kenntnis der generalisierten Ostitis fibrosa und der Epithelkörperchenveränderungen bei dieser Erkrankung. Frankfurt. Zeitschr. f. Pathol. Bd. 20, S. 115. 1917. NAEGELSBACH und WESTHNES: Demonstration. Freiburger medizin. Gesellschaft, 18. VII. 1922 (Dtsch. med. Wochenschr. 1922. S. 1599). OETTINGER et E. AGASSE-LAFONT: Maladie osseuse de Paget. Trois cas observés dans une même famille. Hypothèse nouvelle sur la pathogénie de cette affection. Nouvelle iconogr. de la Salpêtrière Bd. 18, S. 292. 1905. ORTNER: Körperschmerzen. Berlin und Wien. 1919. S. 302. PAGET: On a forme of chronic inflammation of bones (ostitis deformans). Transact. of the roy. med. and chir. soc. London Bd. 62. 1882. PIC: Lyon méd. 1896. S. 415; Rev. d'orthop. 1897. S. 164. v. RECKLINGHAUSEN: Demonstration von Knochen und tumorbildender Ostitis deformans. Verhandlungen der Gesellschaft deutscher Naturforscher und Ärzte. Heidelberg. 1889. —: Über fibröse und deformierende Ostitis usw. Festschrift für Virchow. Berlin. 1891. —: Untersuchungen über Rachitis und Osteomalacie. Jena. 1910. RICHARD: Thèse de Paris. 1887. ROBINSON, zit. nach WANKE. SAUER, H.: Über Ostitis fibrosa. Dtsch. Zeitschr. f. Chir. Bd. 170, S. 95. 1922. SCHLAGENHAUFER: Demonstration. Gesellschaft der Ärzte in Wien, 3. XII. 1915 (Wien. klin. Wochenschr. 1915. S. 1362). SCHMORL, G.: Die pathologische Anatomie der rachitischen Knochenerkrankung mit besonderer Berücksichtigung ihrer Histologie und Pathogenese. Ergebn. d. inn. Med. u. Kinderheilk. Bd. 4, S. 403. 1909. —: Demonstration. Gesellschaft f. Natur- und Heilkunde zu Dresden, 12. X. 1912 (Münch. med. Wochenschr. 1912. S. 2891). SIMONS, A.: Kriegsbeobachtungen. II. Familiäre Trommelschlegelbildung und Knochenhypertrophie. Dtsch. Zeitschr. f. Nervenheilk. Bd. 59, S. 301. 1918. STENHOLM, TURE: Pathologisch-anatomische Studien über die Osteodystrophia fibrosa (sog. Ostitis fibrosa von RECKLINGHAUSEN). Upsala: Almqvist und Wiksell. 1924. VOLTZ, W.: Über kongenitale vollkommene Synostose der Wirbelsäule in Verbindung mit Wachstumsanomalien der Extremitätenknochen. Mitt. a. d. Grenzgeb. d. Med. u. Chir. Bd. 16, S. 61. 1906. WANKE, R.: Die Ostitis fibrosa (eine klinische und ätiologische Studie). Bruns' Beitr. z. klin. Chir. Bd. 136, S. 664. 1926. WEBER: Brit. med. journ. 1919 (ref. Berlin. klin. Wochenschr. 1919. S. 1166).

## Dreizehntes Kapitel.

ABERLE: in LANGES Lehrbuch der Orthopädie. —: Beiträge zur Ätiologie und Pathologie des kongenitalen Schiefhalses. Versammlung d. Ges. deutscher Naturforscher u. Ärzte. Wien. 1913. ADLER, E., zit. nach J. BAUER. AYALA, G.: Über die angeborenen Muskeldefekte (Myoagenesie). Zeitschr. f. d. ges. Neurol. u.

Psychiatrie Bd. 68, S. 63. 1921. Bennet: Extensive osseous depositions implicating the articulations and muscles. Dublin journ. of med. science. Bd. 54, S. 510. 1872. Blenkle, E.: Ein neuer Fall von Myositis ossificans progressiva. Arch. f. klin. Chir. Bd. 103, S. 763. 1914. Blumenthal: Zur Ätiologie des angeborenen muskukären Schiefhalses. Arch. f. Kinderheilk. Bd. 30. 1900. Brennsohn, J.: Zur Kasuistik der Myositis ossificans multiplex (progressiva). Berlin. klin. Wochenschrift 1892. S. 1163. Busch: Muskulärer Schiefhals und Heredität. Dissert. Zürich. 1920. De la Camp: Ein Fall von Myositis ossificans. Fortschr. a. d. Geb. d. Röntgenstr. Bd. 1, S. 179. 1897/98. Dieffenbach: Caput obstipum. Rusts Handbuch der Chirurgie Bd. III. 1830—36. Finkelnburg: Anatomischer Befund bei progressiver Muskeldystrophie in den ersten Lebensjahren. Dtsch. Zeitschr. f. Nervenheilk. Bd. 35, S. 453. 1908. Fischer, zit. nach A. Bauer. Ergebn. d. Chir. u. Orthop. Bd. 5. 1913. Fraenkel, J.: Zur Entstehung und Behandlung des angeborenen muskulären Schiefhalses. Arch. f. klin. Chir. Bd. 118. 1921. Geipel: Ein Fall von angeborenem Mangel der Muskeln d. oberen Extremitäten und Schultern. Münch. med. Wochenschr. 1899. S. 318. Golding Bird: Congenital wry-neck. Ref. Zeitschr. f. orthop. Chir. Bd. 1. Goto, S.: Pathologisch-anatomische und klinische Studien über die sog. Myositis ossificans progressiva multiplex (Hyperplasia fascialis ossificans progressiva). Arch. f. klin. Chir. Bd. 100 S. 730. 1913. Hadra, zit. nach A. Bauer. Ergebn. d. Chir. u. Orthop. Bd. 5. 1913. Hantke: Ein Beitrag zur Ätiologie des Caput obstipum. Dissert. Kiel. 1900. Hein, B.: Zur Frage der Myositis ossificans. Arch. f. orthop. u. Unfall-Chir. Bd. 20, S. 355. 1922. Helferich: Ein Fall von sog. Myositis ossificans progressiva. 16. Kongreß der deutschen Gesellschaft für Orthopädie, Verhandlungen, 1887. S. 20. Helmreich, E.: Demonstration. Gesellsch. f. inn. Med. u. Kinderheilk. Wien, Sitzung vom 27. IV. 1922 (Wien. med. Wochenschr. 1922. S. 955). Joachimsthal, G.: Über Verbildungen an extrauterin gelagerten Feten. Berlin. klin. Wochenschr. 1897. Israel, A.: Über Myositis ossificans neurotica nach Schußverletzung des Rückenmarks. Fortschr. a. d. Geb. d. Röntgenstr. Bd. 27, S. 365. 1919/21. Kader: Das Caput obstipum musculare. Bruns' Beitr. z. klin. Chir. Bd. 17, S. 251, u. Bd. 18, S. 173. Koch: Ätiologie des Caput obstipum. Hildebrands Jahresber. 1899. Koester: Über muskulären Schiefhals. Dtsch. med. Wochenschr. 1895. Nr. 8. Konrad: Zur Frage der Vererbung des muskulären Schiefhalses. Bruns' Beitr. z. klin. Chir. Bd. 132. 1924. Krause, P., und M. Trappe: Ein Beitrag zur Kenntnis der Myositis ossificans progressiva (Calcinosis multiplex progressiva interstitialis ossificans). Fortschr. a. d. Geb. d. Röntgenstr. Bd. 11, S. 229. 1907. Limbeck, R. von: Ein Fall von komplettem Cucullarisdefekt. Prager med. Wochenschr. 1889. S. 419. Loehr, W.: Ein Beitrag zur sog. Myositis ossificans progressiva. Dtsch. Zeitschr. f. Chir. Bd. 175, S. 238. 1922. Lorenz, H.: Die Muskelerkrankungen in Nothnagels Handb. d. spez. Pathol. u. Therapie Bd. 11, Teil I. 1904. Marinesco, G.: in Brouardel-Giberts Traité de méd. et de thérap. Bd. 10, S. 777. 1902. Mikulicz: Über die Exstirpation des Kopfnickers bei muskulärem Schiefhals nebst Bemerkungen zur Pathologie des Leidens. Zentralbl. f. Chir. 1895. Nautke, zit. nach A. Bauer. Ergebn. d. Chir. u. Orthop. Bd. 5. 1913. Oppenheim, H.: Lehrb. d. Nervenkrankh., 6. Aufl. Berlin. 1913. Péteri, J., und G. Singer: Ein Fall von Myositis ossificans progressiva bei einem vier Jahre alten Knaben. Fortschr. a. d. Geb. d. Röntgenstr. Bd. 15, S. 363. 1910. Petersen: Caput obstipum. Zur Ätiologie und Behandlung. Arch. f. klin. Chir. Bd. 30, S. 4. 1884. —: Zur Frage des Kopfnickerhämatoms bei Neugeborenen. Zentralbl. f. Gynäkol. Bd. 10. 1886. —: Über den angeborenen muskulären Schiefhals. Arch. f. klin. Chir. Bd. 42, S. 797. 1891. Pfeiffer: Zur Ätiologie und Therapie des Caput obstipum musculare. Dissert. Berlin. 1900. Pincus, L.: Die sog. Myositis progressiva ossificans multiplex, eine Folge von Geburtsläsion. Dtsch. Zeitschr. f. Chir. Bd. 44, S. 179. 1897. Roepke: Das Caput obstipum. Dissert. Göttingen. 1893. Schloessmann: Die Entstehung des angeborenen muskulären Schiefhalses. Bruns' Beitr. z. klin. Chir. Bd. 71. Schmidt, M.: Zum Kapitel des Schiefhalses. Zentralbl. f. Chir. Bd. 30. 1890. Schubert: Die Ursachen der angeborenen Schiefhalserkrankung. Dtsch. Zeitschr. f. Chir. Bd. 167. Sippel: Der angeborene muskuläre Schiefhals. Dtsch. Zeitschr. f. Chir. Bd. 155, S. 1. Spitzy: Handb. d. Kinderheilk. v. Pfaundler und Schlossmann. Stempel, W.: Die sog. Myositis ossificans progressiva. Eine Studie auf Grund eines von Anfang an beobachteten Falles. Mitt. a. d. Grenzgeb. d. Med. u. Chir. Bd. 3, S. 394. 1898. VOELCKER: Das Caput obstipum, eine intrauterine Belastungsdeformität. Bruns' Beitr. z. klin. Chir. Bd. 33, S. 1. WATERMANN, F.: Drei verschiedene Formen der Dystrophia musculorum progressiva bei drei Geschwistern. Arch. f. orthop. u. Unfall-Chir. Bd. 22, S. 90. 1924. WITZEL: Über die Entstehung des sog. angeborenen muskulären Schiefhalses. Arch. f. Gynäkol. Bd. 41. 1891. —: Beiträge zur Kenntnis der sekundären Veränderungen beim muskulären Schiefhals. Dtsch. Zeitschr. f. Chir. Bd. 15, S. 534. ZANELLI, C. F.: Intorno ad una forma sinora non descritta di distrofia cutaneo-muscolare. Riv. di patol. nerv. e ment. Bd. 17, S. 344. 1912. ZEHNDER: Über den muskulären Schiefhals. Dissert. Berlin. 1886.

## Vierzehntes Kapitel.

ADAMS, zit. nach COENEN. BREUER, F.: Über multiple, chronische, nicht spezifische Sehnenscheidenerkrankungen. Arch. f. klin. Chir. Bd. 141, S. 754. 1926. BUNCH, I. L.: Hereditary DUPUYTREN's contracture. Brit journ. of dermatol Bd. 25, S. 279. 1913 (Kongreßzentralbl. f. d. ges. inn. Med. u. ihre Grenzgeb. Bd. 8, S. 402). CASPARI, zit. nach COENEN. COENEN, H.: Zur Frage der DUPUYTRENschen Fingercontractur nach Verletzung des Ellennerven. Berlin. klin. Wochenschr. 1918. S. 419. —: Die DUPUYTRENsche Fingercontractur. Ergebn. d. Chir. u. Orthop. Bd. 10, S. 1170. 1918. COKKALIS, P.: DUPUYTRENsche Contractur der Palmar- und Plantar-Aponeurose. Dtsch. Zeitschr. f. Chir. Bd. 194, S. 256. 1926. COSTILHES: De la rétraction de l'aponévrose palmaire. Thèse de Paris. 1885. CSÖRSZ, Klin. Wochenschr. 1928, Nr. 5, S. 236. DELABORDE: De l'induration plastique des corps caverneux. Thèse de Paris 1887. DOBERAUER: Über die DUPUYTRENsche Fingercontractur. Bruns' Beitr. z. klin. Chir. Bd. 36, S. 123. 1902. DUPUYTREN, M.: Rétraction permanente des doigts. Gaz. méd. de Paris Bd. 3, S. 41. 1832. —: Flexion force de tous les doigts de la main droite. Rétraction présumée de l'aponévrose palmaire. Etat particulier de la peau. Section des brides. Guérison. Ebenda 1833. S. 112. —: Leçons orales de clinique chirurg. Bruxelles Bd. 4, S. 473. 1839. De la rétraction permanente des doigts et du diagnostic différentiel. DURBAN, K.: Subcutane Rupturen von Fingerstrecksehnen. Ein kasuistischer Beitrag. Zentralbl. f. Chir. 1926, 2773. EBSTEIN, W.: Zur Ätiologie der DUPUYTRENschen Contractur. Dtsch. Arch. f. klin. Med. Bd. 103, S. 201. 1911. FRIEDRICH, zit. nach COENEN. GOYRAND: Nouvelles recherches sur la rétraction permanente des doigts. Mém. de l'acad. royale de méd. de Paris Bd. 3, S. 489. 1833. GRAEFENBERG: Die Entwicklung der Knochen, Muskeln und Nerven der Hand. Anat. Hefte Bd. 30, H. 1. GÜNTHER: Über multiple symmetrische Erkrankungen der Sehnenscheiden und Schleimbeutel, besonders die Hygromata rheumatica. Dtsch. Arch. f. klin. Med. Bd. 111. 1913. HOLZWEISSIG, M.: Über multiple symmetrische Erkrankungen der Sehnenscheiden und Schleimbeutel. Mitt. a. d. Grenzgeb. d. Med. u. Chir. Bd. 38, S. 605. 1925. JANSSEN, P.: Zur Lehre von der DUPUYTRENschen Fingercontractur mit besonderer Berücksichtigung der operativen Beseitigung und der pathologischen Anatomie des Leidens. Arch. f. klin. Chir. Bd. 67, S. 761. 1902. KARTSCHIKJAN, S. J.: DUPUYTRENsche Contractur und Erblichkeit. Zeitschr. f. orthop. Chir. Bd. 48, S. 36. 1927. KOCHER, TH.: Behandlung der Retraktion der Palmaraponeurose. Zentralblatt f. Chir. 1887. S. 481 u. 497. KROGIUS, A.: Neue Gesichtspunkte zur Ätiologie der DUPUYTRENschen Fingercontractur. Ebenda 1920. S. 914. —: Studien und Betrachtungen über die Pathogenese der DUPUYTRENschen Fingercontractur. Acta chir. scandinav. Bd. 54, S. 33. 1922. LANGHANS, zit. nach COENEN. LARGILLIÈRE, zit. nach COENEN. LEDDERHOSE, G.: Die Ätiologie der Fasciitis palmaris (DUPUYTRENsche Contractur). Münch. med. Wochenschr. 1920. S. 1254. MADELUNG, zit. nach COKKALIS. MARTENSTEIN, H.: Induratio penis plastica und DUPUYTRENsche Contractur. Med. Klin. 1920. S. 207; 1921. S. 46. NEUMARK: Plastische Induration des Penis. Dissert. Leipzig. 1906. NOORDEN, VON, zit. nach LEDDERHOSE. PAYR, E.: Konstitutionspathologie und Chirurgie. Arch. f. klin. Chir. Bd. 116, S. 614. 1921. REICHEL: DUPUYTRENsche Fingercontractur als Folge von Verletzung des Nervus ulnaris. Dtsch. Zeitschr. f. Chir. Bd. 138, S. 466.

1917. Schmidt, A.: Über die Dupuytrensche Palmarfasciencontractur. Dissert. Würzburg. 1889. Silva, F.: Dupuytrensche Krankheit. Ein klinischer Fall derselben. Brazil-med. Bd. 2, S. 269. 1924 (Original portugiesisch) (ref. Zentralbl. f. d. ges. Chir. u. ihre Grenzgeb. Bd. 33, S. 75). Sprogis, G.: Beitrag zur Lehre von der Vererbung der Dupuytrenschen Fingercontractur. Dtsch. Zeitschr. f. Chir. Bd. 194, S. 259. 1926. Stein, R. O.: Induratio penis plastica und Dupuytrensche Contractur. Wien. klin. Wochenschr. 1909. S. 1821. Stephenson, zit. nach Coenen. Tarnowski: Über die Retraktion der Palmaraponeurose. Dissert. Erlangen. 1887. Umber, zit. nach Ledderhose. Vischer: Beitrag zur Histologie der chronischen, nicht tuberkulösen Tendovaginitis, insbesondere der stenosierenden Form. Korrespondenzbl. f. Schweiz. Ärzte Bd. 49, S. 103. 1919. Vizioli, R.: Casi di contrattura ereditaria repentesi in tre generazioni. Giorn. di neuropatol. 1886. IV., S. 1. (ref. Neurol. Zentralbl. 1887. S. 58).

# Sachverzeichnis.